NEUROLOGIA
Dúvidas & *Acertos*

NEUROLOGIA
Dúvidas & Acertos

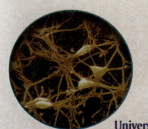

Péricles de Andrade Maranhão Filho
Professor Adjunto de Neurologia da
Universidade Federal do Rio de Janeiro
Neurologista do Instituto Nacional de Câncer – INCA, RJ

Álvaro de Lima Costa
Livre-Docente de Neurologia das
Universidades Federais do Rio de Janeiro, de Minas Gerais e do Paraná

REVINTER

Neurologia – Dúvidas & Acertos
Copyright © 2006 by Livraria e Editora Revinter Ltda.

ISBN 85-372-0013-1

Todos os direitos reservados.
É expressamente proibida a reprodução
deste livro, no seu todo ou em parte,
por quaisquer meios, sem o consentimento
por escrito da Editora.

Contato com os autores:
pmaranhaofilho@gmail.com

A precisão das indicações, as reações adversas e as relações de dosagem para as drogas citadas nesta obra podem sofrer alterações.
Solicitamos que o leitor reveja a farmacologia dos medicamentos aqui mencionados.
A responsabilidade civil e criminal, perante terceiros e perante a Editora Revinter, sobre o conteúdo total desta obra, incluindo as ilustrações e autorizações/créditos correspondentes, é do(s) autor(es) da mesma.

Livraria e Editora REVINTER Ltda.
Rua do Matoso, 170 – Tijuca
20270-131 – Rio de Janeiro – RJ
Tel.: (21) 2563-9700 – Fax: (21) 2563-9701
livraria@revinter.com.br – www.revinter.com.br

Dedicatória

A nossas esposas,
Eliana e Lilia,
cujas figuras encerram, em cada um de nós,
um conteúdo insondável de emoção.

Apresentação

Este é um livro para todos os gostos, climas, raças e humores, servindo por igual às diversas correntes científicas e universitárias, não importa a cor das suas bandeiras nem a veemência dos seus arrazoados. Nestas páginas, cuida-se apenas e simplesmente da Neurologia, na sua forma objetiva, sincera e, até mesmo, provocativa, mas sem qualquer intuito de humilhar o leitor, que já começa no prejuízo por ser compelido a comprar a obra no balcão das livrarias. Em troca, há de concluir o ledor que as questões versadas apresentam-se de modo claro e concreto, capturando de pronto a sua atenção e levando-o a entreter-se e recrear-se no desafio dos temas, todos eles concebidos e registrados de forma transparente, às vezes até graciosa, mas sem despojar-se da necessária sisudez científica.

Não há, nas páginas que adiante se desdobram, qualquer vestígio de erudição rebarbativa, menos ainda de opacidade ou esdruxulia. O que se almeja é desafiar o apedeuta com problemas neurológicos variados, da mitologia às questões oncológicas, dissertados de forma simples, direta e, até mesmo, cândida, sem minúncias inexpressivas e lances contraditórios, porque de complexidade basta a vida, cheia de malquereres. Convém frisar que os problemas aqui esgrimidos têm a ampará-los as fontes científicas de onde emanam os veios puros e cristalinos da sabedoria neurológica.

Os autores do livro são almas gêmeas, *dimidium animae mea*, metade de uma das almas está com o outro, embora a gemealidade não obedeça aqui aos rigores dos padrões correntes.

Conforme Joaquim Nabuco, cada Autor tem sua *villa* dividida em casa de verão e casa de inverno. Um dos Autores deste livro, Péricles, deleita-se na sua vivenda calmosa; o outro, Álvaro, refugia-se no seu canto invernal. A uni-los, a Neurologia.

Álvaro de Lima Costa

PREFÁCIO

Qual não foi a surpresa ao receber de Álvaro e Péricles o convite para prefaciar o seu novo livro *Neurologia – Dúvidas & Acertos*! Experimentei as reações autonômicas pertinentes à ocasião, taquicárdico, perplexo e momentaneamente tartamudo diante da necessidade imperiosa de imediatamente gritar... sim! O córtex já respondera dentro do mesmo décimo de segundo, mas daí à palavra foram-se séculos. Explico. Como cumprir a missão de escrever sobre autores e obra de professores, didatas, médicos, neurologistas, escritores, pessoas e amigos como são Álvaro e Péricles?

A honraria, única em minha vida, representaria a antítese da ordem natural... Mestre de todos nós, Álvaro torna o vernáculo um vassalo sem a menor cerimônia. Tem a mescla justa de originalidade, humor, profundidade, segurança, graça, estilo, leveza e sabedoria tudo o que Álvaro põe sobre papel. Não há de ter sido por acaso, portanto, que lhe reservou o destino: Péricles como consorte, depositário de iguais atributos. Péricles surpreende sempre com a explicação a mais, a informação inédita, a curiosidade detrás do fato, frutos de cultura geral e neurológica que rivalizam com as de Álvaro. A didática, esta ambos a trazem de berço. Que treinem à exaustão os (nós) demais professores, ensinar como Álvaro e Péricles não será possível. Emanam ambos a magnética atração restrita a poucos mestres e que soa como música para os discentes. Álvaro e Péricles ensinam generosamente, com gosto, competência. E é exatamente assim que escrevem. Nos dizeres de Jean Jourès: *Não se ensina aquilo que se quer; ensina-se e só se pode ensinar aquilo que se é.* E que dupla esta dupla é!

A escudeirice entre ambos ultrapassa uma década. No Serviço de Neurologia do Hospital Universitário Clementino Fraga Filho da UFRJ, presenciávamos todos a alegria e o entusiasmo com os quais um levava ao outro, ao vivo, por telefone ou escrita, uma nova questão. Na Sessão Clínica das quintas-feiras, quantas vezes, discretamente sob as carteiras, às quais sentaram-se lado a lado por tantos anos, trocaram bilhetes dobrados em duas a quatro vezes, ocultando uma pergunta ou curiosidade neurológica rabiscada ali mesmo. Visitavam-se, encontravam-se, e sempre havia razão para um novo desafio.

A culminância da combinação harmoniosa entre todas estas flechas neurológicas atiradas mutuamente em contínuo e titânico combate, para deleite dos colegas, discípulos e alunos, foi *Neurologia – Pingos & Respingos*, publicado em 2000. Pois o presente repete a vitoriosa fórmula do primeiro. Quem se deliciou manuseando *Os Pingos* – como o chamamos na intimidade – teria, claro, a certeza de que outras tantas gotas ainda estariam por pingar. Com conteúdo inteiramente novo, os capítulos seguem a mesma linha mestra do primeiro, embora reorganizados em divisão ligeiramente diferente. Não mudam o estilo e o prazer de ler. Cumpre lembrar que a obra atual é mais ilustrada, rica em imagens, como se já não bastasse a própria riqueza do texto. *Dúvidas & Acertos*, como *Pingos & Respingos*, não é um livro para entreter, nem para instruir, tampouco para divertir ou ensinar, ou ainda para degustar. É para exatamente tudo isto. Não será um livro para consulta, nem uma obra para se ler inteira *ab initio,* mas simplesmente terá o uso que a ela se quiser dar. Vejam que delícia: "Para que serve o mictório de uma Universidade, além da sua óbvia utilidade? Como se exterioriza a lei da anfotonia? Como evoluiu a expressão "afasia"? Há sono elétrico? Camões foi médico? Que é *spasmus nutans*? Por que Carlos Chagas não obteve o Prêmio Nobel? Qual a relação entre as piscadelas e os músculos do ouvido médio? Em que condição se observa o fenômeno dos "olhos dançantes"? O ciúme é um pecado capital? E por aí vão as dúvidas e os acertos, ao melhor estilo dos *Pingos*.

Neurologia – Dúvidas & Acertos é um livro para todos. Médicos de qualquer especialidade, profissionais da saúde de todas as áreas, estudantes, residentes, pessoas com interesse em neurociências, medicina ou humanidade, independentemente da sua formação. Não há como não aprender com Álvaro e Péricles, e como aprendi e aprendo tanto, antes e depois deste livro, todos os dias. Recomendo ao leitor, portanto, a degustação atenta e prazerosa deste prato. Se pelas beiradas, rápida ou aos poucos, aleatória ou ordenadamente, cabe a cada um decidir, a decisão não interfere no sabor da iguaria. Livros de boa safra são melhores do que os vinhos, pois podemos saboreá-los tantas vezes quanto quisermos sem degluti-los. Um brinde aos autores que reuniram nas páginas que se seguem textos tão saborosos. Despeço-me, leitor, certo de que apreciará o livro com o mesmo entusiasmo que eu.

Maurice Vincent, MD, PhD
Professor Adjunto de Neurologia da UFRJ
Chefe do Serviço de Neurologia do HUCFF – UFRJ

Cantando espalharei por toda a parte
Que o Péricles tem aqui a melhor parte.

Álvaro

Sumário

1	Histórias da Neurologia & Temas Conexos	1
2	Neuroanatomia	103
3	Neurofisiologia	123
4	Semiologia	159
5	Neurooftalmologia	201
6	Doenças Vasculares & Demências	223
7	Epilepsias	253
8	Doenças Desmielinizantes	273
9	Distúrbios do Movimento	295
10	Doenças Infectoparasitárias	323
11	Cefaléias & Dores em Geral	349
12	Nervos Periféricos & Craniais	405
13	Doenças Musculares & da Placa Motora	431
14	Neurooncologia	453
15	Doenças Sistêmicas & Neurologia	479
16	Palavra & Linguagem	515
17	Sono & Sexo	521
18	Miscelânea	541
	Índice Remissivo	589

NEUROLOGIA
Dúvidas & Acertos

HISTÓRIAS DA NEUROLOGIA & TEMAS CONEXOS

1. Quem sucedeu a Miguel Couto na Academia Nacional de Medicina?

R. Antônio Austregésilo Rodrigues Lima. Na alocução de posse da Presidência da Academia, assim se expressou Edgard Magalhães Gomes sobre Antônio Austregésilo: "Deste homem superior nada mais há que dizer; clínico dos mais sábios e experientes de seu tempo, professor eminente, chefe de escola, fundou Austregésilo a Neurologia Brasileira. Serviu nossa medicina com brilho incomum, dentro e fora do Brasil, com suas sábias publicações e sua atuação em congressos nacionais e internacionais".
Boletim da ANM. 1975;147(1-6):131.

Mas a moeda tem duas faces; a outra, cinzelada por Antônio Torres, sacerdote, poeta e polemista. Na segunda edição do livro "As Razões da Inconfidência", encontramos as seguintes labaredas, intituladas: "A polícia contra o Dr. Austregésilo" – duas vezes concorreu a uma cadeira na Faculdade de Medicina e duas vezes foi batido; acabou por fim nomeado "por ministro amigo, numa República de Camaradas". Em seguida, foi eleito para a Academia Nacional de Medicina, e, por maioria de um voto, para a de Letras. Querendo mais, Austregésilo sonhou com o Parlamento, onde chegou graças às cólicas de José Bezerra, que Austregésilo tratou com aguardente alemã; a purga provocou uma procela pútrida e pestilencial, em meio da qual apareceu uma cadeira de deputado, que depressa foi gatanhada. Sentindo a nostalgia de outras glórias, ao agora deputado apeteceu conhecer as vantagens de cartear o bacará, da aposta campista, das emoções vertiginosas do jogo. Mas aí trombou com a polícia...

Torres nada falou sobre a liderança neurológica do mestre fundador da especialidade em nosso meio e de sua cabeça visível por anos.
Torres A. Prós e contras. 2ª ed. Rio de Janeiro: Livraria Castilho, 1925. p. 163-170.

2. Como nasceu o pai grego da medicina?

R. Asclépio, que foi considerado pelos gregos como Deus e patrono da medicina, era filho do deus Apolo e de uma mortal, a ninfa Corônis, filha de Flégias, rei dos lápitas. Corônis, temendo que o Deus, eternamente jovem, por ser imortal, a abandonasse na velhice, uniu-se, embora grávida, a Ísquis, que foi morto a flechadas por Ártemis. Corônis foi colocada numa fogueira para que ali se queimasse. Não querendo perder o filho, Apolo, certamente através de uma "cesariana umbilical", extraiu o rebento do seio materno e deu-lhe o nome de Asclépio. Portanto, o pai da medicina nasceu de uma cesariana mitológica produto de um relacionamento extraconjugal... (Fig. 1-1).

Brandão JS. Mitologia grega. Rio de Janeiro: Vozes, 1987.
Péricles Maranhão Filho

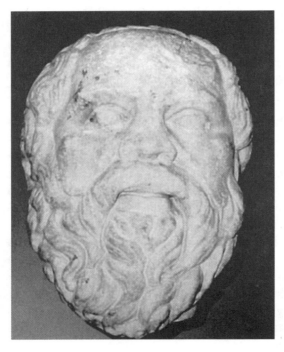

Fig. 1-1. Asclépio (Museu do Louvre, Paris) (Foto PAMF).

3. Existia histeria antes de Cristo?

R. De 1900 a. C. até 1600 d. C., a explicação da histeria focalizava erradamente o útero. Em 1900 a. C., o papiro de Kahun explicava o sintoma como sendo o resultado do deslocamento do útero. O fragmento do papiro que restou descrevia uma série de estados mórbidos que incluíam a histeria e o seu tratamento com substâncias aromáticas. O egiptologista alemão, George Ebers, descobriu um papiro completamente preservado (entre os joelhos de uma múmia), contendo um capítulo dedicado a doenças da mulher. Neste documento existem diversos métodos terapêuticos de fazer o útero descer; ingestão de madeira de navio, pintada; embeber-se em sedimento de cerveja; excrementos secos misturados com cerveja. Tratamentos populares também incluíam fragrâncias e aromas. O sábio de Cós também escreveu acerca do deslocamento uterino. No seu 35º aforismo considerou que aquelas que sofriam de histeria, mas não aquelas com epilepsia, sentiam "certa pressão digital" no útero.

Okun MS. Integrating histeria in to the neurological examination. Syllabi-On-CD-Rom. AAN. 53rd Annual Meeting. Philadelphia, May 2001.

4. Como Hipócrates "continuou curando", mesmo após sua morte?

R. Segundo a hipótese menos controvertida, Hipócrates nasceu por volta de 460 a. C., na ilha de Cós. Seu pai, o famoso médico Eródico de Selímbria, foi quem lhe desenvolveu a vocação e o orientou no aprendizado da ciência médica.

Hipócrates dissociou a medicina da filosofia, considerando que a medicina não poderia ser estudada a partir de pressupostos, mas apenas com o conhecimento experimental, isto é, a observação científica dos fenômenos. Em muito contribuiu no campo da semiologia, do diagnóstico, da terapêutica, da ética profissional e até mesmo em setores da cirurgia. Atualmente, considera-se que sua produção envolve 53 obras, supostamente de sua autoria, as quais formam 72 livros.

Em consonância com os costumes da época, Hipócrates era um médico ambulante; e em função do seu ofício percorreu toda a Grécia, além de haver possivelmente visitado a Líbia e o Egito. Isto certamente fez com que difundisse mais ainda seu nome. Agora, respondendo à questão acima, mesmo três séculos após sua morte, o túmulo de Hipócrates era visitado por peregrinos, em busca do mel de uma colméia construída sobre seu túmulo. Acreditava-se que o mel dali proveniente possuísse poderes curativos miraculosos (Fig. 1-2).

História da Medicina. Vol. I. São Paulo: Abril Cultural, 1970.

5. Como era a medicina no final do Império Romano?

R. Por volta dos séculos I e II d. C., a profissão de médico não só era aceita como também regulamentada em todos os pontos do vasto Império Romano. Nesta época, o Império foi avassalado por invasões de povos vindos de toda

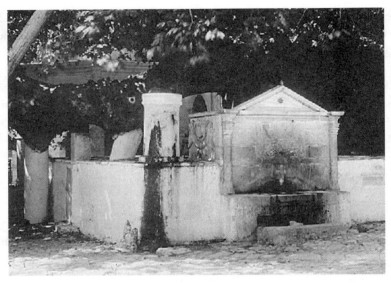

Fig. 1-2. Túmulo de Hipócrates (460-360 a. C.), ilha de Cós (*Discoveries in the Human Brain. Human Press,* 1998).

parte. Alanos, Vanglos, Godos, Suelos, apoderaram-se das terras romanas e dividiram-nas entre si. Os cavaleiros e senhores de terras refugiam-se em castelos bem guardados; os centros urbanos são destruídos e abandonados. A luta pela defesa da terra torna-se a preocupação fundamental; o tempo e o interesse dedicados aos estudos caem visivelmente. Além disto, várias epidemias se sucederam, dizimando populações inteiras. Contra a peste, a cólera, e a varíola, a medicina da época era impotente. Caiu, portanto, a arte médica no descrédito, e os poucos médicos eram vistos com grande receio. A cura e o tratamento passaram a ser procurados no sobrenatural. A medicina passou a ser prática exercida por charlatães, astrólogos e alquimistas. As duas "ciências" fundamentais para o tratamento dos doentes eram a astrologia e a urinoscopia (análise da urina), as quais permitiam qualquer diagnóstico. Caso o médico não obtivesse resultado satisfatório, havia um terceiro recurso, que era a esfigmomancia, ou leitura do pulso. Alguns médicos chegavam afirmar que através deste método podiam aferir até que tipo de alimento havia sido ingerido pelo paciente. Esta orientação da medicina, que nada tinha a ver de científico, perdurou praticamente por toda a Idade Média.

História da Medicina. Vol. I. São Paulo: Abril Cultural, 1970.

6. Qual a diferença das escolas médicas de Cnidos e Cós?

R. Ambas famosas na Grécia antiga. A escola de Cnidos tinha por princípio o exame médico esmiuçado, indo a pormenores extremos na meticulosidade da descrição das doenças, findando por não passar de mera enumeração de sintomas, sem enlaçá-los num denominador comum. A de Cós, conforme demonstrado nos escritos de Hipócrates, estabelecia a arte de distinguir entre o essencial e o acessório, encarecendo dados importantes e minimizando os irrelevantes. A metodologia de Cós subsiste; a de Cnidos, foi relegada aos museus.

Major RH. Physical diagnosis, 3th ed.. Philadelphia: Saunders, 1945. p. 399.

7. Na mitologia grega, quem ensinou medicina ao pai da medicina?

R. Logo após seu nascimento, Asclépio foi dado a Quirão, do grego *Kheíron*, nome que é, possivelmente, uma abreviatura de *Kheirurgós*, "que trabalha ou age com as mãos", cirurgião, pois que esse centauro foi um grande médico, que sabia muito bem compreender seus pacientes, por ser um *médico ferido*. Filho do deus Crono e de Fílira, e irmão de Zeus, pertencia à geração divina dos Olímpicos. Pelo fato de Crono ter-se unido a Fílira sob a forma de um cavalo, o Centauro possuía dupla natureza: eqüina e humana. Vivia numa gruta, no monte Pélion, e era um gênio benfazejo amigo dos homens. Sábio, ensinava música, arte da guerra e da caça, a moral, mas, sobretudo, a medicina. Foi o grande educador de heróis, entre outros, de Jasão, Peleu, Aquiles e Asclépio. Quando do massacre dos centauros por Héracles, Quirão, que estava ao lado do herói e era seu amigo, foi acidentalmente ferido por uma flexa envenenada do filho de Alcmena. O centauro aplicou ungüentos sobre o ferimento, mas este era incurável. Recolhido à sua gruta, Quirão desejou morrer, mas isso não conseguiu, porque era imortal. Por fim, Prometeu, que nascera mortal, cedeu-lhe seu direito à morte e o Centauro então pôde descansar (Fig. 1-3).

Nota: Conta-se que Quirão subiu ao céu sob a forma de constelação do sagitário, uma vez que a flecha, em latim *sagitta*, a que se assimila o *sagitário*, estabelece a síntese dinâmica do homem, voando através do conhecimento para sua transformação, de ser animal em ser espiritual.

Brandão JS. Mitologia grega. Rio de Janeiro: Vozes, 1987.

8. Como a medicina veterinária (MV) contribuiu para o progresso da neurologia humana?

R. Entre outros aspectos, devemos à MV a introdução do conceito de infecções virais lentas, como a encefalite dos cavalos, descrita pelo veterinário Wörz com o nome de doença de Borna. O estudo das encefalopatias das ovelhas (*scrapie* e visna) e de mustelídeos (vison), por Sigurdsson, acrescido

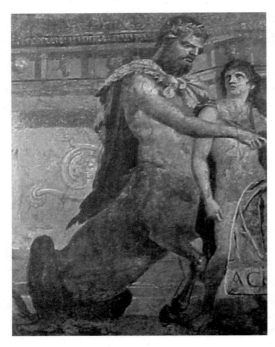

Fig. 1-3. O centauro Quirão educa o jovem Aquiles. Afresco encontrado nas ruínas de Pompéia (História da Medicina – Abril Cultural).

por outras infecções de longo período de incubação, de meses a anos (maedi e rida), levou os investigadores a criar novo capítulo nos foros neurológicos, o das infecções lentas, vírus-símile, das quais sobressaem, em patologia humana, o kuru e a doença de Creutzfeldt-Jakob. O termo infecção lenta foi cunhado por Sigurdson, ao estudar a contagiosidade da pneumonite intersticial do gado ovino (maedi) e do *scrapie* (de *scratch*, coçar). A despeito de interessantes tentativas, em casos como o *scrapie* e a encefalopatia da lontra canadense, não se logrou surpreender nos tecidos a presença de entes virais, tal como são tidos no capítulo das doenças infectuosas, inclusive pela inexistência de reação imunológica, pela resistência ao calor, a agentes químicos e a temperaturas de −70°C; no mais, estas afecções exibem similitude com as viroses, pela epidemiologia, transmissibilidade e patologia. A tendência atual consiste em considerar como fator patogênico uma partícula protéica desprovida de ácido nucléico, uma substância proteinácea, um príon, como nas encefalopatias espongiformes designadas por kuru, doença de Creutzfeldt-Jacob, enfermidade de Gerstsmann-Straussler-Scheinker e Insônia Familiar Fatal. É priônico o mal da vaca louca.

Álvaro de Lima Costa

9. Como nasceram as faculdades de medicina?

R. Em decorrência da falta de resultados satisfatórios com a medicina mística e sobrenatural, pouco a pouco foram surgindo, ao lado dos mosteiros, os médicos leigos. Como os doentes em geral acorriam aos mosteiros para procurar a cura, esses locais ofereciam amplas oportunidades para observação e estudo. Da mesma forma que na antiga Grécia, as primeiras escolas médicas formaram-se junto aos templos de Asclépio, nascendo as faculdades de medicina na Idade Média junto aos mosteiros. As primeiras ergueram-se nas cidades de Salermo e Montpellier (Fig. 1-4).

História da Medicina. Vol. I. São Paulo: Abril Cultural, 1970.

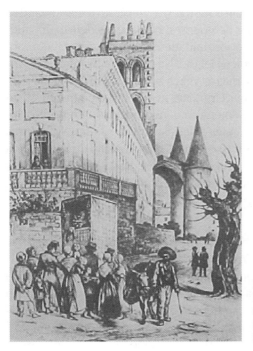

Fig. 1-4. Escola de Medicina da Universidade de Montpellier no início do século XIX. Fundada no século IX ou X, rivalizava com a Escola de Salermo (Biblioteca Nacional, Paris).

10. Para que serve o mictório de uma Universidade, além da sua óbvia utilidade?

R. A indagação procede, visto que, ao final do ato, sempre restam alguns pingos. O caso é que, convidado a instalar um centro de medicina tropical, em João Pessoa, o cientista José Rodrigues Coura, de Manguinhos, viu no campus universitário um pequeno prédio, de estilo europeu, bem ao jeito do que imaginara para pesquisas. Mas o local era apenas o mictório central da Universidade paraibana. Não se dando por vencido, Coura pediu à faxineira que anotasse a freqüência diária àquele ponto. O levantamento estatístico mostrou muito baixo o fluxo humano ao mijadouro. Baseado neste dado alentador, Coura obteve a posse do local.

Scliar M. In: Schall V. Contos de fatos (Histórias de Manguinhos). Rio de Janeiro: Fio Cruz, 2001. p. 9-10.

11. Por que os monges pararam de exercer a medicina no século XII?

R. Os monges, com o passar do tempo, já não se restringiam mais à cura dos próprios companheiros de ordem; passaram a atender doentes fora do mosteiro. A prática da medicina junto aos senhores de terra e aos nobres podia propiciar generosos proventos. E muitos monges começaram a descuidar dos compromissos religiosos para cuidar de doentes, não apenas dentro dos muros do mosteiro, onde não haveria oportunidade de lucro, mas também fora deles, da mesma forma que os médicos leigos. Na tentativa de curar, recorriam mais freqüentemente às preces, mas às vezes apelavam também para a cirurgia. E as rudimentares intervenções cirúrgicas nem sempre eram bem sucedidas, não raro provocando a morte do enfermo. Admoestações, reprimendas e exortações, por parte das autoridades eclesiásticas não foram suficientes para acabar com estas atividades. Por isso, em 1131, o Consílio de Reins, e em 1139 o Consílio de Roma tomaram uma medida mais drástica. Os sacerdotes foram proibidos de exercer a medicina fora dos conventos.

História da Medicina. Vol. I. São Paulo: Abril Cultural, 1970.

12. Como evoluiu o conhecimento sobre os sulcos e giros do cérebro?

R. Acredita-se que Praxágoras, de Cós, 300 anos a. C. tenha sido o primeiro a denominar as circunvoluções cerebrais de giros. Erasistratus 200 a. C. registrou grande semelhança entre a aparência dos giros e o contorno sinuoso do intestino delgado. Considerou também que, devido à inteligência superior, o cérebro humano é mais sinuoso do que o cérebro de outros animais. Vesalius, no século XVI, sepultou as teorias de Galeno, ampliou a descrição das circunvoluções e enfatizou a aparência intestino-*like* (Fig. 1-5).

O inglês Thomas Willis foi pioneiro no estudo comparado dos giros cerebrais de diversos vertebrados, incluindo o homem. Considerou que no macaco as circunvoluções cerebrais eram esparsas, simétricas e constantes entre membros de uma mesma espécie, ao passo que no homem, ao contrário, não eram simétricas e nem parecidas entre os indivíduos. Willis sugeriu existir correlação direta entre a complexidade das circunvoluções e a inteligência.

HISTÓRIAS DA NEUROLOGIA & TEMAS CONEXOS

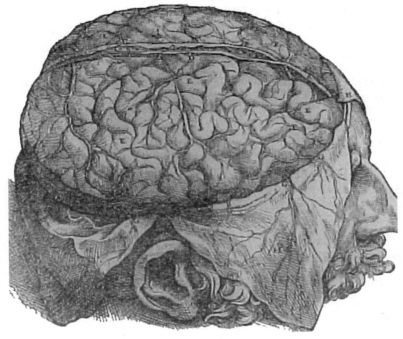

Fig. 1-5. De Vesalius (1543), enfatizando a aparência intestinal dos sulcos e giros corticais (*Discoveries in the Human Brain. Humana Press*, 1998).

Felix Vic dÁzir, em 1786, também descreveu as circunvoluções a partir da observação de sua morfologia em diferentes animais, ressaltando haver diferenças entre os hemisférios.

No início do século XIX, graças aos estudos de anatomia comparada de diversas espécies animais, anatomistas concluíram que o cérebro se desenvolvia e as circunvoluções modificavam-se de acordo com as diversas espécies.

Nesta mesma época, Franz Joseph Gall reintroduziu o método de dissecção de fibras nervosas ao longo do neuraxe, até o córtex. Seus estudos convenceram-no que as circunvoluções são a "expansão" de feixes de fibras vindos de todas as direções para o cérebro. Com Gall, entramos numa nova era. A era do córtex cerebral funcional.

Marshall LM, *et al*. Discoveries in the human brain. USA, Humana Press, 1998.

13. No lidar com o paciente acamado, quais os mandamentos de Florence Nightingale?

1° Jamais despertar o paciente que acabou de adormecer.

2° Não cochilar na presença do doente nem dele se afastar para fazer qualquer comentário.

3° Evitar ruídos desnecessários.

4° Não fazer críticas.

5° Evitar movimentação exagerada ou intempestiva.

6° Adotar atitudes firmes e decisivas perante o doente.

7° Jamais falar ao paciente de maneira arrebatada.

8° Não obstar os movimentos naturais do paciente.

9° Permitir ao paciente distrações não prejudiciais. E, finalmente,

10° Não ser contrário a pequenas plantas ornamentais no quarto do enfermo.

Grande Enciclopédia Médica. Abril Cultural, Victor Civita Ed.,1973.

14. Como Agripino Grieco via alguns professores da antiga Faculdade de Medicina da Praia Vermelha?

R. Da maneira mais demolidora possível. Em poucas linhas, faz o relato cáustico de alguns de meus velhos mestres. Talvez por acaso, começa por Adelino Pinto, cuja versatilidade permite substituir qualquer colega enfermo, do químico ao obstetra, sendo assim dos mais assíduos utilizadores do rabecão da Santa Casa. Sobre Aloysio de Castro, classifica-o como o virtuose dos nervos desarranjados, e esteta das feridas, exclamando quando as vê: "que lindo róseo desta chaga!" Ao examinar doentes esqueléticos, toca piano nas costelas, procurando um ritmo à Chopin. Depois de descrever o mestre como mais peludo que aranha caranguejeira, Grieco comenta o livro de Aloysio sobre "As sete dores da Virgem", acrescentando que depois da publicação do volume a Virgem passou a ter oito dores. Para o crítico, quando o Prof. Barbosa Viana fala, abre todas as represas da banalidade. Quanto ao cirurgião Alfredo Monteiro, não passa ele de sonetista extraviado da neurocirurgia. A maior sabedoria do cardiologista Osvaldo de Oliveira é ser cunhado de Miguel Couto; e sendo gago, constitui Osvaldo o encanto das taquígrafas estrelantes. Na pena de Agripino, o psiquiatra Henrique Roxo representa mais um polifarmacêutico, porque ao receitar enche resmas de papel, abrangendo toda a farmacopéia indicada para o caso.

Convém frisar, por fim, que se o cautério do famoso polemista arde e queima, por outro lado, nos outros, desperta riso, bom humor e até satisfação, na eventualidade de colegas adversários ou invejosos.

Grieco A. Carcaças gloriosas. Rio de Janeiro: José Olympio, 1956. p. 37-44.
Álvaro de Lima Costa

15. Camões foi médico?

R. Se todos nós o somos, pelo menos um pouco, mais razão teria Camões de o ser, pois além de poeta tinha algo também de louco. Se existe um Camões bélico, náutico e astrônomo etc., por que não existiria na forma de médico? Na sua obra máxima são constantes as referências à doença e aos doentes.

> *Da doença em que ora ardeis,*
> *Eu fôra vossa mézinha*
> *Só com vós serdes a minha (A uma dama doente)*
> *Deu, Senhora, por sentença, Amor que fosseis doente,*
> *Para fazerdes à gente, doce e formosa a doença (idem)*

Nos Lusíadas, como no Parnaso, há freqüentes alusões a imagens e figuras médicas, como escorbuto, hidropisia, e mais anatomia e filosofia, como os "roxos lírios" (um delicado véu cobre as partes vergonhosas, "que a cobrir natura ensina"; as mamas ("andando, as lácteas tetas lhe tremiam") etc.

Peixoto A. Ensaios Camonianos, Vol. XIX. Rio de Janeiro: Jackson Inc., 1947. p. 231-301.

16. Quem foi o médico de Hitler?

R. Embora fosse Theo Morell o único a tratar constantemente do Füehrer, outros profissionais assistiram-no esporadicamente, como especialistas. O primeiro a ser chamado foi o Dr. Karl Brandt, substituído mais tarde pelo Dr. Hasse e, logo depois, por Hans Karl von Hasselbach. A estes médicos juntaram-se, temporariamente, o Prof. Von Eichen, otorrinolaringologista, e Ludwig Stumpfegger, morto à época do cerco ao *bunker* de Hitler.

Foi Brandt quem, suspeitando de paralisia agitante no seu cliente, solicitou o auxílio do neurologista Dr. Grimis, que confirmou a hipótese.

A terapêutica básica de Morell resumia-se à dextrose endovenosa e Vitamultin, na verdade uma associação de cafeína e Pervitin (Fig. 1-6).

Rohrs RD. Hitler. São Paulo: Ibrasa, 1966.

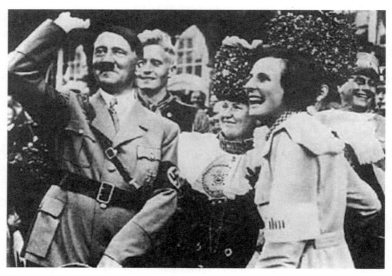

Fig. 1-6. Adolf Hitler.

17. A histeria já foi "tratada" por cirurgiões?

R. O cirurgião James Braid não se utilizou de técnicas cirúrgicas, mas inventou a "neuro-hipnologia", método que exitosamente recorria para tratar a dor de alguns dos seus pacientes. Este procedimento foi também muito utilizado por Jean Martin Charcot para diagnosticar pacientes histéricos. Por outro lado, por mais incrível que possa parecer, no século XIX, dois médicos alemães iniciaram a realização de procedimentos cirúrgicos para o tratamento da histeria. O doutor Alfred Hegar foi o pioneiro na terapêutica do mal por meio da ovariectomia, e o doutor Nikolaus Friedrick, bem mais criativo, cauterizava o clitóris. Vale lembrar, que, já no século XVI, o cirurgião francês Paré orientava mulheres com crises histéricas para a utilização de vapores de ouro ou de prata na vagina, ou então, como forma moderna de tratamento, enviava-as nuas para densas florestas, montadas no dorso de cavalos.

Okun MS. Integrating histeria in to the neurological examination. Syllabi-On-CD-Rom. AAN. 53rd Annual Meeting. Philadelphia, May 2001.

18. Enumere os aspectos históricos sobre a etiologia da esclerose múltipla.

R. Na época de Leiden, a esclerose múltipla era raridade clínica, sem interesse prático. Hoje, com a ampliação dos recursos diagnósticos, constitui uma das mais freqüentes enfermidades orgânicas do sistema nervoso.

Do ponto de vista etiológico, foi inicialmente considerada como virose, por conta dos picos de agudização e remissão, além das alterações liquóricas. Outros diferentes microrganismos foram inculpados, como espiroquetas (Kuhn e Steiner), esférula insular (Chevassut), bacilo de Koch (Lowestein) e protozoários (Lewy, Carpeller). Dada a carência de sintomas infecciosos e de casos conjugais, passaram os investigadores a considerar a influência de venenos, principalmente metálicos (chumbo, arsênico), assim como causa traumática (mecânica ou psíquica), a hereditariedade, a constituição corporal (longilíneos e delgados), a ação de fermentos lipolíticos, a isquemia (Popof), enfim, um polietiologismo, ao qual se acrescentam, modernamente, mecanismos imunitários.

Curtius F. Esclerosis en placas. In: Altenburger H et al. Enfermidades del Sistema Nervioso, Tomo Quinto. Barcelona: Labor, 1944. p. 1511-1586.

19. Como evoluiu o conhecimento histórico do meningeoma?

R. Os meningeomas, tumores originados das células meningoteliais, foram denominados por Louis, em 1774, de fungos da dura-máter, e por Cruveilhier, em 1835, de tumores fungosos ou tumores cancerosos das meninges; em 1841, Lebert chamava-os de tumores fibroblásticos intracranianos. Meyer, em 1859, Bochard em 1864, e Robein, em 1869, propõem a substituição da denominação de tumor fibroblástico, sugerida por Lebert, por epitelioma. Golgi, em 1869, sugere a denominação de endotelioma, em face da confusão existente na terminologia dos tumores meníngeos. Bizzorero e Bezzolo, em 1874, dividem os tumores meníngeos em três tipos: sarcoma endotelióide alveolar, fascicular e fibroma endotelióide. Em 1881, Cornil e Ranvier substituem o termo sarcoma angioblástico por psamoma. Finalmente, em 1922, Cushing introduz o termo meningeoma para denominar os tumores meníngeos, denominação consagrada pelo uso e mantida até nossos dias (Fig. 1-7).

Siqueira MG, Novaes V. Tumores intracranianos. Porto Alegre: Edições Missau Ltda, 1982.

20. Quem pela primeira vez operou um tumor cerebral?

R. Em 1828, John Ambercrombie publicou a primeira descrição de tumores cerebrais na sua monografia intitulada *Pathological and Practical Research on Disease of the Brain and Spinal Cord*. A primeira ressecção conhecida de um tumor cerebral ocorreu em Londres, 76 anos depois, a partir de um diagnóstico de localização clínico preciso, fornecido por Alexander Hughes Bennet. O autor de façanha (craniotomia), foi o cirurgião Ricklam Godler. O paciente

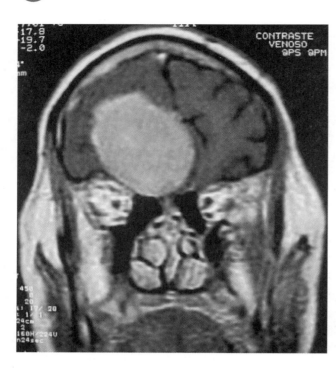

Fig. 1-7. RM de crânio, ponderada em T1 com contraste, corte coronal. Volumoso meningeoma no lobo frontal direito (PAMF).

era um jovem de 25 anos, com um glioma no hemisfério cerebral direito. O rapaz sobreviveu ao ato operatório, mas sucumbiu um mês depois, em decorrência de cerebrite maciça. Já naquela época, os doutores eram rápidos em anunciar seus resultados positivos à imprensa leiga, como ocorreu neste caso, que foi publicado no London Times somente 21 dias após o procedimento. A primeira monografia sobre tumor cerebral só veio a público em 1888, por Sir Byron Bramwell.

Young WKA et al. Primary neurological tumors. In: CD-ROM of Textbook of Clinical Neurology. 1999.

21. Qual a contribuição do general Leonard Wood para a neurociência?

R. Muito do sucesso alcançado pela neurocirurgia deve-se ao resultado do ato cirúrgico sofrido pelo general Leonard Wood. Eis a história:

Em 1910, Harvey Cushing realizou, pela primeira vez, craniotomia para retirada de meningeoma parassagital. Tratava-se do General Leonard Wood, médico, Chefe das Forças Armadas dos USA e que, alguns anos depois, chegou a ser aventado como candidato republicano à Presidência dos EUA. Wood desenvolveu um meningeoma parassagital 12 anos após ter sofrido forte trauma de crânio contra um candelabro. Após ter passado por "um período de espera e de observação" que durou 13 meses, Cushing resolveu operá-lo em duas etapas, com intervalo de quatro dias. A cirurgia foi um tremendo sucesso e o paciente já caminhava por seu quarto 11 dias após o procedimento, voltando a exercer com pleno vigor todas as suas atividades. A partir de então, Cushing e a neurocirurgia foram elevados aos mais altos patamares da fama. Em agosto de 1927, 17 anos após a intervenção cirúrgica, o general passou apresentar hemiparesia esquerda progressiva, sendo reoperado da recidiva, vindo a falecer poucas horas após o ato cirúrgico (Fig. 1-8).

Ljunggren B. The case of General Wood. *J Neurosurg* 1982;56:471-474.

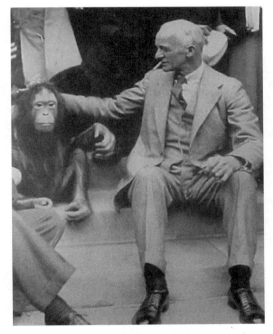

Fig. 1-8. Harvey Cushing em 1932 (*Discoveries in the Human Brain*. Humana Press, 1998).

22. Como surgiram os "médicos barbeiros"?

R. Em 1092, os monges haviam sido proibidos de usar barba. Passaram a ter criados com a função específica de lhes fazer barba e cabelo. Não podendo mais realizar "curas" e sangrias, os monges delegaram a seus domésticos a nova função. E assim foram criados os **barbeiros sangradores** e **barbeiros cirurgiões**, homens rudes que assistiam aos monges na prática da medicina.

História da Medicina. Vol. I. São Paulo: Abril Cultural, 1970.

23. Polígono de Willis: descrição italiana ou inglesa?

R. Thomas Willis não foi o primeiro a demonstrar a anatomia do famoso círculo vascular. Os italianos chegaram antes. Gabrielli Fallopio, Guilio Casserio, em 1627, e Johann Vesling, de Pádua, forneceram descrições ou ilustrações do famoso polígono. O médico suíço Johann Jakob Wepfer, em 1658, tem a prioridade da descrição, mas não da ilustração do polígono no seu livro sobre apoplexia. Willis, entretanto, na memorável obra *Cerebri Anatome* (1664), publicou a primeira descrição anatômica completa, ilustração e explicações sobre o seu funcionamento. A ilustração foi provavelmente trabalho realizado pelo seu jovem e versátil companheiro, Christopher Wren (Fig. 1-9).

Pearce JMS. Historical note. *J Neurol Neurosurg Psychiatry* 2000;69:86.

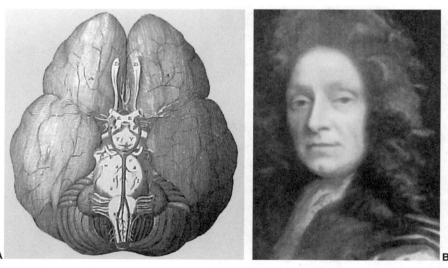

Fig. 1-9. (**A**) Base do cérebro humano mostrando o polígono de Willis envolvendo o quiasma óptico. (**B**) Christopher Wren.

24. Quem primeiro descreveu a cefaléia em salvas?

R. Considera-se que o holandês Nicoolas Tulp, médico, anatomista, e prefeito da cidade de Amsterdã, nos idos de 1641, tenha sido o primeiro a fornecer uma descrição incompleta da doença.

> "... no começo do verão, era acometido por grave cefaléia, ocorrendo e desaparecendo diariamente em horários fixos, com tal intensidade que ele freqüentemente me assegurava de que não mais poderia suportar a dor, e que estava a ponto de sucumbir. Rara-

mente perdurava por duas horas. E, no final do dia, não apresentava febre ou indisposição de urina, ou qualquer alteração no pulso. Mas esta dor recorrente perdurava até o décimo quarto dia..."

A primeira descrição integral da doença, de modo a preencher os critérios atuais da IHS, foi feita por Gerhard van Swieten em 1745, e desta maneira:

"...Viro sano, robusto, mediae aetatis, quotidiè eadem hora oriebatur molesti doloris sensus in eodem loco supra orbitam oculi sinistri, ubi nervus per foramen ossis frontis egreditur; post aliquod tempus incipiebat oculus sinister rubere. & lacrymis diffluere; deinde sentiebat, ac si oculus sensim extra orbitam protruderetur cum tanto dolore, ut fere fureret. Post aliquot horas omnia haec mala cessabant, & nihil in oculo mutatum omnino apparebat..."

("Um homem robusto de meia idade (sofria de) dor enervante que vinha todos os dias, na mesma hora, no mesmo ponto, acima da órbita do olho esquerdo, onde o nervo emerge da abertura do osso frontal; após curto período de tempo o olho esquerdo tornava-se vermelho e lacrimejante; então ele sentia como se seu olho estivesse sendo lentamente forçado para fora da órbita com muita dor, que quase o enlouquecia. Após poucas horas todo este incômodo cessava, e nada no olho parecia alterado.")

Esta dramática enfermidade veio sendo mencionada ao longo dos anos, por diversos autores, através de relatos isolados. Em 1926, W. Harris aprofundou-se mais no assunto e, sem diferenciá-la de dores mais duradouras e que alternavam de lado, cunhou a denominação "neuralgia migranosa periódica" ou "neuralgia ciliar". A cefaléia em salvas somente passou realmente a ser reconhecida a partir dos trabalhos de B.T. Horton, de 1939 e 1952, nos quais detalhou a dor – " tão intensa que praticamente todo paciente considerava o suicídio" – os fenômenos associados, e popularizou as expressões; "cefaléia suicida", "eritromeralgia da cabeça", e "cefaléia histamínica", sugerindo um papel para histamina na patogênese da desordem. A periodicidade das cefaléias foi primeiro observada e descrita por K.A. Ekbom, em 1947, e só em 1954 E.C. Kunkle reconheceu os acúmulos e introduziu o termo *cluster headache*. Acrescente-se, nesta história, o fato de que em nosso meio, o Prof. Edgard Raffaelli Junior cunhou a denominação "cefaléia em salvas".

1. Koehler PJ. Prevalence of headache in Tulp's Observationes Medicae (1641) with a description of cluster headache.
2. Isler H. Episodic cluster headache from a textbook of 1745: van Swieten's classic description Cephalalgia 1993;13:172-4.

25. Quem afirmou o adiante transcrito?

"...Acredito firmemente que se todos os medicamentos, tais como agora são usados, fossem lançados ao mar, seria melhor para a humanidade – e desastroso para os peixes..."

R. Este desabafo foi proferido pelo clínico Olivier Wendell Holmes, visando especificamente aos métodos de tratamento usados pelo famoso Benjamin Rush para combater o surto de febre amarela, que grassava em Filadélfia. Rush empregava o calomelano para erradicar os "humores pútridos do intestino", obtido como resultado estomatite, gastrite, doença renal e, por fim, óbito, então interpretado como efeito da doença básica. O culto ao calomelano era de tal ordem que a substância tinha fama de ser "o sol em torno do qual gira a medicina".

Marshall LM et al. Discoveries in the human brain. USA: Humana Press, 1998.162.

26. Como foi criada a Escala de Coma de Glasgow?

R. Em julho de 1974, Teasdale G. e Jennet B. publicam em artigo de três páginas, no Lancet, o que viria ser o melhor índice de aferimento do estado de coma e diminuição do nível de consciência. Através de três parâmetros, quais sejam: resposta motora, resposta verbal e abertura dos olhos, obtém-se boa avaliação do estado atual, além do índice preditivo. Esta escala foi inicialmente criada para que as enfermeiras verificassem os parâmetros citados nos pacientes que chegavam ao hospital vítimas de acidente de trânsito.

Teasdale G et al. Assessment of coma and impaired consciousness. A Pratical Scale. *Lancet* 1974;2:81-84.

27. O que eram os *Asclepeions*?

R. Muitos templos (*Asclepeions*) foram erguidos em honra a Asclépio, tanto na Grécia como posteriormente em Roma. Tais templos eram imensas construções de mármore, arquitetonicamente arrojadas e com amplos pátios abertos. Numa de suas muitas dependências, a incubadora era um enorme salão com paredes de mármore e localizada no final de um estranho corredor em espiral, que obrigava a quem para lá se dirigia a girar em torno dele um número determinado de vezes. Lá, reuniam-se, diariamente, multidões de doentes, buscando curas miraculosas para seus males, curas que seriam realizadas graças à intervenção do próprio Deus da medicina.

Brandão JS. Mitologia grega. Rio de Janeiro: Vozes, 1987.

28. Qual o autor do primeiro tratado brasileiro de neurologia?

R. Das figuras estelares da medicina no Brasil monárquico, nenhuma sobreleva, no capítulo neurológico, à pessoa de João Vicente Torres Homem, autor do primeiro tratado brasileiro de moléstias do sistema nervoso (1876). Torres Homem foi lente de Clínica Interna da então Faculdade de Medicina do Rio de Janeiro. Sofria o mestre de miotomia congênita. Da escola de Torres Homem emergeram Francisco de Castro, falecido prematuramente, e Mathias Valadão, fundador da Academia de Medicina de São Paulo. Pouco antes da declaração da República, muitos clínicos versavam temas neurológicos, como Nina Rodrigues (amiotrofias periféricas), Afrânio Peixoto (epilepsia e crime), Almeida Magalhães (amiotrofias de origem periférica), Cruz Jobim (hidrofobia), Garcês e Galha (da raiva). Por 30 anos, a Corte proibiu a fundação de institutos de ensino superior na Colônia, enquanto, lá fora, no Peru, inaugurava-se a Universidade de São Marcos; no México, a do mesmo nome, vindo depois a de Harvard e a de Córdoba. Somente na Regência se ergueram as Faculdades Médico-Cirúrgicas, primeiro, na Bahia, depois, no Rio de Janeiro.

Álvaro de Lima Costa

29. Quem foi Imhotep?

R. O egípcio Imhotep combinava a conveniência do médico com a arte de construtor de monumentos. Ergueu a magnífica pirâmide de *Sakkarah* para o faraó Zoser, quando este, doente, ficou fora de chance de qualquer possibilidade de cura.

Para Sir William Osler, Imhotep representa "a primeira figura de um médico, surgindo das névoas dos primeiros tempos históricos". A civilização não começou na Grécia Antiga; antecipou-a o povo egípcio, com sua legítima medicina, da qual Imhotep foi o representante máximo; seu nome significa "aquele que dá satisfação" (Fig. 1-10).

Thorwvald J. O segredo dos médicos antigos. São Paulo: Melhoramentos, 1990. p. 15.

30. Quem foi Alcmeone?

R. Alcmeone, que nasceu uns 40 anos antes de Hipócrates, foi o pioneiro na dissecção de cadáveres com o objetivo de investigar os mistérios da anatomia e da fisiologia humanas. Infelizmente, de sua obra só restam fragmentos esparsos e citações a ele atribuídas por outros autores.

Brandão JS. Mitologia grega. Rio de Janeiro: Vozes, 1987.

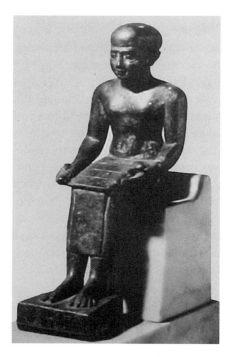

Fig. 1-10. Imhotep (2600 a. C.), vizir, escritor, poeta, arquiteto e médico. Divindade egípcia fundida no período helênico (Museu do Louvre, Paris).

31. Que sabe você a respeito das relações de Ruy Barbosa com a medicina?

R. Na sua obra jurídica, nos discursos, conferências e polêmicas abundam expressões médicas, indicativas dos pendores do magno estilista pela arte hipocrática. Desde adolescente, Ruy freqüentava os livros de medicina, da biblioteca do pai, que médico era. E quando em férias, no sertão, receitava e curava, segundo depoimento de Fernando Nery. Numa dessas ocasiões pediu que lhe enviassem o livro de Littré, "Medicine et Medicins". Na famosa invectiva "Contra o militarismo", assim falou:

> "...digamos reação, que é nome de vida, nome de saúde, nome de convalescença. É a célula que se estimula. É o sistema nervoso que vibra. São os vasos sangüíneos que se ativam. São os músculos que se oxigenam. É a temperatura que se equilibra. É o tóxico infeccioso que se elimina. É o organismo que se defende..."

Por fim, lembrem-se que foi Francisco de Castro quem o amparou e o levou para a Legação do Chile, de onde Ruy embarcaria para o exílio (Fig. 1-11).

Vasconcellos I. Ruy Barbosa e a Medicina. *Gazeta Indiciária* 1949;333:62.

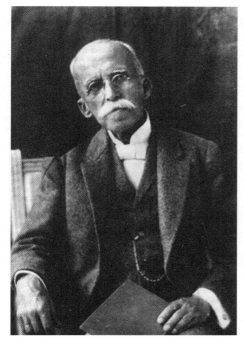

Fig. 1-11. Ruy Barbosa.

32. Como Felice Fontana contribuiu para o entendimento do cérebro?

R. O austríaco Felice Fontana, apesar de não ter contribuído praticamente em nada para um melhor entendimento da superfície do cérebro, dissecou incontáveis cérebros humanos e produziu réplicas, de cera, extremamente acuradas. Ironicamente, a fama das figuras de cera de Fontana sobrepujou seus importantes estudos sobre a irritabilidade do tecido animal, estudos estes que o levaram a sugerir que "eletricidade nervosa" produzia contrações musculares.

Marshall LM et al. Discoveries in the human brain. USA: Humana Press, 1998.

33. Quem foram os filhos de Asclépio?

R. O descendente de Apolo e Corônis possuía vários filhos, entre os quais os dois médicos Podalírio e Macáon, que aparecem na *Ilíada*, além das sempre jovens Panacéia e Higia. Como se vê, uma constelação de figuras em defesa da saúde: dois médicos, uma Panacéia e uma Higia, isto é, a própria saúde... (Fig. 1-12).

Brandão JS. Mitologia grega. Rio de Janeiro: Vozes, 1987.

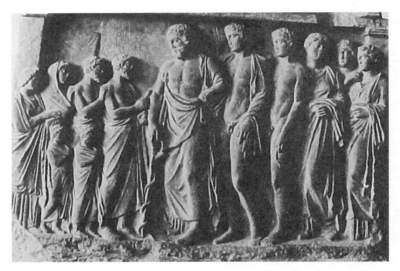

Fig. 1-12. Asclépio e família. Sua mulher Epineone abranda a dor, seus filhos Macáon e Podalírio se tornaram os deuses dos cirurgiões e dos clínicos. Sua filha Higia é a própria saúde. Panacéia, outra filha, representa o tratamento. O menino Thelesforos que sempre o acompanha, cuida da convalescença. Taboa (370-270 a. C.), encontrada em Thyrea (*National Archaeological Museum*, Athenas).

34. Como os textos médicos antigos foram preservados na Idade Média?

R. A queda de Roma, em 476, pelos Goths, a queda de Constantinopla em 1453, pelos Turcos, são freqüentemente citadas como marcas do início e do fim da Idade Média. Este período é conhecido como a "Idade da Fé".

Com o esfacelamento do império romano, as poucas concentrações humanas mantiveram-se esparsas em torno dos mosteiros. A ignorância era um valor fundamental. O mais importante era sempre saber batalhar. Mas, nos monastérios, isolados e poderosos, restava ainda algum tempo para a dedicação aos estudos. E os monges eram os únicos que não corriam nenhum risco ao tentar exercer a medicina. No clima de insegurança que dominava por toda Europa, os monastérios representavam também o único abrigo mais seguro para antigos manuscritos e documentos que se desejassem conservar.

Houve Ordens Monásticas que se dedicaram especialmente aos estudos, à meditação, e à copilação. A medicina dos antigos mestres pôde então ser conservada, particularmente sob as ordens religiosas dos cavaleiros de São João de Jerusalém, os templários, e a ordem fundada por Bento de Nursia, no século V, os Beneditinos. Estes últimos recolheram ao mosteiro de Monte Cassino todos os documentos que puderam conseguir, transformando-o num verdadeiro centro de estudos. Não fossem estes monges, provavelmente grande parte do conhecimento acumulado por gregos e romanos durante séculos teria sido destruído. É possível que, naquela época, nem Galeno nem Hipócrates fossem conhecidos. Durante longo tempo, a medicina monástica constituiu a única forma de medicina conhecida pelo homem medieval.

História da Medicina. Vol. I. São Paulo: Abril Cultural, 1970.

35. O que se sabe sobre a Escola de Salermo?

R. Em Salermo, no sul da Itália, um pouco mais próximo da cidade de Nápoles, formou-se a escola médica que provavelmente foi a primeira de administração puramente leiga. Sabe-se que já existia muito antes do ano 1000. Esta região da Itália conservara a língua grega, mesmo após deixar de ser uma colônia dos helenos.

Esta primeira escola leiga formou-se à sombra de um mosteiro, no qual a medicina fora ocupação fundamental dos monges. Era um convento beneditino. Conta-se que dentre os grandes médicos da escola de Salermo destacaram-se duas mulheres: Trótula (presumidamente autora de um tratado sobre obstetrícia) e Abella, além de um grande Mestre, Garioponto de Salermo.

O período de maior brilho e prestígio da Escola de Salermo coincidiu com o declínio do predomínio árabe na bacia do Mediterrâneo. Esta Escola passou a fornecer diplomas que autorizavam os laureados a exercer a medicina "em todas as cidades do mundo".

Com o surgimento das Universidades, no século XII, a escola de Salermo foi entrando em decadência, sendo oficialmente extinta em 1811, ainda na época napoleônica.

Em 9 de setembro de 1943, em decorrência do bombardeio aliado, a velha Escola, assim como a cidade de Salermo, desapareceram do mapa (Fig. 1-13).

História da Medicina. Vol. I. São Paulo: Abril Cultural, 1970.

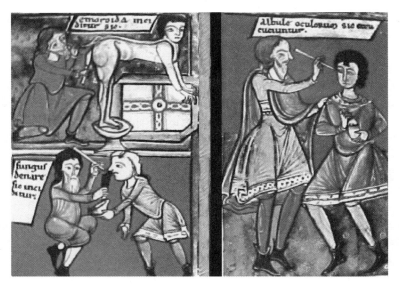

Fig. 1-13. Escola de Salermo. Século XI. Ilustração exemplificando cirurgia de hemorróidas, pólipo nasal e catarata (*British Library, London*).

36. Quais Escolas sucederam a de Salermo?

R. Durante o século XIII, a Escola de Salermo foi suplantada, em excelência, pela Escola de Montpellier, e depois pela de Leyden, perto de Haia, fundada por Guilherme de Orange, em 1775.

A Escola de Montpellier abrigou um bêbado errante, agressivo e arrogante, Paracelso (1668-1738), de Zurique, que começava suas aulas queimando as obras de Galeno, e desdenhando os médicos tradicionalistas, seus contemporâneos, que utilizavam mantos de veludo e falavam em latim. Paracelso afirmava com razão:

"... *eu não agrado a ninguém, exceto aos doentes que curo...*"

A Escola de Montpellier produziu o único papa médico, João XXI, morto quando um teto lhe caiu em cima.

Na Escola de Leyden lecionava Hermann Boerhaave (1668-1738), médico prático, que ensinava elegantemente em latim, e atraiu estudantes vindos da América, alargando sua clínica particular até a China. Morreu deixando uma pequena fortuna composta por dois milhões de florins.

Gordon R. A Assustadora História da Medicina. 7ª ed. Rio de Janeiro: Ediouro, 1996.

37. Qual foi a reação de Afrânio Peixoto diante da descoberta de Carlos Chagas?

R. No discurso de recepção a Figueiredo Vasconcellos, como membro honorário da ANM, assim falou A. Peixoto, aludindo à descoberta de Carlos Chagas:

> "...Podereis ter achado alguns mosquitos, inventado uma doença rara e desconhecida, doença de que se falasse muito, mas quase ninguém conhecesse os doentes, encantoada lá num viveiro sertanejo de vossa província, que magnanimamente distribuireis por alguns milhões de vossos patrícios, acusados de cretinos.
> Podereis ter feito uma reforma sumptuária, gastando cinco vezes mais que Oswaldo Cruz, para fazer cinqüenta vezes menos, mas vos ficariam, tempo e saldos, para a crítica mercenária aos inimigos que houvessem provocado... Podereis mais, e tudo o que a vaidade sem escrúpulo e a imprudência provocante podem fazer tentar..."

Carlos Chagas Filho. Meu Pai. Fundação Oswaldo Cruz, 1993.

38. Qual o significado da frase: *Médico pues hombre muchos equivalente otros*?

R. Traduzida do grego (Ilíada, libro II, verso 514), exprime sem tropeços a glorificação do médico, que "é pessoa que vale por muitas outras". A Grécia foi o berço da medicina científica, e seu filho Hipócrates o maior médico da antiguidade. No idioma grego abundam preposições, prefixos e termos médicos que sobrevivem até hoje, os quais a nenhum médico é lícito ignorar. Exemplos: a letra **alpha** (A), no início do vocabulo, indica privação, como anemia, acefalia, amoral; **diá** exprime através, como diarréia, diatermia; o prefixo **dys** designa mal (disúria, dispnéia, distrofia; **pará** indica falso (parestesia ou falsa sensibilidade, parosmia ou falsa sensação olfativa); **metá** vale por mudança, como metástase ou troca de local; **syn** é conjunto (simbiose, sincício, sindactilia); **en** designa dentro (endógeno, enoftalmia, endocrinologia, sendo **krino** secreção); **chronos**, tempo, **bradys**, lento, **tachys**, rápido, **hemera** (hemeralopia), dia; **nyx**, noite; **lagos**, coelho (lagoftalmia, pois o coelho raramente pisca); **lepsis** (ataque: epilepsia). Fiquemos por aqui, pois nos falta **kephalé** (encéfalo) para ir adiante.

Boettner JM. Etimologia Griega y Latina para el uso médico. Buenos Aires: El Atenco, 1942.

39. Quem foi o Pai da medicina na mitologia romana?

R. Asclépio (deus grego) ressurge na mitologia romana em cerca de 295 a. C. como Esculápio, sob a forma de uma cobra. O pai da medicina pode ser representado em forma humana, embora freqüentemente seja simbolizado pela figura de uma serpente.

Brandão JS. Mitologia grega. Rio de Janeiro: Vozes, 1987.

40. Quem precedeu a Sylvius na descrição da fissura silviana?

R. Até a metade do século XIX, somente dois acidentes anatômicos do córtex cerebral possuíam denominações de pessoas: a fissura de Sylvius (Fig. 1-14A e B) e a de Rolando. A primeira, a mais conspícua característica na superfície cerebral, foi inicialmente descrita por um anatomista dinamarquês, Casper Bartholin (1585-1629) e publicada *post mortem* – por seu filho – em 1641. Franciscus Deleboe Sylvius (Fig. 1-14C) assinalou o mesmo acidente anatômico em 1663, portanto, mais de 20 anos depois de Casper.

No século XIX, a fissura em questão já era estudada. O anatomista alemão Emil Huschke (1797-1858), por exemplo, registrou o fato de que dita fissura não se localizava na mesma região em todos os mamíferos: "ela é relativamente curta nos herbívoros (carneiros, bois e cavalos), longa e levemente inclinada no gato, na pantera, no leão e na raposa, e ocupa posição intermediária no porco e no elefante".

Marshall LM et al. Discoveries in the human brain. USA: Human Press, 1998.

41. Como se deu o pontapé inaugural da doutrina das localizações corticais?

R. O primeiro gesto coube a Bouillaud (1825), ao insistir sobre o fato de que as paralisias e anestesias poderiam resultar de lesões corticais afetando esta ou aquela área dos hemisférios. A seguir, Broca (1861) demonstra a relação entre certa região do lobo frontal e os mecanismos da linguagem. Cerca de dez anos mais tarde, Fritsch e Hitzig obtêm, num doente, movimentos oculares por eletrização transmastoideana, daí nascendo a idéia de excitar o cérebro do cão. Provada a existência de uma zona eletromotora, estava dado o impulso para as descobertas subseqüentes.

Morin G. Physiologie du Système Nerveux Central. Paris: Masson Ed., 1948.

42. O volume cerebral e suas conseqüências.

R. Desde tempos imemoráveis, o hipodesenvolvimento cerebral esteve associado à deficiência mental; tanto que Boniviene perdoou, num gatuno, a sua ati-

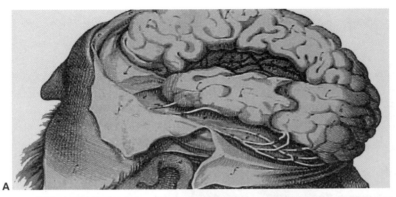

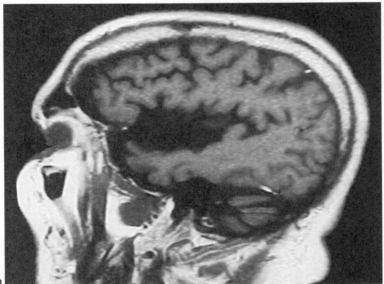

Fig. 1-14. (**A**) Desenho do hemisfério cerebral esquerdo. Sulco de Sylvius *(De Caspar Bartolin em Institutiones anatomicae, 1641)*. (**B**) Sulco de Sylvius. RM ponderada em T1 corte sagital (2005) *(Discoveries in the Human Brain. Humana Press, 1998)*. *(Continua)*

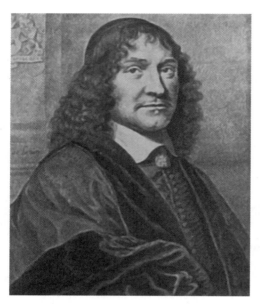

Fig. 1-14. (*Cont.*) (**C**) Franciscus Deleboe Sylvius.

vidade anti-social ao saber, após a execução, que o desditoso homem exibia considerável redução volumétrica do cerebelo. Do cerebelo, não do cérebro, frise-se. Quando a atividade intelectual enfraquece, o cérebro tende a se atrofiar e a perder peso, mas a regra "grandes cérebros, grandes intelectos" comporta exceções, como os idiotas, com megaloencefalias. Anatole France, com um cérebro de apenas 1.015 g (quando o normal varia entre 1.473 a 1.375 g), foi considerado como modelo sem mácula da literatura francesa, do mais alto nível intelectual, uma celebridade! Sobre o grande escritor francês já se disse que se Luciano de Samósata ressuscitasse agora, o único escritor que certamente leria sem desprazer, seria Anatole France. E que Píndaro, Anacleonte, os sofistas e os trágicos não desdenhariam de descer sobre ele os olhos. A própria Vênus Afrodite, caso soubesse francês, com que surpresa deleitada não percorreria as páginas do *Lys rouge*! Nada obstante, a conclusão a que chegam os investigadores é que os cérebros privilegiados são maiores e com melhores neurônios. O mestre francês seria uma exceção.

McMenemey WH. The again brain. In: Minckler J. Pathology of the nervous system, Vol. II. New York: McGraw-Hill Co., 1971. p. 1372.
Homero Sena, Apresentação. In: Rui Barbosa, Saudação a Anatole France. Rio de Janeiro: MEC, 1980.

43. Historicamente, como evoluiu o conhecimento a respeito do "pequeno cérebro"?

R. Galeno acreditava que os nervos motores e a medula eram originados do cerebelo (pequeno cérebro), e que o *vermis* era uma válvula para regular o fluxo do espírito animal dentro dos ventrículos. A visão de Galeno permaneceu imutável por 16 séculos até tornar-se vulnerável pelos novos métodos de dissecção, introduzidos pelo italiano Constanzo Varolio (1543-1575). Thomas Willis, na metade do século XVII, reportou ao cerebelo o controle dos movimentos involuntários, das funções vitais, e a sede para o talento musical. O experimentalista francês Anne-Charles Lorry (1726-1783) talvez tenha sido o primeiro a observar, em 1760, que a ablação do cerebelo num animal de experimentação não provocava sua morte imediata, como se acreditava até então, e sim distúrbio do equilíbrio.

Como curiosidade, em 1809, Luigi Rolando (o mesmo do sulco central), numa época que a ciência se voltava para a eletricidade biológica, comparou a laminação externa, fina e regular do cerebelo, com uma pilha voltaica, e considerou que a função do órgão seria a mesma do motor elétrico, controlando os movimentos, especialmente dos membros ipsilaterais. Edinger, em 1899, na Alemanha, identificou o cerebelo filogeneticamente como uma das mais antigas partes do cérebro, e chamou atenção para o exuberante desenvolvimento do *vermis*, nos grandes animais aquáticos e nas aves (Fig. 1-15).

Marshall LH *et al*. Discoveries in the human brain. New Jersey: Humana Press Inc., 1998.

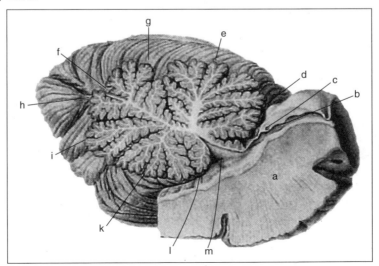

Fig. 1-15. Cerebelo humano, corte sagital na linha média vermiana (1807).

44. A quem atribuir a descoberta da função visual no córtex occipital?

R. Coube a Bartholomeo Panizza o mérito de localizar a visão na região posterior do cérebro, mercê a observação de um cego, após ataque apoplético. Aplicando experimentalmente a sua hipótese a cães, firmou a tese de que a visão depende da área calcarina da corticalidade cerebral. As investigações de Panizza não lograram interesse imediato. Posteriormente, Flourens, Hitzig, Munk e outros comprovaram experimentalmente o acerto das investigações do Mestre italiano, cujo nome, entretanto, não figura nos fastos da pesquisa neurológica (Fig. 1-16).

Fulton JF. Fisiologia do sistema nervoso. Ed. Rio de Janeiro: Scientifica, 1943. p. 290.

Nota: B. Panizza, em 1834, foi o primeiro a identificar um lobo cerebral com uma função sensitiva específica.

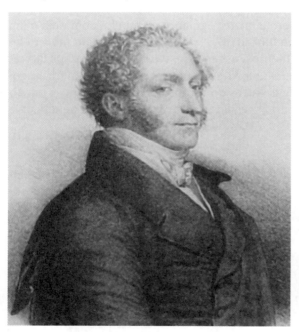

Fig. 1-16. Bartholomeo Panizza (1785-1867), anatomista italiano. (*Discoveries in the Human Brain. Humana Press,* 1998).

45. Por que Carlos Chagas não obteve o Prêmio Nobel?

R. A sabotagem, esta harpia, esteve atuante nas duas vezes em que o nome do notável pesquisador foi indicado e não contemplado ao Prêmio Nobel de Medicina, respectivamente em 1913 e 1921. Ocorre que o impedimento ou a resistência ao glorioso cientista originou-se aqui mesmo, no Brasil, por colegas enciumados, como Afrânio Peixoto, Henrique Aragão e Figueiredo de

Vasconcelos. Em 1921, Chagas era o único indicado, mas não levou a láurea, embora sua façanha técnica jamais tenha sido igualada: com 30 anos de idade e seis de diplomado, descobriu o vetor do mal e os sintomas da doença. Hoje, o nome de Carlos Chagas corre o mundo.

Coutinho M. Sabotagem tirou Nobel de Carlos Chagas, Jornal do Brasil, 16.04.99, p. 12.

46. A quem pertence a classificação definitiva dos nervos cranianos?

R. A primeira classificação dos nervos cranianos pertence a Galeno, cuja influência anatômica cobriu todo o período da Renascença. Galeno enumerou sete pares, excluindo da relação o olfatório, o troclear e o abducente, além de incorporar num único tronco o glossofaríngeo, vago e acessório. Andreas Vesalio manteve inalterado o total, mas deu autonomia ao troclear, em prejuízo certamente da exclusão de um outro. Thomas Willis distinguiu nove pares ao acrescentar ao grupo o "nervo da olfação". Mas coube a Samuel Thomas Sommering a atual divisão em 12 nervos, conforme exposto em sua tese de doutorado, escrita em Gottingem, aos 23 anos de idade (Fig. 1-17).

Maranhão-Filho, Costa AL. Neurologia. Pingos & Respingos. Rio de Janeiro: Revinter, 2000.

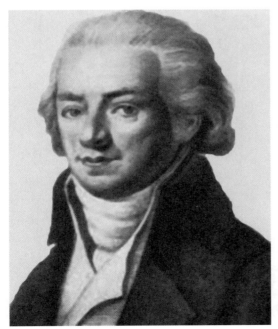

Fig. 1-17. Samuel Thomas Sommering.

47. Quem foi Andreas Vesalius?

R. A obra sobre a revolução da órbita celeste, de Copérnico, precedeu apenas de uma semana ao monumental trabalho científico, *De Humani Corporis Fabrica*, de Andreas Vesalius. Asseguram os estudiosos que esses dois livros dão nascimento à ciência moderna. Na ocasião, Copérnico tinha 70 anos e Vesalius 28. No prefácio de seu famoso livro, Vesalius menciona o erro em voga de alguém dissecar o corpo e outro descrever as partes; tudo é mal ensinado, diz, as perguntas são absurdas e a confusão é geral, tal como agora testemunha o autor destas linhas, em certas Universidades.

Álvaro de Lima Costa

Nomeado Professor de Cirurgia e Anatomia, em Pádua, Vesalius publica "A Estrutura do Corpo Humano", um marco na história da medicina. O efeito da publicação foi explosivo. Sylvius, seu antigo mestre, chamou-o de louco e implorou à sua majestade que o punisse com severidade. Sensível à crítica, Vesalius abandonou seu posto em Pádua, queimou suas anotações e mudou-se para a Espanha, onde se tornou médico de Carlos V e Felipe II.

A "Fábrica" é o princípio da anatomia moderna, iniciando verdadeiramente o renascimento da Medicina (Fig. 1-18).

Downs RB. Fundamentos do pensamento moderno. Rio de Janeiro: Ed. Renes, 1969. p. 29-31.

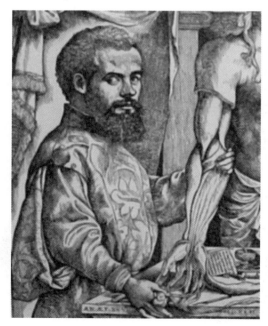

Fig. 1-18. Andreas Vesalius aos 28 anos, do seu livro *De Humani Corporis Fabrica* (1543) (*World Health Organization, Geneva*).

Nota: Vesalius, obrigado a abandonar a anatomia aos 30 anos de idade, foi ser médico da corte, em Madri. Lá, dissecou um nobre espanhol que se moveu alarmantemente sob o impacto do bisturi, despertando a ira da Inquisição, que o condenou a uma peregrinação expiatória a Jerusalém. Nesta viajem punitiva, o navio naufragou e ele morreu de fome na ilha grega de Zante. (Gordon R. A Assustadora História da Medicina. 7ª ed. Rio de Janeiro: Ediouro, 1996. p.14.)

48. De que morreu Dante?

R. Expirou em Ravena, vítima da malária contraída em viagem àquela cidade, onde fora como embaixador da Comuna, para dirimir conflito entre marinheiros. Sua sepultura não recebeu epitáfio. Seus ossos foram disputados por Florença e Ravena; depois de identificados, encerraram-nos em urna de chumbo, com a seguinte inscrição:

"Dantis ossa. Nuper reviste et hic reposita, 30, novembro, 1921"
(Ossos de Dante, recentemente identificados e aqui repostos).

Gomes A. O maior poeta do mundo. São Paulo: Martins Ed., 1972. p. 33.

49. De que morreu Machado de Assis?

R. Em carta a Alfredo Pujol, diz Mário de Alencar que a moléstia que matou o escritor foi um cancro na boca, talvez a noma, espécie de gangrena consecutiva à caquexia. Como dizia o mestre,

> *"...uma afecção grave não se contenta de uma merenda ligeira, à ponta da mesa; não, ela quer comer sentada e a fartar, e devagarinho, saboreando..."*

tal como aconteceu a Machado, e pela boca.

Viana Filho L. A vida de Machado de Assis. 2ª ed. São Paulo: Martins Editora, 1974. p. 288.

50. Que fim levou Asclépio?

R. Educado pelo centauro Quirão no aprazível e regenerador monte Pélion, o filho de Apolo fez grandes progressos na medicina, e chegou mesmo a ressuscitar vários mortos. Com medo de que a ordem do mundo fosse transtornada, Zeus (Fig. 1-19), a pedido de Plutão, fulminou-o com um raio.

Brandão JS. Mitologia grega. Rio de Janeiro: Vozes, 1987.

51. Qual a inscrição, no túmulo de William T. G. Morton, o inventor da inalação anestésica?

R. Um monumento, erigido na cidade de Boston, sobre a tumba de Morton, no cemitério do Monte Auburn, contém o seguinte epitáfio, de autoria de Jacob Brigelow:

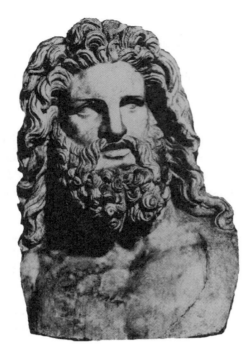

Fig. 1-19. Zeus.

"William T.G. Morton, Inventor e Divulgador da inalação anestésica. Antes Dele, em todos os tempos, a cirurgia era uma agonia. Por meio Dele, a Dor, na Cirurgia, foi Evitada e Anulada. Desde então, e com Ele, a Ciência possui o controle da Dor."

Morton morreu amargurado por causa da disputa sobre o legítimo inventor da anestesia. Charles Jackson, professor de Morton, reclamou a prioridade da descoberta; acabou morrendo louco. Horace Wells, que malogrou numa demonstração pública da anestesia, faleceu ensandecido. A todos eles aconteceu o que Carlos Drummond de Andrade poetara: "no meio do caminho tinha uma pedra..." (Fig. 1-20).

Goodman e Gilman. As bases farmacológicas da terapêutica 8ª ed., Rio de Janeiro: Guanabara Koogan, 1991. p. 178-179.

52. Como alguns professores da Europa do século XVIII classificavam as cefaléias?

R. As cefaléias já foram classificadas das mais diversas maneiras, e até mesmo como plantas (método botânico). Em 1778, François Boissier de Sauvages, de Lacroix, por exemplo, designou diversas classes de hemicrania: hemicra-

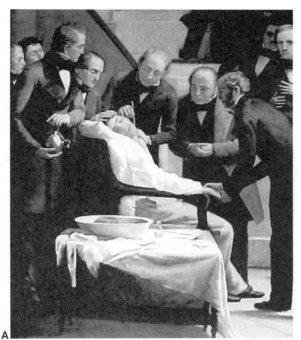

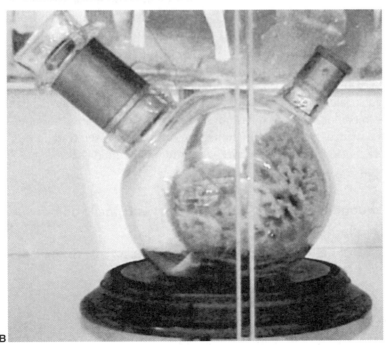

Fig. 1-20. (A) Dia 16 de outubro de 1846, 10 h, primeira demonstração pública, com sucesso, de uma anestesia cirúrgica. Massachusetts General Hospital. O cirurgião John Warren extraiu um tumor venoso da mandíbula esquerda de Gilbert Abbot, de 21 anos. Morton é visto à esquerda segurando seu novo inalador de éter. (Pintura de *Robert Hinckley. Countway Library of Medicine, Boston Medical Library, Cambridge*). **(B)** Detalhe do inalador de Morton. Um globo de vidro contendo uma esponja embebida em éter, com válvulas de couro para que o fluxo fosse unidirecional para os pulmões do paciente. (*Museum of Medical College, Harvard University* – PAMF).

nia purulenta (relacionada com a sinusite), hemicrania *insectis* (secundária à picadura de insetos), hemicrania nefrálgica (associada a problemas renais) e a hemicrania lunática (provocada pelas fases da lua e surgindo a cada oito dias).

Rose FC. The History of migraine from Mesopotamian to Medieval times. *Cephalalgia* 1995;(Suppl) 15:1- 3.

53. Qual o primeiro neurólogo a receber o Prêmio Nobel?

R. Wagner Jaurregg, com a introdução da febre como elemento terapêutico da paralisia geral sifilítica dos insanos. Entre os métodos inicialmente usados para a obtenção da febre estão a malária e meios mecânicos; a seguir, veio a quimioterapia arsenical, através da "bala mágica", de Ehrlich; por fim, na era presente, a penicilina. É interessante notar que no famoso livro *Neurosyphilis*, de Merritt, Adams e Solomon, o nobeliste Jaurregg sequer é citado.

Merritt HH *et al*. Neurosyphilis. New York: Oxford Un. Press, 1946.

54. Que devemos a Miguel Pereira?

R. Este tópico está sendo redigido em plena epidemia da dengue (janeiro de 2001), triste amostragem da penosa realidade sanitária do Brasil, vitimada periodicamente por doenças de massa. A frase "O Brasil é um imenso hospital" foi enunciada por Miguel Pereira, por ocasião de uma homenagem a Carlos Chagas, em 1915. Esta sentença teve o mérito de provocar uma grande expansão da rede de Hospitais, mas ficou só nisso. Miguel da Silva Pereira foi um dos maiores médicos da sua época, alcançando a cátedra de Patologia Interna e de Clínica Médica, além da Presidência da Academia Nacional de Medicina. Publicou vários trabalhos, entre os quais um sobre atrofias musculares. Ao saber-se doente de mal incurável, queimou, num gesto irrefletido, o seu tratado de Clínica Médica, ansiosamente esperado pela comunidade médica.

Álvaro de Lima Costa

55. Onde e quando foi descrito pela primeira vez o bacilo de Hansen?

R. Na Noruega, em 1873.

Haas LF. Armauer Gerhard Heinrik Hansen. *J Neurol Neurosurg Psychiatry* 1999;67:14.

56. Quem foi Armauer Hansen?

R. **Armauer Gerhard Heinrik Hansen (1841-1912)** descreveu o bacilo da hanseníase. Concluiu, a partir de seus estudos epidemiológicos, tratar-se de doença infecciosa, quando então acreditavam ser doença hereditária. Foi forçado a deixar o Hospital de Bergen para leprosos, em 1880, como punição por ter injetado bacilos vivos em pacientes saudáveis, sem o consentimento prévio dos mesmos. Apesar dos problemas que criou, Hansen conseguiu, com seu trabalho na Noruega, reduzir a incidência de lepra de 2.833 casos em 1850 para apenas 140 em 1923.

Haas LF. Armauer Gerhard Heinrik Hansen. *J Neurol Neurosurg Psychiatry* 1999;67:14.

57. Na Inglaterra do século XV, quais eram os "profissionais das agulhas"?

R. Na Inglaterra de 1541, bruxaria tornou-se crime estadual, de pouco adiantando os apelos de John Webster e outros, ponderando tratar-se na realidade de sonhos melancólicos e imagens histéricas. No final do século XV, uma nova profissão surgiu na Inglaterra: os "profissionais das agulhas", que realizavam verdadeiras varreduras procurando na população marcas anestésicas como estigma do demônio. Posteriormente, François Rebelais pôde observar que a histeria era suscetível ao controle voluntário. Seu contemporâneo John Weyer, pai da psiquiatria moderna, declarou sobre os histéricos:

"Se eles vêem mérito na punição, a doença sozinha é suficiente."

Okun MS. Integrating histeria in to the neurological examination. Syllabi-On-CD-Rom. AAN. 53rd Annual Meeting. Philadelphia, May 2001.

58. Quem inventou a especialização médica?

R. Os antigos egípcios inventaram a especialização médica, e o estudo de sua literatura revela que, já naquela época, havia uma óbvia inclinação para classificar as doenças.

Brandão JS. Mitologia grega. Rio de Janeiro: Vozes, 1987.

59. Quem identificou as substâncias cinzenta e branca do cérebro?

R. **Niels Stensen** (Steno) (1648-1686), dinamarquês, era ainda estudante quando descobriu em 1661 o ducto excretório da glândula parótida do carneiro. Tal ducto foi depois identificado em humanos por Sylvius. Stensen foi o primeiro a identificar o coração como músculo e reconhecer defeitos cardíacos congênitos, posteriormente conhecidos como a tetralogia de Fallot. Além de ter identificado o córtex e a substância branca cerebral, afirmava ser perda de tempo especular acerca da função cerebral, quando tão pouco se conhecia a respeito de sua estrutura. Discordava de Willis quanto à localização de certas funções superiores, e de Descartes, que considerou a glândula pineal como sendo o local da alma, existindo somente em humanos. Stensen mostrou que dita glândula existia em outros animais. Foi um dos fundadores da geologia e escreveu importantes trabalhos sobre estratificação e fósseis. Convertido ao catolicismo em 1667, abandonou o estudo das ciências após ter se ordenado bispo em 1677. Freqüentemente pregava em três idiomas diferentes num mesmo dia. Foi um dos grandes intelectuais de sua época, porém morreu na mais extrema pobreza (Fig. 1-21).

Haas LF. Neurological stamp. *J Neurol Neurosur Psychiatry* 1992;55:780.

60. Quem identificou a substância cinzenta da medula?

R. O holandês Gerard Blasius (1625-1692) foi quem fez o primeiro trabalho significativo a respeito da constituição intrínseca da medula nervosa. Em seu *Anatome Medullae Spinalis Nervorum* (1666), Blasius forneceu a demonstração da origem anterior e posterior das raízes nervosas e a diferenciação entre as substâncias branca e cinzenta da medula espinhal. Ele foi o primeiro a ilustrar claramente a forma em "H" da substância cinzenta medular.

Naderi S *et al.* History of the spinal cord localization. *Neurosurg Focus* 2004;16(1):1-12.

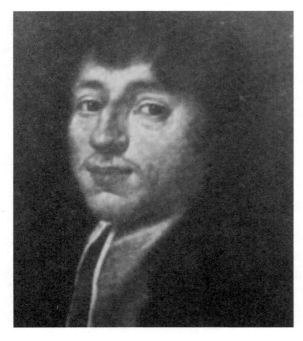

Fig. 1-21. Niels Stensen (Steno).

61. De quem é a autoria da epígrafe *Les hommes au papier*?

R. Na anamnese, deve o médico ouvir, sem, contudo, interromper a narração. Paciência e suavidade, mesmo com pessoas excessivamente prolixas, que se apresentam com listas e até catálogos de queixas e sofrimentos; a tais enfermos chamou-os Charcot de "Les hommes au papier".

Lima Costa A e Badim A. Colóquios neurológicos. Rio de Janeiro: Interciência, 1991. p. 5.

62. Quem foi Robert Bárány?

R. Robert Bárány (1876-1936) nasceu em Viena e tornou-se médico em 1900. Sofria de insônia e artrose em um dos joelhos. Publicou seu primeiro trabalho em 1906, e em 1909 era docente da Universidade de Viena. Em 1915, foi agraciado com o Prêmio Nobel de fisiologia e medicina por seus trabalhos sobre fisiologia e patologia do aparelho vestibular. O anúncio deste prêmio veio quando Bárány se encontrava prisioneiro dos russos na guerra de Merv (Turquestão). Houve a necessidade da intercessão da Cruz Vermelha e do Rei da Suíça, para que o prêmio lhe fosse entregue, por meio de canais diplomáticos. Bárány foi o primeiro a descrever as alterações provocadas pelas reações calóricas, bem como a gravidade específica da endolinfa dos canais semicirculares. Suas experiências forneceram importantes conclusões a respeito das doenças do aparelho vestibular, e de suas conexões com os núcleos dos nervos oculomotores, com o cerebelo e com a medula. Em 1921, a propósito de uma paciente de 27 anos, descreveu com detalhes a condição que estudou durante quase toda vida, "vertigem posicional paroxística benigna". Após receber o Prêmio Nobel, Bárány foi acusado de não ter reconhecido o trabalho de seus colaboradores. Exilou-se em Uppsala, tornou-se Professor de Otorrinolaringologia em 1926, e nunca mais retornou a Viena (Fig. 1-22).

Mudry A. Robert Bárány (1876-1936). *J Neurol Neurosurg Psychiatry* 2000;68:507.

63. O que Robert Bárány considerava sobre o pesquisador?

R. É dele o pensamento abaixo:

> "O trabalho de um pesquisador pode ser dividido em três categorias: primeiro, ele necessita percepção fina e clara, capacidade de separar os fatos importantes, e de pensar independentemente. Em segundo lugar, necessita defender seus resultados com toda sua energia; precisa até mesmo lutar por eles. Freqüentemente obser-

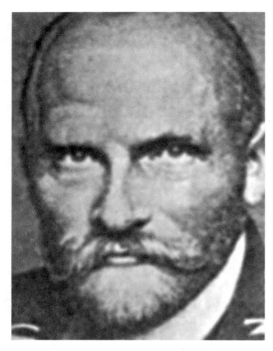

Fig. 1-22. Robert Bárány (1876-1936).

vo que fatos importantes são negligenciados e mesmo esquecidos, somente porque seus descobridores não ficaram suficientemente "em pé" por eles. Por último, o pesquisador necessita investir o máximo de suas energias na criação de sua própria escola de seguidores, pois uma simples pessoa pode somente – durante o curto tempo de sua vida – controlar e resolver apenas uma fração das questões que precisam ser resolvidas."

Mudry A. Robert Bárány (1876-1936). *J Neurol Neurosurg Psychiatry* 2000;68:507.

64. O ciúme é pecado capital?

R. Auguste D., mulher de 51 anos de idade, procurou auxílio no Hospital Psiquiátrico, em Frankfurt, porque sua família notou que Auguste passou a apresentar ciúmes exagerados em relação ao seu marido. Logo ficou esquecida e entrou a perder-se dentro de sua própria casa. Foi examinada por Alzheimer em novembro de 1901. Quando veio a falecer em 1906, seu cérebro foi enviado a Alzheimer, que então trabalhava em Munique. Este noticiou os resultados da necrópsia, realizada 8 de abril de 1906, em uma conferência em Tübingen, em

3 e 4 de novembro de 1906. Um resumo deste registro foi publicado em 1907 e recentemente recuperado dos arquivos de Frankfurt.

Em 1992 e 1997, os cortes histológicos do caso original de Alzheimer foram redescobertos e reexaminados em Munique. Achados histológicos e de genética molecular obtidos de cortes deste material foram publicados no *Neurogenetics* 1997;1:73-80; 1998;1:223-28.

Convém frisar que Bonfiglio e Perusini estudaram na época casos demenciais semelhantes, havendo Perusine publicado quatro casos logo após a reportagem alzemeriana. Na Itália, a afecção é justificadamente chamada de enfermidade de Alzheimer-Perusini.

Nota: Ciúme vem do latim *zelus*, indicativo, no caso, de dolorosas suspeitas de infidelidade. Pelos cânones da Igreja, não é pecado capital, mas beira a ele, pela tormenta que causa a quem dele sofre. É como um vírus, que vai nos corroendo, de mansinho, diferente do ódio, que grita e espuma, de preguiça, que cria teias, da luxúria, que agita partes da nossa carne, da gula, que só faz engordar, da avareza....

Álvaro de Lima Costa

65. Quem foi Alois Alzheimer?

R. Hoff P. Alois Alzheimer nasceu em 1864 na Alemanha (*Ochsenfurter Strasse* 15 A na *Marktbreit-am-Main*), filho de um tabelião. Estudou em Escolas Médicas de Berlim, Wurzburg e Tübingen. Tornou-se internista em Frankfurt, em 1887-8. Atraído por Kraepelin, foi trabalhar em Heidelberg (1912), juntamente com seu "amigo de toda vida", Nissl. Alzheimer devotava sua atenção à histopatologia da paralisia geral progressiva do insano (PGP), demência e arterioesclerose. Trabalhou com Wilhelm Erb, de quem se tornou grande amigo (Fig. 1-23).

Pearce JMS. Alzheimer disease. *J Neurol Neurosur Psychiatry* 2000;68:348.

66. O que poucos sabem sobre Alzheimer (1).

R. Em 1894, Alzheimer recebeu um telegrama de Erb, que acompanhava Otto Geisenheimer, diretor de banco, numa expedição científica na África. Geisenheimer sofria de crises de PGP, doença sobre a qual Alzheimer havia se tornado reconhecido especialista. Alzheimer correu para Algéria, mas seus esforços foram em vão e o banqueiro veio a falecer. Entretanto, ocorre que a viúva de Geisernheimer, Cecile, semanas após seu marido ter morrido, propõe casamento a Alzheimer. Ele aceitou, tiveram três filhos, falecendo ela antes dele.

Pearce JMS. Alzheimer disease. *J Neurol Neurosur Psychiatry* 2000;68:348.

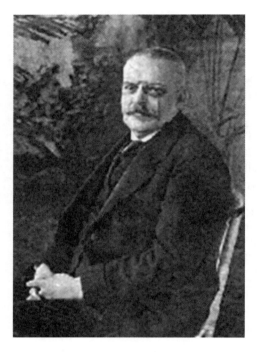

Fig. 1-23. Alois Alzheimer (1864-1915).

67. O que poucos sabem sobre Alzheimer (2).

R. Popular como professor, ele passava horas atrás de um microscópio, sempre com um cigarro esquecido e não terminado sobre o banco. Quando se movia para atender outro estudante, outro cigarro era aceso e rapidamente esquecido ao seu lado. Dizem, que no final de um dia de trabalho, 20 ou mais pontas de cigarro, parcialmente utilizados, podiam ser encontradas, espalhadas por todo laboratório. Em 1912, ocupou a cadeira de psiquiatria em Breslau, mas lá chegando foi levado ao hospital devido a sintomas cardíacos, que atrasaram o início de seu trabalho. Durante a primeira guerra, sem nenhum assistente, gradualmente a cardite reumática da qual sofria reagudizou e ele veio a falecer em 1915, aos 52 anos.

Pearce JMS. Alzheimer disease. *J Neurol Neurosur Psychiatry* 2000;68:348.

68. Quem cunhou a expressão "doença de Alzheimer"?

R. Foi Kraepelin quem introduziu o termo doença de Alzheimer, na 8ª edição de seu livro, Compêndios de Psiquiatria, editado em 1910.

Adams RD *et al*. Principles of neurology 5th ed.. New York: Mcgraw-Hill, 1993. p. 30-531.

69. Quem criou a expressão "Experiência única, experiência nula"?

R. Foi Jules Cotard (1640-1889) neurologista parisiense. Cotard descreveu o delírio de negação (síndrome de Cotard), além de ter sido pioneiro no estudo da indução de atrofia cerebral por embolização experimental de artérias cerebrais em animais. É dele o adágio *"Testis unus, testis nullus"* ou seja, a observação única não tem maior significado do que a ausência de observação.

Nota: Em agosto de 1889, a filha de Cotard contraiu difteria. O pai não saiu do seu lado por 15 dias seguidos. Não se sabe se ela se recuperou, mas Cotard contraiu a doença durante esse período de devotado cuidado. Ficou muito doente e, em cinco dias, apresentou membrana diftérica, que rapidamente promoveu obstrução respiratória aguda. Apesar de ter sido submetido a traqueostomia emergencial, que somente prolongou sua agonia por mais algumas horas, veio a falecer em 19 de agosto de 1889. (Pearn J *et al.* Jules Cotard (1840-1889). (Neurology 2002;58:1400-1403).

70. Malformação de Arnold Chiari, ou "Cruveilhier Cleland Chiari"?

R. A descrição desta malformação envolve muitas histórias. O mérito maior é dado a Hans Chiari, que publicou seu primeiro trabalho a este respeito em 1851. Classificou ele três tipos da malformação e ampliou sua casuística cinco anos depois, com o relato de mais 14 exemplares.

Além disto, **John Cleland (1835-1925)**, de Edinburgh, publica em 1883 pequeno relato com ilustrações não muito claras. Ele descreve o caso de uma criança com espinha bífida e hidrocéfalo, com o nódulo cerebelar descolado, num IV ventrículo alongado, a separar os lobos cerebelares. Isto corresponde à malformação de Chiari tipo 2.

Entretanto, **Jean Cruveilhier (1791-1874)**, médico e professor de anatomia em Paris, no seu Atlas de dois volumes, publicado mais de 50 anos antes, claramente descreve e ilustra muitos exemplos de espinha bífida e hidrocéfalo. No segundo caso de meningomielocele, descreve a malformação de "Arnold-Chiari" com diastematomielia.

> "... a porção superior de região cervical, consideravelmente dilatada, contém a medula oblonga e parte do cerebelo que se encontra alongado e encobrindo o IV ventrículo; este se mostra alargado e alongado..."

Pearce JMS. Historical note. *J Neurol Neurosurg Psychiatry* 2000;68:13.

71. Quantas e quais foram as malformações descritas originalmente por Chiari?

R. Em 1891, Hans Chiari publicou seu primeiro trabalho sobre a ectopia do tecido cerebelar. Relatou a malformação do tecido cerebelar e do tronco cerebral, que desciam pelo forame magno e comprimiam a medula cervical. Relacionou tais alterações com a hidrocefalia congênita.

Chiari considerou inicialmente a existência de três tipos (ou três graus) de ectopia cerebelar:

Tipo 1, com "alongamento das tonsilas e porção medial dos lobos inferiores do cerebelo, que se projetam, juntamente com o tronco cerebral, para dentro do canal medular". O cerebelo costuma apresentar-se normal ou com sinais de amolecimento. O IV ventrículo encontra-se também normal ou levemente alongado. O tronco cerebral comprimido. Chiari não tinha certeza se estas alterações causavam sintomas ou não, mas estava inclinado a acreditar que sintomas bulbares poderiam surgir.

Alterações do tipo II foram descritas numa criança de seis meses de idade, apresentando paraplegia, paralisia vesical, e que veio a falecer de pneumonia. A ponte descia mais de 6 mm pelo canal medular, estendendo-se do bulbo à terceira vértebra cervical. O bebê apresentava hidrocefalia e "uma cavitação cilíndrica com 6 mm de largura e repleta de soro claro", na face dorsal da medula, indo do primeiro ao sétimo segmento. Uma segunda cavidade "hidromiélica" foi descoberta alguns segmentos abaixo. Havia também diastematomielia, meningomielocele e deslocamento do cone medular ao nível do sacro.

Somente um exemplar do tipo 3 foi descrito. A malformação caracterizava-se pela agenesia de parte do tentório, com prolapso do cerebelo e do IV ventrículo no canal cervical, além de cavitação hidromiélica em comunicação com o IV ventrículo.

Cinco anos após, Chiari acrescentou 63 novos casos de hidrocéfalo congênito, dos quais 14, entre crianças ou adultos, apresentavam malformação tipo 1, e sete apresentavam o tipo 2 – a maioria neonatos de poucos dias e com diversas modalidades de disrafismo. Afirmou o mestre que a gravidade do hidrocéfalo não se correlacionava com a extensão da malformação, e sentenciou que o defeito de crescimento do crânio causava aumento de pressão local, presumivelmente forçando o deslocamento do cérebro posterior para baixo.

Pearce JMS. Historical note. *J Neurol Neurosurg Psychiatry* 2000;68:13.

72. Quem foi J. Arnold?

R. **Julius Arnold** (1835-1915), que foi aluno de Virchow e Friedreich, tornou-se professor de anatomia em Heildelberg. Em 1894 relata caso referente a uma criança com espinha bífida sem hidrocefalia. O foco do trabalho visava principalmente aos disrafismos, e as considerações a respeito da descida do cérebro posterior eram bastante superficiais. Chiari considerou

tratar-se da malformação tipo 2 (apesar da inexistência da dilatação dos ventrículos), e o nome de Arnold – erroneamente – passou a constar na denominação da doença.
Pearce JMS. Historical note. *J Neurol Neurosurg Psychiatry* 2000;68:13.

73. Quem foi H. Chiari?

R. Hans Chiari (1851-1916) era filho de um famoso ginecologista austríaco, JBVL Chiari, com praça em Praga e Viena; descreveu ele juntamente com Frommel uma condição pós-parto caracterizada por galactorréia-amenorréia, redução do hormônio folículo-estimulante, e adenoma pituitário (hoje reconhecido como prolactinoma); tal é a denominada síndrome de Chiari-Frommel.

Hans era professor de patologia na Universidade Alemã em Praga, e depois em Strasbourg. Escreveu um texto clássico sobre a história da patologia, e foi quem primeiro denunciou a existência de um tumor chamado carcinoma coriônico. Era muito admirado por seu vasto conhecimento. Diziam que quando irritado com seus alunos, devido a preparações mal feitas de tecido, atingia-os firmemente nas dobras dos dedos.

Escreveu extensivamente sobre tópicos tais como: o pâncreas e sua capacidade de autodigestão; e endoarterite crônica deformante da bifurcação da carótida com embolização. Em 1891, publicou seu primeiro trabalho sobre malformação do cerebelo e do tronco cerebral, através do forame magno, alteração posteriormente conhecida como malformação de Arnold-Chiari.

Ele morreu subitamente após uma infecção da garganta.
Pearce JMS. Historical note. *J Neurol Neurosurg Psychiatry* 2000;68:13.

74. Só para variar um pouco, mitologicamente, como surgiu o homem?

R. A criação do mundo é um problema que, muito naturalmente, desperta a curiosidade do homem, seu habitante. Os antigos acreditavam que logo após o caos do "início de tudo" – isto é, uma informe e confusa massa, mero peso morto, no qual, contudo, jaziam latentes as sementes das coisas – Deus e a Natureza intervieram e puseram fim a essa desordem, separando a terra do mar e o céu de ambos. Criaram também o firmamento e o ar. Um dos deuses, não se sabe qual, determinou aos rios e lagos seus lugares, levantou montanhas, escavou vales, distribuiu os bosques, as fontes, os campos férteis e as áridas planícies, os peixes tomaram posse do mar, as aves do ar e os quadrúpedes da terra.

Tornara-se necessário, porém, um animal mais nobre, e foi então criado o Homem. Prometeu tomou um pouco da terra, e misturando-a com água, fez o homem à semelhança dos deuses. Deu-lhe um porte ereto, de maneira que, enquanto os outros animais têm o rosto voltado para baixo, olhando a terra, o homem levanta a cabeça para o céu e olha as estrelas.

Prometeu e Epimeteu, irmãos titãs, foram incumbidos de fazer o homem e assegurar-lhe, e aos outros animais, todas as faculdades necessárias à sua preservação. Assim, Epimeteu tratou de atribuir a cada animal seus dons variados, de coragem, força, rapidez e sagacidade; asas a uns, garras a outros, uma carapaça protegendo um terceiro etc. Quando, porém, chegou a vez do homem, que tinha de ser superior a todos os outros animais, Epimeteu gastara seus recursos com tanta prodigalidade, e nada mais restava. Perplexo, recorreu a seu irmão Prometeu, o qual, com a ajuda de Minerva, subiu ao céu e acendeu sua tocha no carro do sol, trazendo o fogo para o homem. Com este dom, o homem assegurou sua superioridade sobre todos os outros animais. O fogo lhe forneceu o meio de construir as armas com que subjugou os outros animais.

Bulfinch T. O Livro de Ouro da Mitologia. Rio de Janeiro: Tecnoprint, 1965.

75. Como surgiu a relação da medicina com o sobrenatural?

R. O vestígio das antigas crenças, atribuindo a todas as doenças uma origem demoníaca, justificava as múltiplas superstições de natureza religiosa. A doença era provocada por demônios que penetravam no corpo do enfermo. Com rezas e exorcismos, podiam ser expulsos. Doenças como a epilepsia, eram esconjuradas como possessão demoníaca e as rezas eram vistas como o único meio de expulsar o mal. As relíquias de mártires, a água benta, a comunhão e os santos óleos eram os métodos mais usuais de cura. Conhecimentos tão restritos não poderiam perdurar como fundamento da medicina por muito tempo.

História da Medicina. Vol. I. São Paulo: Abril Cultural, 1970.

76. Além da descrição do polígono, quais outras contribuições de Thomas Willis?

R. Nascido em 27 de janeiro de 1621, em Great Bedwin (Wiltshire), qualificou-se Willis em 1646, casando-se com a irmã de John Fell, um padre local. Era participante ativo da igreja Inglesa. Tornou-se professor de filosofia natural de Oxford, em 1660, e no mesmo ano doutorou-se em Medicina.

Numa de suas mais famosas obras, *Cerebri Anatome* (1664), Thomas Willis, então com 41 anos de idade, cunhou a expressão Neurologia, e praticamente redescobriu a anatomia e a fisiologia do cérebro e dos nervos. Willis combinava experiência médica com conhecimento anatômico de primeira linha. Seu nome está associado a: síndrome de paracusia; nervo espinhal acessório; o septo de tecido conectivo nos seios da dura-máter, além, é claro, do polígono vascular mais famoso, na base do crânio. Explicou a histeria como sendo um problema relativo aos nervos e não como disfunção do útero. Descreveu ramos do nervo vago e os nervos do diafragma. Escreveu sobre epilepsia temporal, cefaléia, apoplexia, narcolepsia, retardo mental e a miastenia *gravis* numa mulher que temporariamente perdeu a capacidade de falar e "tornou-se muda como um peixe".

Faleceu tuberculoso aos 54 anos de idade, e seu corpo foi enterrado na Abadia de Westminster (Fig. 1-24).

Pearce JMS. Historical note. *J Neurol Neurosurg Psychiatry* 2000;69:86.

Nota: Thomas Willis também introduziu os termos: "ação reflexa", anatomia cerebral funcional e comparada.

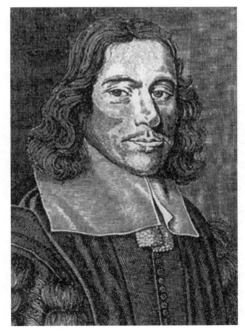

Fig. 1-24. Thomas Willis (1621-1675).

77. Quem foi Johann J. Wepfer?

R. **Johann Jakob Wepfer (1620-1695)**, médico suíço, foi quem, entre outras coisas, pela primeira vez (1679) firmou observações a respeito dos sintomas visuais da aura da enxaqueca, reconhecendo de modo empírico a pulsação arterial como causa de dor de cabeça; teorizou que a dilatação dos vasos sangüíneos resultava em estagnação de sangue e inadequada reabsorção do soro extravasado. Wepfer antecipou em 300 anos os conceitos de "inflamação neurogênica". Dentre seus métodos terapêuticos incluia raspar toda a cabeça e aplicar emplastos de cantarida, porém não por mais do que oito horas...

Consta ter sido Wepfer o primeiro a reconhecer (sem ter documentado) um circuito de vasos sangüíneos na base do crânio, que poucos anos depois veio a ser descrito, documentado e conhecido como polígono de Willis (Fig. 1-25).

Péricles Maranhão Filho

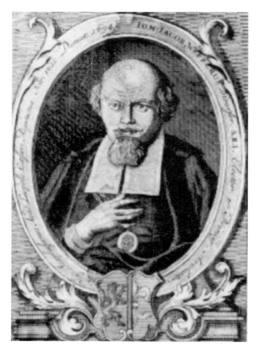

Fig. 1-25. Johann Jakob Wepfer em 1694.

78. O que se sabe sobre a fissura de Rolando?

R. Luigi Rolando foi o primeiro a chamar atenção para o fato de que o cérebro não era massa disforme. Rolando observou a constância dos giros pré e pós-central e o fato de os mesmos serem mais desenvolvidos no homem.

Denominou as circunvoluções cerebrais de "processo enteróide", considerando haver, como Erascistratus 260 a. C., grande semelhança com as alças intestinais. Também em 1809 chamou atenção para um giro em torno do corpo caloso, o qual denominou de "processo enteróide da crista" e que, posteriormente, veio a ser chamado por Burdach (1819) de giro do cíngulo. Foi Francois Lauret, em 1839, quem deu crédito a Rolando, associando definitivamente seu nome ao sulco central.

Marshall LM et al. Discoveries in the human brain. USA: Humana Press, 1998. 323 p.

79. Quem foi Luigi Rolando?

R. O anatomista e fisiologista italiano Luigi Rolando (1773-1831) nasceu em Turin. Após completar seus estudos médicos, rapidamente se dedicou a anatomia experimental. Estudou em Florença e tornou-se o médico do Rei de Savoy, em Turim. Exilou-se em Sassari, na Sardenha, por 12 anos, em decorrência da invasão napoleônica na Itália. De volta a Turim, tornou-se professor de Anatomia (Fig. 1-26).

Pearse JMS. The fissure of Rolando *J Neurol Neurosurg Psychiatry* 1999;67:528.

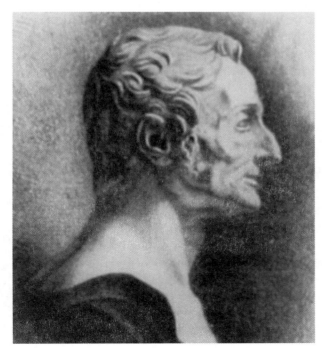

Fig. 1-26. Luigi Rolando.

80. Quem primeiro descreveu o sinal de Romberg?

R. Em 1836, em sua *Lectures on the Nervous System and its Diseases*, o médico inglês Marshall Hall (1790-1857), já famoso pela sua formulação do conceito de arco reflexo medular, descreveu a perda do controle postural no ambiente escuro, em pacientes com grave comprometimento da propriocepção. Entretanto, ele não desenvolveu mais esta idéia, nem do ponto anatômico ou fisiológico, nem como teste clínico.

Em novembro de 1840, o médico alemão Bernardus Brach descreveu sintomas semelhantes aos observados posteriormente por Romberg. Sua contribuição, entretanto, é universalmente desprezada. Brach notou que dois de seus pacientes com *tabes dorsalis* não conseguiam caminhar conversando, uma vez que teriam de tirar os olhos do chão. Notou também que tais pacientes não apresentavam fraqueza muscular. Inclusive, na primavera de 1938, um de seus pacientes caminhou por cinco horas seguidas para visitá-lo.

Em 1851, 11 anos após a descrição inicial de Hall, o neurologista alemão Moritz Heinrich Romberg (1795-1873), inspirado em seus estudos clínicos sobre *tabes dorsalis*, descreveu a perda do controle postural nos pacientes acometidos por esta condição, após fechar os olhos ou num ambiente escuro. Guiado pela descrição de Hall, e sem mencionar a necessidade de aproximar os pés, ele criou um teste de beira de leito, para demonstrar o fenômeno. Na descrição original, Romberg afirmou já terem se passado dez anos desde que chamou atenção para este sinal, o qual denominou patognomônico (Fig. 1-27).

Lanska DJ. Romberg sign and postural sway. Syllabi-On-CD-Rom. AAN. 53rd Annual Meeting. Philadelphia, May 2001.

81. Qual a contribuição de Gowers na pesquisa do Sinal de Romberg?

R. Num texto clássico, publicado em 1888 e intulado: *A manual of diseases of the nervous system*, o neurologista britânico William Gowers (1845-1915) fornece clara contribuição ao teste de Romberg, com um detalhe específico, qual seja, a instrução de que o paciente deve assumir uma base estreita como parte do teste. Considerando-se que o sinal original foi descrito em 1851, 37 anos se passaram até que o teste ou a prova dita de Romberg ficasse tal como a examinamos atualmente (Fig. 1-28).

Lanska DJ. Romberg sign and postural sway. Syllabi-On-CD-Rom. AAN. 53rd Annual Meeting. Philadelphia, May 2001.

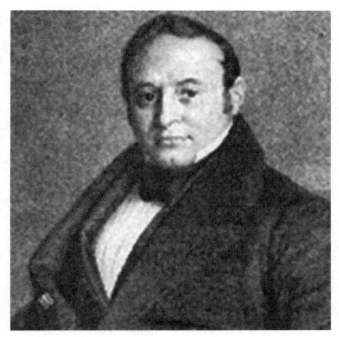

Fig. 1-27. Moritz Heinrich Romberg (1795-1873).

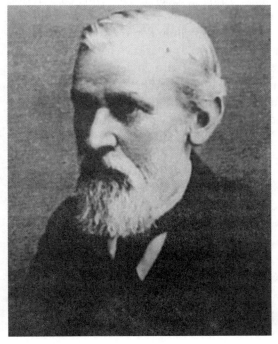

Fig. 1-28. William Richard Gowers (1845-1915).

82. Quem foi o irmão de Joseph Felix Babinski?

R. Aos 38 anos de idade, Joseph F. Felix Babinski era um homem alto, solteiro e que vivia com seu irmão mais velho, Henri, ao qual era muito devotado. Moravam num grande apartamento no Boulevard Haussmann, próximo à Opera de Paris. Seu irmão, por ser grande mestre da culinária, era mais celebrado pela sociedade francesa. Utilizando o pseudônimo Ali Bab, (reteve parte de seu sobrenome) escreveu o *Gastromie Pratique*, considerado uma excelente referência na época.

Goetz CG. Rubbing shoulders with the toe tickers: Babinski, Chaddock, and their signs. Syllabi-On-CD-Rom. AAN. 53rd Annual Meeting. Philadelphia, May 2001.

83. Quem foi William S. Halsted?

R. Dentre os cirurgiões, aquele que decisivamente introduziu conceitos e influenciou procedimentos técnicos nas cirurgias foi William Stuart Halsted. Halsted, em 1892, tornou-se o primeiro professor de cirurgia do *John Hopkins Medical School*, em Baltimore. Ele, Osler, Kelly e Welch foram as quatro maiores figuras que tornaram o John Hopkins famoso naquela época. Só para se ter uma idéia do peso destes nomes, durante certo tempo, um de seus assistentes chamava-se Harvey Cushing. Após graduar-se em 1877, passou dois anos como estudante de pós-graduação na Universidade de Viena, Leipzig e Würzburg. Quando retornou aos EUA, trabalhou como cirurgião em diversos Hospitais de Nova York, antes que o uso da cocaína o tornasse viciado. A partir de então, passou a viver procurando a cura da dependência.

Em 1884, Carl Koller demonstrou a efetividade da cocaína como anestésico local. Halsted reconheceu a importância do seu trabalho e, em 1885, demonstrou que poderia se produzir anestesia local pela infiltração de cocaína em torno do nervo apropriado. Seus experimentos com a droga o levaram ao vício. Três de seus pesquisadores, *fellows*, também se tornaram viciados, morrendo todos. A droga, que havia sido introduzida na medicina por Sigmund Freud, também em 1884, rapidamente se tornou um anestésico de uso freqüente em pequenas cirurgias (Fig. 1-29).

Haas LF. William Stuart Halsted (1852-1922). *J Neurol Neurosurg Psychiatry* 2000;69:641.

84. Qual a grande contribuição médica de Garioponto de Salermo?

R. O grande Mestre Garioponto de Salermo escreveu o "Passionário" (século XI), obra copiada e recopiada por toda a Idade Média. Retratou nele todas as doenças, de modo sistemático, desde aquelas que afetavam a cabeça até as

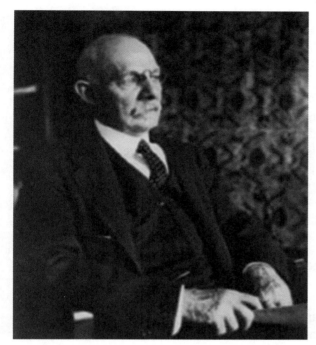

Fig. 1-29. William Stuart Halsted.

que comprometiam os pés, indicando diferentes formas de cura. Cientificamente nada trouxe de novo. A maior inovação do seu tratado foi, na realidade, lingüística. Tentou latinizar os termos gregos, recorrendo a palavras de uso popular. Muitas destas palavras são utilizadas até hoje na linguagem médica, como, por exemplo: gargarejar, cicatrizar, cauterizar.

História da Medicina. Vol. I. São Paulo: Abril Cultural, 1970.

85. Qual a contribuição de Edward Jenner para a medicina?

R. Dos flagelos da humanidade, o mais devastador e mortífero foi a varíola, que remonta aos tempos das múmias egípcias. Nem a lepra, a peste bubônica e o cólera eram tão temidas como a varíola, que atacava igualmente ricos e pobres, velhos e moços. O mérito de haver livrado a raça humana desta praga cabe a um médico rural inglês, Edward Jenner, muito embora a prática da inoculação subcutânea de material das pústulas já fosse conhecida no Oriente. Mas foi Jenner quem observou as ordenhadoras com varíola branda, como se já fossem imunizadas. A partir daí, empreendeu investigações e realizou a primeira prova, inoculando num menino o pus de uma ordenhadora com varíola bovina. Assim se fez a primeira vacinação com sucesso con-

tra a virose. "No rol dos sofrimentos humanos, apagastes um dos maiores", disse Thomas Jefferson em carta a Jenner.
Downs RB. Fundamentos do pensamento moderno. Rio de Janeiro: Ed. Renes, 1969. p. 143-145.

85. Que relação pode existir entre uma noiva e as luvas cirúrgicas?
R. Uma das grandes contribuições de W.S. Halsted foi no campo da assepsia cirúrgica. Em 1889 ele introduziu no cenário operatório as luvas, tais como são utilizadas até hoje. Isto ocorreu devido a um arranjo seu com a Goodyear Rubber Company para fabricação de luvas finas de borracha, para Caroline Hampton, sua noiva, que o auxiliava em cirurgias e cujas mãos delicadas eram alérgicas aos anti-sépticos utilizados na época.
Haas LF. William Stuart Halsted (1852-1922). *J Neurol Neurosurg Psychiatry* 2000;69:641.

86. Qual a situação epidemiológica da hanseníase no final do século XX?
R. Considera-se como índice de eliminação da hanseníase a prevalência de um caso para 10.000 habitantes. Dos 122 países considerados altamente endêmicos em 1985, 98 baixaram substancialmente a taxa, porém o Brasil permaneceu com um índice de freqüência de 4,3/10.000, mais do quádruplo do nível tolerável de erradicação do mal.
Global leprosy situation. *Weekly Epidemiological Report* 1999;74:313-315.

87. Quem foi Charcot?
R. Na história da Neurologia, poucos líderes tiveram impacto científico e pessoal maior do que **Jean-Martin Charcot (1825-1893)**. Nascido em Paris, filho de um construtor de carruagem, Charcot estudou medicina após hesitar entre seguir carreira nas artes ou nas ciências. Formou-se em Medicina em 1853. Passou parte do seu internato em *Salpêtriere Hospital*, onde retornou como Membro da Faculdade, em 1862, e assim permaneceu por toda sua carreira. Em 1872 recebeu o posto de professor de Anatomia Patológica e, em 1882, uma nova cadeira foi especificamente criada para ele, professor de Doenças do Sistema Nervoso, o primeiro da Europa. Por mais que se esforce, não se pode resumir toda a obra do gênio da neuriatria, feita isoladamente e em colaboração com colegas e discípulos. Na Sociedade de Neurologia, apresentou trabalhos que se tornaram clássicos, como claudicação intermitente, o papel trófico das colunas anteriores da medula, a lesão da paralisia infantil, a investigação, com Bouchard, das degenerações secundárias da medula, as artropatias tábidas etc. Estabeleceu, mais adiante, indelével observação so-

bre a esclerose lateral amiotrófica, hoje chamada doença de Charcot, mas que os *yankees* teimam em dizê-la doença de Lou Gering.

Charcot era uma figura dominante, difícil de com ele trabalhar, altamente autoritário e intolerante. Era amigo de escritores, como Victor Hugo e Alphonse Daudet, mantinha estreitas relações com políticos, tais como Gambetta, e era médico de diversos membros da família real, figuras do mundo político, científico e social.

Seus talentos abrangiam áreas outras que não a medicina. Desenhava muito bem e se fazia entender em diversos idiomas. Seu casamento com uma rica viúva, e sua carreira bem-sucedida contribuíram para um suntuoso estilo de vida com uma excelente mansão no centro de Paris e uma vila no campo.

Charcot morreu inesperadamente, aos 68 anos, nas férias do verão de 1893, durante uma viajem à França rural, juntamente com estudantes. Deixou como herança a primeira Escola de Neurologia, bem como uma jovem geração de estudantes internacionais devotados às neurociências, e uma estrutura de pensamento revolucionário acerca do sistema nervoso, tanto anatômico quanto clínico. Esta herança persiste na prática neurológica contemporânea (Fig. 1-30).

Goetz CG. The Neurologic Legacy of Jean-Martin Charcot. AAN. CD-Ron 1999.
Antônio Austregésilo, O Centenário de Charcot. In: Fragmentos e Retalhos, Pongetti. Rio de Janeiro, 1954. p. 29-35.

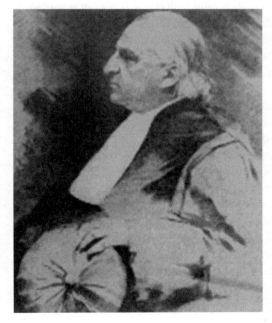

Fig. 1-30. Jean-Martin Charcot (1825-1893).

89. Como Charcot estudou a esclerose lateral amiotrófica?

R. De todas as contribuições anatomoclínicas de Charcot, a mais importante foi a descrição da esclerose lateral amiotrófica (ELA), hoje internacionalmente conhecida como doença de Charcot. A história sobre as pesquisas que evolveram a descrição da ELA cristaliza o método anatomoclínico desenvolvido pelo grande mestre. Enquanto diversos trabalhos anteriores foram desenvolvidos tendo como foco principal as alterações agudas da doença, Charcot trabalhou nos casos de evolução mais lenta e que promoviam disfunções crônicas. Não deu atenção às categorias da doença já descritas por outros, e revisou os casos independentemente. Neste contexto, em 1865 fez sua primeira maior descoberta anatomoclínica da ELA. Apresentou um relato de caso à *Societe Medicale des Hopitaux* de Paris, referente a uma mulher jovem, e diagnosticada como histérica, a qual desenvolveu fraqueza muscular lenta, progressiva e profunda, com aumento do tono e contratura das extremidades. Na autópsia, Charcot descobriu degeneração específica e isolada das colunas laterais da medula espinhal. Em 1869, trabalhando com Joffroy, Charcot encontrou casos pediátricos de paralisia infantil e notou que "as lesões medulares eram sistematicamente limitadas às pontas anteriores da substância parda".

Estas duas descobertas tornaram-se pontos de referências para amadurecer a idéia de que o sistema motor na medula espinhal seria organizado nestas duas divisões, sendo a fraqueza relacionada com a lesão de ambas, individualmente ou não.

Charcot dedicava-se mais aos casos bem típicos de problemas motores, com a intenção de assegurar a ausência de elementos estranhos que pudessem interferir no quadro mórbido. Em alguns casos notou semelhança com o caso de 1865, em outros, os achados assemelhavam-se às observações de 1869. Estes dados fortaleciam seu conceito sobre a organização do sistema motor em duas partes.

Descobriu então que, apesar da seleção cuidadosa, alguns exemplares apresentavam tanto amiotrofias como espasticidade e contraturas. Na autópsia, descobriu tanto lesões das pontas anteriores, típicas da amiotrofia aguda, e também as distintas escleroses simétricas dos cordões laterais da medula. Estes casos tornaram-se o terceiro elemento essencial para sustentar sua tese, e representaram os primeiros casos ELA com diagnóstico clínico e correlação patológica específicos.

Como resultado deste estudo tenaz, Charcot estabeleceu pela primeira vez um paradigma médico de relação direta entre uma lesão neurológica e a expressão clínica da mesma, além de ter apresentado o conceito revolucionário de que um diagnóstico anatômico preciso pode perfeitamente ser obtido antes da morte!

Goetz CG. The Neurologic Legacy of Jean-Martin Charcot. AAN. CD-Rom 1999.

90. Como Charcot examinava seus doentes?

R. Enquanto Charcot enfatizava a correlação entre os achados de autópsia e a história do paciente ou alguns sinais clínicos isolados, as informações obtidas por meio de exame neurológico sistemático não representavam sua preocupação mais importante. De fato, por mais estranho que possa parecer, Charcot raramente tocava em seus pacientes. Concentrava-se em suas histórias, observava a marcha, analisava a palavra e ocasionalmente instruía seus internos a percutir tendões. Seu exame neurológico era somente cursivo. Vale lembrar que, até mesmo o sinal de Babinski (pilar fundamental da semiótica neurológica), só foi apresentado à *Société de Biologie*, em Paris, no dia 22 de fevereiro de 1896, dois anos e meio após o falecimento de Charcot.

A geração de neurologistas que o sucedeu, muitos deles seus discípulos diretos, nas primeiras décadas do século XX, desenvolveu vasto repertório de testes e manobras de beira de leito, que hoje compõem o exame neurológico.

Goetz CG. Rubbing shoulders with the toe tickers: Babinski, Chaddock, and their signs. Syllabi-On-CD-Rom. AAN. 53rd Annual Meeting. Philadelphia, May 2001.

91. Em que se inspirou Charcot ao preconizar cadeira vibratória para atenuar a hipertonia?

R. Apoiou-se o mestre, para tal indicação, no fato de que seus doentes parkinsonianos, oriundos da província, eram menos rígidos do que os da cidade, talvez porque obrigados a viajar em vagões vascolejantes, desconjuntados e trepidantes.

Boletim da ABN, ano 1, nº 4, 1989/90.

92. Quem foi Henry Head?

R. O inglês **Henry Head (1861-1940)**, filho de um corretor de seguros da *Lloyds*, resolveu estudar medicina, influenciado por seu primo materno Marcus Beck, assistente de Joseph Lister. Trabalhou em fisiologia respiratória em Praga, adquirindo fluência tanto em francês quanto em alemão. No *Queen Square*, trabalhou com Buzzard e no *Victoria Park Hospital for Chest Disease*, desenvolveu grande interesse pelo estudo da dor e da fisiologia. Sua tese de formação médica, *On disturbance of sensation with especial reference to the pain of visceral disease*, publicada em 1893 no periódico *Brain*, causou grande impacto. Em 1903, com a assistência de Sherren e Rivers, fez muitas observações após seccionar o ramo superficial de seu próprio nervo radial. Os resultados desta auto-análise foram publicados também no *Brain*, de 1908, e novamente provocaram grande rebuliço. Padrões de dores referidas leva-

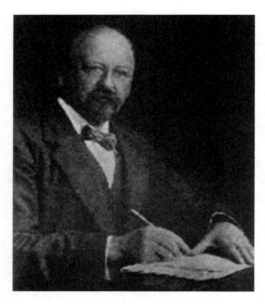

Fig. 1-31. Henry Head (1861-1940).

ram-no a estudar, com o patologista A.W. Campbell, as lesões provocadas pelo herpes zoster, surgindo então, naturalmente, o registro dos dermátomos, pelo qual se tornou mundialmente conhecido. Após seus estudos sobre sensação cutânea e dermátomos, Head direcionou suas energias para o sistema sensorial, e suas contribuições trouxeram alguma ordem ao caos reinante. Postulou dois sistemas sensitivos separados: protopático e epicrítico, para explicar diferentes formas de suscetibilidade das sensações.

Seus estudos, juntamente com George Riddoch, a respeito das funções reflexas medulares, também provocaram interesse nesta área relativamente negligenciada. Em 1911, escreveu, com Gordon Homes, importante artigo sobre alterações sensoriais nas lesões cerebrais.

Aposentou-se em 1925, e mesmo sofrendo parkinsonismo, mantinha-se entusiasmado e imensamente estimulado. Recusou-se a utilizar medicamentos, com receio de que os mesmos embotassem seu pensamento. Faleceu em outubro de 1940, imobilizado pela doença, mas capaz de falar e ainda mentalmente ativo. Legou sua fortuna para ciência médica (Fig. 1-31).

Pearse JMS. Henry Head (1861-1940). *J Neurol Neurosurg Psychiatry* 2000;578.

93. Qual a relação entre Konrad Röntgen e a mão de sua esposa?

R. Diga-se de início, que Röntgen não foi aluno exemplar, tendo mesmo recebido conceito negativo, justamente em física (**zeer slecht**, isto é, muito ruim). Mas transfigurou-se, obtendo o cargo de professor de Física da Universidade de Würzburg, na Bavária, quando então descobre nova espécie de radiação, capaz de atravessar substâncias sólidas, inclusive o corpo humano. A primeira foto de radiografia mundialmente conhecida refere-se à mão de sua dedicada esposa, remetida por ele a diversos físicos europeus, nascendo daí o interesse mundial pelos raios X. Röntgen labutou muito para alcançar situação universitária condigna e reconhecimento do mérito de sua grande descoberta, a qual Albert von Kolliker chamou de raios Röntgen. Com isto, cessaram os reclamos dos que se sentiam diminuídos pelo crescente renome do físico alemão. Faleceu o mestre vítima de câncer do intestino; suas cinzas repousam no túmulo de seus pais e de sua companheira de tantos anos.

Arruda WO. Wilhelm Konrad Röntgen. *Arq Neuropsiquiatr* 1996;54(3):525-531.

Wilhelm Konrad Röntgen era um homem simples, triste, sonhador e modesto, que detestava a publicidade, e deu as 50.000 *kroner* do Prêmio Nobel para sua universidade, recusou chamar os raios de Röntgen e a explorá-los comercialmente. Disse a todo mundo que o Kaiser ia perder a guerra e morreu sozinho e na pobreza (Fig. 1-32).

Gordon R. A Assustadora História da Medicina. 7ª ed. Rio de Janeiro: Ediouro, 1996.

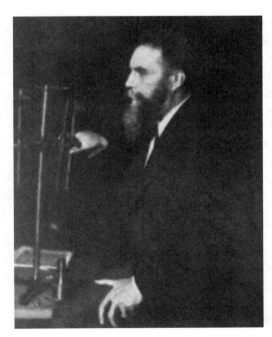

Fig. 1-32. Wilhelm Konrad Röntgen.

94. De que forma o jornal inglês Punch saudou a descoberta de Wilhelm Conrad Röntgen, professor de Física e Diretor na Universidade de Wurzburg?

> ...Oh, Roentgen, então é verdadeira a notícia
> E não produto de algum vão rumor,
> É preciso que nós cuidemos de ti
> E de teu sarcástico e macabro humor;
> Não queremos, como o doutor Swift,
> Despirmos de nossa carne e posar
> Só em ossos, para que possas
> Em cada buraco meter o olhar;
> Ao mais fiel namorado não agradaria
> Ver o nu esqueleto de sua amada,
> O amor a tal não agüentaria
> A paixão estaria para sempre olvidada...

Se a radiografia revolucionou os métodos clássicos de diagnóstico, que diríamos hoje sobre a ressonância magnética, a tomografia positrônica e tudo mais que for ousado assim?

Scliar M. A paixão transformada. São Paulo: Cia das Letras, 1996. p. 200.

95. A que se propõe o código de Nuremburg?

R. Elaborado como reação à experimentação médica nos campos de concentração nazista, o código tem como princípio fundamental o pleno e raso consentimento do indivíduo quanto a qualquer procedimento médico que lhe possa ser aplicado, a título de investigação científica. Deve a pessoa estar consciente dos prováveis resultados da pesquisa, dos efeitos colaterais e de todas as demais conseqüências, pois o cidadão é soberano quanto ao seu corpo e mente. Os alimentos transgênicos estão incluídos neste capítulo.

Bioética. Desinformação e consentimento. In: Medicina. Conselho Federal, Ano XIV, N° 112, dezembro/99.

96. Quem foi Hoover?

R. Originalmente treinado para ser ministro da Igreja Metodista, **Charles Franklin Hoover (1865-1927)** acabou por tornar-se neurologista. Graduou-se em *Ohio Wesleyan University*, e depois treinou na Europa. Hoover inicialmente trabalhou como professor de diagnóstico clínico no *Cleveland City Hospital*, mas posteriormente passou a professor de medicina na *Western Reserve*. A maioria de suas publicações acadêmicas foi em medicina cardiorrespiratória, mas seu trabalho mais famoso foi a descrição de um sinal utilizado para diferenciar hemiplegia orgânica e histérica.

Okun MS. Integrating histeria in to the neurological examination.
Syllabi-On-CD-Rom. AAN. 53rd Annual Meeting. Philadelphia, May 2001.

97. Como Hoover descreveu o seu sinal?

R. Hoover registrou seu nome na moderna história neurológica em 1909, quando publicou artigo intitulado: *A New Sign for the Detection of Malingering and Functional Paresis of the Lower Extremities*. Neste artigo, baseado na observação de quatro pacientes com diagnóstico de hemiplegia histérica, Hoover descreve o sinal que passa a ter seu nome.

> "... se solicitamos a uma pessoa normal, deitada na cama em decúbito dorsal, que eleve o seu pé direito com a perna estendida, observamos que o calcanhar esquerdo pressiona a cama enquanto a perna e coxa direita estão sendo elevadas. Se você colocar sua mão sob o tendão de Aquiles do lado esquerdo e sentir a resistência muscular oferecida pela perna esquerda, vai observar que o calcanhar esquerdo pressiona a cama com a mesma força que é exibida para elevar a perna direita..."

Ele ainda observou que o oposto era verdadeiro. Quando solicitamos que se exerça pressão com a perna para baixo, a extremidade inferior oposta pode elevar-se (sinal de Hoover reverso).

Hoover acreditava piamente ser o seu sinal superior ao de Babinski para diferenciar a hemiplegia orgânica da histérica.

Okun MS. Integrating histeria in to the neurological examination.
Syllabi-On-CD-Rom. AAN. 53rd Annual Meeting. Philadelphia, May 2001.

98. Quem foi Adolf Wallemberg?

R. Neto de rabino e filho do médico Samuel Wallemberg, **Adolf Wallemberg (1862-1949)** nasceu no dia 10 de novembro em Stargard (perto de Danzig, então Prússia ocidental). Samuel morreu quando Adolf estava com seis anos de idade. Quando garoto, Adolf tocava violino, chegando a formar um trio com seus irmãos, Georg, que tocava celo, tornando-se matemático, e Theodor, que tocava piano, vindo a diplomar-se em oftalmologia.

Wallemberg estudou medicina sob a tutela de três grandes Mestres: Erb, em Heidelberg e Strumpell e Weigert, em Lipzig. Era reconhecido pela capacidade de colher histórias minuciosas, realizar o exame neurológico detalhado e procurar insistentemente a confirmação clinicopatológica de seus diagnósticos. Publicou tese sobre poliomielite, e juntamente com Edinger e Gordon Holmes descreveu o cérebro das aves.

Em 1891, quando o cavalo de sua carruagem empacou, Wallemberg sofreu fratura da base do crânio, no que resultou em diplopia e anosmia; posteriormente, passou a acreditar que isto era a causa de ter-se tornado mais compulsivo, além de ter publicado estudo sobre a função do sistema olfatório no reconhecimento e gosto dos alimentos.

Apesar de não ter sido pioneiro no tema, forneceu em quatro trabalhos (1895, 1901 – dois – e 1922) a descrição clínica do infarto da porção lateral do bulbo, que passou a ser conhecida como síndrome de Wallemberg.

Em 1907, foi apontado com Médico-Chefe do Hospital da cidade de Danzig. Durante a Primeira Guerra Mundial, foi conselheiro do 17° Exército. Foi excepcional pesquisador e escritor, publicando 47 trabalhos antes de aposentar-se. Em 1938, teve que terminar sua carreira, sob intolerável pressão dos nazistas. Devido à insistência de sua esposa, trabalhou ainda em Oxford. Em 1943, migrou para os EUA, numa região próxima de Chicago, onde veio a falecer, seis anos depois, devido a isquemia cardíaca (Fig. 1-33).

Pearse JMS. Wallemberg's syndrome. *J Neurol Neurosurg Psychiatry* 2000;68:570.

99. Quem descreveu a síndrome de Wallemberg antes de Wallemberg?

R. A descrição mais antiga do infarto bulbar lateral foi feita em 1810 por Gaspard Vieusseux de Geneva, frente à Sociedade Médica e Cirúrgica de Londres.

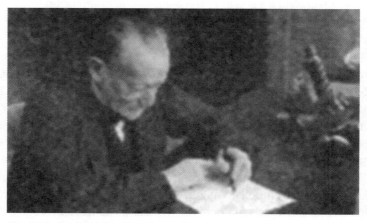

Fig. 1-33. Adolf Wallemberg (1862-1949).

"Vertigem, dormência facial unilateral, perda da apreciação da dor e da temperatura nos membros opostos, disfasia [sic] e rouquidão, envolvimento menor da língua, soluço (curado ao suspender o hábito do cigarro matutino) e queda da pálpebra."

A descrição de Vieussex foi feita 86 anos antes da primeira publicação sobre o tema, realizada por Wallemberg.

Pearse JMS. Wallemberg's syndrome. *J Neurol Neurosurg Psychiatry* 2000;68:570.

100. Quem primeiro descreveu os reflexos cutâneo-abdominais?

R. O reflexo cutâneo-abdominal foi primeiro descrito por Rosembach, em 1876. A estimulação mecânica da pele do abdome, por toque leve ou atrito centrífugo, promove a contração visível dos músculos abdominais, resultando no desvio lateral do umbigo e da linha alba.

Wartenberg R. The Examination of Reflexes. The Year Book Publishers. Chicago, 1946.

101. Como se iniciou o estudo das miopatias distróficas?

R. O acervo científico sobre as miopatias hereditárias principiou com **Guilhaume Benjamin Amand Duchenne**, (Fig. 1-34A), através da estimulação elétrica em músculos normais e patológicos. Na segunda edição da sua obra, Duchenne publica o primeiro caso de distrofia, a qual denominou de paralisia muscular pseudo-hipertrófica (Fig. 1-34B); serviu-lhe de modelo o garoto Joseph Sarrazin, de 7 anos. A distrofia de Duchennne atraiu a atenção de William Gowers, a quem devemos o interessante teste do "levantar do miopata". Em nosso meio, o estudo das distrofias musculares tem merecido especial empenho, sobretudo em São Paulo e Curitiba.

Pereira JR. Miopatias. In: Reimão R, Alonso Nieto JL. História da Neurologia no Estado de São Paulo. Lemos, 1996:241-251.

102. Quem foi von Békésy?

R. O húngaro **Georg von Békésy (1899-1972)** nasceu em Budapeste, estudou na Universidade de Berna, na Universidade de Budapeste e em Münster (Alemanha), onde se graduou com honras. Aos 29 anos de idade, publicou o primeiro de uma série de trabalhos a respeito dos padrões de funcionamento mecânico da cóclea. Em 1947 migrou para os EUA e dois anos depois era pesquisador sênior em Psicofísica na Universidade de Harvard. Em 1961 recebeu o Prêmio Nobel em Fisiologia Médica por suas descobertas sobre o me-

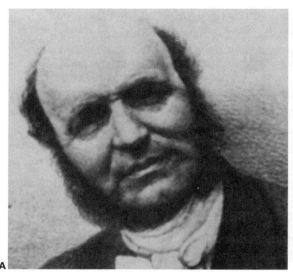
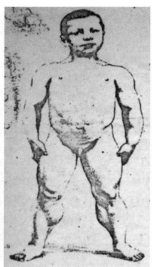

Fig. 1-34. (A) Guilhaume Benjamin Amand Duchenne. **(B)** Estudos na paralisia muscular pseudo-hipertrófica ou paralisia mioesclerótica. Por Dr. [GBA] Duchenne (de Boulogne) (*Arch Neurol* 1969;19:629).

canismo físico da cóclea. Em 1960, a coletânea de toda sua obra (30 anos de publicações) foi reunida num só fascículo, intitulado *Experiments in Hearing*. É dele a seguinte colocação:

> "... Eu descobri o ouvido interno tão bonito sob o microscópico estereoscópico que decidi que poderia resolver este problema. Foi a beleza e o prazer da beleza que fizeram com que eu me fixasse no ouvido..."

Békésy morreu em 1972, em Honolulu. Será sempre mais lembrado por ter sido o inventor do registro audiométrico conhecido por todos como audiômetro de Békésy (Fig. 1-35).

Mudry A. Georg von Békésy (1899-1972). *J Neurol Neuro Psychiatry* 2000;68:675.

Nota: O estudo do sistema vestibulococlear periférico propiciou a outorga do Prêmio Nobel em Medicina a Békésy (1961) e Bárány (1919) por seus estudos a respeito da influência da temperatura sobre a densidade específica da endolinfa dos canais semicirculares.

Péricles Maranhão Filho.

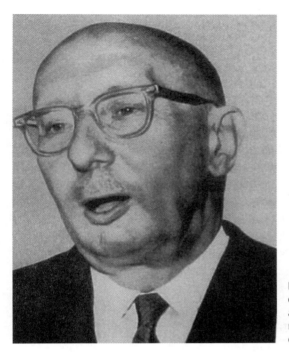

Fig. 1-35. Georg von Békésy, eminente pesquisador. Admirava artes e ciência. Ao morrer doou muitos objetos à Fundação Nobel em Estocolmo.

103. Quem foi Christian Kerner?

R. **Christian Andreas Justinus Kerner (1786-1862)** era alemão, médico e poeta. Foi quem pela primeira vez, em 1817, publicou trabalho sobre o botulismo. Kerner, além de ter extraído a toxina e mostrado seus efeitos em vários animais, corretamente concluiu que esta substância paralisava músculos esqueléticos e a função parassimpática. Propôs seu uso como agente terapêutico em doenças neurológicas caracterizadas por movimentos involuntários, como a coréia. Considerou que a toxina presente nas salsichas era um "ácido gorduroso", responsável pelos sinais do botulismo. Redigiu ainda duas monografias. Na segunda, descreve 155 casos de botulismo e seus sintomas autonômicos:

> "A lágrima desaparece, a garganta se torna morta como um tubo sem movimento; em todas as cavidades mucosas da máquina humana as secreções de muco normal ficam paradas, do estômago aos dutos lacrimais, secretórios e glândulas linguais. A saliva não é secretada. Nenhuma gota de saliva é sentida na boca..."

Sugere o uso da toxina como uma possível droga terapêutica, não somente na hipercontração muscular, mas também, na hiper-hidrose e na salivação. Sua utilização na disfunção do músculo detrusor, nas disfonias e desordens da palavra, assim como nas distonias e discinesias dos músculos esqueléticos, justificavam as conclusões de Kerner, que tinha plena convicção de que tal hipótese poderia se confirmar com observações futuras.

Kerner escreveu ao Rei solicitando fundos que permitissem prosseguir sua pesquisa. Infelizmente, o pedido foi recusado. Ele rapidamente abandonou suas pesquisas, voltou à prática médica e à poesia romântica...

Foi Ermengem em 1897, 80 anos depois dos trabalhos de Kerner, quem descobriu o organismo *Clostridium botulinus* em casos de intoxicação alimentar de presunto. Alan Scott, do *Smith-Kettlewell Eye Research Institute*, de São Francisco, em 1981, foi o pioneiro no uso terapêutico da toxina botulínica na hipercontração focal dos músculos esqueléticos, (*Scott AB. Botulinum toxin injection of eye muscles to correct strabismus. Trans Am Ophthalmol Soc. 1981; 79:734-9*). Isto ocorreu 164 anos depois de Krener.

Pearse JMS. A note on the use of botulinum toxin. *J Neurol Neurosurg Psychiatry* 1999;67:230.

104. O que foi o mesmerismo?

R. O século XVIII foi marcado pelo nascimento do "mesmerismo". Anton Mesmer (1734-1815) (Fig. 1-36) percebeu (e divulgou) que todos os humanos possuíam "magnetismo animal". Ele expressou a visão de que o homem era bipolar, como um magneto. Mesmer explicou que um magnetismo pessoal podia ser manipulado e então argumentou que a histeria era sugestionável. Além disso, empregou o hipnotismo e introduziu a terapia de grupo. Mesmer vestia-se com uma túnica e utilizava um bastão magnético em cerimônias tradicionais, que incluía um barril com limalhas de ferro. Suas atividades de exorcismo eram voltadas para as massas histéricas.

O século XVIII também trouxe importantes contribuições para o entendimento da histeria. O americano Benjamin Rush, influenciado pela guerra Revolucionária, advogava modificação no ambiente para histéricos. Ele também escreveu sobre histeria, e considerou que a mesma raramente ocorria entre serventes e trabalhadores. O francês Pinel, influenciado por amigos próximos, que se tornaram insanos, fazia *lobbie* sobre um tratamento mais humano para os pacientes e histéricos da *Salpêtrierre*. Ele freqüentemente colocava pacientes crônicos em liberdade e advogava o retorno de pacientes ao trabalho útil.

Okun MS. Integrating histeria in to the neurological examination. Syllabi-On-CD-Rom. AAN. 53rd Annual Meeting. Philadelphia, May 2001.

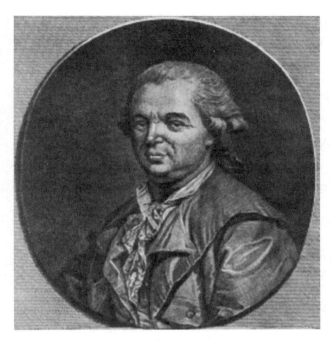

Fig. 1-36. Anton Mesmer.

105. Pasteur era médico?

R. Não. Químico de formação, mas chegou à área biológica provando que a fermentação era consecutiva a microrganismos, e que a doença dos bichos-da seda era problema infeccioso. Tais descobertas levantaram animosidade dos médicos da Academia de Medicina: "onde está o seu diploma de médico?", clamavam os acadêmicos. Com a criação da vacina anti-rábica, passou a ser mais lembrado do que Napoleão e Carlos Magno.

Scliar M. A Paixão Transformada. São Paulo: Companhia das Letras, 1996. p. 173-175.

106. Como nasceu a neuroquímica?

R. Quando alguma enfermidade neuropediátrica não pode ser explicada por algum defeito congênito ou adquirido, quando análogo estado mórbido é registrado em membros da mesma família, impõe-se considerar a eventualidade de erro metabólico, cujo diagnóstico depende de testes bioquímicos nos fluidos e tecidos orgânicos. A neuroquímica originou-se dos trabalhos de Bloon e Kern sobre os fosforolipídeos da doença de Nieman-Pick, das pesquisas de Folling a respeito da fenilcetonúria, e de Klenk, a propósito dos gangliosídeos da enfermidade de Tay-Sacks. Por fim, na virada do século, Sir

Archibald Garrod iniciou e consolidou a importância da neuroquímica ao investigar outros erros metabólicos, como alcaptonúria, albinismo, cistinúria e pentosúria.

A neuroquímica, convém frisar, tem a mesma magnitude dos demais exames paraclínicos para o descrimine diagnóstico das desordens neurológicas.

Menkes JA et al. Biochemical methods in the diagnosis of neurological disorders. In: Plum F. Recents advances in neurology. Philadelphia: Davis Co., 1969. p. 80.

107. No século XIX, o que pensavam os "fisicalistas" em relação à histeria?

R. Em 1681, Thomas Sydenham propõe uma base psicológica e emocional para a histeria e reconhece sua natureza proteiforme. No final do século XVIII, William Cullen classifica histeria como neurose. Era uma desordem do sistema nervoso, sem local anatômico preciso ou lesão conhecida. Duas visões conflitantes sobre doença mental emergem no século XIX. Teoristas morais, liderados por Philippe Pinel, afirmavam haver um defeito na espiritualidade e que os pacientes podiam ser tratados amavelmente e com apelo ao intelecto. Os fisicalistas discordavam dos moralistas, defendendo a idéia de que doenças mentais ocorriam devido a cérebro defeituoso, e, portanto, propunham tratamento somático. Uma destas formas de tratamento era liderada por Victor Burq. O burquismo preconizava a aplicação de metais internamente e na superfície do corpo.

Okun MS. Integrating histeria in to the neurological examination. Syllabi-On-CD-Rom. AAN. 53rd Annual Meeting. Philadelphia, May 2001.

108. Qual a agenda de Virchow no ápice de sua carreira?

R. Descrita por Felix Semon, limitava-se o mestre ao seguinte: "Um exame das oito às dez, e logo aula de microscopia, das dez ao meio-dia; conferência em seguida; depois, sessão no Reichstag, das duas às cinco, reunião do Conselho Urbano das cinco às seis, parlamento prussiano das seis às sete; reunião da Sociedade de Medicina ou da Sociedade Antropológica ou então trabalho de comitê ou conferência ao público, das sete às nove." E é só! (Fig. 1-37).

Scliar M. A Paixão Transformada. São Paulo: Cia das Letras, 1996. p. 191.

109. Como delinear a doença de Little?

R. A partir de Brissaud, um esquema cômodo, mas discutível, reparte a doença de Little em três elementos: etiológico, nascimento precoce; anatômico, a formação do sistema piramidal; clínico, paraplegia espasmódica. Os litlenianos não são todavia sempre prematuros, nem os prematuros são obrigatoriamente litle-

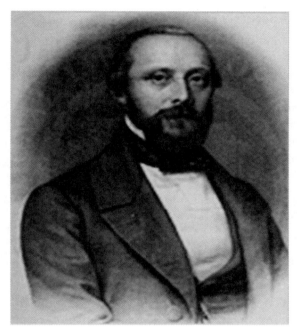

Fig. 1-37. Virchow.

nianos, e o parto antetermo, se é distócico, deve-se à rigidez do concepto, já presente *in utero*; o trauma e a asfixia *neonatorum* foram amplamente descritos pelo autor londrino, nada deixando para Freud acrescentar, quando este fez pormenorizada descrição do mal (Freud foi neurologista antes da apostasia). É freqüente nestas crianças a asfixia intraparto, sendo no mínimo de três ou mais minutos a privação de oxigênio. Quanto às bases anatômicas, prevalece a tese da agenesia bilateral do feixe corticomedular. As investigações patológicas de Courville e os estudos clínicos de Russ e Strong, aliados à contribuição de Penfield, convergem no sentido de considerar a enfermidade de Little como de origem congênita, sendo congênita a espasticidade, congênita a atetose, congênita a hipofrenia, não importa o trauma da parturição. Os Vogt propugnam pela teoria estriária para explicar a rigidez. A evolução do mal, sobretudo nas formas paraplégicas, sem grave déficit mental, oferece caráter regressivo, atenuando-se a marcha em tesoura e minorando os movimentos parasitas. Quanto ao psiquismo, pouco a fazer, pois as áreas intelectuais não podem ser restauradas nem substituídas.

Nielsen JM. A Textbook of Clinical Neurology 3rd ed. New York: Paul B. Hoeber, 1951. p. 568.
Cossa P. Thérapeutique neurologique et psychiatrique. Paris: Masson, 1945. p. 110.

110. Quem descreveu a paralisia de Bell, antes de Bell?

R. Charles Bell será sempre lembrado por sua suscinta e clara descrição da paralisia facial do tipo neurônio motor inferior, apresentada à *Royal Society* em 1821, e pela monografia (1830), relatando o fenômeno que também leva seu nome. Curioso é o fato de que Avicenna, muito antes, já havia descrito três tipos de paralisia facial – espástica, atônica e convulsiva. Porém foi Nikolaus Anton Friedreich quem, em 1798, e de modo plenamente compreensivo, descreveu três casos típicos de paralisia facial periférica. A versão para o idioma inglês apareceu no *Annals of Medicine*, em 1800. Nikolaus provavelmente era o avô de Nickolaus Friedreich, de Heidelberg, o qual elucidou a ataxia hereditária (Fig. 1-38).

Acheson JF. Vigabatrin associated visual field constriction. *J Neurol Neurosurg Psychiatry* 1999;67:732.

111. Quem foi Duchenne?

R. **Guillaume Benjamin Amand Duchenne** (Fig. 1-39) nasceu em 1806, descendente de uma longa linhagem de pescadores da região *sur Mer*. Era homem de meia estatura, magro, de movimentos ativos, falava lentamente e com

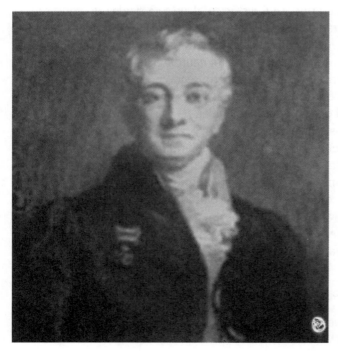

Fig. 1-38. Charles Bell.

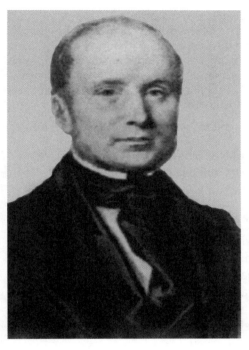

Fig. 1-39. Duchenne de Boulogne (1842-1871).

carregado sotaque provincial. Estudou medicina na Universidade de Paris, sob a orientação de Laennec, Cruveilhier e Dupuytren. Graduou-se com 25 anos, retornando a Boulogne, onde prestava atendimento a uma reduzida clientela particular. Após a morte de sua jovem esposa, durante trabalho de parto, retornou a Paris em 1842, quando iniciou seus experimentos com corrente farádica em músculo esquelético. Inventou um instrumento denominado *harpoon*, com o qual realizava biópsias musculares percutâneas. Duchenne atendia seus pacientes em muitos hospitais parisienses, questionando e examinando-os obssessivamente; com freqüência acompanhava-os em suas casas por muitos anos. Acreditava mais nas suas próprias observações do que nos escritos neurológicos. Em 1868, após passar mais de dez anos estudando-a, descreveu a miopatia pseudo-hipertrófica que leva seu nome. Muitas foram suas outras contribuições e descrições originais, como por exemplo: o uso da fotografia na microscopia histológica, a caracterização da marcha atáxica do tábido(*), as alterações da coluna cinzenta anterior causadas pela poliomielite, e a paralisia glossolábio-laríngeal (paralisia bulbar). Muito abatido pela morte do filho, de febre tifóide, em 1871, morreu quatro anos depois, aos 69 anos, após sofrer hemorragia cerebral.

(*) Em 1858 e 1859, Duchenne de Boulogne reconheceu que a perda da sensação era a origem da ataxia e incoordenação na *tabes dorsalis*, assim como a importância compensatória da visão no controle postural desses pacientes. Especificamente, Duchenne reconheceu que a visão poderia estar comprometida ou até mesmo abolida com a progressão da *tabes dorsalis*, e que, quando a visão declinava, a ataxia do paciente piorava. Apesar de Duchenne ter referido o livro de Romberg, ele não aludiu especificamente o sinal de Romberg em seu artigo.

Pearse JMS. Some contribuitions of Duchenne de Boulogne (1806-75). *J Neurol Neurosurg Psychiatry* 1999;67:322.
Founders of Neurology, Department of Neurology, University of Illinois. 1997.
Lanska DJ. Romberg sign, postural sway, and gait assessment. Syllabi CD-ROM 55th AAN Annual Meeting. 2003.

112. Quem foi Ilya Metchinikoff?

R. O Prêmio Nobel de 1908 foi dividido entre Ilya e Paul Ehrich pelo reconhecimento de seus trabalhos sobre imunidade. Ilya Metchinikoff (1845-1908), que não era médico, foi um dos mais eminentes discípulos de Pasteur. Ensinou Zoologia e Anatomia Comparada em Odessa e em St. Petersburg. Sentindo-se pressionado pela atmosfera política da época e o assassinato do Tsar em 1881, tentou suicídio, pela segunda vez, auto-injetando germes. Apesar da lesão cardíaca sofrida, sobreviveu.

Como subproduto de suas pesquisas em imunologia, Metchinikoff cunhou a expressão fagócito. Estudou ainda a transmissão da sífilis, o cólera, e no final da carreira preocupou-se muito com o estudo e a pesquisa do processo que rege o envelhecimento humano. Devotou muita atenção à sepse intestinal e à possibilidade de prolongar a vida humana pela ingestão de bacilos do ácido lático. A fim de promover e divulgar o estudo e o controle da senilidade, propôs a criação de uma nova disciplina clínica, a qual denominou de gerontologia.

Hass LF. Ilya Metchinikoff (1845-1908). *J Neurol Neurosurg Psychiatry* 1999;67:528.

113. Existe relação entre o peixe-estrela e a fagocitose?

R. Ilya Metchinikoff (1845-1908), estudando o processo digestivo do peixe-estrela na fase larval, observou que após a introdução de um corpo estranho ou uma bactéria no corpo transparente deste peixe, grande número de células logo circundavam a partícula estranha e finalmente a absorviam e a dissolviam. Comparou o processo ao acúmulo de células brancas na inflamação humana. Isto o levou a formular a doutrina da fagocitose, a destruição da bactéria por células brancas. Criou então o termo fagócito (comer), com intuito de conectar defesa com digestão. Metchinikoff estendeu sua teoria estudando o papel da fagocitose na metamorfose e na doença infecciosa. O fato de alguns animais infectados sucumbirem, enquanto outros sobrevivem, levantou o conceito da imunidade no infectado.

Hass LF. Ilya Metchinikoff (1845-1908). *J Neurol Neurosurg Psychiatry* 1999;67:528.

114. Qual o equívoco de Trömner ao caracterizar seu reflexo?

R. Em 1912 Trömner descreveu a manobra que leva seu nome: estímulo brusco nas polpas digitais de uma das mãos, observando-se a semiflexão dos dedos, principalmente do polegar. Equivocadamente, afirmou tratar-se do equivalente patognomônico ao sinal de Babinski nos membros superiores. Na realidade, este sinal representa simplesmente um método a mais para a obtenção do reflexo flexor dos dedos.

Wartenberg R. The examination of reflexes. Chicago: The Year Book Publishers, 1946. p. 44.

115. Enumere algumas obras fundamentais da neurologia pretérita.

R. Entre outros importantes trabalhos, citam-se como pedras de toque as contribuições de Willis (1664), Whytt (1751), Magendie (1822), Hitzig (1874) e Ferrier (1876). Mais adiante, Rodolfo Magnus e Sherrington cuidaram da postura corporal e da regulação dos movimentos, a eles se associando Kleyn, Dusser de Barenne, Rademaker, Schoen e outros.

Estas admiráveis pesquisas uniram os investigadores, que trocavam entre si os próprios apontamentos, como os de Sherrington para Magnus, sobre a rotação passiva e ativa do pescoço em animais descerebrados. Desse conluio resultaram obras imperecíveis, como a Postura Corporal, de Magnus, e a Função Integrativa do Sistema Nervoso, de Sherrington, onde se estudam as categorias dos reflexos posturais, os reflexos tônicos do pescoço e do labirinto, a rigidez de descorticação etc., inclusive as reações de salto e reflexo de preensão.

Fulton JF. Fisiologia do sistema nervoso. Rio de Janeiro: Ed. Scientifica, 1943. p. 146.

116. A quem coube a descoberta da etiologia da tabes?

R. O nome de tabes procede do latim *tabeo*, que significa consumir, desaparecer. Foi, o vocábulo, empregado inicialmente para designar as enfermidades consuptivas, que evolucionam por atrofia dos tecidos. Presentemente, o termo tabes está restrito a um especial tipo de afecção medular, insulada por

Romberg do amplo grupo das enfermidades da medula espinhal, Deu-lhe, o neurólogo germânico, a designação de tabes *dorsualis*, caracterizando-a anatomicamente por atrofia dos cordões posteriores. Mais tarde, Duchenne denominou-a por ataxia locomotora progressiva. A descoberta, por Noguchi, de espiroquetas nas meninges e medula dos tábidos, levou ao conhecimento da etiologia sifilítica do mal, tendo Jahnel sugerido a idéia de chamar de "sífilis de Noguchi a tabes e a paralisia geral", antes designadas por metalues ou afecções etissifilíticas. Foi Noguchi quem pôs fim à encarniçada contenda entre os prós e contras da origem luética da ataxia locomotora.

Bodechtel G. Enfermedades de la medula espinhal. In: Atenburger H et al., Enfermedades del Sistema Nervioso, Tomo Quinto. Barcelona: Ed. Labor, 1944. p. 962-965.

117. Além do que consta nos manuais e periódicos de neurologia, há algo mais a dizer sobre a tabes dorsal?

R. Se o leitor é dado a fantasias literárias, veja o que falou Leon Daudet, a propósito dos tábidos: *"La maladie nerveuse maitre à la puissance deux au carré – comme disent les algebrites – les qualités et les defauts de ceux qu'elle touche. L'avare devient un hiperavare etrend des points à Harpagon – Le jaloux depasse Othello. L'amaureux tourne au frenétique. Mais, par contre, les âmes nobles, généreuses, desinteressés, acquirent, dans la douleur incessant, des nouvelles forces d'altruisme, un épanouissement céleste de la bonté. C'etait comme parle d'Alphonse Daudet".*

Nota: A pessoa citada era o pai de Leon Daudet, visto que este nada sabia de neurologia e ciências afins.

Álvaro de Lima Costa

118. Qual a contribuição do jurista Bentham para a fisiologia do cérebro?

R. Conforme a área cerebral estimulada, pode-se obter sensação de prazer ou repulsa. Bem antes da confirmação anatomofisiológica destes princípios, o jurisconsulto Jeremy Bentham (1789) já estabelecia a aritmética do deleite e das dores, acrescentando ter a natureza implantado no mundo dois soberanos, a dor e o gozo, os quais nos guiam e ordenam como proceder. A filosofia de Bentham é anterior às pesquisas sobre o cérebro, justamente na época em que Galvani se preocupava exclusivamente com a contração muscular de rãs mortas.

Restak R. The Brain. Toronto: Bantan Books, 1984. p. 131.

119. Levi-Montalcini, de novo?

R. Boa parte da pesquisa realizada por Rita Levi-Montalcini, que redundou em Prêmio Nobel, foi realizada nos laboratórios do Instituto de Biofísica, situado na inolvidável Faculdade de Medicina da Praia Vermelha. Coadjuvada pela Dra. Hertha Meyer, Montalcini repetiu seus testes várias vezes, iniciando o filão científico da descoberta do fator de crescimento dos nervos (NGF), concluido em Saint Louis (USA) e depois em Roma. Coube ao seu companheiro Stephen Cohen a determinação das características moleculares do polipeptídeo do crescimento nervino.

Carlos Chagas Filho. O Globo, 26.10.86.

120. Segundo Briquet, quais fatores predispõem a histeria?

R. Em meados do século XIX, a histeria permanecia como categoria de doença marginal e desconhecida tanto para os pacientes quanto para os médicos. No final deste mesmo século, o inglês R. B. Carter, no seu livro, *On the Pathology and Treatment of Hysteria*, reconhece haver uma base psicológica para a "sintomatologia", tornando-se o primeiro a reconhecer que a histeria poderia afetar homens. Carter foi o primeiro a propor diferentes formas de psicoterapia para diferentes formas de histeria. Briquet, um contemporâneo de Charcot, publica dados clínicos e epidemiológicos de 430 pacientes histéricos, incluindo sete homens, e ressalta os fatores predisponentes. Dentre estes fatores, destacam-se: ser jovem, do sexo feminino, temperamento afetivo, história familiar, baixo nível socioeconômico, ser imigrante, sexualmente licencioso e com saúde debilitada. Acreditava Briquet na existência de uma parte afetiva do cérebro mediadora de todos os agentes causais.

Okun MS. Integrating histeria in to the neurological examination. Syllabi-On-CD-Rom. AAN. 53rd Annual Meeting. Philadelphia, May 2001.

121. Por que a paralisia geral dos insanos tem valor histórico?

R. A história, pode-se dizer, é "uma centelha entre duas espadas", se por centelha entendermos o conhecimento, a memória, o passado. A história da demência paralítica oferece estranhos e curiosos momentos, a começar pela descrição inicial da enfermidade, feita por um farmacêutico, Haslam, do Hospital de Bethlehem, na Grã-Bretanha. O segundo passo na evolução dos nossos conhecimentos sobre o mal consistiu em ser a primeira doença mental na qual se verificaram grosseiras alterações anatômicas, como atrofia das circunvoluções e correlato alargamento dos sulcos e fissuras, além de opalescência e espessura das leptomeninges; até então, o cérebro dos psicóticos era uma paisagem apática e inerte, sem dano anatômico perceptível. Outro singular elemento, no caso, residia no tratamento prescrito, o primeiro em que se combateu um mal criando outro, vale dizer, inoculando no sifilítico o hematozoário da febre palúdica; este efetivo procedimento deu a Wagner Jaurregg o único Prêmio Nobel oferecido até hoje a um neurologista. Por fim, a agudeza intelectual de Esmarch e Jessem levaram-nos a suspeitar da natureza sifilítica do processo, bem antes da descoberta do treponema e da introdução dos testes sorológicos, graças à centelha de nossos predecessores e prógonos. A sífilis esteve silenciosa por anos. Eis que volta, nas asas do agora HIV.

Merritt H et al. Neurosyphilis. New York: Oxford Univ. Press, 1946. p. 175-234.

122. A quem se atribuir a expressão "sistema extrapiramidal"?

R. A Kinner Wilson, em 1912, a fim de individualizar o complexo motor resultante da lesão dos gânglios basais. Objeto de muitas especulações, os gânglios da base foram considerados por Willis como "nós intermediários", através dos quais o cérebro se conectava com o bulbo, enquanto Swedenborg via em tais estruturas a sede da sensibilidade e da alma. Descrita pelos anatomistas e explorada pelos fisiologistas, os núcleos estriados só tiveram suas funções delineadas graças aos experimentos realizados pela Natureza, usando por instrumento a pandemia gripal que assolou a Europa durante a Primeira Guerra Mundial, deixando no seu rastro um lote imenso de vítimas, com variadas cinesias ou, como se diz agora, com desordens dos movimentos. A necrópsia comprovou a participação dos núcleos basais e seus vizinhos na gênese destas discinesias. Somente através da disfunção estriária chegou-se a conhecer a função dos núcleos basais ligada ao movimento, à postura e ao tono. Na época atual, a expressão doença extrapiramidal tem, nos citados núcleos, o seu epicentro. A expressão discinesias, repita-se, tem se esmaecido, em proveito da terminologia "desordens dos movimentos", no mais e no menos, ou seja, hiper e hipocinesia (Fig. 1-40).

Stanley F. Hipokinesia e hiperkinesia. In: Goetz CG et al. Textbook of Clinical Neurology. Philadelphia: Saunders, 1999. p. 267.

123. Qual a contribuição de Trousseau com respeito à neuralgia trigeminal?

R. Foi o magno clínico francês quem batizou a doença de neuralgia epileptiforme, dada a similitude clínica do mal com algumas formas de ataques epilépticos. À luz desta tese, Bergouignan iniciou o tratamento do mal com fenitoína, à época em que o fármaco se mostrava útil no combate às crises convulsivas. O fato de que a fenitoína somente em doses elevadas oferecia eficácia, paralelamente a efeitos colaterais indesejáveis, endossou a sugestão de Blom

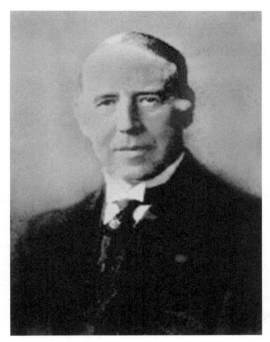

Fig. 1-40. Kinnier Wilson (1878-1937).

para o emprego da carbamazepina, amparado na hipótese de Trousseau sobre a atividade paroxística do sistema trigeminal, idêntica às descargas cerebrais da epilepsia. A causa da trigeminalgia permanece ainda objeto de controvérsias.

Fromm GM et al. Trigeminal Neuralgia. *Arq Neurol, 1984;41:1204-1207.*

124. Quais as etapas históricas do estudo da deficiência mental (DM)?

R. Alusões ao retardo mental podem ser rastreadas no Papiro de Tebas, no Código de Hammurabi, no Talmud, no Corão e na Bíblia, além das notas de Aristóteles e Herófilo sobre as relações entre a DM e a estrutura cerebral. Em Esparta, postulava-se a morte dos débeis mentais e deficientes físicos até que Nicolau Taumaturgo, bispo de Myra, levantou-se contra a desumana prática do sacrifício dos apoucados. São Nicolau, o protetor, tornou-se então o Papai Noel das nossas crianças. A primeira descrição científica dos *stultos* está registrada no *Opera Ominia*, de Paracelso. Com o passar do tempo, o problema da oligofrenia passou a ser biopsicossocial. No Brasil, são paladinos do problema Carlor Eiras, Juliano Moreira, Franco da Rocha, Helena Antipoff, Ulisses Pernambucano e Faria Alvim (escusa-se o redator das omissões involuntárias).

Entende-se por DM a parada do desenvolvimento intelectual, antes dos 18 anos, por motivos intrínsecos, doenças ou traumatismos (*Mental Deficiency Act*, 1927). Novos conceitos em definição e classificação surgem a cada passo, como as de Tredgold, Penrose, Binet e Simon, da OMS (1968), as baseadas em fatores pré-natais (genéticas e congênitas), perinatais e pós-natais, a concepção de defectologia, da Escola Soviética, a Classificação Médica Simplificada... Enfim, como dizia Miguel Couto, em medicina, abundância é sinônimo de penúria.

Krynsky S. Deficiência mental. Rio de Janeiro: Atheneu, 1969. p. 1-55.

125. Qual a história da levodopa, *tout court*?

R. No capítulo da terapêutica neurológica, raras drogas obtiveram impacto análogo à levodopaterapia. Observada inicialmente em 1951, por Raab e Gigee, em alta concentração no núcleo caudado, recebeu o transmissor a denominação de encefalina. Seis anos depois, Carlsson verificou ser o composto capaz de reverter sintomas parkinsonianos induzidos em animais tratados pela reserpina, além de confirmar sua alta concentração nas formações estriárias. Mais adiante, Ehringer e Hornykievicz, de um lado, e Barbeau, de outro, comprovaram a diminuição do produto no cérebro e na urina de parkinsonianos, notando ademais que a infusão venosa da levodopa era suficiente para reduzir a bradicinesia e rigidez dos pacientes em observação. Por força dos efeitos colaterais e do alto custo da droga, suspendeu-se a sua utilização até que Cotzias reintroduziu o agente, mercê a redução da sua posologia. Com a associação de inibidores da carboxilase periférica (carbidopa ou benserazida), a levodopa se tornou o medicamento de eleição no combate farmacológico dos sintomas parkinsonianos. Infelizmente, não é a substância a sonhada panacéia. Daí o nascimento dos agonistas dopamínicos, que estão chegando ao mercado, a cada hora. Mas isto já é outra história, fora do espírito desta síntese.

Álvaro José de Lima Costa

126. Quem foi van Leewenhock?

R. Na literatura inglesa cita-se com freqüência uma quadrinha de pé quebrado, de J. Swift:

> *E os naturalistas observam que uma pulga*
> *Tem pulguinhas que a sugam,*
> *Com outras pulguinhas menores a mordê-las,*
> *E assim vai-se "ad infinitum".*

Estes versos nasceram dos estudos, ao microscópio, de um cientista amador e polidor de lentes, Anton van Leewenhock, a quem os historiadores conferiram títulos laudatórios, como de "pai da bacteriologia e protozoologia", "fundador da microscopia", "primeiro pesquisador de micróbios". Foi van L. o primeiro a descrever a estrutura de uma abelha e percevejo, e de centenas de outros tópicos de química, física, botânica, zoologia, fisiologia e medicina, todos escritos em holandês, a única língua que sabia. Acabou sendo eleito por unanimidade para a Real Sociedade Inglesa. Quase tudo ele viu no seu tosco microscópio.

Álvaro de Lima Costa

127. Vale lembrar alguns pontos históricos?

R. Sim? Então vejamos:

1. Hefesto, deus das forjas, o mesmo que arrebentou a cabeça de Zeus com um machado, era manco...
2. Luigi Rolando, do sulco cortical, tinha um nariz enorme. Talvez um dos maiores da história da neurologia.
3. Thomas Willis casou com a irmã de um padre de Oxford, e morreu aos 56 anos de tuberculose pulmonar.
4. B. T. Horton era fanático por sapatos. Possuía mais de 140 pares. Consta que trocava-os até quatro vezes por dia.
5. Harold Wolff, o pai da cefaliatria moderna, era enxaquecoso e abortava suas crises jogando *squash* no 27º andar do *New York Hospital*.
6. William Gowers era aficcionado por estenografia, possuía mais de 20 mil relatos de casos estenografados, e eventualmente tratava seus pacientes com marijuana.
7. Hughlings Jackson, o pai da neurologia britânica, além de médico era repórter.
8. Karl Wernick, na sua tese sobre afasia, apresentou, equivocadamente, ilustração do hemisfério cerebral direito. Wernick morreu devido a um acidente de bicicleta.
9. O irmão de Babinski (Henri Babinski) era profissional da culinária e, naquela época, muito mais famoso que o próprio Babinski.
10. Guilles de la Tourrete – que se autodenominava "feio como um piolho" – ingressou na escola médica aos 16 anos e morreu com neurossífilis em Lausane, Suíça, em 1904.
11. Jean-Martin Charcot quase não examinava seus doentes. Ouvia a história, pedia ao paciente para caminhar, solicitava a um auxiliar para verificar al-

guns reflexos e pronto! O pai da neurologia contemporânea casou-se com uma viúva rica e morreu de infarto do miocárdio no verão de 1893.
12. Charles Bell descreveu o nervo facial dissecando a cabeça de um jumento.
13. Robert Bárány, sofredor de insônia e de artrose, estava na cadeia quando angariou o Prêmio Nobel.
14. Andreas Vesalius, o grande mestre da patologia, após naufrágio, morreu de fome na ilha grega de Zante.
15. Alois Alzheimer casou com a esposa de um paciente sifilítico, e morreu de cardite reumática.
16. Adolf Wallemberg passou a apresentar anosmia e diplopia após um acidente no qual sofreu fratura da base do crânio. Morreu de infarto cardíaco.
17. Wilhem Conrad Röntgen, descobridor do RX, morreu de câncer no intestino.
18. Babinski morreu parkinsoniano.
19. Alto, baixo, gordo ou magro? Ninguém sabe como era James Parkinson.
20. Muito abatido pela morte do filho acometido pela febre tifóide em 1871, Guillaume Benjamin Duchenne faleceu quatro anos depois, aos 69 anos, em decorrência de hemorragia cerebral.

Péricles Maranhão Filho

128. Egas Moniz: médico, sexólogo, político, escritor, cientista, jogador e... Prêmio Nobel.

R. Moniz cursou brilhante carreira política antes de iniciar sua fabulosa jornada na investigação neurológica aos 51 anos de idade. Seu nome completo era Antônio Caetano de Abreu Egas Moniz. Foi seu avô quem acrescentou Egas Moniz, como passou ser conhecido – Egas Moniz foi um dos heróis da resistência portuguesa na guerra contra os Mouros no século XII. Moniz graduou-se em 1899 pela Universidade de Coimbra, logo se tornando professor de medicina interna com especial interesse nas doenças do sistema nervoso. Dois anos depois da formatura, já obtinha grande fama com a publicação de um livro sobre "sexologia", na época considerado um verdadeiro escândalo.

Moniz perseguiu a carreira política. Por defender, com veemência, a forma Republicana de governo, afastou-se de sua família, tradicionalmente Monarquista. Suas crenças partidárias o fizeram passar curtos períodos na prisão, duas vezes como estudante, por participar de demonstrações públicas e depois, mais uma vez, já como Principal da Escola Médica de Lisboa, ao impedir que a polícia entrasse no campus para dar fim a um protesto estudantil. Em 1900 foi eleito ao Parlamento, e reeleito várias vezes, nos 15 anos seguintes. Durante a Primeira Grande Guerra atuou na Espanha como Embaixador de Portugal e após a guerra foi Ministro das Relações Exteriores. Participou como representante de Portugal na Conferência de Paz de Versailles, de 1918, e aposentou-se da política em 1926, após o golpe de estado que elevou ao poder Antonio de Oliveira Salazar.

Em 1926, aos 51 anos de idade, em colaboração com Almeida Lima, iniciou seu trabalho na angiografia cerebral. Porém tornou-se mais conhecido por sua introdução, em 1935, da cirurgia de leucotomia pré-frontal. Por esse trabalho, recebeu em 1949 o Prêmio Nobel de Medicina. Prêmio ao qual já havia sido indicado duas vezes (1928 e 1933) pela criação do método angiográfico.

Dançar e jogar, sempre estavam entre seus maiores interesses. Moniz escreveu, ainda, um tratado sobre a história dos jogos de cartas, além de diversas biografias, inclusive a do Papa John XXI, ou *Petrus Hispanus*, o único médico a tornar-se Papa. Egas Moniz faleceu em 1955 (Fig. 1-41).

Haas LF. Egas Moniz (1874-1955). *J Neurol Neuros Psychiatry* 2003;74(5):653.

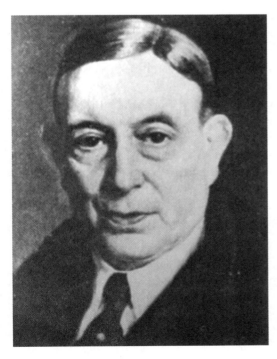

Fig. 1-41. Egas Moniz (1874-1955).

129. Qual a evolução histórica da síndrome de Eagle?

R. Os primeiros estudos a respeito do processo estilóide datam do século XVI. Em 1543, Vesalius observou anormalidades no processo estilóide de animais, e em 1652 Marchetti pela primeira vez descreveu um processo estilóide alongado. Em 1752, Morgagni mencionou a anomalia em sua "epístola". No final do século XIX, diversos foram os relatos, inclusive propondo a remoção cirúrgica dos casos sintomáticos. No início do século XX, Dwight correlacionou dor facial e cervical com variantes do processo em questão, além de ter fornecido as primeiras considerações patogenéticas.

De 1937 até 1949, Eagle investigou cuidadosamente esta síndrome, que posteriormente recebeu seu nome, e publicou mais de 200 casos a respeito. Ressaltou o fato de que 4% dos indivíduos com processo estilóide alongado sofreriam de dor facial-faríngeal.

Montalbetti L et al. Elongated styloid process and Eagle's syndrome. *Cephalalgia* 1995;15:80-93.

130. Quem foi Bechterev?

R. **Vladmir Mikhailovch Bechterev (1857-1927)** era russo e contemporâneo de Pavlov. Envolvido com o estudo da anatomia do tronco cerebral, contribuiu muito para o trabalho de Dieter, distinguindo as raízes anteriores e posteriores do VIII nervo cranial. Denominou-as de *ramus vestibularis* e *ramus cocleares*. Associou a raiz vestibular ao núcleo de Deiter. Em 1894 descreveu, dentre outros acidentes anatômicos, o complexo nuclear da formação reticular, componentes do pedúnculo cerebelar, além do núcleo vestibular superior (núcleo de Bechterev). Bechterev também descreveu o trato espinotalâmico (trato de Bechterev), como uma via sensitiva. Foi o primeiro a relacionar a memória com uma parte específica do sistema límbico. Estudou a espondilite anquilosante, conhecida por algum tempo como doença de Bechterev (Fig. 1-42).

Haas LF. Vladmir Mikhailovch Bechterev (1857-1927). *J Neurol Neurosurg Psychiatry* 2001;70:743.

131. Como evoluiu a história da neuromielite óptica?

R. Foi Allbutt TC, em 1870, quem primeiro reconheceu a associação de perda visual e doença medular. Dez anos depois, W. Erb realiza a primeira descrição compreensiva da NMO. Devic E, após rever 16 casos e associar um fatal de sua própria casuística, em 1894, cedeu o nome para síndrome em questão (*Devic E. Myelite subaigue compliquée de neurite optique. Bull Med 1894; 8:1033-1034*). Muitos dos relatos iniciais descrevem a NMO como grave doença monofásica. Entretanto, em 1927, Beck reportou uma menina de 15 anos de idade com quatro crises dirigidas ao nervo óptico ou medula espinhal, num período de 13 meses, cada uma das crises com intervalos de re-

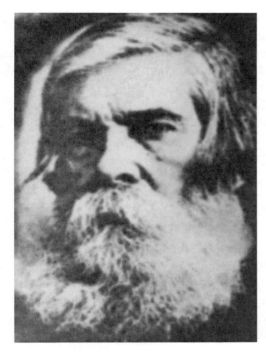

Fig. 1-42. Vladmir M. Bechterev (1857-1927).

missão de diversos meses. McAlpine D, em 1938, reestudou 22 casos e notou que sete apresentaram uma ou mais remissões, nenhum deles com evolução fatal. Apesar de reconhecida, a forma de remissão em surtos ainda não foi bem definida.

Wingerchuk DM *et al*. The clinical course of neuromyelitis optica (Devic's syndrome). *Neurology* 1999;53:1107.

132. Mudando de assunto, qual a relação mitológica entre a "primeira mulher" e as doenças?

R. Uma das versões é que Zeus a criou e a enviou a Prometeu e a seu irmão Epimeteu, para puni-los pela ousadia de furtar o fogo do céu, e ao homem, por tê-lo aceito. A primeira mulher chamava-se Pandora. Foi feita no céu, e cada um dos Deuses contribuiu com alguma coisa para aperfeiçoá-la. Vênus deu-lhe a beleza, Mercúrio, a persuasão, Apolo, a música etc. Assim dotada, a mulher foi mandada à terra e oferecida a Epimeteu, que de boa vontade a aceitou, embora advertido pelo irmão para ter cuidado com Zeus e seus presentes. Epidemeu tinha na sua casa uma caixa, na qual guardava certos artigos malignos, de que não se utilizara, ao preparar o homem para sua nova morada. Pandora (do grego *pan*, tudo, e *doron*, don), foi tomada por intensa curiosidade de saber o que continha aquela boceta; certo dia, destampou-a para olhar. Assim, escapou e espalhou-se por toda parte uma multidão de pragas que atingiram o desgraçado homem, tais como a gota, o reumatismo, a cólica, a inveja, o despeito e a vingança para o espírito. Pandora apressou-se em fechar a caixa, mas, infelizmente, para todos nós, escapara o conteúdo da mesma, com exceção de uma única coisa, que ficara no fundo. Era tal coisa a esperança.

Bulfinch T. O Livro de Ouro da Mitologia. Rio de Janeiro: Editora Tecnoprint, 1965.

133. Quem descreveu a doença de Devic?

R. Allbutt em artigo publicado na revista Lancet, reconheceu a associação de perda visual e doença da medula (*Allbutt TC. On the ophthalmoscopic signs of spinal disease. Lancet* 1870;1:76-78). No entanto, foi Erb quem descreveu pela primeira vez, em 1880, a Neuromielite Óptica (NMO). Quatorze anos depois, Devic realizou apreciável revisão, constando de 16 casos, e acrescentou mais um, com desenlace fatal, de sua própria clínica. Esta publicação fez com que seu nome ficasse definitivamente associado à doença em questão (*Devic E. Myelite subaigue compliquée de neurite optique. Bull Med* 1894;8:1033-1034). Muitos dos registros iniciais de NMO descreviam-na como doença grave e monofásica. Entretanto, em 1927, Beck registrou o caso de uma jovem de 15 anos de idade e história de quatro episódios de neurite óptica ou de mielite, em 13 meses, com períodos de remissão de muitos meses entre cada episódio. Em 1938, McAlpine reviu 22 casos e observou que sete desses apresentaram uma ou mais remissões, porém nenhum deles com evolução fatal. Apesar das remissões na NMO serem bem reconhecidas, a distinção com o tipo monofásico não é muito clara.

Wingerchuk DM *et al.* The clinical course of neuromyelitis optica (Devic's syndrome). *Neurology* 1999;53:1107.

134. Como se deu a observação do primeiro caso de amaurose por arterite de células gigantes?

R. Tal observação foi feita pela Dr. B. T. Horton em 19 de julho de 1937.

> "...*Fui confrontado com um homem de 70 anos de idade, que havia perdido, subitamente, duas semanas antes, a visão dos dois lados. Exame detalhado não revelou a base de sua amaurose. Dr. W. L. Benedict, que era o chefe do Departamento de olhos, solici-*

tou que eu visse o paciente em consulta. Questionando o paciente e sua esposa, entendi que, na época que se tornou cego, as artérias temporais estavam alargadas, edemaciadas e aparentemente trombosadas. Ele tornou-se incapaz de colocar seu chapéu por alguns dias devido ao edema das artérias. A fase aguda da arterite temporal já se havia aliviado quando o observei. As artérias temporais não se encontravam sensíveis e as pulsações não estavam presentes, porém a biópsia revelou "arterite granulomatosa de células gigantes". Este foi o primeiro relato de caso de amaurose em pacientes com arterite temporal, na história da Medicina. O paciente manteve-se completamente amaurótico até sua morte. Mas por outro lado, aproveitou boa saúde até pouco antes de sua morte, aos 81 anos."

Horton BT. Headache and Intermittent Claudication of the Jaw In Temporal Arteritis. Headache Volume II (1). 1962.

135. Quem foi A. Pick?

R. Arnold Pick (1851-1924) nasceu no dia 20 de julho de 1851 em Velké Meziric, na Morávia. Estudou medicina em Viena, onde T. Meynert estimulou seu interesse pela neurologia. Como muitos estudantes de medicina do seu tempo, foi treinado em clínica neurológica, psiquiatria e neuropatologia. Estagiou em Berlim com Westphal, e desde 1875 trabalhou no famoso asilo de Wehnem. Em Praga, juntamente com Otto Kahler, publicou artigos sobre paralisias oculomotoras, localização cortical e siringomielia. Juntos, estabeleceram a lei de Kahler-Pick – fibras aferentes para as colunas posteriores da medula, oriundas dos níveis mais altos, deslocam medialmente aquelas que penetram nos níveis mais baixos.

Pick ficou muito conhecido por sua incrível habilidade de comunicar-se com pacientes psicóticos e com afásicos. Sua maneira de colher a história tornou-se legendária. Era um homem intelectual, adorava música clássica e em sua casa encontravam-se livros, nos mais diversos idiomas, empilhados do chão ao teto. Era descrito como: "Uma mente nobre. Excessivamente modesto, mas sem temores, a essência da calma serenidade". Publicou cerca de 350 artigos sobre diversos tópicos, muitos sobre neuropsicologia e neurologia comportamental. Descreveu um feixe de fibras no tronco cerebral (feixe de Pick), e seu livro sobre neuropatologia (1898) foi um marco neste campo.

Em 1892, descreveu o caso de um homem de 71 anos com perda progressiva da linguagem e falha da mente. Após a morte, o cérebro evidenciou atrofia assimétrica que se opunha à atrofia difusa da doença de Alzheimer. A condição foi descrita por Pick como "a relação entre atrofia senil do cérebro e afasia", e era freqüentemente confundida com demência de Alzheimer ou com demência vascular. Pick publicou três outros artigos, nos quais mostrou pacientes com afasia grave e apraxia, que apresentavam "atrofia progressiva circunscrita" do córtex. Considerou estes pacientes como sofredores de uma variante de demência senil. Em 1911, Alzheimer confirmou a atrofia circunscrita cortical (lobar), e descobriu a característica dos corpos de Pick: ovóides, homogêneos, bordas lisas, e com inclusões neuronais intensamente argirofílicas. Gans, em 1922, introduziu a denominação doença de Pick.

Arnold Pick aposentou-se em 1921, mas continuou realizando alguns trabalhos apesar de sofrer catarata e cálculos nas vias urinárias. Faleceu em 4 de abril de 1924, aos 73 anos, de sepse, após cirurgia na bexiga urinária (Fig. 1-43).

Pearse JMS. Pick's disease. *J Neurol Neurosurg Psychiatry* 2003; 74(2):169-170.

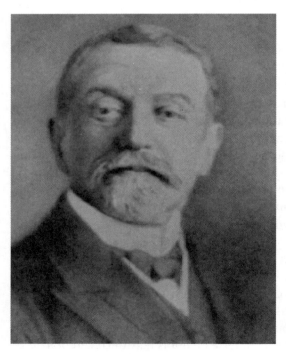

Fig. 1-43. Arnold Pick (1851-1924).

136. Como surgiu a expressão siringomielia?

R. Considera-se a siringomielia enfermidade crônica e caracterizada pela formação de cavidade intramedular. As primeiras observações de cavidades dentro da medula datam do início do século XIX, baseadas unicamente em descrições anatomopatológicas efetuadas por diversos autores (Portal, Morgagni e outros), sem que se soubesse o significado de tais alterações. Em 1837, Olliver d'Angers compara o aspecto macroscópico de medulas císticas como o de uma flauta de bambu, devido a retrações intercaladas a alargamentos. Nascia, então o termo siringomielia (do grego *syrinx*, flauta pastoril; *myelo*, medula) (Fig. 1-44).

Gonik R et al. Siringomielia. Arq Neuro-Psiquiat 1990;48(3):376-384.

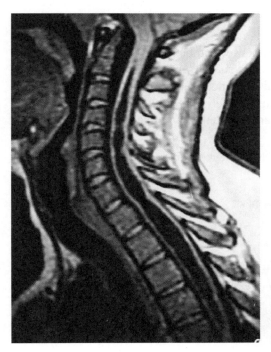

Fig. 1-44. RMI ponderada em T1. Siringomielia cervicotorácica (PAMF).

137. Qual a relação entre a dinamite e o Prêmio Nobel?

R. Ambos foram criados pelo mesmo autor. Alfred Bernard Nobel nasceu em 1833, em Estocolmo, na Suécia. Aos 16 anos, embora não tivesse recebido uma educação formal, completou seus estudos com ajuda de aulas particulares que recebera durante o tempo de comodidade financeira do pai. Falava fluentemente sueco, russo, inglês, francês, alemão e gostava de literatura e filosofia. Viajou aos Estados Unidos e à França, onde estudou química e interessou-se pela dinâmica dos explosivos. Voltou à Suécia, e lá, em 1863, fechou sua primeira patente importante: um detonador de percussão, conhecido como processo Nobel. A partir daí, com ajuda do pai e do irmão caçula, Emil, iniciou seus experimentos para fabricação de nitroglicerina. Alfred sabia dos perigos que ele e sua família corriam, uma vez que a preparação desta substância era arriscadíssima. Em 1864, a fábrica, localizada em Helensburgo, foi pelos ares, matando cinco pessoas, entre elas seu irmão Emil, e provocando um "derrame" em seu pai, do qual nunca mais se recuperou. Apesar disso, e de ser rotulado pela imprensa como mais um "cientista maluco", Alfred não desistiu e continuou a fabricar nitroglicerina, agora misturada a uma substância inerte, que permitia o controle da combustão. Inventava assim a dinamite. Com suas fábricas de dinamite e de outros detonantes, Alfred Nobel tornou-se rapidamente um multimilionário. Em 1895 assinou seu terceiro e último testamento, estabelecendo que os rendimentos dos 31 milhões de coroas suecas de sua fortuna deveriam ser "distribuídos anualmente às pessoas que mais benefícios houvessem prestado à humanidade". Estava instituído o Prêmio Nobel. Alfred faleceu um ano depois, no dia 10 de dezembro de 1896, em San Remo, na Itália, assistido apenas por seus empregados (Fig. 1-45).

Vida e Legado de Alfred Bernard Nobel. Byk Química, 2001.

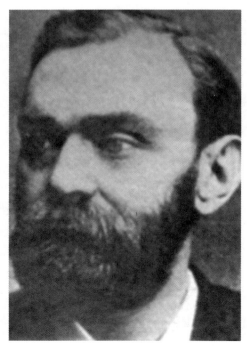

Fig. 1-45. Alfred Bernard Nobel (1833-1896).

138. Qual a relação entre o Canal de Guyon e a próstata?

R. **Félix Guyon (1831-1920)**, nativo das ilhas de *Réunion*, migrou para França, estudou medicina em Paris, onde se tornou cirurgião do *Hôpital Necker* e professor de cirurgia genitourinária. Em 1861, apresentou um artigo à Sociedade Anatômica de Paris intitulado: "Uma nota de um arranjo anatômico específico do aspecto anterior do punho não previamente descrito". Neste artigo, descreve pela primeira vez *une petite loge intra-aponévrotique*. O túnel formado entre os ossos psiforme e hamato, atualmente conhecido como "canal de Guyon" e cujo comprometimento – envolvendo o nervo ulnar que por ali transita – é conhecido como síndrome de Guyon. Além de urologista excepcional, Guyon foi pioneiro na prostatectomia e citoscopia.

Hass LF. Félix Guylon 1831-1920. *J Neurol Neurosurg Psychiatry* 2003;74(6):698.

139. Que foi a frenologia?

R. No início do século XIX, **Franz Joseph Gall (1758-1828)** reintroduziu o método de iniciar dissecções, seguindo o trato na direção do córtex. Este método havia sido empregado na segunda metade do século XVII por Steno, Willis e mais efetivamente por Vieussens. Gall estava convencido de que as circunvoluções eram uma "expansão" dos feixes de fibras vindos de todas as direções ao cérebro. Acreditava piamente que a superfície do cérebro adquiria sua forma de acordo com o grau de funções localizadas. Seu estudante, J. C. Spurtzheim, explorou esta nova "cartografia cranial" cujo conceito era o de haver a mais fina correlação de áreas ("órgãos") da superfície do cérebro com faculdades específicas ou funções. Assim nasceu a "frenologia" (ou a doutrina do fenômeno mental), que se espalhou pela América e popularizou a relação da função com a morfologia.

Segundo Gall, em todo ser organizado, diferentes fenômenos supõem diferentes aparatos; conseqüentemente, as várias funções do cérebro pressupõem diferentes órgãos (Gall, 1835).

Traços de caráter associados a locais específicos do crânio provocaram comentários até mesmo de Napoleão Bonaparte: "Qual se tornaria a área [órgão] do roubo se o ladrão não tivesse nenhuma particularidade?"

Dentre as muitas localizações propostas pela frenologia, pelo menos uma estava no alvo certo; Gall colocou a linguagem e a palavra nas circunvoluções frontais. Além disso, e mais importante, ajudou estabelecer firmemente o cérebro como o órgão da mente (Fig. 1-46).

Marshall LM et al. Discoveries in the human brain. USA: Humana Press, 1998. 323p.

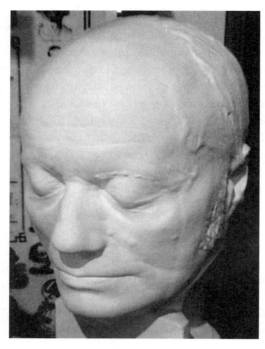

Fig. 1-46. Franz Joseph Gall (1758-1828). *Museum of Medical College, Harvard University* (PAMF).

140. Como evoluiu o conhecimento sobre aferição do pulso e da temperatura?

R. Era difícil de medir a pulsação antes de surgirem os ponteiros de segundos dos relógios de bolso. O ex-estudante de medicina Galileu (1564-1643) media seu pêndulo pelas batidas de seu coração, depois inteligentemente inverteu a idéia, passando a medir o pulso pelo movimento do pêndulo. Um professor de Pádua, Sanctorius Sanctorius, em 1625 inventou o pulsilógio, um relógio de pulso que depois de dois séculos foi aperfeiçoado por Sir John Floyer, passando a marcar os minutos. Sanctorius passou grande parte da vida sentado numa máquina de pesar para ver qual seu ganho ponderal após cada refeição. Antecipava assim a ciência do metabolismo e a de perder peso (Fig. 1-47A).

Por falar em metabolismo, foi o fisiologista alemão Theodore Schwann, o mesmo da bainha de mielina, quem cunhou essa expressão, visando denominar as alterações químicas que ocorriam no tecido vivo.

Quanto à temperatura, Galileu havia inventado um termômetro, Sanctorius o aperfeiçoou para ser usado em seres humanos, mas tinha 33 centímetros de comprimento e precisava ser mantido na boca e chupado por 20 mi-

HISTÓRIAS DA NEUROLOGIA & TEMAS CONEXOS

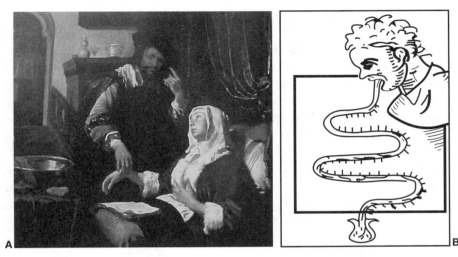

Fig. 1-47. (**A**) Foi somente a partir dos relógios que aferiam os minutos, cerca de 1.700, que a freqüência de pulso pôde ser medida precisamente. Pintura: A visita do Doutor de Franz van Mieris the Elder (Kunsthistoriches, Viena). (**B**) Termômetro de boca de Santorio – 1625 *(New York Academy of Medicine)*.

nutos (Fig. 1-47B). O estudioso Sir Thomas Clifford Allbutt, o reduziu a algo que as enfermeiras podiam guardar no bolso.

Carl Wunderlich inventou o gráfico da temperatura e, em 1868, compreendeu que a elevação da temperatura do corpo humano, que ele registrava, não era necessariamente, como se pensava na época, uma doença. "Ele encontrou a febre como uma doença e a deixou como um sintoma."

Gordon R. A Assustadora História da Medicina. 7ª ed. Rio de Janeiro: Ediouro, 1996.

Nota: Temperatura de 38°C representa temperatura anormal ou febre. O conhecimento tradicional de que a temperatura normal do corpo é 37°C é muito restritivo, pois já se sabe que o limite normal superior é de 37,7°C nos adultos e 37,9°C nas crianças. A temperatura também mostra variação diurna, com a mais baixa ocorrendo às 6 h e a mais alta temperatura ocorrendo às 18 h.

141. Qual a história de Phineas Gage?

R. Às 16h30 do dia 13 setembro de 1848, perto da pequena cidade de Cavendish, Vermont, New England, um acidente mudou por completo a história da neurologia e da compreensão da mente humana.

Um grupo de homens, sob a direção do seu rigoroso chefe de 25 anos de idade, Phineas P. Gage, trabalhava numa ferrovia (Fig. 1-48A). Estavam tentando emplodir uma pedra que atrapalhava o caminho e Phineas comandava a delicada tarefa da colocação da pólvora num orifício profundo e estreito, manufaturado na rocha. Cabia-lhe ainda introduzir uma longa haste de ferro para tapar a carga, antes de cobrir tudo com areia. Ocorre, porém, que o atrito provocado pelo longo bastão de ferro na parede da estreita fenda provocou uma centelha que atingiu a pólvora. O maciço bastão de um metro de comprimento, 3,5 centímetros de diâmetro, pesando 5,8 quilogramas, (Fig. 1-48B) transformou-se num projétil disparado sob a força da explosão. Esse terrível míssil atingiu Phineas Gage bem abaixo do olho esquerdo e, numa fração de segundos, rompeu seu crânio, saindo por um orifício no topo da cabeça; finalmente, projetou-se a quase 50 metros de distância (Fig. 1-48C a E).

Gage foi jogado ao chão em convulsão, mas, em poucos minutos estava novamente consciente e capaz de falar. Levado numa carroça, alojou-se num quarto, onde aguardou, deitado, a chegada dos médicos. Os dois médicos que o atenderam mal podiam acreditar na incrível história. Apesar da terrível hemorragia, Phineas falava que não precisava ficar acamado, e que voltaria a trabalhar em dois dias. Não havia dúvidas, porém, de que uma grande haste de metal havia transpassado seu cérebro, apesar de seus sensos e palavra estarem normais e sua memória aparentemente intacta.

Os dias seguintes foram bastante difíceis. A ferida tornou-se infectada e Phineas estava anêmico e delirante. Mas, com doses liberais de calomel e óleo de castor, ele foi melhorando lentamente; e após três semanas pediu suas calças, pronto para voltar ao trabalho. Em meados de novembro caminhava pela cidade, planejando seu futuro. E aqui está o ponto principal desta curiosa história. Phineas realmente tinha um novo futuro pela frente, pois passara a ser um homem diferente! O chefe, eficiente, capaz e por vezes amigável não mais existia. Em seu lugar surgia uma criança com a força de um touro e o temperamento de um demônio.

Gage tornou-se irritadiço, irreverente, grosseiro e profano (aspectos que não faziam parte do seu modo de ser), manifestava pouco respeito por seus amigos e grande impaciência quando alguns conselhos limitavam ou conflitavam com seus desejos. Sua mente havia mudado radicalmente!

O novo Phineas Gage foi rejeitado por seus antigos empregadores e passou viajar pelos Estados Unidos e América do Sul, exibindo-se juntamente com a haste que havia perfurado seu cérebro. Morreu em São Francisco, mas seu cérebro e o bastão de metal permanecem expostos ao público, no museu da *Harvard Medical School*.

Blakemore Colin Mechanics of the Mind. Cambridge: Cambridge University Press, 1977.

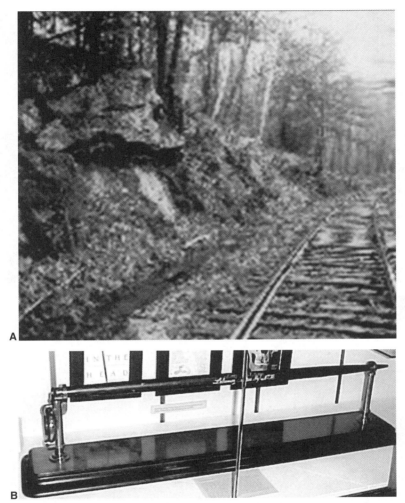

Fig. 1-48. (**A**) Ferrovia perto da pequena cidade de Cavendish, Vermont, New England, onde em 1848 ocorreu o acidente com Phineas Gage. (**B**) Gravação da haste: *This is the bar that was shot though the head of Mr. Phinelius P. Gage at Cavendish, Vermont, Sept. 14, 1848. He fully recovered from the injure and deposited this bar in the Museum of the Medical College, Harvard University*. Nota: surpreendentemente, a data registrada na haste está equivocada, pois o acidente ocorreu um dia antes, 13 de setembro de 1848 (PAMF). (*Continua*)

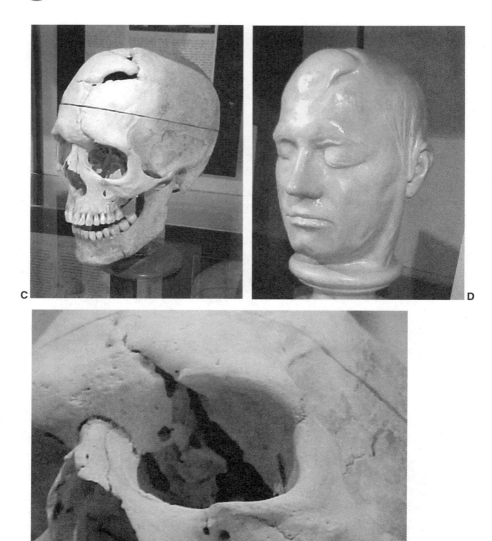

Fig. 1-48. (*Cont.*) (**C**) Crânio de Phineas Gage com orifício nos lobos frontais. (**D**) Máscara em vida de Mr. Gage. (**E**) Detalhe da lesão orbitária. *Museum of the Medical College, Harvard University* (PAMF).

142. Quem foi James Parkinson?

R. **James Parkinson** nasceu em 11 de abril de 1755; foi o primeiro filho de Mary e John Parkinson. Além de sua contribuição médica substancial, diferentes descrições foram feitas a seu respeito: como político panfletário radical (sob o pseudônimo de *Old Hubert*); pacifista; agitador por reformas parlamentares; membro de sociedades secretas e batalhador pela prosperidade social. Parkinson foi acusado de conspirar para assassinar George III, no teatro, com um dardo envenenado, atirado por uma espingarda de ar comprimido. Dele, curiosamente, não se conhece a existência de nenhum retrato. Seu mais famoso livro foi sobre paleontologia, *Organic Remains of a Former World*, em três volumes (1804-1811) e que chegou à terceira edição. James casou-se com Mary Dale em maio de 1781 e teve seis filhos; dois morreram na infância, um filho – John – qualificou-se em medicina e trabalhou com o pai. Aos 62 anos de idade, Membro do Real Colégio de Cirurgiões, publicou seu magistral trabalho *An Essay on the Shaking Palsy*, composto por 66 páginas e cinco capítulos. Nele, Parkinson nos brinda com histórias ilustrativas de seis casos de homens – entre os casos descritos não havia mulheres – com idades de 50, 62, 65, 55, 72 e um *gentleman*, cujas particularidades não puderam ser obtidas "pois só foi visto a distância". Sem que haja demérito algum em relação à descrição, e apesar do apurado senso de observação do autor, alguns aspectos curiosos merecem menção. Não havia material de autópsia e provavelmente devido a isto Parkinson considerou erroneamente que a causa da doença estaria situada na medula cervical, não se estendendo ao encéfalo, uma vez que "não havia comprometimento das sensações nem do intelecto". Também ignorou a rigidez muscular (fato ressaltado por Charcot) e, apesar de mencionar que o aumento da debilidade provocado pela doença, como "o queixo imóvel pendia sobre o esterno", não ressaltou o *facies* característico.

James Parkinson sofreu de gota por muitos anos e diz-se que morreu de *stroke*, em 21 de dezembro de 1824 (Fig. 1-49).

Pearce JMS. Aspects of history of Parkinson's disease. *J Neurol Neurorg Psych* 1989 Special Supplement 6-10.
Wilkins RH, Brody IA, Durham NC. Parkinson's Syndrome. *Arch Neurol* 1969;20:440-445.
Maranhão-Filho PA, Costa AL. Neurologia. Pingos & Respingos (mais de 1.000 questões comentadas) Rio de Janeiro: Revinter, 2000.

143. Como Lasègue interpretou seu próprio sinal?

R. Lasègue faleceu em 1883, acreditando ser a dor provocada pela manobra que leva seu nome, (a descrição lhe foi dada como homenagem por um de seus pupilos, **J. J. Forst**, a propósito de sua Tese de Doutoramento, em 1881),

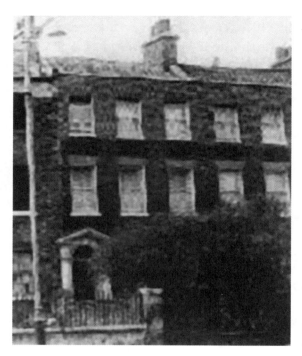

Fig. 1-49. Edifício onde viveu James Parkinson.

produzida devido à compressão do nervo ciático pelos músculos da coxa. O conceito atual implicando a dor devida ao estiramento do nervo em questão e suas raízes nervosas é atribuído a De Beurmann, que escreveu a este respeito um ano após o falecimento de Lasègue.

Curiosamente, Laza Lazarevic, médico iuguslavo, já em 1880, havia descrito o teste de elevação da perna na ciática e identificado o estiramento deste nervo como a causa da dor (Fig. 1-50).

Wilkins RH, Brody IA, Durham NC. Lasègue Sign. *Arch Neurol* 1967;21:219.

144. Um pouco sobre von Recklinghausen...

R. Friedrich Daniel von Recklinghausen (1833-1910) (Fig. 1-51) nasceu em Gütersloh, Westphalia, e graduou-se em Berlim, em 1855. Publicou seu clássico artigo sobre neurofibromatose (NF) em 1881, como um tributo a Rudolf Virchow.

Comentários a respeito da NF datavam, entretanto, de 32 anos antes; a monografia de RW Smith, por exemplo, citava diversos exemplos da doença. Mas foi von Recklinghausen quem primeiro forneceu os detalhes histológicos necessários e demonstrou tratar-se de uma doença hereditária, caracterizada por manchas *café au lait* combinadas com múltiplos tumores dos ner-

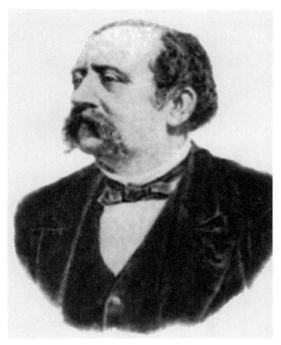

Fig. 1-50. Charles Ernest Lasègue (1816-1883).

vos periféricos e outras anormalidades displásicas da pele, sistema nervoso, ossos, órgãos endócrinos e vasos sangüíneos.

Von Recklinghausen deve ser lembrado, entre outras coisas, por pelo menos três descobertas distintas:

A) Neurofibromatose múltipla.
B) Osteíte fibrosa cística (hiperparatireoidismo).
C) Hemocromatose.

Em 1865, Trousseau forneceu a primeira descrição da hemocromatose, mas foi von Recklinghausen que, em 1889, criou a denominação desta doença, além de ter promovido uma descrição completa da mesma.

Ele era um típico histopatologista do seu tempo, e realizou contribuições vitais ao entendimento inicial dos processos inflamatórios. Estranhamente, porém, opôs-se ao micrótomo, assim como ao conceito de que o bacilo de Koch era o agente causal da tuberculose. Von Recklinghausen era considerado o segundo patologista mais importante da Alemanha – logo após Virchow!

Pearse JMS. Neurofibromatosis. *J Neurol Neurosurg Psychiatry* 2003;74(3):384-385.

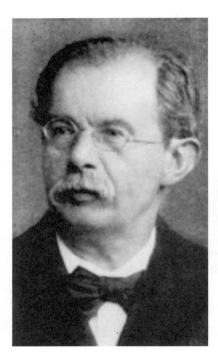

Fig. 1-51. Friedrich Daniel von Recklinghausen (1833-1910).

145. Quais os principais legados de Wernicke para as neurociências?

R. Carl Wernicke (1848-1905) (Fig. 1-52A) estudou medicina em Breslau (hoje Wroclaw, Polônia). Em 1871 ingressa no Departamento de Psiquiatria do Hospital Municipal de Breslau como médico assistente de Heinrich Neumann, extraordinário professor de psiquiatria. A época era cientificamente excitante, pois fazia apenas seis anos que Paul Broca havia descoberto as ligações da palavra com o terceiro giro frontal, e pouco mais de um ano que Hitizig e Fritsch haviam revelado ao mundo a excitabilidade elétrica do córtex cerebral. Em 1874, poucos meses após ter passado um período com Theodor Meynert em Viena, que por sua vez começava estabelecer a fama de maior psiquiatra de sua época, Wernicke publica curta monografia com 72 páginas intitulada: *"The Aphasia Symptom Complex"*, na qual se utiliza de simples diagramas anatômicos para apresentar uma visão mais compreensiva do mecanismo da linguagem. Teorizou a possibilidade de cinco síndromes clínicas, estudando dez casos. Destes, somente quatro com autópsia, e lesões que envolviam áreas extensas. Curiosamente, Wernicke, em sua monografia, representou o lado direito do cérebro (Fig. 1-52B) e não chamou atenção para a importância do hemisfério cerebral esquerdo, apesar de todos os seus quatro pacientes examinados *post*

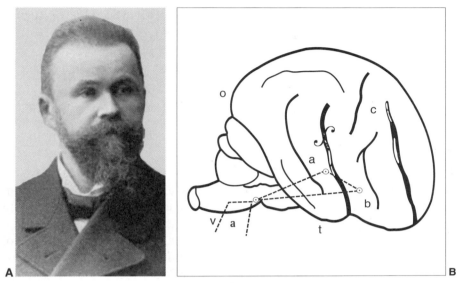

Fig. 1-52. (**A**) Carl Wernicke (1848-1905). (**B**) Áreas da palavra e suas conexões.
Dr. C. Wernicke, 1874 (Arch Neurol. 1970;22:279).

mortem terem lesões do lado esquerdo. Após a publicação, quase que automaticamente passa a ser o líder na pesquisa das afasias.

Em 1878, mesmo tendo que se afastar do Departamento de Psiquiatria e retornar ao atendimento privado, Wernicke não deixa de publicar material neurológico variado e marcante, incluindo a descrição da reação pupilar hemianóptica, além do bem recebido livro *Textbook of brain diseases*. É nesta obra que descreve a "hemorragia pseudoencefalítica superior", posteriormente chamada encefalopatia de Wernicke. Ele foi pioneiro na drenagem ventricular externa para tratamento de hidrocefalia. E em 1882, publicou o primeiro caso de tratamento cirúrgico de abscesso cerebral.

Em 1885, torna-se Chefe do Hospital Psiquiátrico de Breslau e professor de Psiquiatria. Funda a Clínica Neurológica para Pacientes Externos, tendo como seu assistente Ludwig Mann. Em 1889, num pequeno artigo, caracteriza a postura de hemiplégico, deixando para Mann o aprofundamento do tema hoje denominado "postura hemiplégica de Wernicke–Mann". Logo no início do século XX conclui trabalho em três volumes, no qual corta, cora e fotografa o cérebro em fatias. Em 1904 lhe é oferecida a cadeira de Psiquiatria e Doenças Nervosas na Universidade de Halle. Nos 14 meses subseqüentes, passa a dedicar-se ao estudo da punção cerebral para localização e diagnóstico diferencial de tumores. Tragicamente estas atividades têm um fim abrupto quando Wernicke sofre um grave acidente de bicicleta na floresta de Thuringia, vindo falecer no dia seguinte, em 15 de junho de 1905, aos 58 anos de idade.

Frank P. Carl Wernicke (1848–1905). *J Neurol* 2003;250:1390-1391
Wilkins RH, Brody I A, Durham NC. Wernicke's Sensory Aphasia. *Arch Neurol* 1970;22:279.

Nota: Lesões na área de Wernicke promovem disfasia receptiva, caracterizada por dificuldade na compreensão, com emissão volumosa e incorreta de palavras (jargão), disgrafia e dislexia. A síndrome é conhecida como afasia sensorial de Wernicke.

146. Quem decreveu e como, a Coréia de Huntington?

R. Foi George Huntington (Fig. 1-53), então com apenas 22 anos de idade e em atividade médica em East Hampton, Long Island, USA, quem descreveu esta discinesia. A publicação do jovem autor, baseada na casuística de seu pai e de seu avô, foi apresentada à Academia de Medicina de Milddleport, Ohio, em 15 de fevereiro de 1872. O trabalho de Huntington, intitulado *On Chorea* é considerado um primor na descrição, apuro e síntese, o que fez com que emprestasse seu nome, definitivamente, a este quadro mórbido.

Brody IA, Wilkins RH, Durham NC. Huntington Chorea. *Arch Neurol* 1967;17:331.
Adams RD, Victor M, Roper AH. 6ª Ed., EUA, 1997, p. 673.

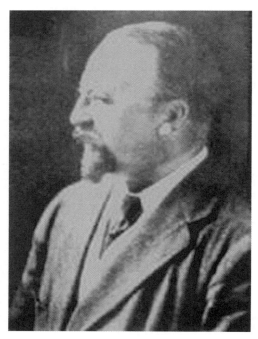

Fig. 1-53. George Huntington.

147. Um exemplo de serendipidade intelectual.

R. Armand Trousseau foi um dos mais considerados clínicos da sua época. Certa vez, numa sessão do Hôtel-Dieu, apresentou o caso de uma histérica exibicionista. Querendo acentuar as tendências da paciente e as disposições naturais do sexo feminino, procurou citar um trecho da Arte de Amar, no qual o autor, a respeito das mulheres que freqüentam espetáculos, declara que elas lá vão mais para serem vistas do que para ver. Mas a memória recusou-lhe o serviço. Então Trousseau perguntou aos discípulos se alguém não lhe daria a citação. Dentre a multidão de jovens, uma voz recitou o verso de Ovídio: *"Spectatum veniunt, veniunt spectentur ut ipsoe"*. Isto foi decisivo na vida desse jovem, chamado Dieulafoy, a quem coube, mais tarde, substituir o mestre.

Peixoto A. Poeira da Estrada. Liv. Rio de Janeiro: Francisco Alves, 1921. p. 119.

148. Quem foi Horton?

R. Bayard Taylor Horton (1895-1980) (Fig. 1-54) formou-se médico em 1922. Oito anos depois já era consultor em medicina na *Mayo Clinic* e, em 1932 exercia o cargo de chefe de investigações clínicas desta Instituição. Autor de

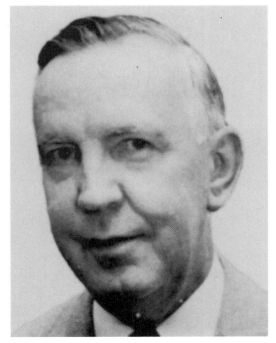

Fig. 1-54. Bayard Taylor Horton (1895-1980).

numerosas publicações em jornais médicos, B. T. Horton será sempre lembrado por pelo menos duas excelentes contribuições a respeito das cefaléias; a arterite temporal (também denominada doença ou síndrome de Horton), descrita em 1932, e a cefaléia histamínica (também denominada de cefaléia de Horton ou síndrome da cefaléia em salvas), descrita em 1939 e 1952. Neste caso, Horton detalhou não somente a dor "tão intensa que praticamente todo paciente considerava o suicídio", como também os fenômenos associados.

Maranhão Filho PA. História das cefaléias. In: Cefaléias. São Paulo: Lemos, 2002. p. 25.

Nota: Segundo Cliford Rose, Horton tinha como *hobby* colecionar sapatos. Possuía mais de 140 pares e trocava-os até mais de quatro vezes ao dia.

2

NEUROANATOMIA

1. Que há de curioso no cérebro de Einstein?

R. Estudo anatômico do cérebro de Einstein, realizado na Universidade de McMaster, Canadá, mostra que a parte do cérebro relacionada com o pensamento matemático – a região parietal inferior – é 15% mais larga que o normal. Além disso, os sulcos que normalmente vão da parte frontal à posterior, não se estendiam até aí. Estas variações nunca foram observadas em nenhum outro cérebro e não estão descritas nos atlas de anatomia (Fig. 2-1).

Silveira JC.. Notas e Lembretes. *JBM*. 2002;79;30.

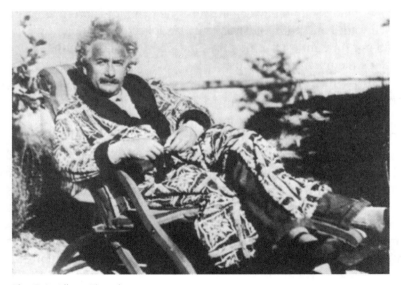

Fig. 2-1. Albert Einstein.

2. Qual a estrutura cerebral mais vascularizada?

R. São duas, aliás: o núcleo supra-óptico e o paraventricular; o primeiro contém cerca de 2.600 capilares/mm cúbico de tecido, e o segundo a metade desse número; o restante do parênquima cerebral não chega à cifra de mil/mm. Outra peculiaridade do sistema vascular dos aludidos núcleos consiste no seu envolvimento por fibras conectivas argirófilas.

Haymaker W et al. Disorders of The Hypothalamus and Pituitary Gland. In: Baker AB, Baker LH. Clinical neurology, Vol. II. New York: Harper-Row, 1974. p. 28.

3. Quais estruturas compõem um nervo emblemático?

R. Por nervo se compreende o órgão que estabelece enlace da periferia para os centros nervosos, e vice-versa; integram-lhe a substância nervosa condutora e uma série de envoltórios; aquela, a parte essencial, destina-se ao transporte de mensagens, e estes, os envoltórios, são reservados ao isolamento e proteção do eixo central ou axônio. São três as camadas superpostas ao cilindrício: a bainha de mielina, a de Schwann e a de Retzius; mencione-se, por fim, o endonervo, o perinervo e o epinervo, incumbidos de separar ou englobar as diversas fibrilas constituintes do nervo. A mielina forma um tubo lipóide, com interrupções a intervalos regulares – os anéis de Ranvier – e numerosas fendas, denominadas incisuras de Schmidt-Lantermann. A bainha de Schwann constitui uma sutil camada, aplicada diretamente ao axônio, tendo por fora um estrato de fibras mesodérmicas, tomando o conjunto o nome de membrana de Retzius.

Lüthy F. Nervos periféricos. In: Altenburger H et al. Enfermedades del Sistema Nervioso, Tomo Quinto. Barcelona: Ed. Labor, 1944. p. 357-358.

4. Onde fica o ventrículo terminal e quando se oblitera?

R. O canal central da medula espinhal é representado por uma abertura na linha média que se comunica superiormente como o IV ventrículo, estende-se inferiormente através da medula, indo terminar poucos milímetros adentro do *filum* terminal. Na região do cone medular, esta cavidade tubária normalmente se expande durante a embriogênese como um ventrículo fusiforme, denominado por Krause de "ventrículo terminal", oblitera-se completamente (microscopicamente) somente em torno dos 40 anos de idade.

Jinkins J et al. Idiopathic Localized Hydromyelia: Dilatation of the Central Canal of the Spinal Cord of Probable Congenital Origin. *Journal of Computer Assisted Tomography. 1999;23(3):351-353.*

5. Que dizer da comissura de Gudden?

R. O corpo geniculado lateral é parte integrante do diencéfalo, constituindo a estação terminal das vias ópticas, em curso no trato de igual nome. Conecta-se o dito corpúsculo geniculado com a área estriada occiptal, através das radiações ópticas ou via geniculocalcarina. O corpo geniculado lateral forma, com o medial, o metatálamo, dando origem à discutida comissura de Gudden; esta incorpora-se ao trato óptico, dirige-se ao quiasma, transpõe-no pela sua face posterior, junta-se ao trato óptico do lado oposto, extinguindo-se no colículo inferior. A referida comissura não tem função visual, porém acústica, porque enlaça os dois corpos geniculomediais. E. Wolff, nega a presença da citada comissura na espécie humana, dando-lhe, porém, caráter visual nos vertebrados, se neles existir.

Mooney A. Some neuro-ophtalmologic problems. *Brit J Ophthal* 1958;42:129.

6. Que é heterotaxia?

R. É a inversão visceral, o coração à direita e o fígado à esquerda, ou, no dizer latino, *situs viscerum inversus*. Na comédia de Molière, Sgnarello diz que já foi o tempo em que coração e fígado ficavam à esquerda e direita, respectivamente; "tudo está mudado, a medicina é outra". E, a propósito, vale a quadra antiga:

"*La nature, peu sage, et sons doute em débauche,
Plaça le foi au côté gauche,
Et de même, vice-versa,
Le coeur à la droite plaça*".

Na heterotaxia completa, a dextrocardia se associa à inversão na sede do fígado, estômago, intestino, baço e pulmões. Como em tantas outras anomalias congênitas de disposição anatômica, acontece haver caráter familiar na heterotaxia ou transposição visceral.

Castro A. Notas e observações clínicas. Rio de Janeiro: Imprensa Nacional. 1920:187-198.

7. Onde se localiza o centro anatômico dos reflexos cutâneos?

R. Considerando a latência da resposta em torno de 150 ms, van Gehuchten supôs longo o itinerário do arco dos reflexos superficiais, remontando ao encéfalo o seu epicentro. A experiência diuturna e a de guerra demonstram, entretanto, ser metamérico e medular o respectivo centro topográfico, como os abdominais (T6-T12), o cremastérico (L1), o plantar (L5-S1), o glúteo (S1) e o anal (S3).

Cossa P. Phisiopathologie du Système Nerveux. Paris: Marson, 1963. p. 260.

8. Qual o sentido da palavra sura?

R. O vocábulo tem diversas acepções, a começar por suco extraído de coqueiros e posto a fermentar; significa também cabelo cortado bem rente, ou galinha sem cauda. Em medicina, sura é termo anatômico, sinônimo de barriga da perna, e também de perônio. Para vários escritores, a maioria, sura é o mesmo que panturrilha ou batata da perna, e nervo sural o que provê a inervação da parte carnosa da citada região.

Pinto PA. Termos e Locuções, Typ. Rio de Janeiro: Revista dos Tribunais, 1924. p. 275-278.

9. Qual a ordem de formação das seis camadas do córtex cerebral?

R. Ontogeneticamente, a parede cerebral consiste de três zonas: periventricular (germinal), intermediária e marginal. No segundo mês de gestação, o neuroblasto inicia migração da zona germinal para zona marginal. A camada intermediária expande e forma a substância branca profunda. As camadas corticais são formadas de maneira tal que as duas mais profundas desenvolvem-se primeiro, seguindo-se então as quatro mais externas. A ordem de formação, portanto, segue o sentido de dentro para fora. Pelo oitavo mês de gestação, todas as seis camadas do córtex cerebral são discerníveis.

USMLE Exam Master Corporation. CD-ROM Version 5. Copyright© 2001.

10. O que significa cerebelo?

R. Pequeno cérebro. E Avicena cunhou a denominação *vermis* para sua estrutura mediana, devido à configuração com forma de minhoca!

Péricles Maranhão Filho

11. Quais as medidas da hipófise?

R. A hipófise ou pituitária é uma pequena glândula ovóide localizada na fossa hipofiseal do osso esfenóide. Possui cerca de 12 mm transversalmente, 8 mm no seu diâmetro ântero-posterior e 6 mm no diâmetro vertical. No homem adulto pesa cerca de 500 mg, na mulher 600 mg, sendo que na multípara aproximadamente 700 mg.

Calvin E. The Pituitary Gland Clinical Simposia. Vol. 15.

12. Responda rápido: quem inerva a glândula pineal?

R. A glândula pineal é estrutura pedunculada, em forma de cone e fixada por haste no teto do III ventrículo. Sua inervação é fornecida por fibras pós-gangliônicas simpáticas, oriundas do gânglio cervical superior. O principal hormônio sintetizado pela glândula é a melantonina, composto indoleamino, cuja função específica nos seres humanos é ainda desconhecida.

USMLE. STEP 1. The Organ Systems: Vol. III. Ed. Kaplan Medical, 1997.

13. A que se destina o sistema nervoso autônomo?

R. Pelo que se sabe, inerva ele todas as estruturas do organismo, exceto o músculo esquelético, embora este também possa sofrer influências das substâncias químicas autonomicamente liberadas. Os nervos autonômicos diferem anatomicamente dos nervos somáticos pelo fato de que não se destinam diretamente aos efetores, pois formam sinapses fora do SNC, em gânglios ditos autonômicos. Há portanto um neurônio pré e outro pós-ganglionar. Os receptores deste sistema, por Bichat denominado de vegetativo, dividem-se em dois tipos: o alfa, responsável pelos efeitos excitatórios, e o beta, para a função inibitória. As fibras pós-ganglionares simpáticas inervam as glândulas sudoríparas e vasos de músculos esqueléticos, tendo como mediador a acetilcolina. O sistema nervoso parassimpático emerge de dois níveis do neuraxe: o cranial, incorporado nos nervos cranianos III,VII, IX, X, e XI, cabendo ao X ou vago inervar o coração, brônquios, vasos pulmonares, esôfago, estômago, intestino delgado e parte inicial do grosso, fígado e pâncreas; e o sacral, destinado aos ureteres, esfíncter da bexiga, detrusor e aparelho genital.

Dos Manuais de Anatomia.

14. Qual a origem do líquido cefalorraquidiano (LCR)?

R. Definitivamente, o LCR provém do soro sangüíneo filtrado através dos capilares arteriais, presentes no epitélio dos plexos coróides; cumprida sua missão fisiológica, retorna ao sangue (venoso) pelas vilosidades aracnóides e pelos hiatos dos fundos de sacos meníngeos, os quais se conectam com ramos das veias ázigos.

Andia ED. Líquido Céfalo-Raquídeo. Buenos Aires: Ed. Atheneo, 1946. p. 33.

15. Forame oval e redondo, janela oval e redonda, existe ligação anatômica entre eles?

R. Apesar da relação geométrica nominal, não existe relação direta entre estes acidentes anatômicos. Senão vejamos: o forame oval deixa-se penetrar pelo ramo mandibular do trigêmeo (V3). O forame redondo permite a passagem do ramo maxilar do mesmo nervo (V2). Já a janela oval e a janela redonda estão associadas à cóclea. A janela oval recebe vibrações dos ossículos do ouvido médio e promove ondas na perilinfa. A janela redonda serve como um sistema de alívio de pressão para a janela oval, uma vez que o fluido não é compressível. No ouvido médio temos: o martelo, a bigorna e o estapédio. O martelo liga-se à membrana timpânica e o estapédio liga-se à janela oval. Os limites anatômicos do ouvido médio são a membrana timpânica e a janela oval.

The Organ Systems: volume Two. Berman S, Orell S. Kaplan Medical, USA. 1997. p. 106.
USMLE Exam Master Corporation. CD-ROM Version 5, Copyright© 2001.

16. Quais as conseqüências da persistência da artéria trigeminal primitiva?

R. Na fase embrionária, o sistema carotídeo anastomosa-se com o complexo vertebrobasilar através de três artérias primitivas: a trigeminal, a acústica e a hipoglóssica. Destas sobressai a artéria trigeminal, por ser a que proporciona maior fluxo sangüíneo ao mesencéfalo e rombencéfalo, extinguindo-se, porém, quando o embrião completa 14 mm. A persistência deste vaso trigeminal tem sido atribuída a certos casos de tique facial doloroso e algumas paresias de nervos cranianos, dadas suas relações de vizinhança. A literatura especializada alude também a anomalias do desenvolvimento do polígono de Willis e formação de aneurismas, bem como alterações hemodinâmicas, condicionadas pela perseverança da artéria embrionária. O significado clínico da presença da artéria trigeminal, além do seu prazo fisiológico, responde também por epilepsia, malformação óssea da coluna vertebral, hemorragia subaracnóide e doença vascular isquêmica.

Oliveira A et al. Persistência da artéria trigeminal primitiva. *Arq Neuropsiquiatria* (São Paulo). 1991;49(3):315-320.

17. Quais as conseqüências neurológicas da hérnia do giro do cíngulo?

R. Se um hemisfério cerebral é forçado sob a foice, o giro do cíngulo é a primeira porção deste hemisfério a ser deslocada. Tal herniação é denominada subfalcina ou hérnia do cíngulo. Alguns indivíduos nesta situação não apresentam qualquer sintoma. Outros tornam-se confusos e sonolentos. Eventualmente, a artéria cerebral anterior, que passa debaixo da foice, tem seu trajeto interrompido, levando ao infarto, que provoca fraqueza da extremidade inferior contralateral e incontinência urinária.

Goodman JC. Contemporary Neurophatology. American Academy of Neurology 2000 Syllabi-On-CD-ROM. (7FC.006)71-174.

18. Qual a contribuição de His e Forel para a neurociência?

R. Segundo His e Forel, o sistema nervoso é composto por células individualizadas e contíguas, não porém contínuas, sendo chamada de sinapse a região de proximidade entre os elementos celulares associados, segundo o método de coloração histológica proposto por Camilo Golgi. Coube a Santiago Ramon Y Cajal comprovar ineludivelmente a veracidade da afirmativa de His e Forel, e a identificar um princípio sobre o funcionamento do tecido nervoso. O fluxo de sinais no interior do neurônio segue direção consistente e previsível, indo dos receptores (dendritos, soma) ao cone axonal de disparo, e daí até o terminal pré-sináptico.

Martins OJ et al. Princípios de neurociência. São Paulo: TecnoPress, 1997:65.

19. Que sabe você sobre a aracnóide?

R. A aracnóide é uma delicada membrana avascular, a recobrir o cérebro, a medula e a emergência dos nervos cranianos e raízes espinhais. Pela sua face lateral adere à dura-máter, havendo entre ambas um espaço potencial, dito subdural. Entre as suas interfaces lateral e medial, chamadas subaracnóide, circula o líquido cefalorraquidiano. A íntima relação entre a aracnóide e a pia-máter forma o que se denomina coletivamente de pia-aracnóide. O espaço subaracnóide varia grandemente em diferentes áreas, restrito no ápice das circunvoluções e alargado e irregular na base do cérebro, dando lugar às chamadas cisternas. Ao longo, principalmente do seio longitudinal superior, observam-se protrusões da aracnóide nas paredes e lumens dos canais venosos, designadas granulações de Pachione. A aracnóide é avascular, de sorte que suas manifestações inflamatórias só ocorrem quando em associação similar a outras meninges. Nos casos crônicos, observa-se espessamento do conectivo da membrana e aderência ao parênquima neural, com formação de cistos pseudotumorais. Entre as causas da pia-aracnoidite enumeram-se as leptomeningites piogênicas, os traumas, a hérnia discal, a introdução de substâncias no espaço subaracnóide e doença das margens do tecido neural, como na esclerose múltipla.

Elkinton JSrC. Arachnoiditis. In: Feiling A. Modern Trends in Neurology. London: Butterworth Co., 1951. p. 149-152.

20. Como entender o hipotálamo?

R. Trata-se da estrutura anatômica mais inferior do diencéfalo, de dimensões exíguas, reservado a mecanismos efetores neuroendócrinos. Possui mais de uma dúzia de grupos celulares ou núcleos, dos quais são mais evidentes as formações supra-óptica, paraventricular e os corpos mamilares. Por sua pequenez, foi o hipotálamo considerado por Brodal como insignificante parte do parênquima cerebral. A circuitaria hipotalâmica liga-se a muitas formações do córtex cerebral, ao sistema reticular, a vários núcleos talâmicos, ao giro do cíngulo, à amígdala e à formação hipocampal. A atividade secretória desta importante região regula a função das células e do lobo anterior da hipófise através de conexões vasculares (sistema porta) e neurais. Daí a produção de prolactina, somatotrofina, hormônio melanócito estimulante, tireotrófico, adrenocorticotrófico, folículo-estimulante, luteinizante, ocitocina vasopressiva. Regula o hipotálamo a fome, a saciedade, a sede. Conforme o caráter da lesão, pode haver alteração emocional (apatia, depressão, excitação). Por fim, compete a esta região a regulamentação do sistema autônomo, como a reação de raiva, magnificada pelo sistema simpático, e a hedonística ou prazerosa, dependente do parassimpático.

Norvatis, Hipotálamo, Fascículo 3, Seção VIII:105-131.

21. Qual o limite que separa o sistema nervoso central do periférico?

R. A fronteira entre as duas partes é dada pela diferença da origem e natureza da mielina que forra os axônios. Quando o cilindroeixo é recoberto por mielina originária dos oligodendrócitos, aí tem-se o S.N. Central, não importa se dentro ou fora do estojo ósseo craniovertebral; se a mielina for de proveniência schwannófila, na chamada zona de Obersteiner-Redlich; nesta região principia o S.N. Periférico, donde se conclui que a diversidade entre um e outro depende da origem celular da bainha de mielina.

Hughes T. Neuritis, Neuropathy and Neuralgia, in Minckler J. Pathology of the Nervous System, Vol. 3. New York: McGraw – Hill, 1972. p. 2701.

22. Como repartir o córtex cerebral?

R. A citoarquitetonia, complementada pela mieloarquitetonia ou pela análise da distribuição das fibras nervosas, ambas estas estruturas permitem distribuir a corticalidade cerebral em dois grandes territórios: 1. o alocórtex, sem diferenciação nas suas seis camadas celulares, correspondendo ao arquipálio ou rinencéfalo e, 2 - o isocórtex, com suas seis camadas individualizadas; se a proporção das seis camadas for harmoniosa, sem predomínio de uma sobre outras, tal isocórtex é homotípico, destinado a funções de associação; em caso contrário, toma o nome de heterotípico, preposto à atividade de projeção. Será tal córtex chamado de granular se destinado a percepções, e piramidal ou agranular se der origem a fibras corticofugais, essencialmente de natureza motora.

Delmas J et al. Voies et Centres Nerveux, 2ª ed. Paris: Masson, 1948. p. 132.

23. Quais os ramos do nervo mediano no braço?

R. Nenhum. O nervo mediano não emite nenhum ramo no segmento do braço.

24. Quais os músculos intrínsecos da mão inervados pelo nervo radial?

R. Nenhum. O nervo radial não tem sob sua responsabilidade nenhum músculo intrínseco da mão.

Questões 23 e 24. Péricles Maranhão Filho.

25. Quais são as comissuras arquipalidais?

R. Duas são elas. O trígono, que, por suas fibras psalterianas, reúne os dois cornos de Ammon e os lobos do hipocampo; e a comissura branca anterior, pertencente, como o trígono, às vias olfatórias. Por seus filetes de concavidade anterior, esta comissura liga os dois bulbos olfativos, e os de concavidade posterior se solidarizam com o córtex hipocampal.

Delmas J et al. Vois e Centres Nerveux. Paris: Masson, 1948. p. 165-166.

26. Qual o critério utilizado por K. Brodmann na definição numeral das áreas corticais?

R. Brodmann serviu-se do cérebro de pongídeos (macacos volumosos: gorila, orangotango, chimpanzé), praticando cortes horizontais, a partir da convexidade cerebral, de sorte que as primeiras secções correspondiam às regiões pré e pós-central, que receberam numeração baixa, de 1 a 8. Na ordem numérica de Brodmann, os algarismos 8 a 12 são frontais, de 17 a 19, occipitais, sendo temporais os de 20 a 22, de acordo com a posição de aparecimento, segundo a série horizontal de cortes (Fig. 2-2).

Ruch TC.. The Cerebral Córtex: Its structure and motor functions. In: Ruch TC et al. Neurophysiology. Saunders, 1961. p. 243.

27. Onde se localizam as áreas 13, 14, 15 e 16 de Brodmann?

R. Em 1906, Brodmann brindou a todos com excelente trabalho no qual mapeou citoarquitetonicamente o manto cortical em 47 áreas. Surpreendentemente, e não se sabe por que, Brodmann omitiu as áreas acima referidas (Fig. 2-3).

Rolak A. Loren. Neurology Secrets. Philadelphia: Hanley & Belfus, 1993. p. 399.

Nota: De acordo com Martin JH. in Neuroanatomy Text and Atlas, 2ª Ed. 1996, p. 85, as áreas citadas na verdade existem e fazem parte do córtex da ínsula.

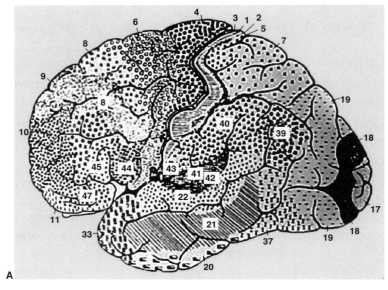

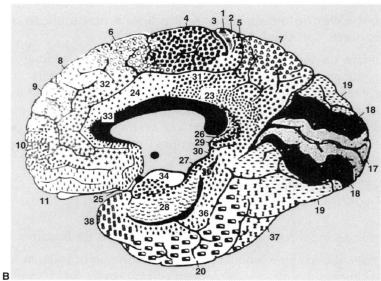

Fig. 2-2. Mapeamento cerebral. (**A**) Face dorsolateral. (**B**) Face inter-hemisférica, segundo Brodmann.

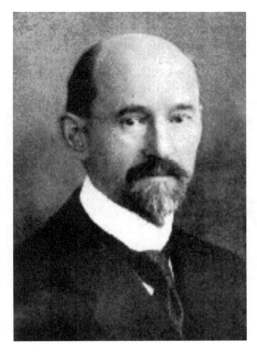

Fig. 2-3. Korbinian Brodmann.

28. Quais as funções do lobo parietal dominante?

R. O segmento superior de ambos os lobos parietais recebe a designação numérica 5 e 7, de acordo com o mapa citoarquitetural de Brodmann, cabendo à porção inferior os numerais 39 e 40. Experiências ablativas ou lesões espontâneas dos giros supramarginal e angular, no lobo parietal esquerdo, produzem o complexo sintomático conhecido por síndrome de Gerstmann, no qual se incluem disgrafia (erros na escrita), discalculia (deficiência na *performance* aritmética), confusão entre os lados direito e esquerdo, enganos na identificação dos dedos, às vezes distúrbios na leitura e negligência na avaliação do espaço à direita. Quando o dano interessa o lobo parietal direito, verifica-se anormalidade no conceito do esquema corporal, na percepção do espaço e na reprodução de desenhos (apraxia construcional).

Marcus EM. Cerebral cortex: functional localization. In: Curtis BA *et al.*
An Introduction to the Neurosciences. Philadelphia: Saunders Co., 1972.
p. 501-509.

29. Qual a única região anatômica posterior ao aqueduto de Sylvius?

R. O aqueduto cerebral conecta o terceiro e quarto ventrículos. O *tectum* mesencefálico, com os colículos, é a única área do mesencéfalo dorsal ao aque-

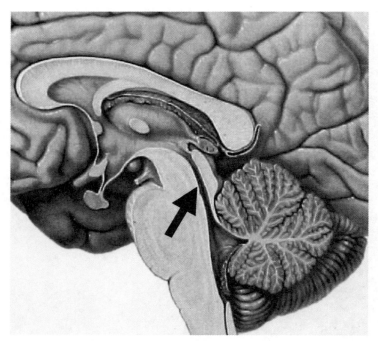

Fig. 2-4. Esquema do tronco cerebral em corte sagital. Aqueduto de Sylvius.

duto. O núcleo do nervo troclear posiciona-se lateralmente e o núcleo rubro, substância negra e núcleos oculomotores estão dispostos progressivamente em direção anterior (Fig. 2-4).

USMLE Exam Master Corporation. CD-ROM Version 5, Copyright © 2001.

30. Há fonte de suplência na elaboração do liquor?

R. Sim, através da ação secretante das células ependimárias e das mesotélicas que recobrem as meninges, bem como pela transudação através das paredes dos capilares do parênquima nervoso. A produção extraplexual tem importância apenas em situações patológicas ou quando a atividade coroideana esteja interrompida ou seja insuficiente.

Lange O. O líquido cefalorraquidiano em clínica. São Paulo: Melhoramentos, 1937. p. 14.

31. Quais as principais aferências e eferências talâmicas?

R. O tálamo é formado por uma coleção subcortical de núcleos que margeiam o III ventrículo. Esta estrutura serve como estação receptora, não somente de projeções sensitivas (incluindo visão e audição), mas também do gânglio basal, do cerebelo, de estruturas límbicas e corticais. A maioria dos núcleos talâmicos é denominada de acordo com sua posição anatômica no próprio tálamo. Os seguintes subnúcleos são assim conhecidos e apresentam as seguintes projeções eferentes:

- Ventral póstero-lateral (VPL) ► córtex sensitivo primário.
- Pulvinar ► lobo parietal inferior.
- Corpo geniculado lateral (CGL) ► córtex visual primário.
- Corpo geniculado medial (CGM) ► córtex auditivo (lobo temporal).
- Dorsomedial (DM) ► córtex pré-frontal.
- Ventrolateral (VL) ► córtex motor primário.
- Anterior ► giro do cíngulo.

Estes mesmos subnúcleos têm conexões aferentes:

- Leminisco medial e trato espinotalâmico ► VPL.
- Corpos mamilares e trato mamilotalâmico ► núcleo anterior (lobo límbico).
- Trato óptico ► CGL.
- Lemnisco lateral e colículo inferior ► DM.
- Amígdala e neocórtex temporal ► DM.
- Núcleo denteado, globo pálido e substância negra ► VL (cerebelar e gânglio basal).

USMLE Exam Master Corporation. CD-ROM Version 5, Copyright © 2001.

32. Responda rápido! A artéria meníngea média é ramo da...

R. A artéria meníngea média nasce da artéria maxilar e entra no crânio via forame espinhoso.

USMLE Exam Master Corporation. CD-ROM Version 5, Copyright© 2001.

33. O que se sabe sobre o pulvinar?

R. O pulvinar (que significa travesseiro), é um grande núcleo localizado dorsolateralmente no tálamo. Forma o pólo caudal do tálamo. Citoarquitetonicamente, é relativamente uniforme e subdivide-se topograficamente em quatro partes. O pulvinar recebe projeções das camadas superficiais dos colículos superiores e as projeta para áreas corticais 17, 18 e 19. Cada pulvinar inferior e lateral tem representação do hemicampo visual contralateral, além de recíproca conexão com o córtex occipital.

USMLE Exam Master Corporation. CD-ROM Version 5, Copyright © 2001.

34. Quais as conseqüências da hérnia uncal?

R. Etimologicamente, *uncus* significa unha, justificando a forma anatômica da porção medial-inferior dos lobos temporais. Se um hemisfério é forçado, do compartimento supratentorial na direção do compartimento infratentorial, o *uncus* é a primeira porção a ser projetada, resultando em:

1. O nervo oculomotor ipsilateral (III nervo cranial) é comprimido, levando à dilatação pupilar e paresia de toda musculatura extrínseca ocular, com exceção do músculo reto lateral (VI nervo cranial) e músculo oblíquo superior (IV nervo cranial).
2. Acentuando-se o deslocamento descendente da porção média do lobo temporal, o mesencéfalo é empurrado de encontro à borda livre do tentório contralateral. Tal esmagamento do pedúnculo promove o sofrimento da via motora (piramidal), resultando em paresia homolateral a lesão supratentorial (falso sinal de localização – sinal de Kernohan).
3. A compressão de uma ou das duas artérias cerebrais posteriores, pelo deslocamento temporal através do orifício tentorial, dificulta o fluxo sangüíneo de um ou de ambos os lobos occiptais, podendo resultar em infarto com os distúrbios visuais campimétricos.

Goodman JC. Contemporary Neurophatology. American Academy of Neurology 2000 Syllabi-On-CD-ROM. (7FC.006)71-174.

35. Qual o significado da palavra célula?

R. Célula é o diminutivo de cela, do latim *cella*, isto é, lugar onde se guarda alguma coisa. E o que se resguarda, no caso, é todo um conhecimento útil ao funcionamento do organismo e seu destino de preservar a espécie.

Machado L. O Cérebro do Cérebro. Rio de Janeiro: Lima Composer, 1991. p. 25.

36. Há riscos na raquicentese exploratória?

R. Antes de se realizar a punção lombar, devem ser ponderados os seus riscos em relação às suas potenciais vantagens. Três são os inconvenientes da raquicentese: 1. agravo de preexistente e ignorada hérnia cerebral (cerebelar, uncal) associada à hipertensão intracraniana; 2. hemorragia subaracnóide, subdural ou epidural, em caso de diátese hemorragípara, inoculação de germes, por relaxamento técnico. A meningite infecciosa aguda constitui a indicação preponderante do procedimento, que deve ser adiado em outras circunstâncias, até que o problema clínico seja avaliado por completo.

Sigsbee B *et al.* O paciente não responsivo. Rio de Janeiro: Clínicas Médicas da América do Norte, Interamericana, julho 1979:827.

37. Em poucas palavras, como ocorre a formação do SNC?

R. Após a fusão da porção cranial do tubo neural e fechamento do neuroporo rostral, o cérebro primitivo consiste de três vesículas primárias, que formam um tubo. As paredes destas vesículas primárias desenvolvem-se no tecido nervoso cerebral, enquanto a cavidade dá origem ao sistema ventricular. As vesículas primárias denominam-se: prosencéfalo; mesencéfalo e rombencéfalo. A primeira transforma-se em telencéfalo e diencéfalo, o mesencéfalo mantém-se como tal, e o rombencéfalo evolui para metencéfalo e mielencéfalo. O cerebelo e a ponte originam-se do metencéfalo e o mielencéfalo dá origem ao bulbo.

USMLE Exam Master Corporation. CD-ROM Version 5. Copyright © 2001.

38. Presumivelmente, de onde advém a micróglia encontrada no SNC?

R. A micróglia apresenta-se em pequena quantidade no SNC, exceto na presença de doença ou injúria. Estas células funcionam como fagócitos e são consideradas parte do sistema fagocítico mononuclear. Como tal, originam-se da medula óssea e entram no SNC via vascularização periférica.

USMLE Exam Master Corporation. CD-ROM Version 5, Copyright © 2001.

39. Qual a importância do líquido cefalorraquidiano (LCR)?

R. É uma substância fluida, não-hemática, oligocelular e pouco protéica, em estreito convívio com o neuraxe e seus envoltórios serosos. Desde Quincke, constitui valiosa ferramenta para o diagnóstico e seguimento evolutivo de diversas afecções do sistema nervoso. A análise do LCR, como método diagnóstico, inclui a pressão, o aspecto e cor do fluido, a citologia, bioquímica, exame microbiológico, perfil imunitário e marcadores biológicos. Geralmente obtém-se o liquor por via lombar, com as restrições de praxe, como hipertensão intracraniana e contaminação supurativa dos tecidos da região. A raquicentese, além de ser autêntica biópsia do liquor, serve ainda para a medição da pressão, drenagem terapêutica, introdução de agentes medicamentosos e de produtos radiopacos. São critérios de atividade de afecção meningoneuroaxial o aumento da celularidade e do quociente de albumina. Na análise liquórica recolhem-se inúmeras informações como as referentes à barreira hematoliquórica e encefálica, as enfermidades de origem vascular, os processos inflamatórios, as síndromes tumorais, as afecções desmielinizantes e imunológicas etc. Numa palavra, o exame do LCR é etapa fundamental no discrímine diagnóstico das afecções centrais do sistema nervoso.

Brandão CO et al. A importância do líquido cefalorraquiano para o diagnóstico neurológico. Rio de Janeiro: Laboratório Neurolife, 2000.

40. No transporte axonal, para que servem a dineína e a cinesina?

R. Os axônios utilizam-se do transporte anterógrado e retrógrado para mover elementos subcelulares tanto na direção do terminal axônico quanto no sentido inverso. O transporte anterógrado utiliza microtúbulos, é mediado pelas cinesinas, e movimenta vesículas e proteínas ao terminal axônico. O transporte retrógrado também se utiliza de microtúbulos, é mediado pela dineína, e carreia lisossomas e membranas recicladas. Substâncias exógenas como o vírus herpes, vírus pólio e a toxina tetânica afetam o corpo celular do neurônio como resultado do transporte axonal retrógrado.

USMLE step 1. Anatomy. Kaplan Medical, Kaplan, Inc. USA. 2002:316.

41. Como diferenciar clinicamente lesões do *vermis* cerebelar?

R. Lesões vermiais resultam em dificuldade para manter a postura, a marcha e o equilíbrio (marcha atáxica). Lesões do *vermis* anterior são usualmente o resultado da degeneração pelo uso abusivo do álcool, e promovem ataxia da marcha. Lesões do *vermis* posterior resultam habitualmente dos efeitos provocados pelos meduloblastomas ou ependimomas e apresentam-se clinicamente como ataxia do tronco.

Pacientes com lesão vermial podem ser diferenciados daqueles com lesão na coluna dorsal pelo sinal de Romberg. Na lesão cerebelar, o paciente vai oscilar e perder o equilíbrio mesmo estando com seus olhos abertos; nas lesões da coluna dorsal, os pacientes oscilam e perdem o equilíbrio com seus olhos fechados.

USMLE step 1. Anatomy. Kaplan Medical, Kaplan, Inc. USA. 2002:404.

42. Tratando-se do ouvido médio, qual a diferença entre endolinfa e perilinfa?

R. A cóclea tem forma espiral, com três ductos, designados por escala média, timpânica e vestibular; estas duas últimas estão cheias de um fluido denominado perilinfa, cuja composição é semelhante ao líquido cefalorraquidiano, enquanto a escala média contém a endolinfa, composta por líquido idêntico ao fluido intracelular, por conta da maior concentração em potássio.

Eyzaguirre C *et al*. Fisiologia do sistema nervoso. 2ª ed. Rio de Janeiro: G. Koogan, 1977.

43. Qual o critério para classificar os neurônios em Golgi tipos I e II?

R. Depende do comprimento do axônio. Os neurônios com axônio longo pertencem à classe Golgi tipo I; os de curto cilindrício compõem a categoria tipo II. A maioria das células nervosas corresponde ao tipo II, formadora dos sistemas internunciais, cabendo às células I as comissuras, tratos e os consti-

tuintes do sistema nervoso periférico. Os neurônios piramidais, tipo I, ramificam-se em todos os planos, atingindo longas distâncias.
Álvaro de Lima Costa

44. Qual é a via piramidal direta?

R. O termo piramidal, corticoespinal e neurônio motor superior são freqüentemente utilizados de modo indistinto, como sinônimos. Feixe piramidal deveria ser utilizado somente para denominar o feixe de fibras que cursa longitudinalmente na pirâmide bulbar, daí lhe adivindo o nome de piramidal. Oriunda do córtex cerebral e com término nas sinapses da colunas anteriores da medula, dentre as mais diversas vias que compõem o SN, o feixe em questão é o que apresenta os mais extensos prolongamentos axonais. Por meio de estudos de transporte retrógrado de substâncias traçadoras em macacos, 40% dos axônios descendentes se originam no lobo parietal, 31% da área 4, e os demais 29% da área 6 de Brodmann.

Responsável pelas elevações da face anterior do bulbo (pirâmides bulbares), decussa cerca de 80% do seu contingente de fibras na porção inferior do tronco cerebral, posicionando-se como o mais significativo conjunto de fibras descendentes dos funículos laterais da medula. A porção que não cruza localiza-se mais anteriormente (funículo anterior), limitando o sulco mediano anterior e constituindo o feixe piramidal anterior – mas também direto. Este último gradativamente vai cruzando para o lado oposto através da comissura branca anterior. Curiosamente, se considerarmos apenas a passagem medular da via piramidal, o fascículo piramidal cruzado seria direto e o piramidal direto, ao contrário, seria o cruzado! (Fig. 2-5).

Adams RD, Victor M, Roper AH. Principles of neurology. 6th ed. EUA, 1997. p. 48.
Péricles de A. Maranhão Filho

45. Qual é a via corticoespinal indireta?

R. Trata-se de via neuronal oriunda do córtex cerebral, mas que não contribui para a formação das pirâmides bulbares, pois antes de lá chegarem tomam direções diversas, formando feixes tais como: corticorrubral; corticorreticular; corticovestibular e corticotectal. Tais feixes se prolongam em direção à medula como fascículos: rubroespinal, reticuloespinal, vestibuloespinal e tectoespinal. Destes, somente o vestibuloespinal termina na medula lombar, com os demais indo somente até a medula cervical. Independentemente da extensão de seus prolongamentos, o destino é sempre o mesmo: terminar em conexões sinápticas com as células motoras das colunas anteriores da medula.

Péricles de A. Maranhão Filho

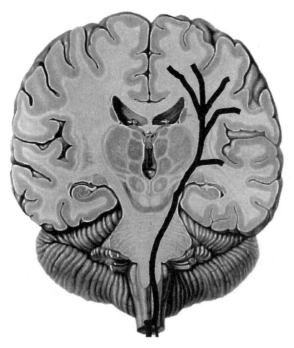

Fig. 2-5. Via piramidal.

46. Quais os limites anatômicos do hipotálamo?

R. O hipotálamo localiza-se na porção inferior do diencéfalo. É composto de numerosos núcleos, que mantêm conexões aferentes e eferentes com diversas regiões do sistema nervoso, incluindo a hipófise, o sistema nervoso autônomo e o sistema límbico. Portanto, o hipotálamo é parte de um grande sistema de circuitos neuronais, integrados por complexos mecanismos de regulação das respostas emocionais e de outros comportamentos.

Seus limites anatômicos são:

- *Medial:* III ventrículo.
- *Lateral:* região subtalâmica.
- *Rostral:* lâmina terminal.
- *Caudal:* tegmento mesencefálico.
- *Dorsal:* tálamo.
- *Rostral inferior:* superfície exposta.

Berman S, Orell, S. The organ systems. Kaplan Medical, USA. 1997. p. 161.

47. Onde se situa o cruzamento de Mistichelli?

R. Consta ter sido Aretaeus da Cappadocia (81-138 a. C.) o primeiro a ressaltar que os canais que transportavam os "espíritos motores" necessitavam cruzar, formando a letra "X". Muitos séculos depois, quando os diversos tratos medulares começaram ser elucidados e descritos, um professor de medicina de Pisa, Domenico Mistichelli, em 1709, assinalou a existência de um pequeno acidente anatômico que hoje conhecemos como decussação das pirâmides bulbares, mas que também poderia ser chamado de: "cruzamento de Mistichelli".

Naderi S *et al*. History of the spinal cord localization. *Neurosurg Focus* 2004; 16(1):1-12.

Nota: Em 1710, um ano após Mistichelli ter descrito o cruzamento, o neurologista francês François Pourfour du Petit publicou em mais detalhes as estruturas internas da medula e mais acuradamente a decussação em questão.

48. Que é porencefalia?

R. Trata-se de anomalia do desenvolvimento do tecido cerebral, patologicamente caracterizada por cavidades no parênquima nervoso, de sorte a estabelecer comunicação direta entre os ventrículos laterais e o espaço subaracnóide da convexidade. A extensão do processo varia de uma simples cratera a um grande rombo, restando apenas os pólos frontal e occipital.

Maffei E. As bases anatomopatológicas da neuriatria e psiquiatria. São Paulo 1951;1:100.

49. Qual a espessura do córtex cerebral?

R. A espessura média do córtex cerebral é de 2,5 mm, porém varia consideravelmente em diferentes regiões; de uma espessura máxima de 4,5 mm, na área motora da circunvolução pré-central, a uma espessura mínima de 1,5 mm, no fundo da cisura calcarina. Em qualquer porção dos hemisférios, o córtex é sempre mais espesso no ápice de uma circunvolução e atenua-se gradualmente até o fundo de um sulco ou fissura.

Truex RC, Carpenter MB, Mosovich A. Neuroanatomia humana 4ª ed. Buenos Aires: El Atheneo, 1974. 690p.

NEUROFISIOLOGIA

1. Em neurofisiologia, o que se entende por "princípio do tamanho"?

R. Num determinado grupamento de motoneurônios, como nas colunas anteriores da medula, as células de dimensões menores exibem maior sensibilidade ao estiramento muscular do que os motoneurônios mais robustos. Tal fenômeno é conhecido por "princípio do tamanho", válido tanto para as entradas facilitatórias como também para as de inibição, só que, nestas, a relação é invertida, sendo mais facilmente inibidos os motoneurônios de maior volume. Destarte, conforme a expressão do *quantum* gerado, respondem primeiramente os motoneurônios menores (estímulo excitatório) ou os maiores (ação inibitória).

Eyzaguirre C et al. Fisiologia do sistema nervoso. 2ª ed. Rio de Janeiro: Guanabara Koogan, 1977.

2. Como se exterioriza a lei da anfotonia?

R. Em farmacologia, sabe-se que substâncias empregadas para exploração do sistema autônomo não atuam de maneira exclusiva sobre um só componente do sistema (simpático ou parassimpático), mas o fazem simultaneamente, de forma diversa, segundo o estado funcional do órgão efetor, como a sua composição físico-química, a administração prévia de outros fármacos etc. Tal é o princípio da anfotonia, estabelecido por Danielopolu.

Jánez AP. Fisiopatología del sistema nervioso vegetativo. Barcelona: Salvat Ed., 1946. p. 58.

3. Qual a utilidade da peroxidase do rábano silvestre?

R. Além da degeneração em sentido anterógrado, a lesão axonal acarreta, ainda com freqüência, desintegração retrógrada até o corpo celular de origem. Para se obter o mapeamento retrógrado das conexões neurais, usa-se a peroxidase do rábano, a qual, injetada na região em estudo, é captada por terminações axônicas, ou por fibras aí em trânsito, e transportada pelo fluxo axoplásmico aferente até o respectivo corpo celular, onde sua presença pode ser evidenciada por métodos histoquímicos. O fator de erro do mapeamento pelo rábano reside nas fibras de passagem, que podem capturar a peroxidase, falseando a investigação histológica.

Aranha RJ. Formação reticular: estrutura e função. In: Canelas NM, Lamartine de Assis J, Scaff M. Fisiopatologia do sistema nervoso. São Paulo: Sarvier, 1983. p. 256-257.

4. Que é parabiose?

R. A parabiose consiste numa reação fásica particular do tecido vivo à ação de um excitante, desde que determinada em intensidade e duração. A estimulação elétrica ou outra numa parte do nervo determina três momentos: o provisório e igualitário, caracterizado pelo fato de que tanto excitações débeis e fortes provocam o mesmo tipo de contração muscular; a fase paradoxal, quando fortes estímulos determinam menos contração tetânica do que incitamentos fracos; fase inibitória, quando excitantes fracos e fortes, aplicados no nervo, nenhuma resposta suscitam. Para alguns investigadores, a base da parabiose reside nas modificações reversíveis das proteínas do citoplasma, vizinhas às fases iniciais da paranecrose.

Burza JB. Cérebro, neurônio, sinapse. São Paulo: Ícone Ed., 1986. p. 246-247.

5. Que é sinaptolema?

R. É o local especializado de ligação dos neurotransmissores, tanto nas membranas pós-sinápticas como pré-sinápticas. As ligações são axodendríticas e axossomáticas, podendo ainda existir contatos funcionais entre corpos celulares adjacentes (somatossomáticos) ou entre dendritos superpostos (dendrodendritos). Neurônios de circuito local são desprovidos de axônio, mas todavia estabelecem relações sinápticas por intermédio de dendritos específicos, denominados telodendritos. Sinapses axoaxônicas são freqüentes na medula espinhal.

Goodman e Gilman. As bases farmacológicas da terapêutica, 8ª ed. Rio de Janeiro: Guanabara Koogan, 1990.

6. Que é aferência de retorno?

R. Nada mais é do que a comunicação de volta ou *feedback*. Trata-se da sinalização, provinda da periferia, sobre o resultado obtido. Forma-se assim um círculo fechado entre o centro e a periferia: o centro ordenando e a periferia respondendo ao resultado da ordem. O centro nervoso rege às funções, mas esta regência se realiza de acordo com as informações oriundas da periferia. Tal como a cibernética para as máquinas.

Burza JB. Cérebro, neurônio, sinapse. São Paulo: Ícone, 1986.

7. A que se propõe a substância reticular ativadora (SRA)?

R. A disposição vigilante e atenta dos animais depende de um sistema multineuronal e polissináptico, disposto ao longo do tronco cerebral, com prolongamento no hipotálamo posterior e nos núcleos talâmicos intralaminares. Tal é a SRA. Dita formação não é um todo homogêneo, havendo diferença funcional conforme o nível considerado. No gato, a secção do istmo cerebral, na altura do bulbo, não modifica o rítmo vigília-sono nem a bioeletrogênese, ambas dependentes da substância reticular ativadora. A SRA recebe aferências sensitivas e sensoriais, bem como motoras. Se as aferências se tornam salientes, ainda assim a formação reticular, bombardeando o córtex cerebral, manterá o animal alerta, visto a atividade intrínseca e a ritmidade endógena desta substância. Numa palavra, a SRA determina o estado de alerta do animal através de suas conexões reticulocorticais.

Lima Costa A, Badin A. Colóquios neurológicos. Rio de Janeiro: Interciência Ed., 1991. p. 436.

8. Que é chamado "efeito halo"?

R. A identificação do fator de crescimento, levada a cabo por Levi-Montalcini e Stanley Cohen, permitiu logo adiante que se registrasse o denominado "efeito halo", graças ao trabalho de Montalcini e Herta Meyer, em boa parte realizado no Instituto de Biofísica da UFRJ. Consiste o fenômeno na emissão de prolongamentos, à semelhança de radiações solares, quando se acrescentam células simpáticas a uma cultura de tecido neoplásico. Tais estrias traduzem o crescimento de axônios simpáticos, por força da ação de uma proteína, a que se denominou de fator trófico de crescimento neural ou NGF, segundo a sigla britânica. Eis aí o "efeito halo".

Ciência Hoje. 1987;5:15.

9. Que se sabe sobre os canais de íons?

R. Ditos canais representam uma classe de proteínas responsável pela geração e orientação dos sinais elétricos que transitam pelo cérebro que pensa, pelo coração que pulsa e pelo músculo que se contrai. Já foram clonados e caracterizados os genes que codificam muitas dessas proteínas. Proteínas defeituosas do canal são responsáveis pela fibrose cística, pela síndrome do QT longo, por uma variedade de miopatias hereditárias, pela paralisia periódica, miotonia congênita e hipertermia maligna. A variação de um só canal, de fechado para aberto permite o fluxo de 10 milhões de íons. Há medicamentos que atuam nos citados canais, como os bloqueadores de cálcio, de potássio etc. Identificando-se a estrutura das proteínas dos canais torna-se possível elaborar novos tratamentos para enfermidades canaliculares (hipertensão, arritmias, convulsões, angina, anestésicos locais etc.)

Apud Silveira JC. Canais de Íon. *N Engl J Med* 1997;336:1575-1586.

10. Há malignidade no oxigênio?

R. O oxigênio, indispensável à nossa vida, desempenha, por outro lado, o papel de vilão. Durante as relações de que participa, formam-se algumas espécies intermediárias, que reagem com moléculas orgânicas, alterando-lhes as propriedades. As mudanças, assim produzidas no metabolismo celular, ocasionam lesões no DNA e em outras estruturas próprias das células, levando-as à morte, ou promovendo-lhes o envelhecimento. Cerca de 5% do oxigênio que consumimos passam por etapas monoeletrônicas, com formação de produtos deletérios, como o radical OH, que é um poderoso oxidante, capaz de reagir com qualquer molécula orgânica de modo quase instantâneo. Assim como há o direito e o avesso, a célula dispõe de catalisadores, que reagem diretamente contra as espécies nocivas de oxigênio, como a glutationa e as vitaminas C e E.

Meneghini R. A toxidade do oxigênio. *Ciência Hoje.* 1987; vol. 5.

11. O oxigênio (O_2) oferece riscos?

R. Sim, alguns, como lesão pulmonar, quando administrado em concentração superior a 70%, por um ou dois dias, como secura das secreções, caso não seja umidificado, como fibroplasia retrocristaliniana, no período neonatal, em prematuros; como ao suprimir o estímulo hipoxêmico sobre os quimiorreceptores carotídeo e aórtico, quando em uso intermitente. A oxigenoterapia deve ser contínua; a intermitência é perigosa e desnecessária.

Campbel EJM *et al.* Respiratory failure. 1st ed. Blackwell Ltda., 1969.

12. Quais os postulados de Cajal sobre o neurônio?

R. São em número de seis: 1. o neurônio é uma unidade morfológica, contendo corpo celular, dendritos e axônio; 2. é igualmente uma unidade funcional; 3. é uma unidade genética, proveniente do neuroblasto; 4. é uma unidade trófica; 5. é uma unidade patológica, interessando todos os seus componentes; 6. em condições naturais, a excitação toma sempre uma só direção, do dendrito ao citosol e deste ao axônio (sentido ortodrômico); o soma tem o papel de receptor e o axônio de executor, mas em condições experimentais, o sentido do sinal pode inverter-se (Fig. 3-1).

Burza JB. Cérebro, neurônio, sinapse. São Paulo: Ícone Ed. , 1985. p. 332-334.

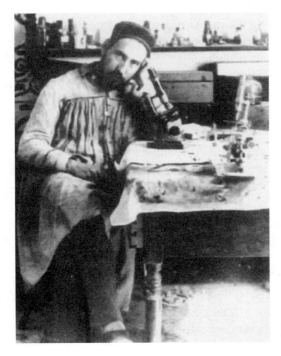

Fig. 3-1. Santiago Ramon y Cajal em 1878. Valencia.

13. Em neurofisiologia, qual a diferença entre condução e transmissão?

R. Reserva-se o termo condução para o circuito de um dado impulso ao longo do axônio; por transmissão, entende-se a passagem do influxo, sob forma química, através da junção sináptica ou neuroefetora.

Álvaro de Lima Costa

14. Como explicar o reflexo do axônio?

R. A condução nervina depende substancialmente da integridade do cilindroeixo, cabendo à mielina a função facilitadora da transmissão, tanto que nas fibras amielínicas, a velocidade do impulso é bem menor. A excitabilidade da fibra nervosa subordina-se ao neurônio, de onde promana; porém, mesmo desconectada da célula-máter, o nervo continua a transmitir influxos, mas agora nos dois sentidos. É a este fenômeno que chamamos de reflexo do axônio, como no caso de fibras motoras com ramificações múltiplas.

Cossa P. Physiopathologie du Système Nerveux. Paris: Masson, 1936. p. 30-31.

15. Que é penumbra isquêmica?

R. É a zona compreendida entre o tecido normal e a lesão isquêmica irreversível. A citada área penumbrosa é de natureza instável no tempo e no espaço. Estudos com PET, realizados em primatas, sugerem a existência de uma janela terapêutica por período mais prolongado, de sorte a permitir seleção terapêutica na fase aguda do processo isquêmico.

Massaro AR. 8th European Stroke Conference, Newsletter. 1999, ano 6, nº 2:9.

16. Como o encéfalo interfere na micção?

R. Há centros inibidores localizados no córtex cerebral e fortes centros facilitadores e inibidores dispostos no tronco cerebral. Através da contração tônica do esfíncter externo, o cérebro impede a micção, a não ser quando surge a hora conveniente.

Guyton AC. Tratado de fisiologia médica 8ª ed. Rio de Janeiro: Guanabara Koogan, 1991. p. 308.

17. O meio em que vivemos influencia nosso desempenho?

R. Ambientes enriquecidos favorecem o desenvolvimento do hipocampo, que se torna mais denso e compacto, graças à arborização dendrítica e ao aumento de células gliais. Experiências com ratos demonstraram significativo aumento de células por circunvolução, elevando em cerca de 15% o volume do giro denteado, e daí resultando melhor *performance* do que a de seus companheiros em meio *standard*. Nos humanos, verifica-se, por igual, neurogênese da região subgranular do giro denteado, desde que atuando em atmosfera estimulante.

Kempermann GK *et al*. More hipocampal neurons in adult mice living in enriched environment. *Nature* 1997;386:493-495.

18. Que se entende por potencial de "repouso"?

R. Introduzindo microeletródio através da membrana de um neurônio silente, observa-se imediato deslocamento de potencial, em torno de –70 MV, conforme registrado pelo osciloscópio. Este é o chamado potencial de repouso, indicativo do caráter elétrico do interior da célula, em oposição ao do exterior. Tal fenômeno depende da diferença iônica do soluto aquoso extra e intraneuronal; três íons são de determinada importância sobre este aspecto: sódio, cloro e potássio, os dois primeiros em maior concentração no meio exterior. Já que os citados íons possuem cargas elétricas distintas, a desigualdade explica as diferenças de potencial. O equilíbrio potencial entre os referidos íons é calculado pela equação de Nernst.

Dos Manuais de Neurofisiologia.

19. Quais as três áreas frontais que quando lesadas provocam síndromes comportamentais distintas?

R. Os lobos frontais possuem três áreas que, quando danificadas, podem resultar em três síndromes comportamentais. Estas áreas incluem: a região orbitofrontal, levando a um comportamento desinibido; a convexidade frontal, resultando em apatia; e a área medial frontal, gerando síndromes acinéticas.

Vale lembrar que a esquizofrenia, a depressão, a síndrome de défict de atenção e hiperatividade envolvem disfunções dos lobos frontais, como já demonstrado por exames de emissão de pósitron (PET) (Fig. 3-2).

USMLE Exam Master Corporation. CD-ROM Version 5, Copyright © 2001.

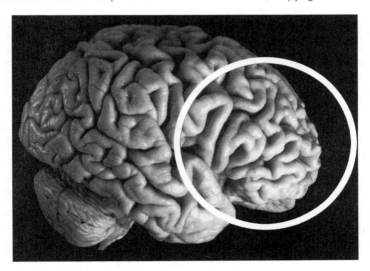

Fig. 3-2. Lobo frontal.

20. Que vem a ser troca cerebelar?

R. Na rigidez descerebrada sherringtoniana, a hipertonia depende dos motoneurônios gama, sendo portanto de caráter fusimotor-extensora; conseqüentemente, a secção das raízes dorsais lombossacras do gato descerebrado leva ao desaparecimento completo da rigidez nas patas posteriores do animal. Se

nesta preparação realizarmos a ablação do lobo anterior do cerebelo, a hipertonia extensora reaparece, porque a extirpação do cerebelo anterior deprime a atividade gama e exalta a função dos motoneurônios alfa. A esta propriedade do lobo anterior do cerebelo, de mudar o tipo de rigidez, de gama para alfa, foi denominada de "troca cerebelar". Em síntese, dois são os métodos cirúrgicos na preparação do gato descerebrado: o procedimento de Sherrington, do tipo gama, e o processo de Pollock-Davis, de natureza alfa (ou troca cerebelar, por destruição anêmica do lobo anterior do cerebelo).
Eyzaguirre C et al. Fisiologia do sistema nervoso 2ª ed. Rio de Janeiro: Guanabara Koogan, 1977. p. 226.

21. Que se entende por neuropilo?
R. Coube a Virchow a individualização, na medula espinhal e nas paredes ventriculares, de um complexo celular a que chamou de neuróglia. Posteriormente, vários investigadores, entre os quis Golgi, Weigert, Cajal e Hortega, distinguiram, neste *mélange* sincicial, três elementos celulares, a que deram os nomes de astróglia, oligodendróglia e micróglia. Com o advento da microscopia eletrônica, comprovou-se o entrelaçamento e justaposição dos prolongamentos neurogliais e neuronais, que vieram a formar o que então hoje se conhece por neuropilo.
Dumas JLR et al. L'astrocyto, Nouvelle Presse Médicale. 1972;(1)16:1091.

22. Que são e onde foram originalmente encontradas as prostaglandinas?
R. Prostaglandinas (Pg), são ácidos graxos insaturados, resultantes da oxigenação e ciclização do ácido araquidônico em diferentes tecidos e células. Estes metabólitos exercem várias funções em numerosos sistemas biológicos. A síntese das Pg se realiza por intermédio de componentes vasoativos, como angiotensina, bradicinina, e noradrenalina, as quais, por sua vez, estimulam a liberação de Pg em muitos órgãos. As Pg foram encontradas originalmente no líquido seminal, onde é alto o nível do complexo, embora sem efeitos sobre a função dos espermatozóides.
Nasjletti A et al. Inter-relações entre as Prostaglandinas e as substâncias vasoativas, Interamericana, Clínicas Médicas da América do Norte, Rio de Janeiro. 1981;65(4):883.

23. Em neurofisiologia, o que significa "condução saltatória"?
R. Condução saltatória (CS) é a condução descontínua de um impulso elétrico ao longo dos nodos de Ranvier, em vez de ao longo de toda membrana nervosa. A CS é muito rápida.

Pelo fato de os axônios mais calibrosos possuírem grande distância entre os nodos de Ranvier, a condução nervosa é muito mais rápida do que nos axônios mais finos.

Nos axônios mielinizados, os canais de sódio estão concentrados nos nodos de Ranvier e os canais de potássio encontram-se nos segmentos internodais. Se os axônios são desmielinizados (como nas doenças desmielinizantes), a condução contínua de determinado impulso ao longo do axônio torna-se particularmente lenta. Os segmentos internodais podem ser efetivamente incapazes de conduzir impulso.

USMLE Exam Master Corporation. CD-ROM Version 5, Copyright © 2001.

24. Que são células amácrinas?

R. Dispostas na camada plexiforme interna da retina, têm a função de conectar numerosas células ganglionares, através de seus dendritos. Em tais neurônios não existem axônios. Reagem elas às variações súbitas da intensidade luminosa, máxima no início e cessação do facho luminoso.

Dos Manuais de Neurofisiologia.

25. Que são sinapses hedonistas?

R. São aquelas que intermedeiam as sensações gratificantes de recompensa, prazer e contentamento. Dos diversos transmissores que encharcam o cérebro, compete à dopamina atuar como alicerce bioquímico dos fenômenos de aprazimento físico. Os neurônios prepostos a tal atividade são, em essência, células dopaminérgicas.

Sanvito WL. O cérebro e suas vertentes 2ª ed. São Paulo: Roca, 1991. p. 7-9.

26. Que é degeneração transneurônica?

R. É certo que os neurônios necessitam do transporte trófico das sinapses para se manterem íntegros e ativos. Se a maior parte das sinapses degenera, o neurônio que lhe é subordinado acaba também por fenecer. Tal é a degeneração transneurônica.

Eccles JC. O conhecimento do cérebro. São Paulo: Atheneu, 1979. p. 185.

27. Como opera a organização cibernética do SN?

R. O organismo representa máquina única no gênero, capaz de autodireção e auto-regulação, a cargo, segundo ensina a cibernética, do sistema nervoso. A operação neural se reparte em três patamares: 1º acesso da informação por um dado canal, o receptor, que capta o sinal e o transmite por via aferente aos centros nervosos; há entradas externas (sensibilidade e sensório) e internas (órgãos autonômicos); 2º elaboração das mensagens por dispositivos decodificadores, nos gânglios raquianos e coluna posterior da medula, tronco cerebral e áreas córtico-subcorticais do cérebro; 3º por fim, a resposta eferente, na medida e intensidade do influxo centrípeto. Dita resposta constitui o denominado fenômeno do retorno.

Burza JB. Cérebro, neurônio, sinapse. São Paulo: Ícone Ed., 1986. p. 102.

28. Que são receptores?

R. São formações protéicas da membrana celular, encarregadas de reconhecer neurotransmissores, hormônios e drogas. A título excepcional, identificam-se receptores no citosol, como os destinados aos esteróides e aos hormônios tireoideanos. O estímulo continuado por agonistas acaba por suprimir a resposta receptora, causando então a sua dessensibilização ou redução do número de unidades. Por outro lado, havendo diminuição do estímulo agonista, recrudesce a formação de novos receptores, a fim de manter o *status quo* da atividade celular. Alguns receptores modificam a permeabilidade do plasmalema para um ou mais íons, sendo pois ionóforos, enquanto outros têm por operação estimular ou inibir a adenilciclase.

Oliveira M *et al*. Princípios de neurociências. São Paulo: Tecnopress Ed., 1997. p. 81-85.

29. Qual a diferença sherringtoniana entre dor e demais sensações?

R. Na classificação do referido fisiologista, a dor tem sinal nociceptivo indicativo de danos nos tecidos, mas como advertência defensiva, ao passo que as outras modalidades sensitivas são de caráter gnóstico ou informativo (Fig. 3-3).

Ruch JC. Somatic Sensation. In: Ruch TC et al. Neurophysiology. Philadelphia: Saunders Co., 1961. p. 312.

30. Como opera a intoxicação pelo monóxido de carbono?

R. Através da anoxia anóxica, visto a grande afinidade do gás pela hemoglobina, cerca de 200 vezes superior à do oxigênio. É ela a mais freqüente das encefalopatias exógenas tóxicas. Na gênese do processo mórbido intervém a formação de trombos, por força da concomitante poliglobulia, aliada à degeneração lipo-hialina das paredes vasculares. O amolecimento da porção ân-

NEUROFISIOLOGIA

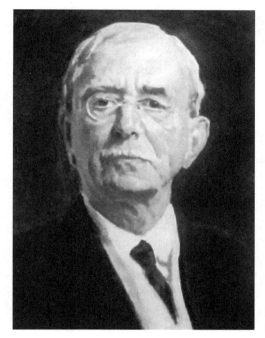

Fig. 3-3. Charles Scott Sherrington (1927). Neurofisiologista.

tero-medial do globo pálido e a necrose de Ammon são os sinais anatômicos mais conspícuos.

Osetowska E. Carbon monoxide. In: Minckler J. Pathology of the nervous system, 2th vol., McGraw-Hill, Book Comp., 1971. p. 1638-1639.

31. **Recentes evidências sugerem que a mutação de uma determinada enzima desempenha papel importante no processo degenerativo da doença de Charcot. Que enzima é esta?**

R. A esclerose lateral amiotrófica é uma doença neurodegenerativa, clinicamente caracterizada por: fraqueza progressiva, amiotrofia, miofasciculações, câimbras, hiper-reflexia, além de disfagia e disfonia. Existem evidências de que a mutação no gene da enzima superóxido desmutase tem papel importante no processo fisiopatológico desta doença. Acredita-se que esta mutação provoque quebra da estrutura tridimencional da superóxido desmutase, resultando na elevação das taxas de radicais livres superóxidos, que são muito tóxicos e lesivos à célula. Diversas reações podem gerar produtos parcialmente reduzidos e que são danosos ao meio celular. Três enzimas podem degradar estes radicais: as catalases, as superóxido desmutases, e as peroxidases.

USMLE Exam Master Corporation. CD-ROM Version 5, Copyright © 2001.

32. Enumere alguns dados anatômicos comprobatórios da dominância do hemisfério cerebral esquerdo.

R. A predominância da mão direita torna-se aparente ao fim do primeiro ano de vida. Estudos de Yakolev e Rakic comprovam que, bem antes, as fibras da pirâmide esquerda cruzam em nível mais alto do que as da direita; ademais, há mais fibras na pirâmide esquerda, de sorte que a hemimedula direita é mais volumosa do que a esquerda. No cérebro adulto, as áreas prepostas à linguagem são mais desenvolvidas no hemisfério esquerdo.

Marcus EM. Cerebral cortex: funcional function. In: Curtius BA, Jabobson ST. e Marcus EM. Saunders Comp., Philadelphia, 1972. p. 524.

33. De que modo se origina o óxido nítrico?

R. O glutamato, oriundo das vesículas do neurônio pré-sináptico, ativa diferentes receptores dos dendritos pós-sinápticos, sendo um deles o NMDA; daí resulta aumento do cálcio intracelular, o qual estimula a ácido nítrico sintetase; esta, por sua vez, atuando sobre a L-arginina, produz óxido nítrico, que por difusão alcança o neurônio pré-sináptico, acentuando ainda mais a liberação de glutamato. O óxido em causa toma parte na formação da memória, através da potenciação prolongada da atividade neuronal.

Oliveira JM. A teoria ortomolecular em Medicina clínica. Rio de Janeiro: Artzen 2000, 1995. p. 143.

34. Que vem a ser hipersensibilidade por desnervação?

R. No caso específico do sistema nervoso autonômico, se o efetor é desnervado, torna-se ele muito sensível aos agentes químicos, maximamente se a secção interessar nervos pós-ganglionares; esta é a chamada lei da desnervação, de Cannon, mas descrita em primeiro por Budge. No particular dos músculos esqueléticos, a fibrilação decorre da hipersensibilidade (por despolarização) da placa motora a diminutas quantidades de acetilcolina circulante. Admite-se, potencializando o fenômeno, a ausência das enzimas aptas a inativar o transmissor, como a acetilcolina esterase.

Ruch TC et al. Neurophysiology. Philadelphia: Saunders, 1961. p. 231-2.

35. Qual o significado das células corticais de axônio curto?

R. No córtex cerebral prevalecem os neurônios de axônio curto em todos os estratos do manto cerebral, principalmente na IV camada da área estriada e na V da área motora. Para Cajal, a predominância de elementos axonais breves é a etiqueta da delicadeza da função cerebral dos humanos, pois a transmissão sináptica requer um somatório de impulsos em condições rigorosamente estreitas, ao passo que nas vias axonais longas, como nas descendentes, mais rígidas são as circunstâncias para alcançar o limiar de estimulação.

Fulton JF. Fisiologia do sistema nervoso. Rio de Janeiro: Ed. Scientifica, 1943. p. 265.

36. Formação reticular. Como foi descoberta?

R. A substância reticular é uma bem estruturada malha de neurônios, disposta ao longo da parte central do tronco encefálico, não indo além, em termos de dimensão, do volume do nosso dedo mínimo. A ela compete ativar o córtex cerebral, de modo a mantê-lo desperto, atento e vigilante. A estimulação direta da corticalidade não é suficiente para avivar suas funções, cabendo exclusivamente à formação reticular tal capacidade. O mérito da descoberta desta essencial aptidão reticular deveu-se a H. W. Magoun e Giuseppe Moruzzi, em 1949, através da implantação de eletródios no istmo cerebral de gatos. À luz dos resultados obtidos, concluíram os citados autores que a formação reticular atua como uma espécie de sentinela, recebendo então a denominação de substância reticular ativadora. Todas as mensagens sensitivas e sensoriais articulam-se previamente com a dita formação, antes de alcançar seu destino cortical; assim estimulada, age o complexo reticular por sobre toda a corticalidade, à maneira de um *spray*, mas discriminando a área cortical destinada à recepção da mensagem. Por fim, importa acrescentar que a formação em causa interfere na regulagem das atividades motoras do corpo, tanto voluntárias como reflexas, mantendo os músculos com certo grau de tensão, tal como as cordas do violino para emitir a nota desejada.

French JD. The Reticular Formation, Scientific American. May, 1957 (Reprinted).

37. Em termos de regulação cardíaca, que são fibras aceleradoras?

R. Descritas por von Bezold, são fibras originárias no trato intermediolateral da medula torácica superior, de T1 a T5, formando aí o centro cardioacelerador; as fibras pré-ganglionares, oriundas deste centro, articulam-se com as células dos gânglios cervicais inferior, médio e superior, de onde emergem os condutores pós-ganglionares, com destino direto ao coração. Os gânglios cervical inferior e primeiro torácico amalgamam-se numa estrutura única, conhecida por gânglio estrelado. Assim se corporificam os três nervos aceleradores cardíacos, simpáticos por natureza, os do lado direito endereçados ao nódulo sinoauricular, e os esquerdos distribuídos aleatoriamente pelo citado nódulo e feixe auriculoventricular. A excitação destas estruturas aumenta a freqüência auricular e ventricular, chegando a produzir fibrilação.

Dos Manuais de Neuroanatomofisiologia.

38. Como atua a dopamina no sistema hipotálamo-hipofisário?

R. A dopamina estimula a secreção do hormônio do crescimento em pessoas normais, reduzindo-o nos acromegálicos. Dois fatores-chaves contribuem para esta aparente complexidade: a) o neurotransmissor age nos dois níveis do complexo anatômico, o hipotálamo e a glândula pituitária; b) a dopamina interfere nos dois fatores que regulam a produção do hormônio do crescimento, o fator de liberação do hormônio e a somatostatina. A função estimulatória ocorre na área hipotalâmica, enquanto o efeito inibitório depende da estimulação direta de receptores somatotrópicos dopamínicos. Em conseqüência, a apomorfina, a bromocriptina e a L-dopa determinam produção do hormônio do crescimento em indivíduos normais, inibindo dita elaboração em cultura de células da hipófise anterior. Nos pacientes acromegálicos, a dopamina e seus agonistas bloqueiam a liberação do hormônio somatotrópico.

Thorner M et al. Clinical aspects of dopamina in the regulation of human pituitary function, in the role of brain dopamine, Basic and Clinical aspects of neuroscience, vol. 3, Springer Sandoz. 1985:25.

39. Qual o efeito do pH na excitabilidade neuronal?

R. Os neurônios são muito sensíveis às variações do pH nos líquidos circundantes. Nos estados de alcalose, quando o pH sobe do seu valor normal, de 7,4, chegando a 8, por exemplo, desencadeiam-se convulsões cerebrais, por conta da elevação de excitabilidade neuronal; a hiperventilação, promovendo alcalose sangüínea, é condição suficiente para provocar ataque epiléptico. Em contraponto, a queda do pH gera acidose e estado comatoso, conforme observado na acidose diabética e urêmica.

Guyton AC. Tratado de fisiologia médica, 8ª ed. Rio de Janeiro: Guanabara Koogan, 1991. p. 433.

40. Quais as fibras nervosas de condução mais rápida?

R. São as fibras oriundas das células de Betz (Fig. 3-4), localizadas no córtex motor primário. Dotadas de grande diâmetro, transmitem mensagens com velocidade de cerca de 70 m/s. Nenhuma outra estrutura nervosa iguala em celeridade à das células betzianas, cujo número aproximado de 34.000 corresponde a 3% do total das fibras piramidais.

Guyton AC. Tratado de fisiologia médica, 8ª ed. Rio de Janeiro: Guanabara Koogan, 1991. p. 533.

41. Qual a via nervosa que possui transmissão mais lenta?

R. Considera-se que os nervos olfatórios ou neurônios de Schutz sejam as estruturas nervosas nas quais os impulsos transitam mais lentamente.

Péricles Maranhão Filho

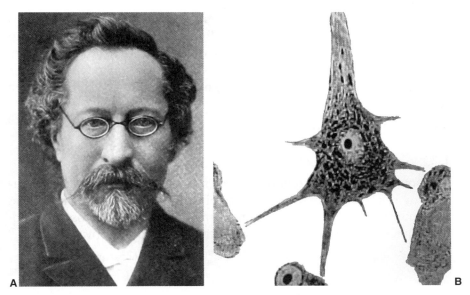

Fig. 3-4. (A) Vladimir Betz. (B) Corpo de um neurônio que leva seu nome.

42. Em que segmento neural é mais patente a inervação antagônica?

R. Assim como o pêndulo oscila entre dois extremos, da mesma forma o sistema simpático, depois de estimulado, cede a vez ao parassimpático, que se manifesta com a mesma intensidade do seu oponente. Exemplo notório pode-se observar nos órgãos hematopoéticos, nos quais a incitação simpática gera leucocitose da série mielóide, logo seguida de leucopenia parassimpática, tal como o aludido pêndulo. A inervação inversa pode ser demonstrada à cabeceira do leito, como o fizeram Eppinger e Ness ao diferenciar a vagotonia da simpaticotonia. Para Bergmann, os transtornos assinalados pelo duo germânico melhor se denominariam de estigma vegetativo.

Becher E et al. Tratado de fisiologia patológica especial. Barcelona: Ed. Labor, . 1936. p. 519.

43. Quais são os órgãos do equilíbrio corporal?

R. Através de um dispositivo neural localizado no segmento medial de ambos os ouvidos. Juntamente com o auxílio visual e a sensação muscular, dito segmento nervoso capta as alterações do equilíbrio e estimula grupos musculares, a fim de estabilizar a postura. O órgão da estática compõe-se de duas parte: o sistema otolítico, formado pelo sáculo, utrículo e canais semicirculares e seus respectivos receptores (mácula e cristas, dotadas de células sensoriais, com cílios). A estimulação do sáculo e utrículo depende da ação dos otólitos sobre os cílios e a mácula, conforme a posição da cabeça; quanto aos canais semicirculares, a sua excitação está ligada à circulação da endolinfa, gerada pelos movimentos da cabeça. Os receptores do referido sistema dão origem a filamentos que formam o nervo vestibular, a via final comum para os mecanismos do equilíbrio.

Dos Manuais de Neurootologia.

44. Que são reflexos coligados?

R. Dois ou mais reflexos são ditos coligados ou encadeados quando se reforçam ou se aliam um ao outro, por combinação simultânea. A manifestação de um suscita o aparecimento de outro, tal como os movimentos locomotores rítmicos, entretidos pelo jogo de excitações proprioceptivas.

Morim G. Physiologie du systême nerveux central. Paris: Massom Ed., 1948. p. 62.

45. Dê um exemplo de inibição recorrente.

R. As células inibidoras possuem axônio curto, como os neurônios intercalares de Renshaw, existentes na medula espinhal; recebem eles impulsos de colaterais provindos dos axônios alfamotoneurônios, projetando sua ação, em forma de retrocircuito, sobre os próprios motoneurônios alfa, principalmente os de função tônica. Desta forma, as células de Renshaw regulariam as descargas alfatônicas durante a manutenção da postura. A estricnina e a tetanoespasmina bloqueiam as células inibidoras de Renshaw, gerando um estado de hiperexcitabilidade dos alfamotoneurônios. A estricnina é qualificada como o "curare das células de Renshaw."

Bordas LB. Neurologia fundamental 2ª ed. Barcelona: Toray Ed., 1963. p. 155-156.

46. Quais os reflexos que interessam à respiração?

R. Reflexo de Hering-Breuer; dois são eles: o de insuflação ou distensão, que inibe a inspiração quando os alvéolos se esvaziam. Reflexos protetores: reflexo da tosse; reflexo respiratório superior, que fecha a glote, no caso de corpo estranho no local; reflexo da deglutição, que leva ao fechamento da glote e inibição respiratória quando o bolo alimentar passa da boca ao esôfago; reflexo de submersão à entrada de água nas vias respiratórias; do espirro; do soluço, do bocejo e do suspiro; reflexos de von Bezold-Jarish, gerados por estímulos químicos sobre a circulação coronária e pulmonar, causando hipotensão, apnéia e bradicardia; reflexo paradoxal de Head, como o suspiro, a fim de distender alvéolos colapsados.

Silveira JC.. O pulmão na prática médica 4ª ed. Epub, 2000. p. 26.

47. Quanto de sangue circula pelo cérebro a cada minuto?

R. Ordinariamente, o cálculo se baseia em 100 g de substância cerebral. Pelo método original de óxido nitroso, em adultos de idade meã, a média do fluxo sangüíneo é de 54 mL, em 100 g de tecido cerebral, por minuto, totalizando 750 a 900 mL por todo o parênquima, isto é, o correspondente a 20% do volume cardíaco num minuto. Dois são os fatores necessários à circulação sangüínea, no cérebro ou em qualquer outro órgão: 1) o gradiente de pressão arteriovenosa e a resistência cerebrovascular, aquele representado pela diferença entre a pressão arterial e a venosa, ao nível do crânio, e esta constituída pelos elementos que tendem a impedir o fluxo sangüíneo, como o calibre dos vasos, a pressão intracraniana e a viscosidade sangüínea. O nível crítico, medido pelo xenônio em diversos animais, é de 23 mL; a redução aquém de 8 a 9 mL causa infarto, sendo denominado de penumbra isquêmica o segmento cerebral com perfusão entre 23 e 9 mL de sangue por minuto; abaixo desse valor, silencia o EEG (traçado isoelétrico), o teor de K^+ extracelular aumenta, bem como o de cálcio intracelular, e por fim necrose tissular.

Zijiemsky D. Affecciones cerebrovasculares agudas. Buenos Aires: Ed. Alfa, . 1954. p. 3-40.

48. Qual a diferença operacional entre inibição pré e pós-sináptica?

R. Na inibição pré-sináptica ou axo-axônica reduz-se o *quantum* do agente excitatório, não havendo diminuição das propriedades elétricas da membrana pós-sináptica. No segundo caso, a ação inibitória atua exclusivamente na membrana pós-sináptica, que se hiperpolariza. Há boa evidência de que o transmissor pré-sináptico é o Gaba, que atua abrindo as comportas de Cl^-, tal como também o faz na inibição pós-sináptica.

Eccles JC. O Conhecimento do Cérebro. São Paulo: Atheneu, 1979. p. 98.

49. Para que serve o sistema límbico e quais suas principais relações?

R. O sistema límbico está envolvido no controle da expressão emocional, atenção, conduta sexual e memória. Consiste de diversos grupos de estruturas, incluindo a formação hipocampal, amígdala, núcleo septal, os giros do cíngulo e para-hipocamal, assim como parte do hipotálamo, tálamo e segmento medial. Estruturas límbicas possuem conexões aferentes e eferentes com outras estruturas límbicas, com áreas de associação aos hemisférios cerebrais, e a estruturas do tronco cerebral (particularmente com o hipotálamo, núcleos anterior e dorsomedial do tálamo, e a formação reticular).

Fibras dopaminérgicas, noradrenérgicas e serotoninérgicas, além de vários neuropeptídeos (endorfinas, p. ex.), influenciam o sistema límbico. Vários neuropeptídeos, sintetizados no hipotálamo e de função ainda pouco conhecida, conectam-se aos receptores celulares de diversos núcleos límbicos, especialmente aqueles próximos ao sistema ventricular.

The Organ Systems: volume Two. Berman S, Orell S. Kaplan Medical, USA. 1997. p. 169.

50. Como se efetua o fenômeno da olfação?

R. Através dos cílios das células olfativas, originárias do sistema nervoso central e distribuídas no epitélio nasal, entre as células de sustentação. A membrana dos cílios contém inumeráveis moléculas protéicas, que se salientam, a fim de se ligarem às substâncias voláteis odoríferas. A conexão química do odorante com a proteína ciliar gera uma reação em cascata e correspondente abertura de canais iônicos. Vem daí a sensação olfatória. Apenas as substâncias voláteis têm poder odorífero, desde que sejam pelo menos parcialmente hidrossolúveis e lipossolúveis, de modo a atravessarem o muco nasal e os constituintes lipídicos da membrana ciliar. Há cerca de 50 sensações olfativas primárias, havendo igualmente cegueira olfatória para certas substâncias. Além das qualidades afetivas de prazer ou desagrado, o odor possui qualidade sexual excitante em animais inferiores. Na espécie humana fala-se, não por acaso, no "odor de femina."

Guyton AC. Tratado de Fisiologia Médica, 8ª Ed. Rio de Janeiro: Guanabara Koogan, 1991. p. 515-516.

51. Quais os elementos que compõem o retardo sináptico?

R. 1. Redução da velocidade do impulso neural ao se avizinhar da região amielínica do terminal pré-sináptico; 2. o tempo empregado para a liberação do transmissor; 3. o tempo necessário para a ação do transmissor sobre a membrana pós-sináptica; 4. o tempo despendido para a resposta da membrana pós-sináptica.

Eyzaguirre C et al. Fisiologia do sistema nervoso 2ª ed. Rio de Janeiro: Guanabara Koogan, 1977. p. :29.

52. Por que o reflexo timpânico não é efetivo contra o ruído de um tiro de revólver?

R. O reflexo timpânico é elicitado por sons de tonalidade alta. Dois músculos, o tensor do tímpano e o estapédio contraem para travar os ossículos, prevenindo danos no delicado ouvido interno. Entretanto, a latência do reflexo é de apenas 40 a 160 ms; portanto, o reflexo não pode proteger o ouvido interno contra sons rápidos e intensos, como o do disparo de uma arma.

The Organ Systems: volume Two. Berman S, Orell S. Kaplan Medical, USA. 1997. p. 255.

53. Como se opera a neurotransmissão colinérgica?

R. A acetilcolina (Ach) é um éster composto por ácido acético e colina, esta última sintetizada a partir da serina. Visível ao microscópio eletrônico, as moléculas de Ach armazenam-se em vesículas no terminal axônico, rompendo-se à chegada do influxo nervoso. A liberação do éster no espaço sináptico se processa por exocitose, sendo indispensável a presença de cálcio. São inibidores da liberação os íons de magnésio, a toxina botulínica e antibióticos aminoglicosídeos (estreptomicina, neomicina, canamicina), cabendo à bungarotoxina e ao veneno da aranha viúva negra o bloqueio da exocitose. Uma vez liberada, a Ach interage com receptores específicos, muscarínicos e nicotínicos. A Ach é inativada por hidrólise pela acetilcolinesterase, dita verdadeira, presente no espaço sináptico. A acetilcolinesterase plasmática não interfere na transmissão colinérgica.

Velasco-Martin A et al. Introdução à psicofarmacologia, 1, São Paulo: Sandoz, S.A., s/d.

54. Em que consiste a teoria de His e Forel sobre sistema nervoso?

R. Na afirmação de que o sistema nervoso é composto por entes celulares individualizados e contíguos, não porém contínuos. Graças aos métodos de coloração de Camilo Golgi (Fig. 3-5), pôde Cajal comprovar a exatidão da tese dos precitados autores, acrescentando ainda o princípio da polarização dinâmica (o fluxo nervoso segue direção consistente e predizível, indo dos dendritos e do soma ao cone axonal) e da pecularidade conectiva (os neurônios não criam conexões aleatórias, mas específicas e definidas).

Oliveira JM et al. Princípios de neurociência. São Paulo: TecnoPress, 1997. p. 65.

55. Qual a essência da informação nervosa?

R. O conteúdo da mensagem neural é sempre elétrico. O que dá o tom ou a natureza intrínseca do recado é a área de recepção. Se conectarmos o nervo óptico ao córtex auditivo, ouviremos o trovão pela via óptica, assim como veremos o relâmpago pelo nervo acústico, caso este se encontre ligado ao córtex visual. O mesmo ocorre com a inervação muscular; o músculo, de vermelho passa a pálido, ou vice-versa, se mudarmos a sua dependência nervina.

Notas de aula. Álvaro de Lima Costa.

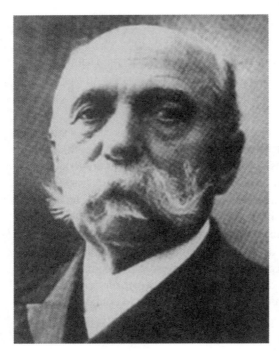
Fig. 3-5. Camilo Golgi (1843-1926).

56. Qual o mais potente modulador excitatório do SNC?

R. Sintetizado no citosol dos neurônios, a partir da glutamina, o glutamato é o mais ativo modulador excitatório, com particular ação de abertura dos receptores NMDA, ligados aos canais iônicos de cálcio, bem como aos receptores AMPA e kaínicos, envolvidos ambos nas respostas sinápticas rápidas, ao contrário do primeiro, de função excitatória lenta. Quando em concentração elevada, o glu torna-se tóxico. Graças à sua potencialização prolongada, este aminoácido desenvolve importante papel no desenvolvimento do aprendizado e na consolidação da memória de longo prazo.

Oliveira JM et al. Princípios de neurociência. São Paulo: TecnoPress, 1997. p. 91.

57. Como se comportam as células e fibras do cerebelo?

R. Todas as células de Purkinje são de caráter inibitório, tendo como agente bloqueador o ácido gama-aminobutírico ou gaba. Já as células granulares desempenham ação excitatória, à custa do neurotransmissor glutamato. Os citoelementos interneurônicos, constituídos pelas células em cesto, as estelada e as de Golgi trabalham à base de neurotransmissor inibitório, o gaba. Acredita-se que as fibras eferentes, oriundas dos núcleos cerebelares, sejam de natureza excitatória, sendo o glutamato o seu provável agente ativador. As fibras musgosas e trepadeiras servem-se do glutamato e do aspartato como meio operante. As fibras monoaminérgicas aferentes emergem do *locus ceruleus*, as noradrenérgicas, do núcleo dorsal da rafe, e as serotonínicas, do hipotálamo. O cerebelo tem baixo conteúdo de neuropeptídeos, cuja importância funcional é ignorada.

Timmann D et al. Coordenation and ataxia. In: Goetz CG, Pappert EJ. Textbook of clinical neurology. Philadelphia: Saunders Ed., 1999. p. 291.

58. Qual a função patológica dos aminoácidos excitatórios (AAE)?

R. Participam os ditos ácidos aminados de importante papel num vasto espectro de enfermidades neurológicas, por força de sua ação excitatória, quando em concentrações micromoleculares, além portanto do seu teor normal milimolar. A morte do neurônio é epílogo inarredável quando a condensação extracelular do glutamato, por exemplo, alcança níveis anormais, micromolares; o efeito excitotóxico do produto depende do influxo letal de cálcio nos receptores ativados pelos aminoácidos. Há quatro subtipos de receptores subordinados aos AAE: N-metil-D-aspartato (NMDA), o aminopropianato (AMPA), o cainato e um receptor metabotrópico, sendo o NMDA o mais sensível, porque ligado a um canal de membrana com elevada permeabilidade ao cálcio. Em muitas doenças neurológicas, a toxicidade dos AA é evidente, como na isquemia cerebral, circunstância em que se verifica dramático aumento da taxa extracelular de glutamato e paralela falência da sua recaptação. O foco e a transmissão das descargas epilépticas podem ser parcialmente mediados pelos AAE, a mercê do influxo excessivo de cálcio nos receptores glutamatérgicos. A participação dos AAE nas moléstias neurodegenerativas, como no parkinsonismo, nos huntingtonianos e alzheimerianos, bem como na esclerose lateral amiotrófica; neste amplo estoque de afecções degenerativas, os fenômenos excitotóxicos podem e devem ser considerados como os mediadores da lesão neuronal. Se tal avaliação for correta, abre-se um amplo corredor terapêutico com o emprego de antagonistas dos AAE.

Clark JM et al. Aminoácidos excitatórios nas doenças neurológicas, Year Book de Neurologia e Neurocirurgia, Biosintética, Rio de Janeiro, 1994:X-XIV.

59. Que é espasticidade?

R. A espasticidade é sintoma ou sinal que prescinde de comprovação apodíctica. Para o diagnóstico desta significativa alteração tonígena bastam, ao examinador, tirocínio profissional e apurada sensopercepção, sobretudo nos casos latentes ou subclínicos. Para quantificar o fenômeno, a bioengenharia oferece métodos poligráficos, como motorização telemétrica, bioelétrica, eletroneuromiografia integrada, eletromiofonia, goniometria mecânica e óptica, acelerometria, o reflexo H etc. São estes, porém, recursos armados, que o bom senso relega a plano secundário. O reconhecimento da Esp é substancialmente clínico, colhido *from bedside observation*. Consiste o fenômeno na resistência involuntária e suprafisiológica oferecida por músculos esqueléticos ao estiramento passivo, para logo seguida de pronta resolução da referida oposição. Mal andaria quem, na conceituação da síndrome, fosse limitar-se apenas à questão resistência-relaxamento, sem considerar outros elementos semióticos, com hiper-reflexia, diminuição da força e da dexteriedade, sinal de Babinski e, paradoxalmente, flacidez do segmento quando em repouso. A Esp constitui sinal reativo a mercê do acionamento de engrenagens mioneurais (fusos musculares, órgão tendíneo de Golgi, motoneurônios alfa e gama, células de Renshaw e formações supra-espinhais). Ainda não se consegue "adelgaçar até o último fio" a essência patogênica da síndrome espástica; seria ela a hipérbole funcional do sistema gama-um, resultante da omissão da influência supressora da via parapiramidal, associada à persistência de estímulos facilitatórios, veiculados pelo feixe vestibuloespinal; assim sensibilizado, o complexo gama ativaria os receptores do fuso, os quais, por via aferente, exaltariam os motoneurônios espinhais. Mas não é só. A ativação dos motoneurônios pode ainda ser fomentada pela sua desnervação ou pelo brotamento de colaterais oriundos das raízes posteriores. Em suma, o sistema fusimotor é o fulcro do fenômeno espástico.

Álvaro de Lima Costa

60. Qual o destino dos transmissores?

R. Os excitatórios combinam-se com os receptores pós-sinápticos, gerando despolarização localizada, através de aumento na permeabilidade dos cátions, principalmente o sódio; os inibitórios causam elevação seletiva na permeabilidade ao potássio ou cloro e correspondente hiperpolarização circunscrita. O transmissor excedente é dissipado por ação enzimática, pela recaptação nos auto-receptores pré-sinápticos, pela absorção por células gliais adjacentes ou por difusão. Os neurotransmissores peptídicos são hidrolisados por várias peptidases e eliminados por difusão. Na junção neuromuscular, o mediador deve ser removido da sinapse quase imediatamente, com a "rapidez do relâmpago", conforme a expressão de Dale. O tempo necessário para a hidrólise da Ach é menor que um milissegundo.

Lefkowitz RJ *et al*. Transmissão Neuro-humoral. In: Goodman e Gilman. As bases farmacológicas da terapêutica 8ª ed. Rio de Janeiro: Guanabara Koogan, 1991. p. 62-63.

61. Qual a característica funcional dos interneurônios?

R. Além de interferir no padrão, intensidade e duração do sinal aferente, só eles podem inverter uma mensagem facilitatória em inibitória. Esta mutação de sinais pelos interneurônios denomina-se inervação recíproca, sendo assim propriedade intrínseca e fundamental para a organização dos reflexos medulares.

Eyzaguire C et al Fisiologia do sistema nervoso. 2ª ed. Rio de Janeiro: Guanabara Koogan, 1977. p. 175.

62. Como estudar as funções das áreas do córtex cerebral?

R. Há diversas variedades de métodos, que podem ser resumidos em duas características: estimulação e ablação. Pela incitação, através de correntes elétricas ou agentes convulsivantes, como a estricnina, a penicilina, cobalto ou resfriamento local, e pelo método de ablação, fundado na ressecção da área, na coagulação ou qualquer outra operação destrutiva. No caso da estimulação, os efeitos observados relacionam-se com a função específica da área incitada, ou então à propagação da descarga a outras regiões corticais associadas, além da difusão do estímulo a centros subcorticais ou do istmo do encéfalo. Os efeitos consecutivos à ablação resumem-se à perda funcional do setor destruído, ou refletem liberação de certas zonas corticais ou outras partes do neuraxe.

Convém lembrar que a estimulação antidrômica de vias aferentes, como a do trato piramidal, permite mapear a origem cortical do dito feixe motor.

Marcus EM. Cerebral cortex: functional localization. In: Curtis BA, Jacobson S, Marcus EM. An introduction of Neurosciences. Philadelphia: Saunders Co., 1972. p. 483-485.

63. Como entender a espasticidade?

R. Compreende-se por espasticidade o progressivo obstáculo oposto pelo músculo sujeito a rápida distensão passiva, até ao ponto em que cessa a resistência, voltando o músculo ao seu tono normal. Vale dizer que a alongação muscular suscita reação contrária, após curto intermezo, graças à ativação seqüencial de duas formações anatômicas, o fuso e o aparelho tendíneo de Golgi. Uma descarga aferente fusal, sobre os alfamotoneurônios, determina potente contração muscular de um lado e efeito inibitório sobre os neurônios antagônicos. Simultaneamente, pela distensão tendínea, são interessados os receptores de Golgi, de função inibitória sobre os neurônios motores, até então ativados, daí resultando pronto relaxamento. Resistir e prontamente ceder, mediante descarga e afrouxamento fusal, e paralela ação inibitória do órgão de Golgi, eis em que se resume o sinal semiótico da espasticidade, cuja existência depende de eferências supra-segmentares. Resistir e ceder, repita-se, tal como ocorre ao abrir um canivete.

Dos Manuais de Neurofisiopatologia.

64. Qual a diferença entre neurotização e maturação?

R. A neurotização diz respeito ao crescimento do nervo, que se realiza no tempo de 1 mm/24 h; durante a regeneração restauram-se primeiro as fibras autonômicas, conforme se percebe pela coloração e textura da pele; a seguir vem a função sensitiva, e por fim a motora. A maturação consiste na recuperação das funções nervinas, conforme anteriormente referido. Logo, primeiro a reconstituição anatômica (neurotização), depois a funcional (maturação), como na ordem lógica das coisas.

Haerer AF. De Jong's The neurologic examination 5th ed. Philadelphia: J.B. Lippincott Co., 1992. p. 552.

65. Cite os principais reflexos autonômicos viscerais.

R. Entre vários, dois são os de maior importância na exploração do sistema nervoso vegetativo: o óculo-cardíaco e o solar. O primeiro serve para revelar a existência de uma condição vagotônica, e o segundo aponta para um estado simpaticotônico. O óculo-cardíaco tem, para o sistema autônomo, o mesmo valor que o reflexo rotuliano para o sistema nervoso somático. Quanto ao solar, sua presença é sempre de ordem patológica, revelando estado simpaticotônico. Ambos, portanto, são antagônicos.

Yáñez AP. Fisiopatología del sistema nervioso vegetativo. Barcelona: Salvat Ed., 1946. p. 61.

66. Como são e como se dividem as sinapses?

R. As sinapses excitatórias, como as integrantes das fibras Ia, destinam-se aos dendritos e portam vesículas esféricas, enquanto as inibitórias têm vesículas de configuração elipsóide e se reservam ao soma. Demais disso, as membranas das sinapses excitatórias são mais densas do que as suas antagônicas. Os transmissores de inibição são aminoácidos em algumas sinapses, glicina e gaba em outras. O importante na inibição é o tamanho do ionte, e não a sua propriedade química, pelo que se pode dizer que a membrana pós-sináptica inibitória age como peneira. Quanto à excitação, seus transmissores são acetilcolina, glutamato, aspartato e provavelmente outras substâncias, como as catecolaminas.

Eccles JC. O conhecimento do cérebro. São Paulo: Atheneu Ed., 1979. p. 84-87.

67. Quais as propriedades dos receptores?

R. Todo receptor (R) possui sensibilidade eletiva ao excitante adequado, além de transmitida hereditariamente. Esta receptividade conserva-se por toda a vida. Os R dispõem da capacidade de transformar a energia do excitante em processo nervoso, daí advindo-lhe o nome de transdutor; os R têm capacidade adaptativa, como, por exemplo, o fenômeno olfativo; os R se agrupam em zonas específicas, como os da retina, que se repartem em *on*-receptores à luz que se liga, e *off*-receptores à luz que se apaga, assim como os R localizados nos vasos e coração.

Burza JB. Cérebro, neurônio, sinapse. São Paulo: Ícone Ed., 1986. p. 258-260.

68. Que é e como funciona a glia?

R. Dois são os sistemas que compõem o sistema nervoso: o neurônio e a glia, esta evidenciada por Virchow, que lhe batizou com o nome de neuróglia, vocábulo oriundo do grego gluo, que significa cola ou grude. Inicialmente, acreditou-se servir a glia de mero arcabouço de sustentação das células nervosas, porém sabe-se, desde recuadas eras, que tais células possuem formas e funções específicas, conforme seu tipo anatomofuncional: os astrócitos, oligodendrócitos e a micróglia. Os primeiros possuem forma estrelada, e são dotados de abundantes prolongamentos, cujos pés se prendem às paredes capilares. Compete aos astrócitos a função básica de reparação cicatricial das lesões do parênquima neural. Além de sustentarem fisicamente os neurônios, incumbem-se eles do suprimento energético das células neurais, além de contribuírem para formação de barreira hematocerebral. Os oligodendrócitos (células com reduzido número de prolongamentos) prevalecem na substância branca encefálica, cabendo-lhes o papel de formação da mielina central. Por fim, os elementos microgliais, encarregados da remoção dos restos tissulares mortos.

Dos Manuais da Neuro-histologia.

69. Que é apoptose?

R. Termo de proveniência grega, significa a morte celular programada, tal como na comparação poética de Kerr, tal como a queda natural das pétalas da rosa ou das folhas da árvore. Três são as etapas de uma célula em apoptose: 1. condensação cromática e seu deslocamento para a periferia do núcleo, assim como condensação do citoplasma, sem danos às organelas; 2. fragmentação da célula, mantendo-se íntegro o plasmalema; 3. fagocitose por macrófagos dos estilhaços celulares. Convém lembrar que existe regulação genética no fenômeno da resposta apoptótica, sendo três os fatores que desencadeiam a morte da célula: excitoxidade pelo glutamato; estresse oxidativo; alteração na homeostase do cálcio.

Veja MG et al. Apoptose e isquemia cerebral. *Newsletter* 1999;6(1).

70. Que são e onde se localizam os pituícitos?

R. São células de natureza glial, localizadas na neuro-hipófise; têm por função proporcionar apoio às fibras nervosas terminais, oriundas dos núcleos supra-óptico e paraventricular, do hipotálamo anterior. Estas transformações formam saliências bulbosas, onde se acomodam grânulos secretores, contendo o hormônio antidiurético ou vasopressina e a ocitocina, as quais são lançadas na corrente sangüínea através da conexão neurovascular de Scharrer.

Guyton AC. Tratado de fisiologia médica, 8th ed. Rio de Janeiro: Guanabara Koogan, 1992. p. 728.

71. Resumidamente, quais as funções básicas do córtex cerebral?

R. 1. Prover a avaliação ativa do mundo circundante; 2. estabelecer o confronto entre as exigências internas do organismo e os fatores externos; 3. determinar a atividade orientada do organismo.

Mas tais atividades são também inerentes aos insetos. Então, qual a diferença? É que nos insetos a adaptação se processa em condições absolutamente estáveis, enquanto nos humanos há fina adaptação vantajosa às condições permanentemente mutáveis do mundo externo, graças naturalmente ao córtex cerebral.

Burza JB. Cérebro, neurônio, sinapse. São Paulo: Ícone Ed., 1986. p. 127.

72. Que é *spasmus nutans*?

R. Refere-se o nome a nistagmo pendular de alta freqüência, próprio a crianças de baixa idade (seis meses). Os movimentos oculares podem ser verticais, horizontais ou rotatórios, associados a movimentos cefálicos independentes do nistagmo. A existência do fenômeno parece ligada à carência da iluminação ambiental.

Barbosa ER. Nistagmo. In: Canelas HM et al. Fisiopatologia do sistema nervoso. São Paulo: Sarvier, 1983. p. 249.

73. Em que consiste a lei de Dale?

R. Quando a fibra nervosa se ramifica em dois ou mais elementos, os seus terminais liberam a mesma substância transmissora.

Dos Manuais de Neurofisiologia.

74. Qual a função das sinapses?

R. As axodendríticas relacionam-se a potenciais pós-sinápticos excitatórios e as axossomáticas a potenciais inibitórios. Enquanto a condução axonal é rápida e bidirecional, a sináptica é lenta e unidirecional.

Dos Manuais de Neurofisiologia.

75. Quando a sensibilidade é informativa ou protetora?

R. Na classificação sherringtoniana da sensibilidade, a dor é dita nociceptiva (de *nocens – entis*) ou prejudicial, atuando com finalidade de proteção ou socorro, enquanto outras modalidades sensitivas são de natureza primariamente gnóstica ou informativa.

Ruch TC *et al*. Neurophysiology. Philadelphia: Saunders Co., 1961. p. 312.

76. Em que células ocorre o fenômeno da pinocitose no tecido nervoso?

R. Coube a Lewis W. H. a primeira descrição do princípio da pinocitose, palavra que significa ingerir líquidos através da membrana celular. Esta atividade no tecido nervoso fica a cargo dos astrócitos, dos oligócitos e da micróglia, conforme observado *in vitro*. O transporte de material do sangue para os neurônios, através das células gliais, envolve a pinocitose de água e outros solutos, de sorte que a glia é de capital importância na manutenção do metabolismo neuronal. Por fim, merece ser lembrado que o edema cerebral se limita à glia, por conta da pinocitose e da existência de espaço intercelular no cérebro.

Schadé JP *et al*. Basic neurology. Amsterdam: Elsevier Co., 1967. p. 118.

77. Quantas excitações recebe um neurônio?

R. Há células neurais que recebem cinco a sete mil estímulos. Neurônios da formação reticular têm até 30 mil sinapses. Curioso bastante é que estas mais de mil informações redundam apenas numa única resposta axonal.

Burza JB. Cérebro, neurônio, sinapse. São Paulo: Ícone Ed., 1986. p. 335.

78. Que se entende por depressão alastrante (DA)?

R. Em tese, o substantivo depressão, na taxonomia psiquiátrica, tem direitos de cidadania, pois bem antes de Aristides Leão (Fig. 3-6) o termo existia para definir os estados deliróides de ruína, prejuízo e culpabilidade; melhor seria, no caso da enxaqueca, falar em extinção, supressão ou inibição. Nada obs-

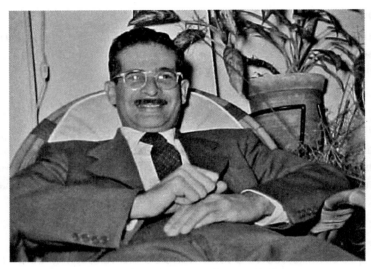

Fig. 3-6. Aristides Azevedo Pacheco Leão (1914-1993).

tante, a expressão DA está catalogada e consagrada nos fastos das migrâneas, não cabendo mais extirpá-la.

Conforme observou Leão, a estimulação elétrica, mecânica ou química do córtex cerebral determina progressiva redução da atividade cortical espontânea, numa evolução de 2 a 3 mm por minuto, persistindo por cerca de 2 a 6 minutos. Demais disso, verifica-se decréscimo da excitabilidade cortical, dilatação vascular e aumento da resistência cortical elétrica.

Atualmente, admite-se que a DA provoca a expressão do pró-oncogene C-fos na corticalidade e no segmento caudal do núcleo do trigêmeo, havendo assim nexo entre a DA e a ativação trigêmeo-vascular. Estudos empreendidos por Maranhão Filho, em retina de pintos, demonstraram que o sumatriptano e a piperazina impedem a DA retiniana. Daí ao tratamento da enxaqueca, um passo...

Maranhão-Filho PA. Sumatriptano na depressão alastrante retiniana, Tese de Doutorado. Cefaléias 1998;1(1):14-15.

79. Qual outro fluido é idêntico ao líquido cefalorraquidiano?

R. As rampas vestibular e timpânica do caracol auditivo comunicam-se com o espaço subaracnóide através de um orifício, patente sobretudo em crianças. Através dele a perilinfa e o liquor se misturam, sendo ambos, na verdade, o mesmo líquido.

Dos Manuais de Anatomia.

80. Secretar ou segregar?

R. Para Mário Barreto, secretar é verbo irracional e bárbaro: "O pâncreas secreta insulina". Em boa língua pátria, e de acordo com a fisiologia, o órgão em tela segrega insulina. Segregar é o verbo correto.

Barreto M. Fatos da Língua Portuguesa, Inst. Nacional do Livro, Presença, Rio de Janeiro, 1982. p. 188.

81. Como explicar o fenômeno lactacional?

R. A estimulação do mamilo pela sucção determina liberação de prolactina através de via neurogênica destinada ao hipotálamo. Existem evidências de que catecolaminas e serotoninas participam tanto na liberação de prolactina quanto da inibição cíclica da secreção de gonadotropina. Altos índices de prolactina afetam a função láctea ao inibirem a esteroidogênese e ou modularem o efeito do HL sobre a função ovariana. Produção limitada de esteróides ovarianos resulta num útero quiescente. O arco reflexo da mama ao cérebro não é conhecido. Enquanto a prolactina dá início e mantém a lactação, a ocitocina regula o esvaziamento glandular por meio do reflexo de ejeção do leite.

Tyson JE. Mecanismo da lactação puerperal. Clínicas Médicas da América do Norte, Ed. Americana Ltda., 1977. p. 152.

82. Existe saliva simpática?

R. Tanto o sistema nervoso simpático quanto o parassimpático atuam estimulando a produção de saliva. O sistema simpático produz moderada quantidade de saliva espessa, enquanto o sistema nervoso parassimpático produz copiosa quantidade de saliva mais fluida e adequada para a digestão. Neste aspecto (salivação), um sistema não se opõe ao outro, ambos são excitatórios.

USMLE Exam Master Corporation. CD-ROM Version 5, Copyright © 2001.

83. Qual o circuito de Papez?

R. O circuito é o seguinte: impulsos originados no hipocampo (corno de Ammon) são transmitidos aos corpos mamilares via fórnice; dos corpos mamilares o trato mamilotalâmico (feixe de Vicq-D'azyr) transmite os impulsos para os núcleos talâmicos anteriores; daí as radiações talamocinguladas projetam os impulsos ao giro do cíngulo, um feixe subcortical de fibras de associação parcialmente contorna o corpo caloso, carreando os impulsos de volta para o córtex do hipocampo, fechando assim o circuito neuronal.

Marshall LH, Magoun HW. Discoveries in the human brain. Totowa: Humana Press, 1998.

84. Para que serve o epitálamo?

R. O epitálamo é a parte do diencéfalo localizada na região da comissura posterior. Consiste na glândula pineal e no núcleo habenular. A glândula pineal – de função ainda não totalmente compreendida – está envolvida na produção de melatonina, serotonina e colecistocinina. O corpo pineal, como também é conhecido, contém pinealócitos e células gliais e está envolvido no crescimento e na regulação do ritmo circadiano.

O núcleo habenular, também com suas funções não totalmente compreendidas, estagia informações oriundas do sistema límbico para o tronco cerebral. Sua principal via aferente é a estria medular talâmica, enquanto sua principal via eferente é o fascículo retroflexo, que se projeta ao núcleo interpeduncular.

The Organ Systems: volume Two. Berman S, Orell S. Kaplan Medical, USA. 1997. p. 167.

85. Tem a progesterona alguma ação sobre o cérebro?

R. Certamente. Há evidência bioquímica, neurofisiológica e corportamental da ingerência do hormônio sobre o tecido cerebral. Exemplificando: 1. em altas doses, provoca anestesia geral; e sedação em posologia moderada; 2. eleva o limiar de contra-ataques convulsivos; 3. facilita sob vários aspectos a conduta reprodutora. A redução do teor de progesterona ao término do ciclo menstrual e da gravidez, com paralela redução do seu nível no cérebro, suscita distúrbios psíquicos, como depressão e psicose. As reações psicóticas pós-parto chegam a constituir delicado problema psiquiátrico.

Hamburg DA. Effects of Progesterone on behavior, in Endocrines and the Central Nervous System. Proceedings of the Association, Williams & Wilkins, 1966. p. 260.

86. Cite uma estrutura em que os sistemas simpático e parassimpático atuam estimulando, porém gerando respostas opostas?

R. Na pupila. Em decorrência da inervação de músculos antagônicos (esfíncter pupilar, inervado pelo sistema parassimpático, e musculatura radiada, inervada pelo sistema simpático). Ambos sistemas excitam os efetores a contrair, mas fomentam respostas opostas. O primeiro promovendo miose e o segundo midríase.

The Organ Systems: volume Two. Berman S, Orell S. Kaplan Medical, USA. 1997. p. 244.

NEUROFISIOLOGIA

87. Qual o resultado da estimulação cortical?

R. Depende do estado anterior do ponto estimulado. Conforme demonstrado por Sherrington, a excitação da mesma área motora não resulta sempre na mesma resposta, pois esta pode ser aumentada, diminuída ou extinta, se porventura houver excitação prévia da zona em questão, ou de outras a ela conectadas. Esta instabilidade de áreas corticais subordina-se a processo de facilitação ou supressão da região incitada ou então de pontos distantes a ela relacionados.

Morin G. Physiologie du Système Nerveux Central, Masson, Paris, 1948. p. 158.

88. Pense bem, você consegue sentir o gosto de uma maçã enquanto cheira a manga?

R. Muito da percepção do paladar é na verdade interpretado através do sentido da olfação. A grande variedade de sabores pode ser percebida por meio de somente quatro tipos de botões gustativos, mas se o acesso aos receptores olfatórios estiver bloqueado, a avaliação do sabor fica limitada. Por outro lado, odores fortes influenciam na interpretação do paladar. Assim sendo, é difícil sentir o gosto da maçã se estiver cheirando uma manga.

The Organ Systems: volume Two. Berman S, Orell S. Kaplan Medical, USA. 1997. p. 255.

89. Objetivamente, quais as funções dos núcleos hipotalâmicos?

R. O hipotálamo é uma estrutura complexa e composta por diversos núcleos, que formam o teto e as paredes ventrolaterais do III ventrículo. Objetivamente, estes núcleos são responsáveis por:

O núcleo supraquiasmático é o principal coordenador dos ritmos circadianos, como, por exemplo, o ciclo do sono e vigília, a temperatura do corpo, o ritmo e a secreção de ACTH e de melanina.

O núcleo óptico acessório está envolvido nos movimentos oculares.

O núcleo pré-tectal está comprometido com o reflexo pupilar à luz e com movimentos oculares.

O núcleo arcuado é uma área integrativa de liberação de prolactina e hormônio de crescimento.

Os núcleos supra-óptico e paraventricular são responsáveis pela produção dos neuropeptídeos ocitocina e vasopressina.

USMLE Exam Master Corporation. CD-ROM Version 5. 2001.

90. Que é transporte axoplásmico?

R. A condução de material nutriente de um ponto a outro do neurônio, principalmente ao longo do axoplasma, foi comprovada utilizando-se material radioativo. Atualmente, sabe-se que grande número de substâncias e organelas, sintetizadas no citosol, viaja pelo cilindroeixo até a sua extremidade distal, graças ao chamado fluxo ou transporte axoplásmico, o qual conduz também produtos necessários à manutenção morfológica, bioquímica e funcional das células pós-sinápticas; donde se conclui que o citado fluxo tem influência trófica sobre os seus elementos celulares vizinhos. A velocidade do processo axoplásmico varia de 400 mm/dia a 1 mm/dia, sendo o termo "fluxo" usado para condução de baixa velocidade, e "transporte" para o mais rápido. Este ou aquele desenvolvem circuito bidirecional, circulando da célula à sua extremidade, ou desta ao corpo celular (anterógrado e retrógrado, respectivamente). Convém notar que o mecanismo do trânsito axônico independe dos fenômenos elétricos que ocorrem ao nível das membranas.

Oliveira AC. Transmissão neurocelular. In: Canelas HM *et al.* Fisiopatologia do sistema nervoso. São Paulo: Sarvier, 1983. p. 40-42.

91. Que são neurônios simpáticos colinérgicos?

R. A maioria dos neurônios simpáticos pós-ganglionares secreta noradrenalina, sendo reconhecidos como fibras nervosas adrenérgicas.

Exceção se faz para os chamados neurônios simpáticos colinérgicos, que inervam as glândulas sudoríparas e as que mediam a dilatação dos vasos sangüíneos nos músculos esqueléticos. A medula supra-renal libera tanto adrenalina quanto noradrenalina.

The Organ Systems: volume Two. Berman S, Orell S. Kaplan Medical, USA. 1997. p. 329.

92. Quais os β-bloqueadores adrenérgicos que possuem maior e menor tempo de ação?

R. Os β-bloqueadores adrenérgicos variam quanto a sua biodisponibilidade, solubilidade lipídica e duração de ação. O propranolol, por exemplo, possui baixa biodisponibilidade devido a sua primeira passagem metabólica. Outros agentes, como o pindolol, possuem grande biodisponibilidade oral. Drogas como o atenolol e nadolol, com baixa solubilidade lipídica, apresentam menos efeitos colaterais direcionados ao SNC. O nadolol é o β-bloqueador adrenérgico com maior tempo de ação (meia-vida acima de 24 h). O esmolol é o de menor tempo de ação, com meia-vida de apenas 10 minutos.

Nota: Os β-bloqueadores têm seus nomes terminados em "olol", exceto o labetalol que também é um bloqueador α1.

The Organ Systems: volume Two. Berman S, Orell S. Kaplan Medical, USA. 1997. p. 352.

93. Quais os fatores físicos efetivos para que um determinado estímulo seja percebido pelos neurônios olfativos?

R. 1. Solubilidade lipídica, para ultrapassar a membrana do ciliar; 2. solubilidade hídrica, para possibilitar a passagem pelo muco e atingir as células olfatórias; 3. volatilidade para ser inalado; 4. boa concentração para produzir um estímulo efetivo; 5. intensidade para ser "farejado" (aspirado, inalado).

USMLE Exam Master Corporation. CD-ROM Version 5. 2001.

Álvaro de Lima Costa

94. Qual a função do trato retino-hipotalâmico?

R. Dito trato, como o próprio nome diz, origina-se na retina e termina no núcleo supraquiasmático hipotalâmico. Esta via é importante na regulação de certos ciclos biológicos, como, por exemplo, os períodos de claro-escuro do ritmo circadiano.

The Organ Systems: volume Two. Berman S, Orell S. Kaplan Medical, USA. 1997. p. 387.

95. Qual o fator necessário à emissão de acetilcolina?

R. O elemento-chave para a extrusão de Ach pelas vesículas consiste na entrada de cálcio no terminal pré-sináptico. A liberação quântica de Ach é proporcional a quatro vezes o teor de íons cálcicos; só nestas condições rompe-se a vesícula, liberando o aminoácido; mesmo assim, há necessidade de um excesso do íon, em torno de dez mil vezes mais cálcio.

John CE. O conhecimento do cérebro. São Paulo: Atheneu, 1979. p. 58.

96. Que se compreende por receptor celular?

R. São moléculas específicas ou complexos moleculares destinados a iniciar, acelerar, retardar ou terminar processos celulares, mediante a percepção de estímulos sinalizadores. Do ponto de vista funcional, o receptor possui um sítio de reconhecimento, apto a registrar sinais bioquímicos, um sistema transdutor, reservado à transferência da sinalização captada, e por fim um organismo efetor ou de disparo, correspondente à resposta da célula. Todos os receptores são formações protéicas, localizadas de preferência na linha de frente do corpo celular, isto é, na membrana citoplásmica. Há, por igual, receptores intracelulares, específicos para certas substâncias, como para os hormônios esteróides. As estruturas receptivas do tipo poroiônico dão resposta imediata e rapidamente reversível (abertura do poro para o Na$^+$, por exemplo), enquanto as organelas ligadas ao segundo mensageiro produzem reação lenta, porém ampliada. Interessante observar o caráter plástico do sistema receptor, que se adapta fisiologicamente conforme as circunstâncias, aumentando ou não sua concentração, de acordo com o teor do agente estimulador (baixo ou elevado, respectivamente).

The Essencial Brain, Merck., s/d.:108-1117.

97. De onde provém a sensação de sede?

R. O ubi da sede é a faringe, onde se concentram os receptores neurais apropriados ao registro do fenômeno da sequidão. A secura da mucosa faringeana representa o epicentro da sensação, condicionada pela quebra do equilíbrio aquoso do organismo. Baixando o teor de água aquém de determinado nível, deprime-se a sensação salivar, gerando assim a percepção de avidez na mucosa faríngea. Há quem opine seja o fenômeno sequioso provocado pela variação da composição do sangue, por conta da pressão osmótica, cuja elevação estimula aferentes nervosos ou atua nas estruturas centrais do sistema nervoso. Para alguns autores, a redução de eletrólitos extracelulares (cloreto de sódio), sem remoção da água, leva o animal ao estado de anhidremia, sem correspondente sensação de sede.

Best CH et al. As bases fisiológicas da prática médica, vol. I. Casa do livro Ltda. 1942. p. 920.

98. Que se compreende por cibernética?

R. A capacidade do organismo ou da máquina de prover a sua autodireção e auto-regulação. Na espécie humana, tal função está a cargo do sistema nervoso, segundo três escalões: 1. entrada de informação por um canal até o seu término, o receptor; este representa um instrumento codificador, que capta a informação e a transforma em sinal ou impulso nervoso; o canal em questão é o nervo aferente (há entradas externas ou nervos somáticos, e entradas internas ou nervos autonômicos); 2. o segundo escalão realiza a decodificação do sinal por intermédio de neurônios, escalonados em vários segmentos do aparelho neural; 3. atua o terceiro escalão pela transmissão de mensagens eferentes, através de canais centrífugos, até o órgão efetor, representado pelos músculos esqueléticos, músculos lisos e glândulas.

Burza JB. Cérebro, neurônio e sinapse. São Paulo: Ícone, 1986. p. 102-103.

99. Em que consiste a formação reticular?

R. Para o neuropsicólogo soviético Luria, o cérebro é um sistema dinâmico desdobrado em três blocos integrados, dos quais o primeiro se destina à manutenção do tono cortical, o segundo ao recebimento e elaboração das informações que lhe chegam, e o terceiro, finalmente, ao comportamento do indivíduo. Em síntese, para Luria dispomos de três cérebros, a saber: o tonígeno, o receptivo e o executivo.

O funcionamento do bloco tonígeno, isto é, do estado de vigília e atenção orientada depende de complexa formação disposta ao longo do teto do tronco cerebral, designada por substância reticular, à qual compete o estado de vigília e atenção da corticalidade cerebral, com participação importante do lobo límbico (fenômenos afetivos e autonômicos).

A formação reticular é composta por neurônios de diversos tamanhos e formatos, ora em conglomerados, formando núcleos, ora dispersos, em meio a um denso sistema de fibras aferentes, eferentes e as chamadas fibras de passagem.

Finalizando, o sistema reticular exerce efeitos sobre estruturas espinhais e encefálicas, inclusive hipotalâmicas e telencefálicas, controlando estados de consciência, motilidade somática, fenômenos autonômicos e endócrinos.

Juarez RA. Formação reticular: estrutura e função. In: H Martins Canelas et al. Fisiopatologia do sistema nervoso. São Paulo: Sarvier, 1983. p. 255-278.

Semiologia

1. Como definir o exame neurológico?

R. O exame neurológico é a extensão natural do *méthode anatomo-clinique* idealizado por Charcot. É a interface entre a queixa subjetiva do paciente e a neuroanatomia. A semiótica neurológica auxilia identificar sinais clínicos relacionados com lesões neuropatológicas específicas.

Goetz CG. Rubbing shoulders with the toe tickers: Babinski, Chaddock, and their signs. Syllabi-On-CD-Rom. AAN. 53rd Annual Meeting. Philadelphia, May 2001.

2. Como interpretar os sintomas e sinais neurológicos?

R. Este é o primeiro passo para o diagnóstico, devendo ter-se em vista a capacidade do SN em adaptar-se às novas condições impostas pela enfermidade; a tal disposição damos o nome de plasticidade. As manifestações neurológicas são divididas singelamente em negativas, resultantes da perda ou insuficiência de uma dada função, e positivas, decorrentes do excesso de atividade funcional de estruturas até então inibidas; pode, outrossim, haver reorganização da função por outras partes afins, não afetadas pela lesão. Entre os sintomas e sinais positivos, alguns são devidos a lesões irritativas ou excitantes da atividade nervosa, como a dor e a convulsão.

Ordinariamente, as lesões do SN se dividem em focais, difusas, disseminadas e sistematizadas, como, respectivamente, a área isquêmica, o tumor infiltrante, os múltiplos focos (esclerose múltipla, p. ex.) e os processos restritos a certos sistemas funcionais de células ou fibras nervosas. Conforme a origem, serão as lesões repartidas em congênitas, genéticas ou adquiridas, às vezes sem fronteiras entre umas e outras.

Homes G. Introduccion a la neurologia clínica. Madrid: Ed. Alhambra, s/d. p. 9-12.

3. Como se chega ao diagnóstico médico?

R. Das várias etapas para se alcançar o diagnóstico, fiquemos apenas com algumas, pois o assunto é longo e o tempo breve. O segredo do êxito não está todo na aquisição de um grande saber, nem tampouco no conhecimento de grande número de enfermos; o essencial consiste em aplicar as noções adquiridas a cada caso particular (Algusto Murri). O fio do diagnóstico está em procurar os fenômenos que precedem e acompanham a evolução do mal, as alterações anatômicas das estruturas orgânicas, a evolução dos sintomas e sinais, sua duração e o estado atual. É fundamental o subsídio da anatomia patológica, bem como os métodos atuais de fotografar os órgãos e descriminar suas funções. A vastidão da patologia explica o porquê das especialidades, mas não se deve ficar enclausurado numa delas, pois é irracional o conhecimento exclusivo de um ramo nosológico. Dia a dia expande-se a medicina e seus recursos auxiliares. Deve o neurologista possuir amplo conhecimento da medicina geral, a fim de compreender e admirar o funcionamento do sistema nervoso e suas relações harmônicas e patológicas com o restante do organismo humano. O diagnóstico neural exige etapas: topográfico, fisiológico ou funcional, patológico, etiológico, diferencial e, por fim, o prognóstico, cumprindo ao técnico considerar as manifestações em positivas, negativas, de compensação e irritativas, bem como se adquiridas, congênitas, permanentes, intermitentes ou evolutivas.

Álvaro de Lima Costa e dos Manuais.

4. Na semiologia dos nervos, qual o exame habitualmente negligenciado?

R. A ectoscopia e palpação dos nervos periféricos acessíveis, a despeito de se encontrarem à flor da pele, em parte do seu trajeto. O nervo ulnar, por exemplo, é francamente abordável na goteira epitrócleo-olecraniana, estando o antebraço fletido a 90°. A prospecção torna-se mais fácil quando o condutor se encontra hipertrofiado. O mediano, apesar de mais calibroso, escapa à palpação; havendo, entretanto, hipertrofia, o seu relevo pode ser observado, pela extensão forçada do antebraço, ao lado da artéria umeral. Com respeito aos membros inferiores, o fibular deve ser palpado quando contorna a cabeça do perôneo. No pescoço, sobressai o nervo auricular, patente pela rotação da cabeça para o lado oposto. Além da avaliação do calibre do nervo, impõe-se considerar igualmente sua sensibilidade à pressão.

Thévenard A *et al*. Nerfs Péripheriques, Enc. Méd-Chirurg. (Paris), 1977;5:1-6.

Nota: O nervo radial é abordável na face lateral do braço, na altura do seu terço médio, quando então cruza o sulco de torção do úmero; o membro deve estar em flexão de 90°, com relaxamento completo dos músculos do ombro e do braço. Quanto ao mediano, melhor será a palpação profunda na face anterior do punho, entre os tendões do grande e pequeno palmar. O tibial pode ser pesquisado na região retromaleolar medial, estando relaxados os músculos da região.

Álvaro de Lima Costa

5. Qual o teste de Dix-Hallpike?

R. Manobra idealizada por Charles Skinner Hallpike (Fig. 4-1) e sua assistente Margareth Dix, e publicada em 1952, é excelente recurso semiotécnico para a verificação de disfunção vestibular secundária à presença de otocônias (fragmentos de otólitos) no canal semicircular posterior. A partir da posição sentada, gira-se a cabeça do paciente cerca de 30° no sentido do labirinto a ser investigado e coloca-se o mesmo em decúbito dorsal, deixando a cabeça estendida e suspensa cerca de 10° abaixo do nível da mesa de exame. Após curto período de latência, cerca de 10 a 15 segundos, observa-se nistagmo vertical e oscilatório (no sentido do chão), com duração de 30 segundos. Nesta fase, o paciente apresenta os mesmos sintomas de suas queixas, quais

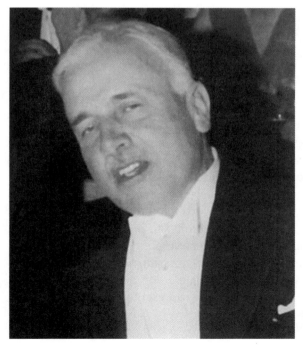

Fig. 4-1. Charles Skinner Hallpike.

sejam, vertigens e náuseas. O final da prova constitui-se em retorná-lo à posição inicial, de sentado.

Péricles Maranhão Filho

6. Na vertigem posicional paroxística benigna, qual a "manobra do churrasco"?

R. Pacientes com otocônias – fragmentos de otólitos – no interior do canal semicircular anterior, podem obter melhora dos sintomas vertiginosos com a "manobra do churrasco", qual seja, em decúbito supino, realizar a rotação em 360° do corpo sobre seu maior eixo, no sentido do labirinto comprometido.

Froehling DA et al. The canalith repositioning procedure for treatment of benign paroxysmal positional vertigo: a randomized controlled trial. Mayo Clin Proc 2000;75:695-700.

7. No *fundus oculis*, qual o sinal da gravata borboleta?

R. Atrofia óptica é sinal tardio de compressão quiasmática secundária a um tumor pituitário. O fenômeno da gravata borboleta reflete a atrofia óptica, que pode ser observada em compressões crônicas do quiasma. Consiste o sinal num disco óptico que expressa atrofia das margens nasal e temporal, com relativa preservação das porções superior e inferior da papila.

Anderson JR et al. Neurology of the pituitary gland. *J Neurol Neurosurg Psychiatry* 1999;66:703-721.

8. Como se apresenta a marcha na estenose de canal lombar?

R. A degeneração osteoarticular do canal ósseo vertebral lombar, promovendo o estreitamento da passagem medular e radicular, pode gerar uma típica alteração na dinâmica da marcha, a qual se denomina de claudicação medular intermitente – para diferenciar da claudicação vascular. Em decorrência das dores na região lombar, que podem ou não adquirir caráter ciatálgico, os pacientes, habitualmente idosos, são obrigados a interromper o caminhar de tempos em tempos. Aprendem que a anteroflexão do tórax e do abdome, apoiando as mãos nos joelhos – como que para "abrir" o canal vertebral estreitado pela doença – melhora os sintomas, e assim, nesta posição, permanecem, quando parados. Alguns afirmam que a dor, que os obriga a interromper o caminhar de tempos em tempos, apresenta cortejo ascendente pelos membros inferiores.

Péricles Maranhão Filho

9. Como classificar as plegias?

R. **Monoplegia:** paralisia de um dos membros apendiculares.
Hemiplegia: paralisia de um dimídio corpóreo.
Hemiplegia alterna: paralisia de um ou mais nervos cranianos associada à hemiplegia contralateral.
Hemiplegia cruzada: paralisia concomitante de um dos membros superiores e de outro inferior contralateral.
Diplegia: paralisia de segmentos simétricos, podendo afetar a face, os membros superiores ou os membros inferiores.
Paraplegia: convencionou-se que tal expressão seria utilizada para denominar a paralisia de ambos os membros inferiores; porém, etimologicamente, não seria incorreto utilizar tal expressão referindo-se a paralisia de outros segmentos paralelos, como, por exemplo, os membros superiores ou a face.
Tetraplegia: paralisia dos membros superiores e dos membros inferiores.

Plegia, do grego: *Plesein*; golpear.
Paralisia, do grego: *Paralysis*; fraqueza.

Péricles Maranhão Filho

10. A que se deve a espasticidade na síndrome piramidal?

R. A espasticidade não se deve propriamente a uma lesão das fibras piramidais que intervêm com os movimentos voluntários (grossas fibras que emanam dos neurônios de Betz da área 4), e sim a lesão de outras fibras, que se situam junto ao trato piramidal (fibras parapiramidais), originadas provavelmente, em diversas áreas supressoras, como a área 4s, por exemplo. Não foi por acaso que Monrad-Krohn, como desabafo, afirmou: "realmente é muito complicado o problema do tono muscular".

Monrad-Krohn. Exploración clínica del sistema nervioso. 3a. ed. Barcelona: Labor, 1967. p. 121.

11. Como definir ataxia?

R. Taxia significa coordenação. Ataxia (do grego; desordem), incoordenação ou perda na acurácia do movimento, desde que não seja devido a fraqueza muscular; tono anormal ou movimento involuntário.

Segundo Álvaro, ataxia é termo que se aplica a muita coisa, como febre atáxica, ataxia mental, financeira etc. Não se trata de palavra exclusiva, com respeito a movimento. Seu oposto seria taxia, porém não existe esta palavra no idioma português, mas qualquer um de nós pode adotá-la (neologismo). Existe taxiar, mas isto é com avião...

Péricles Maranhão Filho

12. Qual a melhor técnica para a prova dedo-nariz?

R. De acordo com André-Thomas, a prova dedo-orelha é muito mais demonstrativa quando realizada com o paciente em decúbito supino, já que põe em jogo um mecanismo mais complexo: o braço levanta-se, o antebraço flexiona-se, e, no momento em que a flexão do antebraço alcança um ângulo reto, ocorre a precipitação, pelo efeito da gravidade, caso o movimento não seja contido pela intervenção antagonista do músculo tríceps, o qual deve intervir para regular a rapidez e regularizar o deslocamento. No cerebelar, a modificação não se apresenta no seu devido tempo. O antebraço cai com peso excessivo e por ação do cérebro é conduzido ao seu objetivo. Desfeita a ação harmoniosa entre o cérebro e o cerebelo (entre o agente dinâmico e o regulador), torna-se clara a incompetência do cérebro em atuar isoladamente como agente regulador.

Bordas BL. Neurologia fundamental. 2ª ed. Barcelona: Ed. Toray, 1968.

13. Reflexões a respeito dos reflexos.

R. Dorland, em 1941, enumerou aproximadamente 250 reflexos, e quantidade um pouco maior de "sinais", sendo que, destes, 76 novos reflexos patológicos haviam sido descritos no período de 1918 a 1935. Vários autores atribuem a descoberta do mesmo reflexo a diferentes pessoas e assim o denominam. Um único reflexo pode ser qualificado de acordo com o local de elicitação, o músculo envolvido, o movimento resultante, a articulação que atua ou ao nervo interessado etc. Alguns reflexos são chamados erroneamente de sinais ou fenômenos; alguns são denominados pelo próprio nome somente, ocasionalmente com um número ligado (Bechterew 2, p. ex.). Muitos reflexos foram "redescobertos" por um autor após outro, freqüentemente num intervalo de décadas. Estes autores, ansiosos para relacionar seu próprio nome a um novo reflexo, negligenciavam completamente os trabalhos de seus predecessores. Atualmente, não há necessidade da descrição de mais reflexos ou variações na técnica de sua obtenção. O que atualmente se necessita é de simplificação, síntese e correlação dos muitos reflexos já existentes.

Wartenberg R. The Examination of Reflexes The Year Book Publishers. Chicago. 1946.

14. Qual o "sinal de Babinski de Hachinski"?

R. É o sinal da extensão do polegar descrito por Vladmir Hachinski em 1992. Ao estender os braços, com as palmas voltadas uma para outra, o polegar se estende no lado em que houver envolvimento do trato corticoespinal. Hachinski considerou ter este sinal significado similar ao sinal de Babinski!

Hachinski V. The Upgoing Thumb Sign. *Arch Neurol* 1992;49:349 (Letter).

15. Qual é a "inversão do reflexo radial"?

R. Encontramos a "inversão do reflexo radial" nos casos de comprometimento da via piramidal, com hiperatividade reflexa, ou nos casos de lesões envolvendo o quinto segmento cervical. Na pesquisa do reflexo braquiorradial, ocorre a contração dos flexores da mão e dedos, sem que haja flexão e supinação do antebraço.

Wartenberg R. The Examination of Reflexes The Year Book Publishers. Chicago. 1946.

16. Que é sinal de Babinski espúrio?

R. O adjetivo em causa tem significado de coisa adulterada, enganosa ou fraudulenta. O autêntico sinal de Babinski, indicativo de lesão orgânica da via piramidal, exterioriza-se pela lenta flexão dorsal do polegar do pé, com ou sem afastamento em leque dos dedos restantes. Todavia, nas lesões transversas da medula, ao nível de S2, com paralisia flácida dos flexores plantares e pododáctilos, observa-se pela estimulação plantar resposta paradoxa de flexão dorsal do dedo gordo, o que vem a ser o sinal de Babinski periférico ou espúrio, resultante da contração de músculos dorsais, já que paralisados e flácidos estão os plantares.

Álvaro de Lima Costa

17. Qual a causa da falência na ignição da marcha?

R. O bloqueio do ato inaugural da marcha ou falência da ignição constitui perturbação exclusiva do gesto inicial da locomoção, engessando temporariamente o indivíduo por alguns segundos, até que se rompe a hesitação e a locomoção tem começo, com aspecto relativamente normal. A aparência geral do indivíduo não exibe qualquer elemento indicativo de parkinsonismo, ou processo consecutivo à perturbação vascular dos lobos frontais.

A manifestação em pauta existe como sinal isolado, visto que após a vacilação inicial, a locomoção se processa em termos relativamente normais. Até que se encontre um substrato patológico ou neuroquímico, o distúrbio permanece como manifestação exclusivamente clínica, sem resposta à levodopa e a outros fármacos.

Archinson PR et al. The Syndrome of gait ignition failure: a report of six cases, Year Book of Neurology and Neurosurgery, 1995. p. 92.

18. Para que servem os reflexos cutâneo-abdominais (RCA)?

R. No homem, a postura bípede anteriorizou e propiciou maior exposição das vísceras abdominais; fisiologicamente podemos considerar, portanto, que tal reflexo, por contração dos músculos abdominais, tem como finalidade proteger tais órgãos de qualquer injúria externa. Acrescente-se a isto que, pelo fato de os macacos não apresentarem RCA, é possível haver também alguma conexão entre o RCA e a manutenção da postura ereta.

Wartenberg R. The Examination of Reflexes The Year Book Publishers. Chicago. 1946.

19. Como pesquisar alguns sucedâneos do sinal de Babinski?

R. 1. Sinal de Schaefer (1899), compressão do tendão de Aquiles.
2. Sinal de Oppenheim (1902), pressão na crista da tíbia.
3. Sinal de Gordon (1904), compressão da massa muscular da panturrilha.
4. Sinal de Yoshimura (1906), estímulo mecânico, elétrico ou térmico abaixo ou ao redor do maléolo externo, no terço inferior da perna ou na coxa.
5. Sinal de Chaddock (1911), estímulo abaixo e ao redor do maléolo externo. É considerado o mais importante sucedâneo do sinal de Babinski.
6. Sinal de Trömner (1911), massagem dos músculos da panturrilha.
7. Sinal de Throckmorton (1911), percussão da articulação metatarsofalangeal do hálux, medial ao tendão do músculo extensor longo do hálux. Em 1926, mudou para percussão na face externa do hálux.
8. Sinal de Austregésilo e Esposel (1912), compressão manual da coxa.
9. Sinal de Souza e Castro (1913), movimento ativo com ou sem resistência.
10. Sinal de Moniz (1916), flexão plantar passiva e enérgica do pé.
11. Sinal de Gonda (1942), flexão passiva e enérgica por cerca de 10 segundos de um dos demais dedos do pé, preferencialmente o quarto dedo.
12. Sinal de Lenggenhager (1945), estocada no antepé.

Em todos os sucedâneos citados, a resposta esperada é a flexão dorsal do dedo gordo homolateral. Eventualmente, recomenda-se a execução de duas manobras simultaneamente, como método de reforço.

Péricles Maranhão Filho

20. O que é o "reflexo tricipital paradoxal"?

R. Utiliza-se a expressão: "reflexo tricipital paradoxal" quando ocorre a flexão do antebraço – em vez da resposta extensora normal – após estímulo do tendão do músculo tríceps. Isto pode ocorrer quando o arco reflexo estiver danificado, e a resposta reflexa diminuída ou ausente. O estímulo pode provocar o estiramento dos músculos flexores sem que ocorra a oponência da ação reflexa do músculo tríceps. Trata-se de sinal de localização útil, nos casos de lesão transversa envolvendo os segmentos cervicais C7-C8, e que não compromete os segmentos superiores C5 e C6 (p. ex.: mielites, radiculites e neurites).

Wartenberg R. The Examination of Reflexes The Year Book Publishers. Chicago. 1946.

21. Quais os sinais de Gower?

R. Apesar de Gower ter rejeitado o uso de denominações epônimas, seu nome continua sendo preservado em diversas condições, tais como: o fenômeno de Gower, a miopatia distal de Gower, e o trato espinocerebelar anterior de Gower. Além disto, três são os sinais que levam o seu nome: dor ao longo do nervo ciático comprimido, quando na dorsiflexão passiva do pé; contração irregular da pupila numa fase precoce da *tabes dorsalis*. E o sinal das pernas ao levantar-se, na distrofia de Duchenne.

Vale lembrar que a genialidade de Richard Gower torna-se mais evidente se lembrarmos que na sua época (1845-1915), virtualmente não havia neuroquímica, os conhecimentos eletrofisiológicos eram mínimos e certamente só se podia contar com a mais rudimentar radiologia e neuropatologia.

Pearce JMS. Gower's sign. *J Neuro Neurosurg Psychiatry* 2000;68:149.

22. Qual é o sinal de Beevor?

R. Descrito pelo neurologista inglês Charles E. Beevor, em 1904, o sinal que leva seu nome se caracteriza pela elevação da cicatriz umbilical ao sentar-se, a partir da posição supina. É sinal bastante constante nos casos de lesão medular ou de suas raízes ao nível de T10. Fisiologicamente, explica-se tal movimento pelo fato de que, estando o paciente na posição supina, e havendo paresia da porção baixa do músculo reto abdominal (abaixo de T10), ao realizar a elevação da cabeça ou o movimento de sentar-se, a cicatriz umbilical vai ser tracionada para cima, pela força exercida pela porção mais alta e indene do músculo abdominal. A distância percorrida pela cicatriz umbilical pode atingir até 2,5 cm.

Rose FC. A short history of neurology. Oxford: Butterworth-Heinemann, 1999. p. 222.

23. Pesquisa do sinal de Romberg. Alguma dúvida?

R. Várias! Apesar da abordagem inicial ter sido simplesmente a de observar alteração no controle da postura, quando ao paciente era solicitado fechar os olhos (sem nenhuma orientação quanto a posição dos pés), diversos "testes" e "sensibilizações" do sinal foram subseqüentemente descritos e incorretamente atribuídos a Romberg. Para alguns autores, o fenômeno é um sinal específico da *tabes dorsalis* (o próprio Romberg o considerou patognomônico); para outros, tem significado mais geral de desaferentação, e pode apresentar-se em alguns pacientes com lesões do sistema vestibular ou mesmo cerebelar. Além disto, mesmo plenamente "padronizado", existem ainda divergências na técnica do exame e na interpretação dos resultados. Em particular, há variabilidade na interpretação do *quantum* de instabilidade postural é necessário para o teste ser dado como positivo (p. ex., somente certo "aumento" da instabilidade, ou tem que haver necessariamente forte tendência a uma queda); se o balanço dos tornozelos é crítico ou se o balanço do quadril pode ser aceito como sinal positivo; se os pés devem estar juntos, o mais próximo possível, a fim de manter a estática com os olhos abertos, ou se os pés devem estar alinhados (dedos encostando no calcanhar contralateral); se os sapatos podem ser mantidos ou devem ser retirados; se as mãos devem pender ao lado do corpo ou ficar estendidas para frente, ou lateralmente etc. Esta variabilidade pode afetar tanto a sensibilidade e especificidade do teste quanto a disfunção proprioceptiva, cerebelar e vestibular. Pelo menos em um destes aspectos, a prática nos ensina que a sensibilidade do teste aumenta estando o paciente com os pés juntos, e mais ainda com os mesmos alinhados.

Lanska DJ. Romberg Sign and Postural Sway. Syllabi-On-CD-Rom. AAN. 53rd Annual Meeting. Philadelphia, May 2001.

24. Cite quatro falsos sinais de localização.

R. 1. Hemiparesia ipsilateral à lesão, resultando no sinal de Kernohan.

2. Hemianopsia homônima devida a compressão da artéria cerebral posterior – infarto do lobo occipital. Se ambos lobos forem danificados, há possibilidade de cegueira cortical.

3. Paralisia do VI nervo cranial.

4. Papiledema.

Goodman JC. Contemporary Neurophatology. American Academy of Neurology 2000 Syllabi-On-CD-ROM. (7FC.006)71-174.

25. Na face, qual o "sinal de sal e pimenta"?

R. Este sinal foi descrito por Caplan em 1983 (*Caplan L, Gorelick P. "Salt and pepper on the face" pain in acute brainstem ischemia. Ann Neurol 1983;13:344-345.*) e está representado pela sensação de dor em queimação no olho ou face homolateral ao infarto da base da ponte. O sintoma é provavelmente devido ao envolvimento da via trigeminotalâmica no seu cruzamento oriundo do trato trigeminal ao espinotalâmico oposto.

Pullicino P. Clinical Localization in Brainstem Infarction. CD-Ron AAN 1999.

26. Qual a importância do sinal de Chaddock?

R. Considerado como o mais fiel sucedâneo do sinal de Babinski, o sinal de Chaddock, evidenciado pelo estímulo nociceptivo ao redor do maléolo e borda externa do pé, expressa disfunção da via piramidal e já demonstrou ser mais sensível e específico que o próprio sinal de Babinski (Fig. 4-2).

Péricles Maranhão Filho

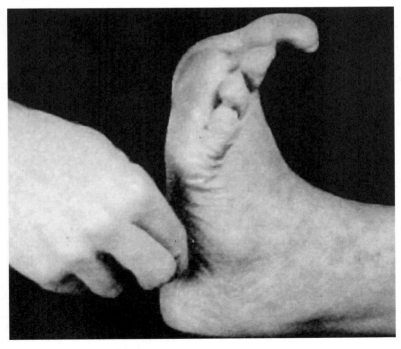

Fig. 4-2. Sinal de Chaddock.

27. Qual foi o "reflexo de Galand"?

R. Em 1926, J. S. Galand publicou artigo conclamando uma "nova descoberta". Havia o autor elicitado o reflexo biciptal exercendo pressão na porção média do músculo bíceps. Neste artigo, o autor denomina de "reflexo biciptal de Galant", designando-o como o 21º reflexo da extremidade superior.

Wartenberg R. The Examination of Reflexes The Year Book Publishers. Chicago. 1946.

28. Qual a importância do umbigo na distrofia fascioescapuloumeral?

R. Awerbuch et al. comprovaram ser o sinal de Beevor freqüente e específico nos casos de distrofia fascioescapuloumeral, mesmo antes que a fraqueza da musculatura abdominopélvica se torne aparente. Específico porque o sinal foi negativo em 40 pacientes com outras desordens neuromusculares.

Awerbuch GI et al. Beevor's Sign and Fascioscapulohumeral Dystrophy. Arch Neurol 1990;47:1208-1209.

29. Quantos e quais são os sinais de Abadie?

R. Jean Abadie de Bordeaux descreveu a insensibilidade à pressão do tendão de Aquiles, observada na tabes dorsal, enquanto seu quase homônimo, Charles Abade, oftalmologista, assinalou o espasmo tônico do músculo levantador da pálpebra superior, observável na doença de Graves.

Silveira JC. Dicionário de sinais e sintomas no diagnóstico. 3ª ed. Rio de Janeiro: Epub, 2002. p. 385.

30. Que é sinal de Lázaro?

R. A morte cerebral se exprime, clínica e eletrograficamente, pela cessação radical e irreversível de todas as funções encefálicas, desde que tal estado não seja condicionado por drogas depressoras, agentes bloqueadores neuromusculares e por hipotermia. Pacientes em morte encefálica não estão todavia isentos de exibir movimentos espontâneos e reflexos, ambos medulares, às vezes elaborados, aos quais se dá o nome de sinal de Lázaro.

Admite o subscritor desta nótula que o nome de Lázaro advém do personagem bíblico ressuscitado por Cristo; e que possivelmente fosse ele doente de lepra, pois uma das graves manifestações cutâneas da hanseníase se chama lepra lazarina.

Saposnik G et al. Spontaneous and reflex movements in brain death. *Neurology* 2000;54:221-222.
Álvaro de Lima Costa

31. Quais fatores interferem na locomoção?

R. A locomoção é uma das mais importantes e óbvias funções dos animais, a despeito das reservas que lhe consagram os manuais de neurofisiologia. Em termos gerais, com especial referência aos humanos, são os seguintes os elementos necessários ao deslocamento corporal: 1. suporte antigravitário do corpo; 2. as passadas; 3. um grau adequado de equilíbrio; 4. a propulsão ou deslocamento. O apoio ou sustentáculo do corpo é condição axiomática para todas as criaturas dotadas de pernas. A troca de passos constitui atividade altamente coordenada, a exigir um centro regulador no cérebro intermédio, dado que transecção abaixo do mesencéfalo abole a locomoção, que subsiste nas secções supramesencefálicas. O equilíbrio depende, na marcha, da mudança alternativa do centro de gravidade, de uma para outra perna (a permuta gravitacional somente ocorre quando um dos pés se levanta do solo), enquanto o tronco balanceia em contrapeso à perna deslocada. Na propulsão, o tronco se inclina para frente, no exato instante em que um dos pés se desprende do solo, de sorte que seu peso passa ao outro pé. Os músculos glúteos e gastrocnêmios logo são simultaneamente acionados, de modo a levar adiante o tronco.

Martin JP et al. Locomotion and the basal ganglia (from the Highlands Hospital and Institute of Neurology, Queen's Square) Separata, s/d.

32. Qual a diferença entre os fenômenos de Gunn e Marin-Amat?

R. Eles se opõem pelo vértice. O sinal descrito por Marcus Gunn consiste numa anomalia congênita, na qual a pálpebra ptótica se retrai momentaneamente quando da abertura da boca, bem como pelos movimentos de lateralização da mandíbula. Já no fenômeno de Marin Amat ocorre exatamente o oposto, isto é, a pálpebra desce, ocluindo os olhos, em conformidade com a abertura da boca. Há, portanto, em ambos os casos, movimentos envolvendo músculos mastigatórios e oculares, ou mais propriamente sincinesia trigeminoocular, condicionada por ligações entre os núcleos dos citados nervos. Convém frisar que a alteração oculomandibular de Gunn nada tem a ver com o sinal pupilar de Gunn.

Adams RD et al. Principles of neurology, 5th ed. New York: McGraw-Hill, Inc., 1993. p. 242.

33. Que há de mal na manipulação cervical?

R. Indivíduos idosos ou com lesões vasculares cervicais devem ser formalmente coibidos de se submeterem a manipulações no pescoço, visto a eventualidade de infarto vertebrobasilar ou carotídeo. Por conta de alterações parietais emboligênicas (trombos e hematomas murais, laceração da íntima, enclausuramento da vertebral no forame transverso, osteófitos etc.), as manobras quiropráticas cervicais passam a ser fonte de embolias e infartos, conforme atesta a literatura corrente. Donde a necessidade de extrema cautela nos movimentos de rotação e outros manejos do pescoço.

Sinel M et al. Infarto talâmico secundário à manipulação cervical. *Arch Phys Med Rehabil* 1993;74:543-546.

34. Qual a função básica dos reflexos extensores?

R. Diversamente do flexor, os reflexos extensores têm por ofício resistir à ação da gravidade, sendo portanto a essência das atividades posturais do corpo; são por conseguinte chamados miotáticos ou distensores. As organelas que intervêm na realização destes reflexos de endireitamento postural chamam-se receptores proprioceptivos, localizados na porção carnosa dos músculos esqueléticos, com tempo curto de latência e privação de pós-descarga. Todos os músculos extensores são formados por fibras vermelhas na sua porção profunda.

Dos Manuais de Neurofisiologia.

35. Que é pé diabético neurológico?

R. Trata-se de uma acropatia podálica ulceromutilante, de caráter sensitivotrófico, com escassa e inconstante participação motora. Verifica-se habitualmente espessamento do dorso, enquanto a região plantar exibe ferida perfurante, principalmente na região que mais diretamente suporta o peso do corpo. Calor, eritrose e hiper-hidrose são manifestações freqüentes, acompanhadas enfim de atrofias, simultaneamente cutânea, muscular e óssea. As lesões osteoarticulares vão de osteoporose localizada à osteólise mais ou menos extensa. Fraturas são observadas, mas raros são os sinais de reconstrução óssea. A parte neurológica se caracteriza por indolência, perda da sensibilidade palestésica e da termoálgica, com distribuição em bota. Reflexo Aquileu abolido. Com o tempo, o pé assume conformação cúbica.

Labet R. Manifestations neurologiques des endocrinopathies. Encyc. Med. Chirurgicale (Paris), 3, 1968:7.

36. Quais os sinais e sintomas que distinguem lesões do cone medular daqueles da cauda eqüina?

R.

Sinais ou Sintomas	Cone Medular	Cauda Eqüina
Dor espontânea	Não é comum nem grave, bilateral e simétrica, no períneo ou coxas	Mais comum e grave, com padrão radicular, unilateral ou assimétrica, no períneo, coxas, pernas, dorso, bexiga, ou na distribuição dos nervos sacrais
Perda sensitiva	Distribuição em sela, bilateral, usualmente simétrica	Distribuição em sela, pode ser unilateral ou assimétrica
Perda motora	Simétrica, leve, fasciculações presentes	Assimétrica, mais marcada, atrofia pode ocorrer, usualmente sem fasciculações
Perda dos reflexos	Aquileus abolidos	Patelares e Aquileus abolidos
Alterações da função autonômica (intestino e bexiga)	Precoces e marcadas	Tardias e menos marcadas
Alterações tróficas (decúbito)	Comuns	Menos comuns e menos graves
Alterações da função sexual (ereção e ejaculação)	Severas	Menos severas
Início	Súbito e bilateral	Gradual e unilateral

Modificado de: *N Engl J Med.* 1997; 337:1829-1837.

37. Que se compreende por "choque espinhal"?

R. Choque medular é denominação que Marshall Hall empregou para indicar o breve estado de abolição dos reflexos e frouxidão muscular observado na rã logo em seguida à decapitação. Verificou-se posteriormente, através de experimentos em gatos, coelhos e macacos, que a intensidade do choque aumenta com o maior desenvolvimento do cérebro, culminando o seu grau máximo no homem. A secção transversal da medula suprime todas as influências encefálicas, tanto somáticas como vegetativas, até então exercidas sobre a medula, que então permanece abandonada por tempo diverso. Segundo investigações posteriores, a supressão dos reflexos extensores, logo após a secção transversal da medula, depende do bloqueio das vias vestibuloespinais. Se a lesão se limita ao feixe piramidal, instala-se paralisia flácida. Após o choque, cuja duração é distinta, conforme o animal, os centros medulares adquirem suscetibilidade exaltada para certos estímulos aferentes à carência de impulsos veiculados pelos feixes vestibuloespinal e piramidal. Na verdade, a suspensão anatômica de todas as vias cerebroespinhais, eis a essência fisiopatológica do choque espinhal.

Hiller F. Medula Espinhal. In: Altenburger H et al. Enfermedades del Sistema Nervioso, Tomo Quinto. Barcelona: Ed. Labor, 1944. p. 269-271.

38. Indique o mais importante dos reflexos vegetativos viscerais simpaticotônicos.

R. Entre eles se destaca o chamado reflexo solar, traduzido, conforme a pressão sobre o plexo solar, pela aceleração do pulso e descenso do índice oscilométrico e da pressão arterial diferencial. As vias aferentes e eferentes do reflexo marcham pelos nervos esplâncnicos, sendo o estímulo executado por pressão manual sobre o epigástrio, de modo lento e gradual, até que se percebam as pulsações da aorta abdominal. A presença do referido reflexo indica estado simpaticotônico, de ordem patológica.

Janez AP. Fisiopatologia del sistema nervioso vegetativo 2ª ed. Barcelona: Salvat Ed., 1946. p. 64-65.

39. Respeitando-se a cronologia histórica, qual a seqüência correta do exame dos sinais de irritação meníngea?

R. O primeiro a ser examinado deve ser o sinal de Lasègue, descrito em 1881, a seguir o sinal de Kernig, descrito em 1884, e só então o sinal de Brudzinski descrito em 1909. Os dois últimos sinais foram relatados pelos próprios autores que forneceram seus nomes. Quanto a Lasègue, seu nome passou a fazer parte do sinal como homenagem de um de seus pupilos, Forst, que foi quem verdadeiramente descreveu o sinal, defendendo tese sobre o tema.

Péricles Maranhão Filho

40. Quais as síndromes sensitivas córtico-subcorticais?

R. 1. Síndrome de Verger-Dèjerine – caracterizada pela alteração bem marcada das atitudes e do sentido de localização, da discriminação espacial e da discriminação da distância entre dois pontos. Mantêm-se pouco afetadas ou normais as sensibilidades tátil, térmica e dolorosa. Ocorre mais fre-

qüentemente em lesão parietal no território imediatamente pós-central (Fig. 4-3A e B).
2. Síndrome de Dèjerine-Mouzon, mais rara, na qual se observa exatamente o inverso da anterior. Diminuição tátil, térmica e dolorosa, com preservação da sensibilidade profunda. É uma síndrome subcortical.

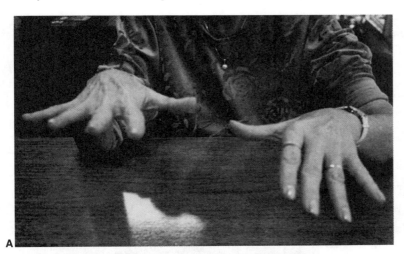

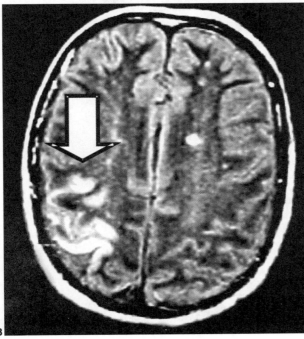

Fig. 4-3. Síndrome de Verger-Dèjerine. (**A**) Alteração da postura (mão esquerda), do sentido de localização, da discriminação espacial e da discriminação da distância entre dois pontos. (**B**) Pós-infarto isquêmico parietal contralateral (PAMF). (*Continua.*)

3. Síndrome (talâmica) de Dèjerine-Roussy. Com alteração da noção de posição segmentar, dor do tipo hiperpática, hemiplegia, que costuma regredir, hemiataxia, distonia e mão talâmica, com coreoatetose (Fig. 4-3C e D).
Bordas BL. Neurologia fundamental. 2ª ed. Barcelona: Ed. Toray, 1968. p. 52.

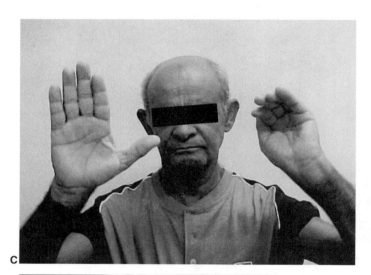

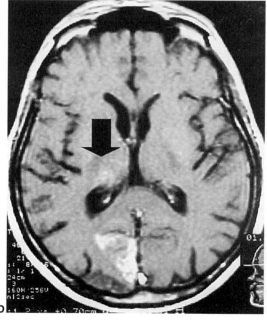

Fig. 4-3. (*Cont.*) (**C**) Mão talâmica (E), com perda da sensibilidade profunda. (**D**) Pós-infarto isquêmico envolvendo região occipital e tálamo (seta) contralateral (PAMF).

SEMIOLOGIA

41. Qual a mão descrita por Alajouanine e Ackerman?

R. A mão de Alajouanine e Ackerman foi descrita em 1931, num artigo intitulado: *Attitude de la main dans une poussèe monobrachiale astéréognosique de la sclérose em plaques*. Caracterizada pela instabilidade na atitude dos dedos, que se movem sobretudo na atitude com a mão estendida em juramento. Estes movimentos pseudo-atetóides (Fig. 4-4A) se exageram muito com os olhos fechados e acompanham-se por ataxia sensitiva, astereognosia e comprometimento da sensibilidade profunda no membro acometido. Esta postura dinâmica e anormal dos dedos foi também descrita por Charles Poser como sendo sinal patognomônico da esclerose múltipla com placa de desmielinização cervical (Fig. 4-4B e C) (já foi também denominada "mão inútil de Oppenheim").

Levy G. Mão instável atáxica de Alajouanine-Ackerman. *Arq neuropsiquiatr* 1999;57(2-A):326-328.

42. Em que consiste o teste de Kols

R. Trata-se de procedimento semiológico baseado na reprodução de figuras; caso o desempenho discrepar do padrão correto, isto é, a cópia desfigurar-se do modelo, admite-se que seja a distorção consecutiva a comprometimento visuoespacial, conforme se observa, por exemplo, em caso de distrofia miotônica.

Wigg CMD *et al*. The Kols' Test as an important instrument to investigate the visuo-spatial impairments in myotonia dystrophy. *Arch Neuropsiquiatr* 1999;57(3-A):547-555.

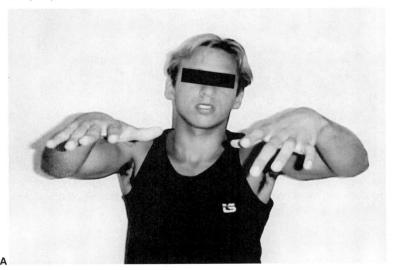

Fig. 4-4. (**A**) Pseudo-atetose da mão esquerda. (*Continua*)

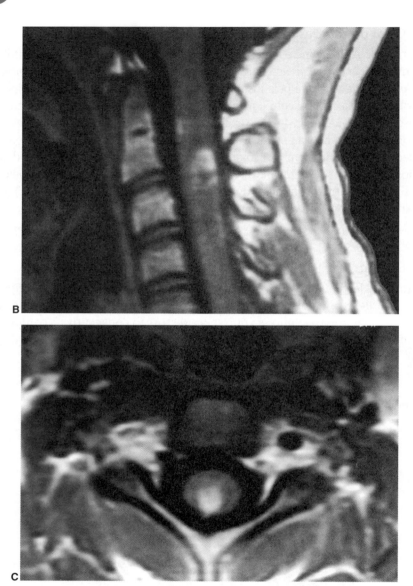

Fig. 4-4. (*Cont.*) RM T1 com contraste; placa de desmielinização cervical. (**B**) Corte sagital. (**C**) Axial. Observe o acometimento predominante dos cordões posteriores (PAMF).

43. Qual a diferença entre estereoanestesia e estereoagnosia?

R. Se porventura houver incapacidade de reconhecer a forma de um objeto pela palpação de suas três dimensões, dá-se ao fenômeno a denominação de estereoanestesia, caso haja perda da sensibilidade por lesão dos condutores periféricos e centrais, mas não em nível cortical ou gnóstico. Quanto ao termo estereognosia ou estereoagnosia, denota ele a perda do reconhecimento de um objeto, embora intactos todos os tipos de sensibilidade; no caso, o sintoma seria proveniente de lesão parietal, onde ocorrem fenômenos psíquicos, associativos e evocativos.

Boshes B et al. Studies on the cervical spinal cord of man. Neurology 1953;3 (2):90-101.

44. Que é tono muscular?

R. É o estado de leve tensão dos músculos estriados em repouso, perceptível à palpação ou à movimentação passiva, a qual tensão se extingue pela secção do nervo motor ou das raízes medulares correspondentes, anteriores e posteriores.

Dos Manuais de Semiologia Neurológica.

45. Como se caracteriza a marcha escarvante?

R. Por força dos pés pendentes (dropped feet, na fraseologia inglesa), o enfermo obriga-se a fletir exageradamente a coxa e a perna, a fim de que a ponta dos pés não se arraste pelo solo; andando, o doente escarva, lembrando, como dizia Charcot, a andadura dos cavalos fogosos. Melhor comparação faz Almeida Couto, assemelhando a disbasia a uma pessoa debilitada, quando tem de vencer a resistência oposta por um lençol d'água, quando esta lhe sobe a certa altura nos membros inferiores.

Castro A. Tractado de Semiótica Nervosa, F. Briguiet e Cia, Rio de Janeiro, 1914:74.

46. Responda rápido: no tórax, onde está localizado o dermátomo T1?

R. A representação do dermátomo T1, apesar da sigla, não abrange o tórax. Restringindo-se à face medial do antebraço.

Péricles Maranhão Filho

47. Que vem a ser "ruído do diabo"?

R. Trata-se de um murmúrio contínuo, registrado sobre a veia jugular, em casos acentuados de anemia e hipertireoidismo; o fenômeno persiste tanto na sístole como na diástole, daí o caráter continuado do rumor, conhecido por *bruit du diable* e *humming-top murmur*.

Major RH. Physical Diagnosis 3th ed. Philadelphia: Saunders, 1945. p. 229.

48. Quais as manobras indicadas para o diagnóstico da síndrome do túnel do carpo?

R. Várias manobras provocativas podem fornecer subsídios ao diagnóstico em questão. Na manobra de Phalen, o paciente refere, enquanto com os punhos fletidos por 60 segundos e antebraços na posição horizontal, dor e parestesia na distribuição do nervo mediano. Tanto a sensibilidade quanto a especificidade desta manobra giram em torno de 40% a 80%. O sinal de Tinel é considerado positivo quando, ao percutir levemente sobre a superfície volar do punho, ocorre parestesia que se irradia pelos dedos inervados pelo mediano. Este sinal tem sensibilidade baixa (20% a 60%), e especificidade alta (67% a 87%). No teste de pressão provocada (sinal de McMurth), o polegar do examinador é fortemente pressionado por sobre o ligamento carpal por 30 segundos. No teste do torniquete, um esfigmomanômetro é inflado em volta do braço, mantendo pressão acima da sistólica por 60 segundos. Ambos testes – com sensibilidade e especificidade muito variáveis – são positivos se elicitarem parestesia na distribuição do nervo mediano.

Katz JN, Simmons BP. Carpal tunnel syndrome. *N Engl J Medicine* 2002;346:1807-1812.

49. Como definir diadococinesia?

R. A palavra é de origem grega, composta por dois verbetes, *diadocos* ou sucessão, seqüência, e *cinésis*, movimento, deslocação, de sorte que o termo indica a capacidade de realizar, sucessiva e rapidamente, movimentos antagônicos ou opostos, como pronação e supinação.

Dos Dicionários Médicos.

50. Que vem a ser falha na ignição da marcha?

R. Em nosso idioma, ignição é qualquer dispositivo ou ato que dá início ao funcionamento de um motor de explosão. Em neurologia, o termo se aplica à dificuldade ou hesitação em pôr-se em movimento, ou mais propriamente em dar a primeira ou as primeiras passadas, isto é, em iniciar a marcha. Vencido o estorvo inicial, patenteado pela vacilação e incerteza do passo – ou falha na ignição – rompe-se a marcha, com todas as suas características normais. Nada tem a ver o problema com o parkinsonismo, com a demência hipobárica e com a basofobia. A questão permanece no domínio da fenomenologia clínica, sem substrato neuropatológico ou neuroquímico aparente.

Álvaro de Lima Costa

51. Para que serve o reflexo clavicular?

R. Este reflexo se presta muito bem à comparação de assimetrias de reflexos exaltados nos membros superiores. Percussão no terço lateral da clavícula é seguida pela contração de vários músculos do membro superior. Em condições normais, a resposta deve ser semelhante nos dois lados.

O centro deste reflexo é variável, segundo os músculos participantes.

Wartenberg R. The Examination of Reflexes The Year Book Publishers. Chicago. 1946.

52. Qual o significado do reflexo adutor do polegar?

R. O reflexo ulnar adutor consiste em patente adução do polegar pela estimulação da borda ulnar, em qualquer segmento cutâneo inervado pelo citado nervo. Reduz-se o movimento à simples adução do polegar, sem esboço sequer de flexão e ou movimentação dos restantes dedos, que permanecem em sua natural posição anatômica. Os componentes motor e sensitivo do reflexo são mediados unicamente pelo nervo ulnar e pela sua parte espinhal C8 – T1. Tentativamente, sugere-se que tal resposta patológica seja consecutiva à lesão da medula cervical inferior (dos casos que ilustram o artigo, um exibia tumor e outro costela cervical).

Pool JL. Manual Reflex. *Bull Neurol Inst. of New York* s/d.

53. Qual o significado do reflexo escapuloumeral?

R. Destina-se o reflexo a detectar anormalidades nos tratos longos da medula cervical alta. Descrito por Shimizu, obtém-se o reflexo golpeando-se a espinha da escápula e do acrômio, em direção caudal, com o paciente em posição sentada. Classifica-se o reflexo como hiperativo quando há elevação evidente da escápula ou abdução do úmero.

Shimizu T *et al*. Reflexo escapuloumeral (Shimizu): sua significância clínica e técnica de exame. *Spine* 1993;18:2182-2190.

54. Em medicina, que é sinal?

R. Evidência concreta e objetiva de estado patológico, designado com freqüência pelo nome abreviado do examinador que o descreveu (sinal de Babinski), ou do doente que o exibe (sinal de Musset). Todos os sinais carregam a sua carga emotiva, dentro ou fora da medicina. Considere, por exemplo, Robson Crusoé, isolado e só na ilha do seu naufrágio; de repente vê na areia a marca de um pé. Robinson pára, com a respiração suspensa: é um sinal que insofismavelmente anuncia alguém, nesta sexta-feira...

Corção G. As fronteiras da técnica. Rio de Janeiro: Liv. Agir, 1953. p. 61.

55. Como se manifesta a síndrome do lobo parietal não-dominante?

R. Em termos singelos, o envolvimento do lobo parietal direito se exterioriza por anormalidades no conceito da própria imagem corporal esquerda, na percepção espacial e na capacidade de copiar ou desenhar figuras. A negligência com respeito à metade corporal esquerda patenteia-se no ato de vestir-se ou lavar-se, outrotanto, a negação implícita ou explícita da própria hemiparesia, apesar da integridade cortical sensitiva; a tal fenômeno dá-se a designação de anosognosia. O distúrbio da percepção do ambiente exterior manifesta-se de diferentes formas: desconhecimento de objetos no campo visual esquerdo ou seu apagamento quando apresentados simultaneamente em ambos os campos visuais; incapacidade de interpretar ou reproduzir desenhos (dispraxia ou apraxia construcional), até mesmo um simples triângulo ou círculo.

Marcus EM. Cerebral cortex: functional localization. In: Curtis BA, Jacobson S, Marcus EM. An introduction to the Neuroscienses. Philadelphia: Saunders, 1972. p. 502-503.

56. Que se entende por reflexo de Bezold-Jarish?

R. Há no coração receptores que se articulam com o centro vasomotor, localizado no tronco cerebral. O referido centro comanda e fiscaliza a freqüência cardíaca e a vascularização geral através de fibras simpáticas e vagais. Na posição vertical observar-se-iam diminuição do retorno venoso às câmaras cardíacas e correspondente redução do volume sistólico, mas tal não ocorre graças à imediata reação compensatória, traduzida pela aceleração do ritmo cardíaco e vasoconstrição periférica. É a este contrapeso que chamamos de reflexo de Bezold-Jarish, o qual, abolido, leva ao estado sincopal.

Adams RD et al. Principles of neurology. New York: McGraw-Hill, 1993. p. 325.

57. Qual a origem do sinal de Babinski?

R. Algumas atividades reflexas medulares dependem do sistema celular internuncial, disposto topograficamente na região dorsal da medula. Tal sistema desempenha significativa atividade flexora, a qual todavia se modifica na eventualidade de uma lesão na via piramidal, por força da sua ação inibitória sobre o dito complexo internuncial. Bloqueada assim a inibição piramidal, *ipso facto*, libera-se o núcleo internuncial, sendo o fenômeno de Babinski o mais sugestivo elemento desta liberação, juntamente com a tríplice retirada do membro e extensão cruzada, sinais estes qualificados de automatismo medular pela Escola de Salpêtrière.

Barraquer-Bordas L. Patologia general del sistema piramidal. Barcelona: Publicaciones Médicas, 1952. p. 100.

58. Quem descreveu o sinal de Babinski antes de Babinski?

R. Em 1874, Wernicke descreveu a flexão dorsal do hálux com hemiparesia, e Strumpell descreveu o sinal em questão na esclerose lateral amiotrófica. Estes investigadores, entretanto, não forneceram qualquer interpretação para o fato. Em 1893, Remak notou a extensão do dedo gordo do pé num paciente com mielite transversa, mas também não reconheceu seu significado. Por estas razões, Babinski recebe o justo crédito pela observação e interpretação apropriada do sinal (1896) que leva seu nome.

Goetz C. Rubbing shoulders with the toe ticklers: the origin and development or the Babinski and Chaddock signs. Syllabi CD-ROM 55th AAN Annual Meeting. 2003.

59. Que se entende por paralisia dos ciclistas?

R. Trata-se do bloqueio funcional do nervo ulnar, presente em ciclistas profissionais, sujeitos a longos percursos, como aliás foi observado também em fugitivos civis, na Segunda Guerra Mundial. Não raro, a este sintoma se associam comprometimento do mediano e do nervo pudendo, no canal de Alcoch.

Kimura J. Principles and Pitfalls of Nerv Conduction Studies. *Ann Neurol* 1984;16:415-429.

60. Que se conhece como "pseudo-sinal de Babinski"?

R. Há pessoas que respondem à excitação plantar pela extensão do dedo gordo, embora sejam normais do ponto de vista neurológico; outras exibem o mesmo fenômeno após fatigante marcha (*Yacovleve*). Para Julius Bauer, trata-se de infantilismo parcial, persistindo na adultidade a resposta fisiológica da infância. Enfim, considera-se a anomalia como sinal de inferioridade constitucional, exatamente como se observa no eletrocardiograma, de caráter juvenil, em indivíduos na idade meã.

Bauer J. The Person Behind the Disease. New York: Grune and Stratton, 1956. p. 39.

61. Cite pelo menos um sinal e uma síndrome raquimedulares descritos por Elsberg.

R. O sinal de Elsberg consiste no afastamento e/ou deformidade dos pedículos em decorrência do efeito mecânico provocado por tumores raquimedulares. A síndrome que leva seu nome, descrita em 1931, caracteriza-se pelo surgimento rápido da disfunção bilateral das raízes sacras, com alterações esfincterianas. Eventualmente, acompanha-se de aumento do número de células com hiperproteinorraquia. Considerava que tais quadros eram originados de radiculites sacras benignas, evoluindo com remissão completa.

Péricles Maranhão Filho

62. Que é paracusia Willisiana?

R. Na otoesclerose observam-se obliteração da janela oval e consecutiva imobilização do osso estapédio; daí resultam degeneração das fibras do nervo coclear e paralela hipocofose, que se atenua em ambientes rumorosos; chama-se a este fenômeno de paracusia Willisiana.

De Jong's The Neurologia Examination 5th ed. Philadelphia: Lippincott Co., 1992. p. 209.

63. Em que consiste o teste de Schirmer?

R. Destina-se a manobra à verificação do grau de lacrimejamento mediante a colocação de uma tira de papel de filtro na parte inferior do saco conjuntival. Conforme a amplitude da umidificação da tira, após cinco minutos, ter-se-á a intensidade lacrimosa que deve ser de 15 mm. Abaixo de 10, há hipolacrimia.

Adams RD *et al*. Principles of neurology 5th ed.N.Y. McGraw-Hill, 1993. p. 466-467.

64. Como pesquisar corretamente o sinal de Lasègue?

R. O sinal em questão foi descrito por J. J. Forst em homenagem ao Mestre Lasègue *(Contribuition a l'Étude Clinique de la Sciatique. Thése pour lê Douctorat en Médicine, Faculte de Médicine de Paris, 1881)*. A prova correta compreende duas manobras, ambas com o paciente em decúbito dorsal. Na primeira, eleva-se um dos membros inferiores em extensão. Em caso positivo, a partir de uma determinada altura, o paciente refere dor, que se irradia pelo membro inferior elevado. A segunda manobra, realizada no mesmo membro, consiste na flexão simultânea da perna sobre a coxa, e desta sobre a pelve. Com estas duas manobras consegue-se diferenciar a dor oriunda do estiramento radicular daquela provocada por disfunção da articulação coxofemoral (Fig. 4-5).

Nota: Ainda a respeito do sinal de Lasègue consta que o próprio, além de não ter sido o autor da descrição do sinal, atribuiu erroneamente o fenômeno como resultante da compressão exercida pelos músculos da coxa sobre o nervo ciático.

Péricles Maranhão Filho

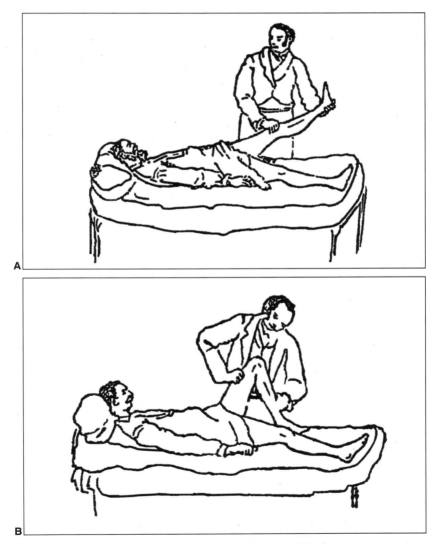

Fig. 4-5. Pesquisa do sinal de Lasègue tal como descrito originalmente.
(**A**) Primeira manobra. (**B**) Segunda manobra (Laségue's Sign – Wilkins & Brody Arch Neurol – vol 21, Aug 1969).

65. Que é esquinência?

R. Diz o Pe. Manuel Bernardes que a gota é dos pés e mãos, a ciática das coxas, a asma do peito e a esquinência da garganta, isto é, tudo que aperta este órgão, resultando daí a angina. No sentido próprio, angina é tudo que aperta a garganta e causa angústia. Da raiz *ang* tira-se a idéia de apertar, oprimir, estreitar. As anginas são benignas ou graves; só estas últimas merecem a denominação de esquinência, que exprime noção de estrangulação. Esquinência vem do grego e tem o significado de sufocação dos cães; é uma angina violenta, que obriga o doente a deitar a língua fora, à maneira de cães ofegantes.

Aproveitando esta discussão léxica, convém abolir o verbo secretar, que é bárbaro e irracional; o termo correto é segregar.

Barreto M. Fatos da Língua Portuguesa. Rio de Janeiro: Presença, 1992. p. 187-188.

66. Que é acrodínia?

R. Em termos simplificados, significa dor nas extremidades, maximamente nos dedos das mãos e dos pés. O exemplo clássico da condição encontra-se na doença de Fabry, na qual se acumula ceramídeo nos nervos, vasos, nos gânglios raquianos e em outros segmentos do sistema nervoso.

Álvaro de Lima Costa

67. Em que consiste e qual a utilidade do reflexo oculocardíaco?

R. Este reflexo serve para revelar a condição vagotônica de uma dada pessoa. Tem ele, para o sistema nervoso vegetativo, a mesma importância do reflexo rotuliano para o sistema cerebroespinal, devendo ser incluído como etapa obrigatória da semiologia neural. A técnica de exploração consiste na compressão digital do bulbo ocular, sem provocar dor ou sensação desagradável. O tempo de pressão é de minuto e meio, e a medição do pulso vai a mais outro minuto e meio. Será positivo o reflexo, ou sinal de Aschner, quando a bradicardia for superior a dez batimentos, indicativa então de vagotonia.

Yáñez AP. Fisiopatología del sistema nervioso vegetativo. Barcelona: Salvat Ed., 1946. p. 61-63.

68. Existe anosmia por lesão trigeminal?

R. O nervo trigêmeo desenvolve dupla função: a sensitiva, responsável pelos diversos tipos de sensação na hemiface (exceto a área correspondente ao ângulo da mandíbula), e a motora, destinada aos músculos da mastigação e seus associados, como os tensores do véu palatino e do tímpano. Assim sendo, nada tem a ver com o quinto nervo a função olfatória; entretanto, lesões trigeminais suscitam parcial anosmia, por conta das alterações tróficas da mucosa nasal. Aliás, anosmia é fenômeno corriqueiro em diversas afecções extra-olfatórias, como na hepatite viral, na sífilis, no hipogonadismo, no albinismo etc.

De Jong's the neurologic examination 5th ed. Philadelphia: J. B. Lippincott, 1992. p. 91.

69. Que se conhece por sinal de Myerson?

R. Por sinal de Myerson entende-se a inabilidade de inibir o pestanejo consecutivo à estimulação da glabela; é manifestação característica do parkinsonismo.

Wartenberg R. The examination of reflexes. Chicago: The Year Book Publishes, 1946:64-65.

70. Em que condição mórbida se observa o fenômeno da "indiferença estúpida"?

R. A expressão, cunhada por Charcot, designa a desproporcionada sensação de bem-estar e contentamento, ou euforia, por parte de doentes com esclerose múltipla, aparentemente despercebidos da gravidade do mal que portam. Vulpian chamou a este quadro, com mais propriedade, de "otimismo mórbido". Admite-se seja esta aberração consecutiva a lesões dos lobos frontais. Disforia poliesclerótica, eis a desinência mais pertinente, pois os estados expansivos podem ser intercalados por depressão, irritação e outros sintomas psíquicos.

Adams RD et al. Principles of neurology 5th dd. New York: McGraw-Hill, 1993. p. 783-784.

71. Que é sinreflexia?

R. Funda-se dito reflexo na contração uni, contra ou bilateral do bíceps e grande peitoral quando se percute a região medioclavicular. O fenômeno da participação reflexa de vários músculos, em áreas distantes, depende exclusivamente da transmissão óssea, a partir da região percutida. A esta associação chamou-a Austregésilo de sinreflexia.

Álvaro de Lima Costa

72. Que é reflexo de vigilância (RV)?

R. A expressão RV foi imaginada por Pavlov para designar o enfraquecimento do reflexo condicionado em formação, quando fatores intercorrentes se interpõem, desviando a atenção do animal.

Álvaro de Lima Costa

73. Que é hemiplegia *cruciata*?

R. Descrita por Wallemberg, consiste em paralisia piramidal por lesão da estrutura no seu ponto de cruzamento. Apresenta-se sobre duas formas: a ventromediana, na qual as fibras destinadas ao membro braquial são atingidas após a encruzilhada, assim como as destinadas ao membro crural que cruzaram bem antes; na forma dorsomediana, há comprometimento do nervo acessório espinhal de um lado e dos apêndices do lado oposto.

Nielsen JM. A Textbook of clinical neurology. New York: Paul Hoeber Inc, 1951. p. 167.

74. Como diferenciar a saliva de origem simpática da parassimpática?

R. A saliva de proveniência simpática é escassa e viscosa, ao passo que a parassimpática é bastante fluida, aquosa e abundante.

Haerer AF. in De Jong's The Neurologic Examination 5th ed., Philadelphia: J.B. Lippincott, 1992. p. 497.

75. Em que se baseia a lei de Flourens?

R. No princípio de que a estimulação de um dado canal semicircular gera nistagmo orientado no mesmo plano do canal em atividade, sendo constante e definida tanto a direção do nistagmo como a do fluxo endolinfático. A reversão deste muda por igual o rumo do nistagmo.

Haerer AF. in De Jong's Neurologia Examination, 5th ed. Philadelphia: Lippincott, 1992. p. 217.

76. Que há a mais sobre o neurologista Babinski?

R. Descreveu a síndrome adiposogenital, precedendo a Frohlich; distinguiu as lesões neuropáticas das miopáticas; reconheceu os fusos musculares e a diferença entre síndrome cerebelar e vestibular. Morreu parkinsoniano.

Gomes MM. Marcos históricos da neurologia. Rio de Janeiro: Ed. C.M., 1997. p. 143.

77. Os reflexos profundos de modo geral são pesquisados por meio da percussão de um tendão. De que é formado o tendão?

R. Todo músculo apresenta tecido conectivo de permeio. O endomísio é o tecido conectivo que envolve e sustenta a célula muscular individual. Os perimísios são septos de tecido conjuntivo que envolvem grupos (fascículos) de fibras musculares. O epimísio é a bainha de tecido conjuntivo que envolve todo o músculo. Pois bem, fibras conectivas do endomísio, do epimísio e do perimísio reúnem-se no final da forma cilíndrica do músculo para formar o tendão.

The Organ Systems: volume Two. Berman S., Orell S. Kaplan Medical, USA. 1997. p. 450.

78. Que é reflexo de investigação?

R. Trata-se de vocábulo usado por Pavlov para designar a inibição do reflexo condicionado por alguma forma de estímulo alheio à excitação do ato condicionado. Em suma, alguma interferência qualquer, capaz, se repetida, de desviar a atenção do animal, enfraquecendo e eliminando o reflexo recém-adquirido.

Best CH *et al*. As bases fisiológicas da prática médica. Rio de Janeiro: Casa do livro, 1942. p. 669.

79. Em que consiste a lei de Bradbent?

R. A lesão da via motora superior, acima do colículo do facial, afeta mais intensamente os músculos da mão e antebraço; com respeito à face, à língua e ao terço inferior do rosto, são significativamente mais comprometidos, em termos de paralisia. Tal é a lei de Broadbent.

Dos Manuais de Semiologia Neurológica.

80. Que são movimentos espelhados?

R. Trata-se de curiosa manifestação neurológica, em associação à sutura congênita de vértebras cervicais, de modo a formar peça óssea única, tal como na anomalia de Klippel-Feil. Aos movimentos voluntários do braço e mão de um lado correspondem gestos semelhantes do outro lado, em grau maior ou menor. Não se conhece a fisiopatologia responsável por esta simetria.

Melvin G. Mal formação do osso occipital e da coluna cervical. In: Merrit, Tratado de Neurologia 7ª ed. Rowland, L.P., Rio de Janeiro: Guanabara, 1984. p. 387.

81. Quais doenças ou síndromes levam o nome de Dèjerine?

R. Poucos são os médicos mais honorados do que o neurologista Jules Dèjerine (1849-1917), francês de origem. Entre as enfermidades que levam seu nome, arrolam-se a distrofia muscular fascioescapuloumeral, de Landouzy-Dèjerine, a neurite hipertrófica intersticial (Dèjerine-Sottas), a degeneração olivopontocerebelar (Dèjerine-Thomas), a síndrome talâmica de Dèjerine-Roussy. Sem falar na síndrome sensitiva de Verger-Dèjerine. Sua esposa americana,

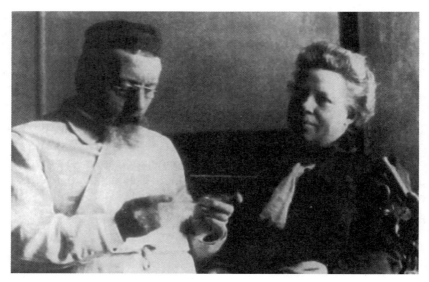
Fig. 4-6. Jules Dèjerine e Augusta Klumpke.

Augusta Klumpke, igualmente talentosa neuróloga, teve seu nome ligado ao estudo das paralisias radiculares do plexo braquial (Fig. 4-6).
Wilkins RH et al. Arquives of Neurology, May, 1969, vol. 20.

82. Quais os elementos sintomáticos da síndrome de Déjerine-Roussy?

R. A afecção descrita pelos autores supracitados se revela pelos seguintes elementos:

1. Hemianestesia contralateral, comprometendo a sensibilidade superficial, porém mais acentuada para a do tipo profundo.
2. Sensação dolorosa viva, intolerável e resistente aos analgésicos.
3. Hemiparesia regressiva.
4. Hemiataxia.
5. Movimentos coreoatetósicos nos membros paréticos.
6. Hemianopsia.

A dor talâmica é o elemento essencial da síndrome, com sua topografia hemiplégica e predominância distal. Qualquer estimulação no lado exposto exacerba terrivelmente as dores (hiperpatia), tal como estados emocionais de tonalidade agradável ou molesta (caso de Head, pela audição do Te Deum).

Álvaro de Lima Costa (dos Manuais de Neurologia).

83. Só para variar um pouco. Você sabe qual a diferença entre um tendão e um ligamento?

R. Os tendões ligam os músculos aos ossos. Os ligamentos ligam os ossos aos ossos.

The Organ Systems: volume Two. Berman S, Orell S. Kaplan Medical, USA. 1997. p. 450.

84. Qual o significado da manobra de Jendrassik?

R. Feixes oriundos de algumas áreas do encéfalo regulam os neurônios eferentes gama, aumentando conseqüentemente a sensibilidade dos fusos musculares; daí a maior sensibilidade dos reflexos miotáticos conforme se observa quando se tenta separar os dedos fletidos e entrelaçados de ambas as mãos; o esforço então realizado reflete-se nos neurônios gama, hiperativando a resposta extensora das pernas. Tal é o efeito Jendrassik. Vários fatores podem gerar o citado fenômeno, como a ansiedade e a estimulação dolorosa da pele.

Ganong WF. Fisiologia médica. São Paulo: Atheneu Ed., 1958. p. 75-76.

85. Na avaliação do paciente em coma, quais são as boas notícias?

R. 1. Vinte e cinco por cento dos pacientes que evidenciaram *roving eye*, resposta em retirada ou abertura dos olhos ao estímulo doloroso, no intervalo de seis horas desde o início do coma, vão se recuperar.
2. Pacientes que foram capazes de falar algumas palavras em 24 h ou que evidenciaram nistagmo ao estímulo calórico apresentam boa recuperação.

Bates D. The management of medical coma. *Journal Neurol Neurosur Psychiatry* 1993;56:589-598.

86. Qual a importância do exame da pele no paciente em coma?

R. O aspecto da pele e das mucosas pode revelar anemia, icterícia, cianose ou levantar a possibilidade de intoxicação por monóxido de carbono. A presença de sangue no conduto auditivo externo, na cavidade nasal, ou de hematoma na esclera, no escalpo, ou retroauricular (sinal de Baten), aumenta a possibilidade de traumatismo da base do crânio. Exantema pode significar infecção viral causando meningoencefalite, ou septicemia meningocóccica. Hiperpigmentação cutânea levanta a possibilidade de doença de Addison. Desde há alguns anos, lesões tais como sarcoma de Kaposi, lesão herpética anogenital ou candidíase oral, levam-nos a pensar em AIDS com todas as suas conseqüências voltadas para o SNC.

Bates D. The management of medical coma. *Journal Neurol Neurosur Psychiatry* 1993;56:589-598.

87. A pergunta é simples: quais as contra-indicações da raquicentese lombar?

R. Qualquer processo supurativo ou infeccioso nos tecidos sobrepostos à área apropriada para a punção. Demais disso, são outro tanto impedientes a presença de edema cerebral e de hipertensão intracraniana, pelo risco de herniação de massa encefálica. A trombocitopenia e outras diáteses hemorrágicas constituem obstáculo relativo, sendo necessária prévia correção da afecção hemorragípara.

Fishman RA. Lumbar puncture and CSF examination. In: Merrit's Textbook of Neurology 9th ed. Baltimore: Williams-Wilkins, 1995. p. 94.

88. Segundo normas oficiais suecas, qual o padrão da marcha normal no idoso?

R. De acordo com postulados governamentais suecos, o estado funcional adequado do idoso inclui, entre outros aspectos, caminhar confortavelmente 1,4 metro por segundo, que é o passo considerado "normal" para que um pedestre consiga atravessar um cruzamento urbano (sueco).

Desforges JF. Geriatrics: gait disorders in the elderly. *New Engl J Med* 1990;322:1441-1445.

89. Cite algumas *red flags* na história e no exame neurológico do paciente com diagnóstico de esclerose múltipla.

R. 1. Exame neurológico normal.
   2. Anormalidade em uma única localização: ausência de disseminação no espaço.
   3. Progressiva desde o início: ausência de disseminação no tempo.
   4. Início na criança ou acima de 50 anos.
   5. Doença psiquiátrica presente, ou seja, outra explicação para os achados.
   6. Doença sistêmica presente, ou seja, outra explicação para os achados.
   7. História familiar proeminente: considere doença genética.
   8. Sintomas da substância cinzenta: demência, convulsão, afasia.
   9. Sintomas periféricos: neuropatia periférica, fasciculações etc.
   10. Hemiparesia aguda.
   11. Ausência de sintomas típicos: neurite óptica, problemas urinários, sinal de Lhermitte, nível sensitivo etc.
   12. Curso benigno prolongado, ou seja, diagnóstico feito anos atrás com poucos achados atuais.

Loren A, Rolak LA. Differential Diagnosis of MS. Syllabi CD-ROM. 55th Annual Meeting AAN. 2003.

90. Qual o reflexo de preensão do pé?

R. A partir de 1930, diversos autores (Brain, Curran, Goldestein e Denny-Brown, por exemplo), descreveram alguns reflexos observados no pé e associados ao reflexo de preensão palmar. Desencadeado pelo estímulo da região plantar (particularmente articulações metatarsofalangeanas, utilizando um objeto que pressione e mova-se distalmente), promove a flexão e adução dos dedos, podendo aparecer concomitante ao sinal de Babinski. Tal como o reflexo de preensão palmar, essa resposta pode ser vista em crianças, e reaparecer como conseqüência de lesão do lobo frontal ou suas conexões eferentes, podendo ser particularmente freqüente contralateral à lesão do lobo frontal medial. Aparentemente, este reflexo não fornece maior informação diagnóstica que a observação isolada do reflexo de preensão palmar.

Schott JM, Rossor MN. The Grasp and other primitive reflexes. *J Neurol Neuros Psychiatry* 2003;74(5):558-560.

91. Qual o reflexo de comportamento de utilização?

R. O reflexo de comportamento de utilização (RCU) foi primeiro descrito por Lhermitte em 1983, a propósito de cinco pacientes com lesões uni ou bilaterais dos lobos frontais. Notou-se que esses pacientes, ao serem apresentados a alguns objetos, eram compelidos à preensão e utilização dos mesmos. Exemplos desse comportamento incluem pacientes colocados diante de uma garrafa com água e um copo, não podem se privar de automaticamente encher o copo e beber, mesmo que não houvesse solicitação para tal. O mesmo comportamento automático pôde ser observado quando diante de a um envelope com uma folha de papel; cigarro e fósforo; queijo, pão e faca. Um exemplo particularmente curioso pôde ser visto quando um indivíduo colocado diante de uma série de pares de óculos, foi empilhando-os, no nariz, um após o outro. Os indivíduos normais não apresentavam esse tipo de comportamento, mesmo quando objetos idênticos eram colocados em suas mãos.

Shallice *et al.* refinaram o conceito do RCU, classificando-o em duas formas. A primeira forma "induzida" quando, como mostrado por Lhermitte, um objeto é colocado em frente ao paciente. A segunda forma, "incidental", quando o paciente envolvido em outra tarefa e sem que sua atenção esteja voltada para o objeto, realiza o comportamento de utilização.

RCU pode ser localizador de lesões da porção inferior dos lobos frontais, como originalmente proposto por Lhermitte. Entretanto, também pode ser encontrado em lesões subcorticais e talâmicas. Dentre os fatores etiológicos incluem-se AVE's, tumores, demência frontotemporal, degeneração corticobasal e doença de Alzheimer. A presença deste reflexo, seja espontânea ou induzida, é altamente indicativa de doença orgânica.

Schott JM, Rossor MN. The Grasp and other primitive reflexes. *J Neurol Neuros Psychiatry* 2003;74(5):558-560.

92. O que são reflexos primitivos?

R. Os reflexos primitivos são tipicamente um grupo de respostas motoras que estão presentes na criança, suprimem-se durante o desenvolvimento normal, e podem reaparecer com doenças do cérebro, particularmente as que afetem os lobos frontais. São, portanto, parte de um grande grupo de reflexos que manifestam fenômenos de liberação. São constantemente mal interpretados quanto a sua utilidade, mas possuem valor diagnóstico coadjuvante em certas circunstâncias.

Reflexos primitivos são reconhecidos tais como: *grasping*, oral, nucocefálico, corneomandibular, glabelar e o reflexo de comportamento de utilização (RCU). Recentemente o reflexo palmomentoneano passou também a fazer parte desse seleto grupo.

Schott JM, Rossor MN. The Grasp and other primitive reflexes. *J Neurol Neuros Psychiatry* 2003;74(5):558-560.

93. Quais são os reflexos orais primitivos?

R. Os verdadeiros reflexos orais primitivos (ROP's) incluem; o reflexo de sucção, o reflexo de fazer o bico, e o de perseguição labial, que podem ser considerados como respostas apropriadas e normais para amamentação nas crianças.

O reflexo de sucção pode ser observado em resposta ao estímulo tátil na região oral, ou em resposta à inserção de um objeto (uma espátula, por exemplo), na boca. O reflexo de fazer bico está presente quando os lábios executam este movimento em resposta a uma leve pressão no *filtrum* nasal. Perseguição labial ocorre quando os lábios se voltam na direção de um objeto que é gentilmente tocado numa região do mento.

Brown *et al.* (*Neurology* 1998; 51:302), examinando 240 adultos jovens, detectaram que 3% apresentavam reflexo de sucção. Paulson e Gottieb (*Brain* 1968; 91:37-52), examinando 85 pacientes com "arteriosclerose, doença cerebral pré-senil ou doença cerebral senil", nos quais qualquer tipo de neoplasia foi excluída, registraram, além de outros reflexos primitivos, a presença do reflexo de sucção em 53% e o de fazer bico em 52% dos casos. Na prática clínica, tem mais peso no raciocínio diagnóstico a presença dos reflexos primitivos orais, dos reflexos de comportamento de utilização ou a assimetria dos reflexos primitivos.

Schott JM, Rossor MN. The Grasp and other primitive reflexes. *J Neurol Neuros Psychiatry* 2003;74(5):558-560.

Nota: Considera-se que o fechamento acirrado da boca após estímulo, seja percutindo ao redor dos lábios ou sobre uma espátula colocada nos mesmos, (reflexo do *bulldog*) representa uma exacerbação do reflexo de estiramento miotático, e não uma resposta primitiva.

94. Qual a importância do reflexo glabelar?

R. Em 1896 (mesmo ano da descrição do sinal de Babinski), Overend pela primeira vez relatou que, nos indivíduos normais, a percussão sobre a região da glabela produzia o piscamento de ambos os olhos. A partir de então, esse reflexo passou ser conhecido sob diversas denominações, tais como glabelar, supra-orbital (McCarthy's) ou reflexo nasopalpebral, dependendo do local da aplicação do estímulo. A resposta eventualmente pode ser elicitada até mesmo pela percussão da região frontal próxima da linha do cabelo, ou pela percussão da raiz do nariz. Nos indivíduos normais ocorre habituação rápida e fácil observando-se aumento da latência e diminuição da amplitude. Alguns autores consideram que o reflexo glabelar positivo refere-se à falha na habituação da resposta, ou seja, quando repetidos estímulos produzem contínua reação de piscamento.

A resposta inesgotável, desde há muito, foi relacionada com a doença de Parkinson (sinal de Myerson). Entretanto, o reflexo em questão pode ser positivo como um fenômeno de liberação, resultado de lesão frontal. Já houve o registro da sua positividade em 36% dos pacientes sem doença intracranial. Uma vez que o reflexo glabelar não é sensível nem específico para parkinsonismo, seu papel na prática clínica moderna é questionável.

Schott JM, Rossor MN. The Grasp and other primitive reflexes. *J Neurol Neuros Psychiatry* 2003;74(5):558-560.

95. Qual o "sinal da mosca voando sobre o açúcar"?

R. Trata-se do movimento irregular, fracionado e com desdobramentos, realizado pelo paciente atáxico quando, em decúbito dorsal, tenta encostar o calcanhar no joelho contralateral.

Ana Lúcia Rosso – comunicação pessoal.

96. O que é o "riso louco prodrômico"?

R. Trata-se de condição rara, com substrato anatomopatológico incerto, descrita por Féré, que cunhou a denominação: *lê fou rire prodromique*. Nesta rara síndrome, crise de riso incontrolável e de início abrupto é seguida várias horas após por hemiplegia.

Adams RD et al. Principles of neurology. 6th ed. USA: McGraw-Hill, 1997.

97. Qual o sinal do anel do guardanapo (*napkin-ring sign*)?

R. Nas doenças miotônicas, mormente na distrofia miotônica, a percussão da língua, estando a mesma colocada entre dois abaixadores, pode evidenciar fenômeno miotônico local e expressar o sinal do anel do guardanapo.

Péricles Maranhão Filho

98. Quem descreveu o sinal de Hoffmann?

R. Em torno de 1900, Hoffmann introduziu, sem no entanto publicar, um método de elicitação do reflexo flexor dos dedos, que ficou conhecido por "sinal de Hoffmann". O relato científico foi feito 11 anos depois por H. Curschmann, um de seus pupilos.

Wartenberg R. The examination of reflexes. Chicago: The Year Book Publishers, 1946. p. 75.

99. Que relação pode existir entre o exame da sensibilidade e a Máfia?

R. Charles Edouard Brown Séquard (1818-1894) formou-se médico em Paris em 1846, e é lembrado principalmente por seu trabalho sobre medula espinhal, que culminou com o relato dos sintomas manifestos na hemi-secção medular. Ocorre, no entanto, que o caso *primus* de Brown Séquard foi o resultado de suas observações a respeito da injúria medular sofrida por um mafioso parisiense agredido por estilete numa briga de gangues.

Haas LF. Charles Edouard Brown-Séquard. *J Neurol Neurosurg Psychiatry* 1997;64:89.
Freeman C et al. Origins of the sensory examination in neurology. *Semin Neurol* 2002;22(4):399-408.

100. Há ruídos cranianos acessíveis à auscultação?

R. Laennec (René Théophile Hyccinthe) foi criador do método da auscultação pulmonar e o inventor do estetoscópio. Porém jamais cogitou em sondar os rumores cranianos, inicialmente registrados por Traves, num caso de fístula carotidocavernosa. Mais adiante, Fisher percebeu sopros em crianças com hidrocefalia, e Steinheil e Hoffmann em caso de angioma. Posteriormente, sonidos intracranianos foram registrados em aneurismas, aterosclerose carotídea, doença de Paget, anemias, tromboangeíte, angiomas etc. Em síntese, a auscultação do crânio deve retornar à prática neurossemiológica, com toda a sofisticação da parafernália eletrônica, pois é olhando, apalpando, percutindo e ouvindo que saberemos deslindar fenômenos até então imperceptíveis.

Walton JN. Subarachnoid haemorrhage. Edinburg: Living-Stone Ltda., 1956. p. 114.

101. Que é prosopagnosia?

R. Descrita inicialmente por Charcot e Wilbrandt, trata-se da incapacidade de identificar visualmente fisionomias familiares, que são prontamente reconhecidas na base de outras características, como a voz. Fazem parte do distúrbio o não reconhecimento facial e de figuras públicas e até de símbolos. Demais, o paciente é incapaz de interpretar expressões fisionômicas, avaliar a idade e outros dados traduzidos pelo jogo fisionômico. O doente não consegue igualmente diferenciar espécies animais, reconhecer cores e lugares que lhe são habituais (agnosia ambiental). A lesão causadora da citada perturbação assenta-se bilateralmente na região ventromesial occipitotemporal.

Benton AL et al. Impairment in facial recognition in patients with cerebral disease. Transactions of the Am-Neurol. Association. New York: Springer Co., 1968. p. 38-42.

102. Pode a ataxia cerebelar comprometer a respiração?

R. A ataxia cerebelar é especialmente franca nos movimentos que envolvem rápida alternância entre grupos musculares agonistas e antagonistas. A respiração, sendo atividade também motora, pode estar afetada na síndrome cerebelar, conforme o demonstram as investigações sobre a capacidade pulmonar vital, reduzida às vezes, a um terço, por decréscimo do ar complementar e paralela diminuição da aptidão respiratória máxima. A insuficiência ventilatória conseqüente acaba por suscitar infecção das vias aerógenas.

Hormia AM. Respiratory insufficiency as a Symptom of cerebellar ataxia. *Am J of Med* SC., junho, 1957:635-640.

103. O que significa apraxia (A)?

R. Define-se apraxia como a perturbação do gesto ou de um conjunto de gestos do corpo sobre si próprio, ou sobre o mundo exterior e seus objetos. Não se trata de um movimento qualquer, mas do ato motor coordenado, visando um resultado definido. Representa pois a A. a desorganização de uma atividade cinética elaborada, consecutiva à lesão córtico-subcortical.

Sob o aspecto clínico, as A. se revelam por elementos negativos: a impossibilidade de gesto voluntário não está ligada à paralisia, ataxia ou distonia; nem a qualquer distúrbio da consciência; nem tampouco da sensibilidade.

Clínica e historicamente conhecem-se duas formas incontestáveis de distúrbio práxico: A. ídeo-motora e ideatória, às quais é legítimo acrescentar a A. construtiva (desenho espontâneo ou mediante cópia) e a do ato de vestir-se.

O lobo parietal esquerdo constitui o alvo dos fenômenos práxicos, com extensão temporal (A. ideatória), occipital (A. construtiva) e corpo caloso (dispraxia esquerda).

Schott B et al. Apraxias. *Encycl Méd Chir* Paris, 1975;7(17022 A):10.

104. No paciente com queixa de cefaléia, o que sempre examinar?

R. 1. **Exame das orelhas, do meato acústico externo e mastóides.**

Eritema? Secreção? Dor à palpação? Aumento de volume? Hematomas (sinal de Battle – equimose retroauricular). Convém observar as membranas timpânicas.

2. **Palpação da articulação temporomandibular, mobilidade e ruídos.**

Dor à mobilização? Mobilidade ativa e passiva. Movimentos de didução (látero-lateral). Ruídos de abertura? Limitação da abertura da boca?

3. **Inspeção, palpação e eventual percussão dos dentes.**

Cáries, falhas, próteses mal ajustadas?

4. **Palpação da projeção dos seios frontais e para-nasais.**

Verifique se dói nas mudanças de posição da cabeça.

5. **Inspeção e palpação dos olhos por sobre as pálpebras e fundoscopia.**

Estrabismos? Dor à mobilidade ocular espontânea? Dor à compressão ocular? Alterações ao exame do fundo-de-olho?

6. **Inspeção e palpação do couro cabeludo.**

Aumento de volume e/ou depressões. Dor localizada?

7. **Palpação das artérias temporais e vasos cervicais.**

Artérias endurecidas e dolorosas? Assimétricas? Pulsáteis? Dor à compressão das artérias carótidas?

8. **Compressão das emergências dos nervos do crânio e da face.**

Atenção especial para os nervos: occipital maior e menor, supra-orbital, infra-orbital e mentoneano.

9. **Sinais de irritação meningorradicular (sinais de Kernig e Brudzinski).**
   Lembre-se de que o sinal de Kernig pode ser examinado com o paciente sentado. Aproveite e verifique também a amplitude ativa látero-lateral do pescoço.
10. **Palpação das vértebras e músculos cervicais.**
    Palpe as eminências ósseas cervicais e mobilize o pescoço. Procure pontos dolorosos na musculatura dos ombros.

Péricles Maranhão Filho

105. Na resposta ao reflexo faríngeo ou laríngeo (IX e X nervos cranianis), porque ocorre protusão da língua?

R. A resposta ao reflexo nauseoso envolve a elevação do véu do palato, a contração da musculatura estriada do terço superior da faringe e a sensação de náusea. A protrusão da língua (inervada pelo XII nervo cranial, e não-relacionado ao reflexo em questão) ajuda a manter a via aérea patente.

USMLE Exam Master Corporation 2001. CD-ROM Version 5.

NEUROOFTALMOLOGIA

1. **Quais foram os precursores da neurooftalmologia?**
R. Segundo os filósofos clássicos, como Aristóteles, não era o cérebro o repositório assimilador das imagens, pois a mente tinha como habitáculo o coração. A troca de domicílio da mente, do coração para o cérebro, deveu-se aos anatomistas e filósofos da Alexandria. Mas o órgão receptor das imagens foi em princípio minuciosamente analisado por Herophilo, que lhe descreveu a esclerótica, a córnea, a retina e o nervo óptico, este, como todos os outros nervos, considerados como tubos ocos, por onde fluiria uma substância espiritual. As inovações científicas na área visual foram realizadas por Gianbattista della Porta, por Kepler e pelo jesuíta Scheiner. Com a revolução industrial, criaram-se instrumentos oftalmológicos, cabendo a von Helmholtz (Fig. 5-1) a construção do oftalmoscópico. Os segredos da retina foram desvendados por H. Müller, Max Schultz e Felix Platter, mas a René Descartes cabe o mérito de correlacionar as células fotossensíveis da retina com as estruturas cerebrais.

Grande Enciclopédia Médica. Vol. IV. São Paulo: Ed. Abril S.A., 1973. p. 899-907.

2. **Percepção da cor é questão neurológica?**
R. Sim, porque envolve neurônios específicos, denominados cones. Como diz Oliver Sacks, a cor não é assunto trivial, pois desperta a curiosidade em artistas, filósofos e naturalistas. O primeiro tratado de Spinoza versava sobre o arco-íris; a mais radiante descoberta de Newton foi a da composição da luz branca; há trabalho de Goethe sobre a cor, bem como de Schopenhauer, Yong, Helmholtz e Maxwell, todos empolgados pelo problema da cor. Nos cones destinados à visão cromática, há três tipos distintos de substâncias fotossensíveis, que os torna aptos para o azul, o verde e o vermelho. Na ausência de um só tipo de cone, a pessoa torna-se incapaz de distinguir uma cor das outras. O código genético para os cones localiza-se nos cromossomas X –

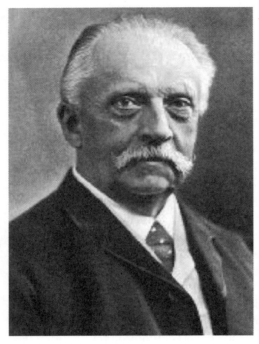

Fig. 5-1. Herman von Helmholtz (1821-1894).

femininos; o cromossoma X do sexo masculino é sempre herdado da mãe; cabe portanto à mãe a transmissão de cegueira para as cores.

Sacks O. Um Antropólogo em Marte. São Paulo: Ed. Schwarcz, 1995. p. 21-57.

3. O que significa hifema e hipopion?

R. A câmara anterior do globo ocular é o espaço compreendido entre a córnea e a íris, preenchida com humor aquoso. Na vigência de traumatismo, ou após processos infecciosos, podemos encontrar, neste reduzido espaço, sangue (hifema), ou pus (hipopion) (Fig. 5-2).

Shingleton BJ *et al.* Blurred vision. *N Engl J Med* 2000;342:556-562.

4. Qual a relação entre o girassol e a neurologia?

R. A despeito da competente descrição clínica da degeneração hepatolenticular, escapou a Wilson qualquer alusão ao único sinal patognomônico do mal, consistente na coloração verdoenga do limbo corneano, assinalada por Kayser dez anos antes. Posteriormente, Fleisher estabeleceu ligação entre o anel corneano, as manifestações neurológicas e a cirrose hepática, comple-

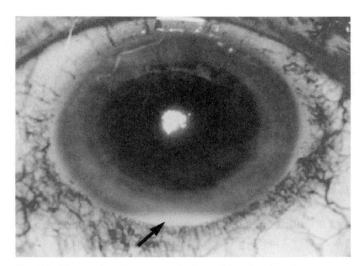

Fig. 5-2. Hiperemia adjacente ao limbus e hipopion (seta).

tando assim o tripé sintomático da doença. Em alguns pacientes observa-se também a presença de catarata em girassol, conhecida no idioma germânico por *Sonnenblumen Katarakt*. Similar catarata pode ser notada igualmente quando da localização intra-ocular de corpo estranho contendo cobre.

A relação pois, entre o vegetal conhecido por girassol e a neurologia, assenta-se no bulbo ocular de alguns dos Wilsonianos.

Bearn AG. Wilson's disease. In: Stanbury, J.B. *et al*. The metabolic basis of inherited disease, 3th Ed., New York: McGraw-Hill Co., 1972. p. 1033-34.

5. **Em que condição se observa o fenômeno do "olhos dançantes"?**

R. Na encefalopatia mioclônica de Kinsbourne, de início em tenra idade, afetando praticamente todos os músculos esqueléticos; os oculares exibem rápidos movimentos conjugados irregulares, dando aos olhos a característica dançante, com que a síndrome é conhecida. Os medicamentos corticosteróides suprimem a desordem mioclônica, às vezes necessitando cinco a dez anos de uso. O neuroblastoma e outros carcinomas podem estar na raiz do mal.

Adams RD, et al. The inherited metabolic disease of the Nervous System, in Priciples of Neurology, 5th ed. New York: McGraw-Hill, 1993. p. 831.

6. **Quais as causas mais freqüentes de "visão borrada"?**

R. As causas mais freqüentes de visão borrada, ou embaçada, não são de origem neurológica. Os erros de refração contribuem para grande maioria de visitas aos oftalmologistas. Tais erros caracterizam-se geralmente por serem bilaterais, de início gradual, sem dor, distância dependente e passiva de correção com o teste "pinhole". Erros de refração específicos incluem miopia (redução da visão para perto), hiperopia (perda de visão para longe), astigmatismo e presbiopia (perda da acomodação visual idade-dependente e redução da visão para leitura).

Shingleton BJ *et al*. Blurred vision. *N Engl J Med* 2000;342:556-562.

7. Qual a função do nervo oftálmico?

R. Primeiro ramo do trigêmeo, o oftálmico de Willis (V1) propõe-se a registrar a sensibilidade do bulbo ocular, substancialmente a dolorosa, pela intermediação direta ou indireta dos nervos ciliares. Ao oftálmico compete igualmente a função secretória e vasomotora do olho, bem como aos reflexos de proteção, como piscadelas e movimentos de evitação da cabeça. Em termos patológicos, o nervo pode fazer parte do tique doloroso e do zóster do gânglio de Gasser; neste último caso, observa-se temível repercussão sobre a córnea (queratite neuroparalítica), por força da perda da sua faculdade trófica, associada à contaminação por germes, a traumatismos mínimos e à dessecação por carência lacrimal.

Cossa P. Physiopathologie du système nerveux. Paris: Masson Ed., 1936. p. 227-228.

8. Há diferenças entre músculos extra-oculares e esqueléticos?

R. Com certeza, do ponto de vista histológico. A unidade motora dos oculares é de um neurofilamento para três a seis fibras musculares, sendo de dezenas a relação entre fibras esqueléticas e um único componente motor (1:6 e 1:100, respectivamente, numa estimativa). As fibras dos músculos oculares são delgadas, de cerca de 20 micra de diâmetro, enquanto as esqueléticas superam 50 micra. Além disso, os filamentos extraoculares distanciam-se entre si, graças à abundância do endomísio, cabendo ainda observar a maior freqüência da disposição central do núcleo, em oposição ao símile esquelético. Do ponto de vista eletromiográfico, os músculos esqueléticos são silentes, quando em repouso, ao contrário dos extraoculares, que jamais se aquietam, mesmo na posição primária; em atividade, geram potenciais de grande amplitude e baixa frequência (1 a 2 ms), contra descargas de 5 a 30 seg, por parte dos músculos esqueléticos.

Rosenberg RN *et al*. Progressive ophthamoplegia. *Arch Neurol* 1968; 19:362-376.

9. Que é espasmo *nutans*?

R. Se *nutans* deriva de *nutatio*, significa então balanceamento, oscilação, tal como ocorre em crianças de idade tenra, antes do primeiro semestre, quando o bebê pode exibir movimentos cefálicos de lateralização ou rotatórios, desiguais aos do nistagmo. Este, por sua vez, apresenta-se pendular rápido, em qualquer direção. Esta condição é própria ou condicionada por ambientes de baixa iluminação, tal como se registra nos operários de minas de carvão.

Dos Manuais de Neuropediatria.

10. O que é visão escotópica?

R. É a visão noturna, na qual os objetos são algo indefinidos e exibem tons cinzas. As cores são indistinguidas, a menos que sejam altamente concentradas. A visão à noite depende dos bastonetes, que revelam alta sensibilidade à luz, de modo a captar luminosidade de baixa potência. Os bastonetes distribuem-se por toda a retina, poupando apenas a fóvea, carente deles. À noite, as imagens são mais bem percebidas se olharmos próximo a elas e não para elas. Nictalopia designa grave distúrbio da função dos bastonetes, gerando cegueira noturna; o verbete hemeralopia indica cegueira diurna.

Eyzaguirre C *et al*. Fisiologia do sistema nervoso, 2ª ed. Rio de Janeiro? Guanabara-Koogan, 1977. p. 125-126.

11. Como se manifesta mais freqüentemente a visão embaçada funcional?

R. Visão embaçada de origem psicológica representa perda real, porém transitória, da acuidade visual. O achado clínico mais comum é a constrição tubular dos campos visuais.

Shingleton BJ *et al*. Blurred vision. *N Engl J Med* 2000;342:556-562.

12. Que são movimentos oculares conjugados e disjuntivos?

R. Conjugados são os movimentos oculares simultâneos e eqüipolentes, numa mesma direção; e disjuntivos, quando os olhos se deslocam sincronicamente em direções opostas. Obviamente, são distintos os músculos operantes na conjugação: se olha para a esquerda, ativam-se os músculos reto lateral, num olho, e reto medial, no outro; a tal par de músculos dá-se o nome de parceiros ou parelhos. Os movimentos disjuntivos são chamados de convergentes e divergentes quando no plano horizontal, e de sunvergentes quando na verticalidade. Se no ato disjuntivo a seqüência for a do relógio ou contra-relógio, o movimento toma os nomes de conclinação e disclinação.

Como bem percebe o leitor, a terminologia dos movimentos oculares é confusa e babélica; oxalá alguém venha pôr clareza e transparência nesta obscuridade (ALC).

Cogan DG. Neurology of the oculars muscles. Oxford: Blackwell, 1948. p. 12.

13. No olho, quais estruturas são sensíveis à dor?

R. Do ramo oftálmico do V nervo provém a sensibilidade ocular. As áreas oculares sensíveis à dor são; a superfície ocular (córnea), a íris, e o corpo ciliar. Áreas periorbitárias também são responsivas à dor; assim, as inflamações em torno do nervo óptico podem provocar dor e embaçamento visual, simultaneamente. Por outro lado, a retina e o nervo óptico, na sua porção intra-ocular, são relativamente alheias à dor.

Shingleton BJ *et al.* Blurred vision. *N Engl J Med* 2000;342:556-562.

14. Cite três causas de olhar fixo e brilhante!

R. Eventualmente, a simples observação do olhar já denuncia a doença.

Três condições promovem o olhar com as características do enunciado: Esquizofrenia, doença de Parkinson e hipertireoidismo (Fig. 5-3).

Péricles Maranhão Filho

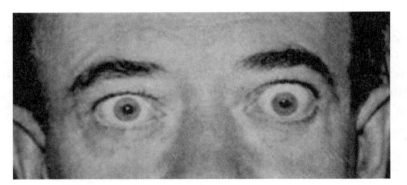

Fig. 5-3. Olhar fixo e brilhante. Hipertiroidismo.

15. Que se conhece por aniseiconia?

R. Trata-se de disfunção ocular, caracterizada pela percepção desigual, em formato e tamanho, da imagem num e noutro olho.

De Jong's, The neurologic examination 5th ed. New York: Lippincott Comp., 1992. p. 120.

16. Há diferença entre proptose (ocular) e exoftalmo?

R. Segundo o autor em que me louvo, na proptose o deslocamento do bulbo ocular é mais acentuado que na exoftalmia. Convém entretanto observar que o autor referido abaixo não alude, neste confronto, à exoftalmia maligna, cujo grau atinge às vezes 35 mm, quando o normal não passa de 16 mm (medições com oftalmômetro) (Fig. 5-4).

De Jong's, The neurologic examination, 5th ed. New York: Lippincott Comp., 1992. p. 158.

17. Que se conhece por fenômeno de Pulfrich?

R. Processo inflamatório intra-orbitário suscita dor ao movimento ocular, podendo inclusive provocar anormalidade estereoscópica, por retardo da condução visual unilateral, de sorte a prejudicar a percepção de imagens semoventes. Tal é o denominado fenômeno de Pulfrich.

Behrens MM. Impaired vision. In: Rowland LP. Merritt's Textbook of Neurology, 9th ed. Baltimore: Williams-Wilkins, 1955.p. 36.

18. Que se entende por oftalmodinamometria?

R. É método semiológico que tem por fim avaliar a pressão arteriolar com base na visualização das pulsações da artéria central da retina. O olho forma um sistema fechado, de paredes praticamente inextensíveis, sendo a pressão intra-ocular inferior à tensão arteriolar retinocoroidiana; em conseqüência, a circulação retiniana se processa sem que se percebam, pela oftalmoscopia, os batimentos arteriolares. Havendo elevação da pressão intra-ocular (p. ex., glaucoma e artifícios de técnica semiológica), as paredes dos vasos entram em colapso, de sorte que a circulação sangüínea só se efetiva durante a sístole, propiciando o aparecimento da pulsação, visível ao exame. Se a pressão intra-ocular superar os valores da sístole, haverá colapso permanente da parede arteriolar, cessando então fluxo sangüíneo. Entre os instrumentos de medição, temos o oftalmodinamômetro de Bailliart, de Hager, o dynoptor de Sisler e possivelmente outros que o redator desconhece.

Giardulli A. Pressão da artéria central da retina. *Medicina de Hoje* 1978;4(42):472.

19. Qual a essência da função retiniana?

R. Na feliz sentença de Sherrington, "a retina é um ponto quente glorificado". Embora seja a parte sensível do olho, preposta à recepção das radiações do espectro visível, e destinada a converter a energia radiante em sinais nervosos, a retina goza da capacidade de transformar estímulos não-visuais, como mecânico e elétrico, em fenômeno visual, então chamado fosfeno. Pela ex-

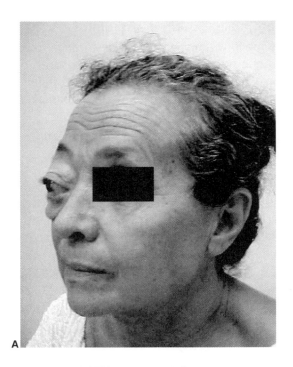
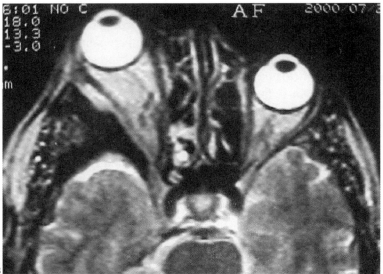

Fig. 5-4. (**A**) Proptose direita secundária à displasia fibrosa. (**B**) RMI ponderada em T2, com detalhe da órbita da paciente (**A**) (PAMF).

posição à luz, decompõe-se a rodopsina dos bastonetes, num trilionésimo de segundo, formando uma série de produtos intermediários, para logo se recompor, tendo a vitamina A importante papel na regeneração da citada púrpura visual e correspondente adaptação visual a diversas intensidades luminosas. Os cones retinianos dispõem de diferente tipo de rodopsina, a fotopsina, distinta da escotopsina dos bastonetes, daí resultando sua sensibilidade às cores azul, verde e vermelho. A estimulação simultânea e igual em todos os cones origina a sensação de branco.

Guyton AC. Tratado de fisiologia médica 8ª ed. Rio de Janeiro: Guanabara-Koogan, 1992. p. 483-485.

20. No coma, qual a importância dos movimentos oculares espontâneos?

R. A posição inerte dos olhos deve sempre ser anotada. Desvio conjugado dos olhos levanta a suspeita de lesão hemisférica homolateral ou lesão do tronco (ponte) contralateral. Anormalidades no movimento vertical são menos comuns no paciente em coma, porém desvio dos olhos abaixo do meridiano pode ser encontrada em lesões do tecto mesencefálico e em disfunções metabólicas. Movimentos disconjugados expressam o comprometimento dos nervos oculomotor ou abducente, no tronco cerebral ou ao longo de sua via.

Bates D. The management of medical coma. *Journal of Neurology, Neurosurgery, and Psychiatry* 1993;56:589-598.

21. Como definir ambliopia?

R. Condição monoocular que ocorre em crianças, usualmente com menos de cinco anos de idade. Resulta na falha de conexões devida à imaturidade do sistema visual, ainda não totalmente formado, ou pela perda de uma imagem monoocular clara, ou o desalinhamento ocular. Condições precipitantes incluem estrabismos, erro de refração assimétrico ou catarata congênita. Ambliopia tem tratamento e este deve ser iniciado ainda durante a fase de maturação da criança.

Shingleton BJ *et al*. Blurred vision. *N Engl J Med* 2000;342:556-562.

22. No coma, qual a importância dos movimentos oculares reflexos?

R. Os movimentos oculares reflexos são verificados por meio de dois testes: reflexo oculocefálico e oculovestibular. O primeiro, também denominado de reflexo da cabeça de boneca (*doll head reflex*), é verificado rodando-se a cabeça do paciente de um lado para o outro, observando-se então os olhos. No paciente em coma, a resposta que expressa normalidade do tronco cerebral, caracteriza-se pelo movimento ocular conjugado para o lado oposto ao movimento cefálico. No paciente com depressão pontina, a resposta oculocefálica está abolida e, apesar do movimento de rotação cefálica, os olhos permanecem na linha média.

A resposta ao reflexo oculovestibular é mais precisa. Instilam-se de 50 a 200 ml de soro gelado no conduto auditivo externo de cada vez. A resposta normal no paciente consciente consiste em nistagmo com a fase rápida para o lado contrário ao estimulado. A resposta tônica, com desvio conjugado dos olhos para o lado estimulado, indica que a ponte está funcionalmente intacta e sugere uma causa supratentorial para o coma. Resposta disconjugada ou ausência de resposta indica lesão ou depressão funcional do tronco cerebral. Estímulo unilateral, com resposta vertical, sugere a possibilidade de uso abusivo de drogas, pois muitas drogas afetam o movimento lateral dos olhos.

Bates D. The management of medical coma. *Journal of Neurology, Neurosurgery, and Psychiatry* 1993;56:589-598.

23. Curiosidades neurológicas.

R. O nervo óptico deveria chamar-se feixe óptico, pois não se trata de nervo, mas de genuíno feixe integrante do telencéfalo.

No capítulo das pupilas, não existe a rigor miose ou midríase; o que se verifica, na verdade, é a simples contração ou relaxamento dos músculos da íris, com repercussão no seu orifício central, chamado pupila.

Na sua concepção original, a palavra nistagmo significa os movimentos da cabeça, que pende devagar, seguida de rápida correção. Justamente quando o homem e outros animais começam a dormir.

Lima Costa A *et al*. Colóquios neurológicos. Ed. Interciência, 1991. p. 18-19.

24. No coma, como se comporta o reflexo corneal?

R. Exceto nos casos de coma secundário ao uso de drogas, o reflexo corneal habitualmente se mantém preservado. Em outras palavras, o reflexo corneal mantém-se até que o coma se aprofunde muito. Coma superficial com abolição do reflexo corneal sugere intoxicação por drogas. A perda da resposta ao reflexo corneal é um sinal indicativo de mau prognóstico.

Péricles Maranhão Filho

25. De que se compõe a síndrome de Parinaud?

R. Dereux interpreta a síndrome como integrada pela combinação de três sinais: 1. paralisia conjugada da elevação dos olhos; 2. idem com respeito ao abaixamento dos olhos; 3. paralisia da convergência. O terceiro elemento citado não é constante, invalidando assim o diagnóstico do mal, segundo o referido autor. A fim de caracterizar a síndrome em questão há que se eliminar duas outras formas de oftalmoplegia, a pitiática, bem rara, e a hipertônica, abolida pela escopolamina e pela botulina.

Dereux J. Present state of our knowledge of Parinaud Syndrome. *Revista de Neurol* 1955;93:123-129.

26. Qual o significado do *roving*?

R. Movimento de *roving* ou passeio dos olhos pela órbita é semelhante ao observado no sono e expressa coma superficial. Este movimento espontâneo não pode ser imitado voluntariamente. Sua presença, portanto, exclui alteração psicogênica.

Péricles Maranhão Filho

27. Como se manifesta a fístula carotidocavernosa?

R. Em termos simplificados, por exoftalmo pulsátil, edema palpebral, dilatação das veias conjuntivas e intenso sopro sistólico, audível às vezes em toda a superfície cranial. Observa-se igualmente frêmito no bulbo ocular e, eventualmente, no nível da carótida comprometida. Pelo teste de Matas, verifica-se diminuição das pulsações oculares, bem como do sopro e frêmito sistólicos. É comum a paralisia do nervo abducente, com poupança do terceiro, quarto e quinto nervos.

Assis L. Sistema motor ocular. In: Canelas HC, Lamartine de Assis J, Scaff M. Fisiopatologia do sistema nervoso. São Paulo: Sarvier Ed., 1983. p. 197.

28. Qual o retrato clínico da tromboflebite do seio cavernoso?

R. Sabendo o técnico que o seio cavernoso é formado pelas veias oftálmicas, que se anastomosam livremente com as veias da face (frontal, angular, facial), qualquer infecção supurativa neste território (furúnculo, fleimão) pode gerar flebites regionais, através das quais o processo ganha as veias oftálmicas e invade o seio cavernoso. Clinicamente, observam-se, então, sinais gerais de infecção e estase venosa, acompanhada de paralisia em alguns nervos cranianos. O edema palpebral é um dos sinais físicos mais precoces, para logo seguido de exoftalmia, sem desvios laterais, à qual se associa paralisia dos nervos oculares, principiando pelo abducente, por força da sua posição intra-sinusal; seguem-se dores retrooculares, anestesia corneana e dilatação das veias retinianas. Depois de um intervalo de horas ou dias, a síndrome cavernosa manifesta-se no lado oposto, por via do seio circular ou coronário. É marcante a repercussão geral do processo, com febre, calafrios, sudorese, abatimento.

Garcin R et al. Thrombo-phébites cérébrales. Paris: Masson Ed., 1949. p. 47-50.

29. Que são manchas de Brushfield?

R. São máculas dispostas em círculo, no terço externo da íris; constituem sintoma característico da doença de Down, ao lado de outras manifestações peculiares do mal, como hipotonia, retardamento mental e instabilidade atlantoaxial ou atlantoccipital. O selo genético do processo é dado pela análise do cariótipo, representada pela trissomia 21.

Krinski S. Deficiência mental. Rio de Janeiro: Atheneu, 1969. p. 1-35.

30. A luz atinge o hipotálamo?

R. Pela via retino-hipotalâmica a luminosidade interfere na atividade hipotalâmica, conforme se observa nas variações do ciclo menstrual, do estro e da formação de melatonina.

Curtis BA et al. Na Introduction to the neurosciences. Philadelphia: Saunders Co., 1972. p. 391.

31. Quais as causas da exoftalmia?

R. A questão do exoftalmo circunscreve-se naturalmente à patologia de duas áreas: a órbita e a tireóide. Não há duvidas de que, no primeiro caso, operam lesões que promovem proptose, como as que aumentam a quantidade do tecido orbitário, isto é, crescimento do volume dos músculos extra-oculares, aliás já assinalada por Basidow, seja por hipertrofia, adipose ou infiltração, edematosa e linfocítica dos respectivos músculos, seja por proliferação do tecido conectivo. Quanto aos fatores endócrinos, ligados direta ou indiretamente à tireóide, cabe menção ao hormônio estimulante da citada glândula (TSH), o qual comprovadamente induz exoftalmo, ora por sua própria natureza ou por fator a ele ligado, conhecido este por substância produtora de exoftalmia (EPS). No soro de paciente com tireotoxicose pode ser rastreado outra substância indutora, o estimulador de ação prolongada (LATS), presente em três quartos dos enfermos com exoftalmo. Por fim, bloqueio da circulação venosa de retorno, causando edema e quemose, glioma do nervo óptico e outros tumores de vizinhança (Fig. 5-5), ou metastáticos, como causa geradora da exoftalmia.

Ogura JH et al. The transantal orbital decompression operation for progressive exophthalmos. The Laryngoscope. 1962;LXXII,(8):1078-1097.

NEUROOFTALMOLOGIA 213

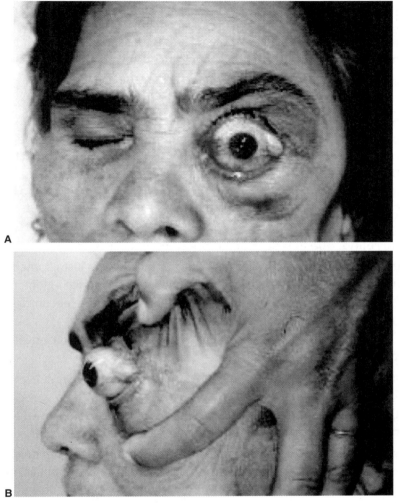

Fig. 5-5. Exoftalmo com extrusão do globo ocular secundário a tumor orbitário (PAMF).

32. É fácil o exame da porção anterior do olho?

R. O segmento anterior do globo ocular inclui: esclera; conjuntiva; córnea; câmara anterior; íris e cristalino ou lente. Todo segmento anterior pode ser adequadamente examinado com uma simples lanterna e cuidadosa observação. A esclera e conjuntiva são analisadas em busca de secreções anormais, edema, e eritemas. O reflexo corneal à luz – mais importante sinal a ser pesquisado – deve ser franco e distinto. Eventualmente, a aplicação tópica de fluoresceína, e iluminação com luz azul-cobalto, é útil para avaliação de irregularidades na superfície da córnea. Estas últimas, quando presentes, num olho sem eritema traumático, sugere úlcera ou infecção por herpes simples.

Shingleton BJ et al. Blurred vision. *N Engl J Med* 2000;342:556-562.

33. Que significa simultagnosia?

R. Incapacidade visual de associar as diferentes partes de um dado objeto, de modo a integrá-lo como um todo. Sinaliza o fenômeno lesão bilateral do lobo occipital.

Brust JCM. Infarto cerebral. In: Rowland LP. Merrit, Tratado de Neurologia 7ª ed. Rio de Janeiro: Guanabara, 1986. p. 172.

34. Na retina, que tipo de mácula possuímos: densa, colores ou lútea?

R. A mácula densa não se localiza na retina, e sim na região justaglomerular, no néfron. Tem papel importante na auto-regulação da filtração glomerular.

A mácula colores não existe em seres humanos, mas se encontra presente na retina de algumas espécies de animais noturnos.

Quanto à mácula lútea, esta sim, presente na nossa retina, envolve a fóvea e possui abundância de cones.

USMLE Exam Master Corporation. CD-ROM Version 5., Copyright© 2001.

35. O que sabe sobre a avaliação neurooftalmológica preditiva do paciente em coma.

R. 1. A recuperação do reflexo pupilar à luz em 12 minutos é compatível com a sobrevida neurológica, enquanto a ausência do reflexo pupilar após 28 minutos indica que a recuperação neurológica é pobre.

2. Pacientes que não apresentam abertura ocular em seis horas de coma, somente 10% têm chance de boa ou moderada recuperação. Os que realizam a abertura ocular como resposta ao estímulo álgico têm 20% de chance de apresentar boa recuperação.

3. Reflexo corneal abolido por 24 h após início do coma se mostrou incompatível com a vida 90/500 pacientes.

4. Coma anóxico com abolição do reflexo pupilar à luz por 24 h, todos morreram 52/210 pacientes. No terceiro dia, 70 pacientes com resposta motora inferior à retirada, todos morreram. No sétimo dia, ausência de *roving eye* (16 pacientes), todos morreram. O intervalo de confidência des-

tes parâmetros foi de 0,95. O que corresponde a uma chance de erro em torno de 5%.

Bates D. The management of medical coma. *Journal of Neurology, Neurosurgery, and Psychiatry* 1993;56:589-598.

36. Como tratar a síndrome de Tolosa-Hunt?

R. Há quase 40 anos, Hunt pela primeira vez documentou os efeitos benéficos do corticosteróide na síndrome em questão. Infelizmente, desde então pouco foi acrescentado com relação à dose mais adequada, à duração, ou a formas alternativas de tratamento. Apesar da remissão espontânea poder ocorrer, não há dúvida de que o corticosteróide marcadamente reduz a dor periorbital. Não existem dados que sustentem a idéia de que o tratamento acelere a recuperação dos nervos cranianos comprometidos. Muita atenção precisa ser dada ao fato de que, respostas positivas ao uso dos esteróides, também já foram registradas em vários pacientes com neoplasias parasselar, incluindo cordomas, tumor de célula gigante, linfoma e tumor epidermóide.

Kline LB *et al*. *J Neurol Neurosurg Psychiatry* 2001;71:577-582.

37. Que se entende por daltonismo?

R. Trata-se de anomalia congênita, manifestada pela incapacidade de reconhecer as cores. O defeito é hereditário, ligado aos cromossomas sexuais. Na visão normal, todas as cores são percebidas, a partir da composição das cores básicas: azul, verde e vermelho. Há várias modalidades de daltonismo, de acordo com as cores cuja distinção está prejudicada. Para o daltônico universal, todos os objetos ostentam o mesmo colorido (monocromatismo), enquanto que o parcial é incapaz de discernir o vermelho, p. ex. (protanopia) ou o verde (deuteranopia), ou então o azul (tritanopia). Sendo a acromatopsia mais freqüente para o vermelho, convencionou-se internacionalmente, nos sinais luminosos de tráfego, situar a luz vermelha (pare!) acima das outras, de modo que pelo simples clarão o motorista entenderá o significado do sinal.

Perera CA. May's manual of the disease of the eye. Baltimore: Williams-Wilkins, 1949. p. 329.

Pupilas

1. Que se entende por pupila?

R. O vocábulo pupila é diminutivo de *pupa*, que indica estado larvatório de inseto, ou menina, órfão, noviça, boneca. Mas, no que interessa, é a abertura localizada no centro da íris, por onde passam os raios luminosos. Os diâmetros das pupilas apresentam variações individuais e circunstanciais, mas será patológico medir-se mais que 5 mm ou menos que dois.

Álvaro de Lima Costa

2. O que é pupila de girino?

R. Recebe esta denominação a dilatação setorial e paroxística da pupila com duração de alguns minutos. Ocorre muitas vezes por dia, durante vários dias ou semanas e então desaparece. Por vezes tal alteração é detectada devido ao desconforto periorbital que acarreta. Na maioria dos casos, há história de enxaqueca. É condição benigna, e ocorre em razão do espasmo segmentar do músculo dilatador da íris.

Kline BL *et al*. Neuro-ophtalmology. Review Manual. 4ª ed. Slack Inc. USA, 1996.

3. O que é pupila primaveril?

R. Trata-se de uma condição rara, caracterizada pela dilatação pupilar episódica. Observa-se tal paroxismo em pacientes jovens, saudáveis e eventualmente enxaquecosos. Uma das pupilas dilata-se enormemente por minutos ou horas. A visão torna-se nublada, podendo haver certo desconforto periocular e cefaléia. O fenômeno é benigno e deve ser afastada a possibilidade de bloqueio farmacológico.

Kline BL *et al*. Neuro-ophtalmology. Review Manual. 4ª ed. Slack Inc. USA, 1996.

4. Qual o significado da pupila ovalada?

R. A pupila oval representa um estágio transicional, indicando herniação transtentorial com compressão do III nervo cranial. Pupilas com esta forma não são de ocorrência infreqüente em casos de pacientes sofredores de catástrofe intracranial, como por exemplo hemorragia subaracnóide ou hematoma intracerebral pós-trauma. Hipoteticamente representam diferenças centralmente mediadas da expressão parassimpática em vários segmentos do esfíncter pupilar. O fato de a redução da hipertensão intracranial estar associada ao retorno da pupila ao seu formato normal, quase no mesmo instante, sugere fortemente que isto representa um estágio transicional entre normalidade e herniação transtentorial.

Marshall LF et al. The oval pupil: clinical significance and relationship to intracranial hypertension. *J Neurosurg* 1983;58:566-568.

5. Que é pupila tônica?

R. O termo foi introduzido por Goldon Homes para designar a lentidão da resposta pupilar à incidência luminosa. O retardo da reação ocorre tanto na concentração como no oposto (relaxamento), podendo ser também observado no ato da convergência ocular. Há três formas de reação pupilar tônica: resposta lenta à luz, ou fenômeno de Westphal – Piltz; reação vagarosa à convergência, ou sinal de Saenger; abolição das respostas à luz e convergência associada à perda dos reflexos profundos (síndrome de Adie). Em cerca de 80% dos casos, o fenômeno tônico é unilateral, tendo maior diâmetro a pupila afetada. As mulheres são mais sujeitas à anomalia, após a terceira década. O substrato do processo seria devido à lesão seletiva do gânglio ciliar.

Assis JL. Sistema motor ocular. In: Canelas HM, Assis JL, Scaff M. Fisiopatologia do sistema nervoso. São Paulo: Sarvier, 1983. p. 209.

6. O que é pupila ectópica?

R. A pupila excêntrica ou oval pode ser encontrada em pacientes com lesão rostral mesencefálica. Ocorre provavelmente devido a inibição seletiva do tono do músculo do esfíncter da íris. A pupila oval também pode ser observada nas alterações do mesencéfalo, devido a compressão extrínseca do mesmo. Trata-se de sinal precoce nos casos de hérnias do *uncus* temporal.

Kline BL et al. Neuro-ophtalmology. Review Manual. 4ª Ed. Slack Inc. USA. 1996.

7. Qual o significado das pupilas de Hutchinson?

R. A desigualdade das pupilas tem considerável valor de localização. A dilatação unilateral da pupila, secundária à compressão do III nervo cranial na borda do tentório, é observação frequente nos casos de hematoma extradural, porém também aparece em casos de hematoma intradural e tumores intracerebrais com aumento da pressão intracraniana (Fig. 5-6).

Nota: Sir Jonathan Hutchinson, 1828-1913, foi cirurgião no Hospital de Londres. Bailey H. Semiología quirurgica 2ª ed. Barcelona: Toray, 1971.

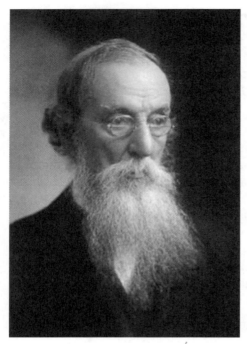

Fig. 5-6. Sir Jonathan Hutchinson (1828-1913).

8. Que se entende por Hippus?

R. A palavra designa sutil grau de inquietude pupilar, manifestado por contrações e dilatações ritmadas, imperceptíveis à vista desarmada. Para Dèjerine, o fenômeno ocorre em algumas afecções do sistema nervoso (epilepsia, esclerose múltipla, ataque apopletiforme, meningite e tumor cerebral), também o ciclo respiratório, na pupila miotônica e em seguimento à recuperação de oftalmoplegia, quando então a anormalidade é descrita como nistagmo pupilar, concomitante com o nistagmo ocular. Para K. H. Anderson, o *hippus* seria devido à atividade compassada do centro cílio-espinal de Budge, visto que a excisão do gânglio ciliar provoca movimentos pupilares cadenciados, por alguns minutos (F. B. Walsh, Clinical Neuro-Ophthalmology, 1947:203). Para Duke-Elder, as oscilações do *hippus* são irregulares e de considerável excursão (2 mm), de sorte que podem ser observadas a olho nu. O *hippus* é bilateral, contínuo, independente da iluminação, convergência, e estímulos psicossensoriais. É controversa a importância semiológica do sinal em causa.

Duke-Elder SW. Textbook of ophthalmology. Vol. IV. London: Henry Kimpton, 1949. p. 3766.

9. O reflexo pupilar é submisso à fadiga?

R. Já houve tempo em que se admitia fossem os reflexos pupilares resistentes ao enfraquecimento. Tal não ocorre entretanto. Submetidos a estímulos repetidos (50 a 60 vezes), a reação diminui gradualmente em sete fases: 1. redução da amplitude contrátil; 2. prolongamento da latência acima de 0,4 segundo; 3. dilatação inicial precedendo a contração; 4. aumento das latências tanto da dilatação como da contração; 5. decréscimo do diâmetro da dilatação; 6. substituição da contração pela dilatação (reação paradoxa); 7. completa imobilidade da pupila à luz. O fenômeno da fadiga interessa a ambos os lados, o direto e o consensual.

Duke-Elder WS. Text-book of ophthalmology Vol. IV. London: Henry Kimpton, 1949. p. 3773.

10. Que tipo de anisocoria se acentua no ambiente escuro?

R. Na paralisia oculossimpática (síndrome de Horner), a anisocoria acentua-se no ambiente escuro, em decorrência da dilatação pupilar do lado saudável.

Péricles Maranhão Filho

11. Que tipo de anisocoria se acentua no ambiente claro?

R. Nos casos de disfunção pupilar de origem parassimpática, a assimetria pupilar acentua-se no ambiente claro, em decorrência da constrição da pupila normal.

Péricles Maranhão Filho

12. Qual o valor semiológico das pupilas no paciente em coma?

R. O tamanho, a igualdade e a reação das pupilas devem ser anotados. Lesão diencefálica caracteristicamente produz pupilas dilatadas e fixas. Lesão mesencefálica tipicamente produz pupila de calibre médio, sem resposta ao estímulo luminoso. Lesão pontina produz habitualmente pupilas pequenas, com a resposta luminosa preservada. Nos casos de hemorragia pontina, as pupilas adquirem a forma puntiforme, devido à estimulação parassimpática. Dilatação unilateral da pupila, com perda da resposta à luz, sugere herniação do *uncus* ou aneurisma da artéria comunicante posterior homolateral. Sinal de Horner, associado a anidrose em todo dimídio homolateral, pode ser encontrado no envolvimento do hipotálamo, tálamo ou tronco cerebral. Nos casos de Horner secundário à lesão do plexo simpático pericarotídeo, a anidrose afetará somente a hemiface do mesmo lado da lesão.

Comas metabólicos, tais como o hepático, ou de origem renal, promovem pupilas relativamente pequenas, com reflexo luminoso bastante vivo.

Nas intoxicações exógenas de modo geral, as pupilas também são relativamente pequenas, com resposta lenta ao reflexo luminoso direto (bradicoria).

Bates D. The management of medical coma. *Journal of Neurology, Neurosurgery, and Psychiatry* 1993;56:589-598.

13. Por que os termos: "pupila aberta" e "pupila fechada" não são adequados?

R. A rigor, não existe movimentos de abertura ou fechamento da pupila; o que acontece, na verdade, é a simples contração ou relaxamento dos músculos da íris, um de disposição concêntrica (esfíncter), inervado pelo parassimpático, e outro de arranjo radiado, simpático. A miose, ou diminuição do calibre pupilar depende de um dos seguintes mecanismos: contração do esfíncter ou relaxamento do músculo oponente, chamado dilatador; tem-se assim a miose espasmódica ou dinâmica, por efeito parassimpático, e a paralítica, por conta da interrupção do sistema simpático. No que respeita à midríase, esta igualmente se divide em espasmódica e paralítica, ou por contração do músculo dilatador ou por paralisia do esfíncter.

Álvaro de Lima Costa

14. A que se associa o defeito pupilar aferente?

R. Papilite ou neuropatia óptica isquêmica.

Shingleton BJ *et al*. Blurred Vision. *N Engl J Med* 2000;342:556-562.

15. Qual a zona de origem das fibras pupilodilatadoras?

R. Originam-se elas na região hipotalâmica póstero-lateral, caminhando pelo tegmento homolateral do mesencéfalo, ponte, bulbo e medula cervical, até o oitavo segmento da medula cervical e primeiro e segundo da torácica, onde contraem sinapse com as células simpáticas da coluna intermédiolateral.

Adams RD *et al*. Principles of neurology 5th ed. New York: McGraw-Hill, 1993. p. 241.

16. Quais os diagnósticos diferenciais das pupilas que reagem melhor na mirada de perto do que à luz?

R. 1. Neuropatia óptica ou retinopatia grave (provavelmente as causas mais freqüentes).
2. Pupila tônica de Addie.
3. Pupila de Argyll Robertson.
4. Síndrome mesencefálica dorsal.

5. Degeneração aberrante do III nervo: resposta defeituosa à luz, com transmissão simultânea aberrante de fibras do músculo reto medial para fibras pupilares, resultando em constrição pupilar durante adução.
6. Miscelânea: amiloidose, diabetes, Dejerine-Sottas, Charcot-Marie-Tooth.

Kline BL et al. Neuro-ophtalmology. Review Manual. 4ª ed. Slack Inc. USA, 1996. p. 129.

17. Qual a relação entre as pupilas e a enzima feniletanolamina-N-metiltransferase?

R. O diâmetro pupilar é regido por um equilíbrio autonômico e instável, no qual a adrenalina e a acetilcolina exercem funções antagônicas. Na reação em cadeia, que resulta na formação da adrenalina, a enzima supracitada metaboliza a noradrenalina em adrenalina, na medula adrenal.

The Organ Systems: volume Two. Berman S, Orell S. USA: Kaplan Medical, 1997. p. 331.

6

DOENÇAS VASCULARES & DEMÊNCIAS

1. Na isquêmia cerebral global, quais células nervosas são mais vulneráveis?

R. A isquêmia cerebral global pode levar a um grande sofrimento tecidual, resultando num quadro encefalopático (encefalopatia isquêmica). Este processo usualmente é o resultado de parada cardiopulmonar ou da extrema hipotensão num choque severo. O espectro clínico resultante varia de confusão mental leve e transitória até demência franca, com rigidez de decorticação, crises convulsivas, e estado vegetativo irreversível. Apesar de todo cérebro ser atingido pela hipoperfusão, determinadas regiões sofrem mais o impacto isquêmico: os grandes neurônios hipocampais de Sommer; as células cerebelares de Purkinge e os neurônios das camadas 3 e 5 do córtex cerebral.

A base desta vulnerabilidade seletiva não está totalmente esclarecida, mas pode estar relacionada com a necessidade de energia metabólica local, fatores hemodinâmicos ou neurotransmissores.

Goodman JC. Contemporary neurophatology. American Academy of Neurology 2000 Syllabi-On-CD-ROM. (7FC.006)71-174.

2. Como interpretar tal aclamação:

> *"...Se eu te esquecer, oh! Jerusalém, que a minha mão direita perca a sua destreza e que a minha língua se fenda no céu da minha boca..."*

R. A frase acima, da autoria de um salmista, manifesta o apelo a um ataque isquêmico, no hemisfério cerebral esquerdo, caso pecasse este agente da oração.

As doenças cerebrovasculares decorrem de anormalidades do parênquima cerebral, consecutivas a processos vasculares patológicos ou a qualquer condição capaz de alterar a permeabilidade do lume por trombo, êmbolo, rutura, aumento da viscosidade do sangue ou variação das suas qualidades, sem exclusão de processos hemodinâmicos, com marcada depleção do fluxo sangüíneo. O ataque apoplético define-se pela subtaneidade e correspondente déficit neurológico focal, que pode ser transitório, progressivo ou permanente *ab initio*.

Hass WK. Doença vasculocerebral oclusiva. Clínica Médica da América do Norte Rio de Janeiro: Guanabara-Koogan, 1972. p. 1281-1297.

3. Como os infartos isquêmicos evoluem no tempo?

R. A maioria dos infartos trombóticos é anêmico ou branco, e são difíceis de diferenciar por várias horas até que a descoloração e o amolecimento se tornem cada vez mais proeminentes.

Edema e liquefação ocorrem dentro de três a cinco dias, tempo no qual o paciente pode sofrer os efeitos de massa do infarto. A maturação ocorre em semanas ou meses num espaço cístico por vezes acompanhado por aumento ventricular compensatório.

Tal como ocorre em outros tecidos, uma procissão ordeira de alterações macroscópicas e histopatológicas é observada, permitindo uma estimativa bastante próxima da idade do sofrimento do tecido. Se o paciente sobrevive por seis a 24 h, neurônios eosinofílicos retraídos são vistos no infarto; macroscopicamente, a região comprometida apresenta-se levemente descolorida, amolecida e sem fronteiras bem definidas com relação ao tecido normal. Em 24-72 h, o tecido é infiltrado por neutrófilos e os vasos sangüíneos são proeminentes. Nesta fase comprova-se edema exuberante, a ponto de poder causar efeito de massa letal.

De 72-96 h, os neutrófilos são substituídos por macrófagos que podem persistir por semanas ou meses, "limpando" as bridas do infarto numa taxa de cerca de 1cc/mês. Temos agora um tecido francamente amolecido. Durante a segunda semana, astrócitos proliferados reúnem-se aos macrófagos, e em semanas ou meses formam uma densa rede fibrilar glial ao redor do tecido morto. O infarto evolui então para uma cavidade cística transpassada em determinados pontos por delicadas traves gliais e pequenos vasos, e recoberta por macrófagos residuais carregados por hemossiderina.

Goodman JC. Contemporary neurophatology. American Academy of Neurology 2000 Syllabi-On-CD-ROM. (7FC.006)71-174.

4. Quais os acidentes cerebrovasculares do ciclo grávido-puerperal?

R. Antigo livro de endocrinologia declarava, enfaticamente, que a gravidez é a doença de nove meses de duração. Que se acrescente a esta sombria afirmação mais uns três meses, correspondente ao puerpério, pois o acompanhamento mal orientado, durante o período gestacional, pode ter efeitos devastadores sobre o concepto. Afinal, a gravidez interessa a dois entes, a mãe e a criança, esta por nascer e já nascida, mas ainda umbilical mente ligada, em termos virtuais, a quem a pariu. Durante o ciclo grávido-puerperal, multiplica-se o risco de AVC, sobretudo nas multíparas idosas, já predispostas à formação de trombos sobre placas ateromatosas incipientes, tendo como fator adicional a hipercoagulidade sangüínea. Lesões valvares são potencial fonte de tromboembolia, como na estenose mitral e no prolapso da valva. Quanto ao miocárdio, como origem e fonte de êmbolos causadores de AVC, há que se aludir às endocardites e à cardiomiopatia peripartal, esta manifestada na fase terminal da gravidez ou no puerpério precoce. O sistema venoso participa da gênese dos acidentes encefálicos através da embolia paradoxal e da tromboflebite intracraniana, observáveis sobretudo na fase pós-parto. Durante a parturição, ou logo após, pode ocorrer a invasão de líquido amniótico na circulação sistêmica, através das lesões traumáticas uterovaginais; nesta circunstância, o quadro clínico é sobremaneira grave, com dispnéia, cianose, convulsões, coagulação intravascular, choque e óbito.

O autor desta resenha topou certa vez, quando ainda imberbe, com a seguinte recomendação, dirigida às mulheres cardiopatas: 1. *jeune fille, pas de mariage*; 2. *femme, pas de grossesse*; 3. *mère, pas d'allaitement*.

Sanvito WL. Acidentes vasculares cerebrais no ciclo gravídico-puerperal. *Newsletter* 1994;1(3):3.

5. Como diagnosticar o sopro carotídeo?

R. Apesar de ser o órgão mais nobre do nosso corpo, designado por Platão como a parte divina da nossa economia, o cérebro está inteiramente à mercê do sangue, que lhe chega por quatro vasos, as carótidas e as vertebrais, cujo calibre deve-se manter mais ou menos inalterado, a fim de assegurar o fluxo sangüíneo necessário a ambos os hemisférios cerebrais. Variações substanciais para menos do diâmetro carotídeo e vertebral produzem inevitavelmente queda do fluxo cerebral e, tal seja a magnitude, redução das atividades do parênquima nervoso. Entre os fatores de diminuição do diâmetro arterial destacam-se a aterosclerose e o trombo, não só nos vasos cervicais, como na croça da aorta, sede também de origem para lesões isquêmicas cerebrais. A aterosclerose carotídea, associada ou não a trombo, exprime-se semiologicamente por sopro, audível à altura do ângulo da mandíbula; conforme o grau do estreitamento, o sopro será sistólico ou sistólico-diastólico, associado a frêmito e diminuição da amplitude das pulsações. Paralelamente, observam-se queda da pressão da artéria central da retina, além de diminuição da pulsação radial e crises sincopais. O ruído do sopro registrado pelo estetoscopio sobre as carótidas pode ser curto, em jato, lembrando o fole que ativa a chama, ruído do corrupio, conforme chamou-lhe Bouillaud; neste caso o sopro não resulta de estreitamento do vaso, mas condicionado por anemia, próprio das mulheres cloróticas.

Adams RD et al. Principles of neurology 5th ed. New York: Mc Graw-Hill, 1993. p. 679-680.
Couto M. Lições de clínica médica 2ª ed. Rio de Janeiro: Jacinto R. dos Santos, 1916. p. 256-274.

6. Quais as complicações neurovisceraris pós-infarto cerebral?

R. Na esteira de um evento isquêmico podem irromper várias outras manifestações neurológicas, agravando-se o estado do paciente e ensombrecendo o prognóstico. Entre as diversas ocorrências, capitulam-se:

1. Embolismo recorrente.
2. Migração do trombo.
3. Hemorragia da área sistêmica.
4. Hipoperfusão por hipotensão sistêmica.
5. Diminuição do débito cardíaco.
6. Hipoxia.
7. Edema cerebral.
8. Convulsões.
9. Complicações viscerais: infarto do miocárdio, embolia pulmonar, pneumonia, insuficiência cardíaca.

Love BB et al. Neurovascular system. In: Goetz CG, Papppert EJ. Textbook of clinical neurology. Philadelphia: Saunders, 1999. p. 373.

7. Qual a repercussão da isquemia cerebral no metabolismo celular?

R. A isquemia cerebral dispara uma cascata de eventos, como a incompetência da célula em produzir ATP, necessário à manutenção do gradiente transmembrânico. Daí a ativação de canais voltagem dependentes do Ca^{++} e de Na^+, com paralela liberação de glutamato, o qual, através de seus receptores, controla o fluxo dos citados metais. A elevação intracelular de cálcio ativa proteases, lipases e nucleases, além de promover a síntese óxido nítrico, ampliando destarte a excitotoxicidade intracelular, agravada ainda pela ativação cálcica da enzima ornitina descarboxilase, e consecutiva necrose da célula. A citoxicidade representa o mecanismo dolente mais importante da fase aguda do insulto isquêmico. O conhecimento destas várias etapas do dano celular favorece o estabelecimento de diferentes estratégias, destinadas a inviabilizar a morte da célula, mercê o emprego de antagonistas dos canais de Na^+ e Ca^{++}, dos bloqueadores do glutamato nos seus respectivos receptores e de inibidores enzimáticos.

Rafim CN. Drogas neuroprotetoras e isquemia cerebral. *Sociedade Brasileira de Doenças Cerebrovasculares* 1999;6(2):1-2.

8. Qual a razão do vasoespasmo na hemorragia subaracnóide?

R. Em princípio, pela ação espasmogênica dos produtos da decomposição dos eritrócitos no sangue cisternal, como oxiemoglobina, angiotensina, histamina, serotonina, catecolaminas, sem exclusão das alterações anatômicas da parede vascular, em parte consecutivas à angioconstrição prolongada.

Novis SP. Tratamento clínico da hemorragia subaracnóide. In: Gagliardi RJ. Doenças cerebrovasculares. São Paulo: Geográfica Ed., 1996. p. 273.

9. Que se depreende por estado protrombótico em jovens?

R. A expressão refere-se a distúrbios hematológicos pré-ordenados a desenvolver tromboses, à mercê da carência de fatores anticoagulantes naturais, da deficiência das proteínas S e C e da antitrombina III, a poliglobulia e trombocitose, além da presença de anticorpos antifosfolipídeos.

Maranhão Filho PA, Lima Costa A. Pingos & Respingos. Rio de Janeiro: Revinter, 2000.

10. É o prolapso da valva mitral (PVM) um defeito inocente?

R. A associação entre PVM e eventos cerebrais isquêmicos é de patente significância entre jovens sem evidência de afecção artereosclerótica. A relação entre as duas condições tem sido comprovada em variadas publicações, que postulam o embolismo como a causa determinante. Estudos clínicos e angiográficos inculcam a degeneração mixomotora da superfície atrial da valva com a sede definida dos êmbolos.

Barnett HJ et al. Further evidence relating cerebral ischemic events to procepsing mitral valve. *Annals of Neurology* 1978;4(2):163-164.

11. Quais as causas prevalentes das catástrofes cerebrovasculares na infância e adolescência?

R. Nesta quadra da vida predominam os infartos por lesão oclusiva, subseguidos por desordens hematológicas; naqueles, aliam-se como fatores de risco o embolismo cardiogênico, vasculopatias congênitas e algumas afecções metabólicas hereditárias; nestas, as de caráter hematológico, sobressaem a deficiência plasmática da proteína C e S, da antitrombina 3 e a presença de anticorpos antifosfolipídeos. Com respeito aos elementos figurados, há que se considerar a depranocitose, a policitemia, a eritrocitose e a trombocitose.

Álvaro de Lima Costa

12. Qual a causa predominante da hemiplegia dos idosos?

R. Em necrópsias de hemiplegia de idosos, observou Pièrre Marie (Fig. 6-1) numerosas lacunas no interior ou nas proximidades dos gânglios basais, ou na protuberância, chegando então à conclusão paradoxal de que a hemiplegia dos velhos nem sempre procede de hemorragia cerebral ou de amolecimento, mas de estado lacunar. Para Marie, os focos lacunares têm aspecto de cavidade de desintegração, de reduzido volume, em número variável, ordinariamente assentados no núcleo lenticular, na cápsula interna ou em áreas centro oval e do corpo caloso, mas com predomínio sobretudo no tálamo e cápsula interna. A configuração anatômica da lacuna depende da idade, se recente ou antiga; nas lacunas recentes, há grande quantidade de corpos granulosos e vasos de diversos calibres, francamente permeáveis; nas formações antigas, desaparecem os corpos granulomatosos, ficando a cavidade

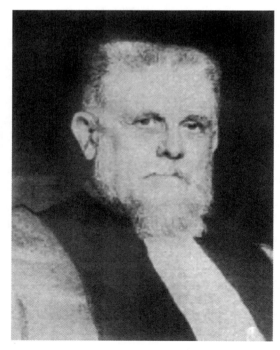

Fig. 6-1. Pièrre Marie (1853-1940).

central atravessada por bridas conjuntivas e vasos esclerosados. A ausência de qualquer alteração das paredes lacunares favorece a sua origem *postmortem*. "Se assim for, claudica Pièrre Marie, pois lesões cadavéricas não geram hemiplegias" (A. Lima Costa).

Marie P. Les lacunaires, Travaux et Mémoires. Paris: Masson Ed., 1928. p. 71-89.

13. Quais as principais áreas encefálicas sujeitas à hemorragia hipertensiva?

R. Por ordem de freqüência, abre cena a hemorragia putaminal e da cápsula interna adjacente; seguem-lhe as sufusões lobares temporal, parietal e frontal, o tálamo, o hemisfério cerebelar e a protuberância completam o ciclo topográfico, cabendo às artérias penetrantes a fonte e origem do processo.

Adams RD *et al*. Principles of neurology 5th ed. New York: McGraw-Hill, 1993. p. 719.

14. Qual a relação entre infarto cerebral, reperfusão e óxido nítrico (NO)?

R. O óxido nítrico (NO) ocupa posição de realce como agente inflamatório e neurotóxico no infarto cerebral recente. Instalado a isquemia, ocorre intensa reação inflamatória na denominada zona de penumbra, local de ação de numerosas toxinas, capazes de inviabilizar a sobrevida dos neurônios desta área de sombra, onde se aloja edema, não exclusivamente vasogênico. A reperfusão do tecido nervoso acentua paradoxalmente as alterações necróticas da região mais central do território vascular comprometido. A reperfusão citada tem muito a ver com a intensa vasodilatação promovida pelo NO. A neurotoxicidade depende, em boa parte, da ação de radicais livres. Se porventura houver hipertermia, eleva-se a produção de NO e sua correspondente peroxidação das membranas lipídicas, edema citotóxico, hipertensão intersticial e, por fim, aumento volumétrico do infarto. De tudo que foi dito prevalece a noção do papel fundamental do NO no mecanismo lesional do infarto do tecido nervoso.

Coimbra CG *et al*. Implicações clínicas dos fenômenos inflamatórios desencadeados por lesão de reperfusão do tecido nervoso isquêmico. *Soc. Bras de Doenças Cerebrovasculares* 1999;4:2.

15. Quais são os fatores de risco previsíveis para o desenvolvimento das doenças cerebrovasculares?

R. Os mesmos que atuam nas doenças coronariana e arterioesclerótica, destacando a hipertensão arterial, dislipidemias, tabagismo, uso abusivo de álcool, diabetes, obesidade e mais outras, adiante relacionadas. A hipertensão arterial acentua de três a quatro vezes o perigo do acidente vascular cerebral (AVC), responsável, aliás, pela metade dos casos, nos dois sexos, tanto a sistólica quanto a diastólica. Em diabéticos, a possibilidade é duas vezes maior do que na população geral. As dislipidemias e a obesidade são preponderantes nas afecções coronarianas, seguindo-lhes as cerebrais. As pílulas anticoncepcionais, mesmo as modernas, com baixo teor de estrogênio, favorecem a deflagração do AVC, principalmente nas mulheres fumantes ou enxaquecosas. As cardiopatias emboligênicas devem ser consideradas neste capítulo. Por fim, fatores genéticos e ambientais, condições étnicas (a raça negra exibe maior tendência), sedentarismo, estresse, aqui citados como igualmente fatores de risco.

André C. Manual de AVC. Rio de Janeiro: Revinter, 1999. p. 7-14.

16. Qual o perfil clínico do ataque isquêmico transitório?

R. A crise isquêmica em questão toma geralmente a forma de súbita deficiência neurológica, difusa ou focal, com reversão da sintomatologia num prazo menor que 24 h. Algumas vezes, o ataque cerebrovascular limita-se a breve perda da consciência, sem qualquer déficit neurológico, tal como na síndrome de Stokes-Adams, na qual a anoxia cerebral tem caráter difuso, não necessariamente restrito a determinada área do parênquima encefálico. A ocorrência do insulto transitório depende da presença de uma condição vascular orgânica associada à perturbação hemodinâmica, como a queda da pressão sangüínea, ou o microembolismo oriundo de placas ulceradas de ateroma. São elementos característicos da crise isquêmica efêmera a amaurose, a hemiparesia, amnésia global, ataxia, diplopia, vertigem e outros.

Melaragno R. Clinical aspects of cerebral circulation, in Microcirculation and ischemic vascular diseases: 111, Proceedings of Congress, Brazil, Rio de Janeiro. 1981:23-24.

17. Que são hemorragias de Duret?

R. A torção dos vasos sangüíneos, provocada pela descida do tronco cerebral, nos casos de aumento da pressão intracranial, pode literalmente provocar múltiplos sangramentos lineares no parênquima mesencefálico e pontino.

Goodman JC. Contemporary Neurophatology. American Academy of Neurology 2000 Syllabi-On-CD-ROM. (7FC.006)71-174.

18. Quais as principais complicações da hemorragia subaracnóide?

R. Alto risco de ressangramento nas primeiras 24 horas, no primeiro mês ou ao final de um mês. O angioespasmo e correspondente redução da perfusão sangüínea no território distal da artéria comprometida. Hidrocefalia aguda, mais freqüente nos casos em situação mais grave. Hiponatremia e hipovolemia, tradutores de evolução clínica grave. Por fim, convulsões.

André C. Manual de AVC. Rio de Janeiro: Revinter, 1999. p. 74-78.

19. Em que se baseia o fenômeno do "roubo da subclávia"?

R. Na circulação retrógrada de uma das artérias vertebrais. Foi Contorni quem demonstrou angiograficamente o retorno do fluxo sangüíneo pela artéria vertebral do mesmo lado da artéria subclávia estenosada na sua fração proximal. Tal anomalia, assintomática na maioria dos casos, foi denominada por Fisher de "The subclavian steal". Embora usualmente benigno, o roubo da subclávia pode gerar desordem cerebrovascular, máxime em presença de obstrução carotídea grave ou de insuficiente colateralização do círculo de Willis.

Hennerici M et al. The subclavian steal phenomenon. *Neurology* 1988;38:669-673.

20. Em que se baseia a "síndrome do roubo pélvico"?

R. A síndrome do roubo pélvico caracteriza-se pelo amolecimento peniano logo após a penetração vaginal, surgindo da movimentação dos músculos glúteos durante o intercurso sexual, ocorrendo então roubo de sangue da artéria peniana para as extremidades inferiores.

Chega-se a este diagnóstico colhendo-se a história cuidadosa do sofredor impotente e pela medida da pressão sangüínea peniana, verificada por meio de estetoscópio ultra-sônico e esfingmomanômetro pediátrico, comparada ao valor da pressão arterial braquial (índice pressórico braquial peniano [PBP]). A sensibilidade deste teste pode ser aumentada repetindo-se as medidas de pressão sangüínea peniana após exercícios com os membros inferiores.

Morley JE, Kaiser FE. Impotence: The Internist's Approach to Diagnosis and Treatment. Advances in Internal Medicine. Mosby-Year Book, Inc.1993;38:151-168.
Maranhão Filho PA e Costa AL. Neurologia. Pingos & Respingos. Rio de Janeiro: Revinter, 2000.

21. Quais os cuidados iniciais no AVC agudo?

R. Garantir a patência das vias aéreas; monitorizar sinais vitais; exame clínico geral; evidência de trauma craniano ou cervical; alterações cardiovasculares e respiratórias; grau de hidratação; nível de consciência; convulsões; pupilas; movimentação dos membros; há rigidez de nuca?

André C. O guia prático da neurologia. Rio de Janeiro: Guanabara-Koogan, 1999. p. 39. (Reprodução *ipsis litteris*.)

22. Em termos prognósticos, como analisar o infarto cerebral?

R. A palavra *stroke* traduz-se em português pelo verbete apoplexia, que significa mal que fere ou, em vocábulos ordinários, acidente vascular encefálico. Neste capítulo, o que ora nos ocupa é o infarto ou amolecimento, consecutivo à deficiência circulatória em dada zona do parênquima encefálico. Se a interrupção do suprimento sangüíneo persistir por 30 segundos, altera-se o metabolismo da área exangüe; com um minuto, cessa a atividade metabólica; e ao cabo de cinco minutos constitui-se o infarto, com vasodilatação local, estase sangüínea, edema e necrose tecidual (amolecimento, cavitação, proliferação astrocitária e neovascularização, tardia e ineficaz). Eis aí o infarto, que pode ser anêmico ou hemorrágico.

Sacco RL. Vascular diseases. In: Rowland LP. Merritt's Textbook of Neurology, 9th ed. Baltimore: Williams-Wilkins, 1995. p. 231.

23. Qual o valor da acupuntura na evolução terapêutica de casos de AVC?

R. Na reabilitação das pessoas vitimadas por AVC, além dos tradicionais métodos fisioterápicos, a acupuntura pode favorecer recuperação mais rápida e em grau mais elevado, melhorando a qualidade de vida e reduzindo o tempo de permanência hospitalar. O índice de Barthel e a qualidade de vida pelo perfil do Nottingham Health favorecem a indicação da acupuntura em tais situações.

Johansson K *et al*. A estimulação sensitiva pode melhorar a evolução funcional em pacientes com AVC? *Neurology* 1993:43(2):189-2192.

24. Qual a causa dominante de incapacitação mórbida em nosso meio?

R. As afecções cerebrovasculares alinham-se entre as mais freqüentes determinantes de invalidez, superando a doença coronária e o câncer; na verdade, é a terceira causa de morte no mundo ocidental. Os sobreviventes exibirão significativas deficiências e aptidões, de sorte a converter o acidente vascular encefálico no fator magno de limitação e dependência de terceiros, quando não fulmina o paciente em breve prazo.

André C. Manual de AVC. Rio de Janeiro: Revinter, 1999. p. 5.

25. Que são angiomas cavernosos?

R. São malformações vasculares, constituídas por aglomerados de vasos de paredes delgadas, sem artérias nutridoras importantes, e completa ausência intervalar de tecido nervoso. À sua roda dispõem-se hemossiderina e tecido glial reativo. Cerca de 10% dos cavernomas são múltiplos, e em 5% verificam-se incidência familiar e lesão repetida. A ressonância magnética é o método de eleição para o diagnóstico, dado que a TC só rastreia o dano após sangramento (Fig. 6-2).

Menezes MS *et al*. Cirurgia estereotáxica guiada para angiomas cavernosos. *Arq Neuropsiquiatr* 2000;58(1):71-75.

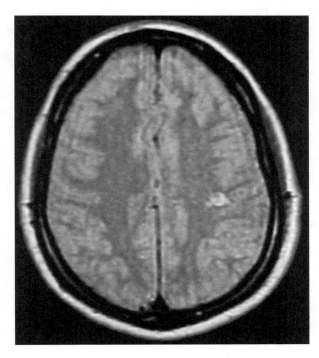

Fig. 6-2. RM ponderada em T1; imagem hiperintensa com halo hipointenso (hemosiderina), sugestivo de angioma cavernoso (PAMF).

26. Que é um cavernoma?

R. O hemangioma cavernoso, ou cavernoma, é uma lesão vascular, benigna, de origem desconhecida, e que pode ocorrer em qualquer local do sistema nervoso, ou em outros órgãos, como no fígado ou na pele. Múltiplas lesões ocorrem mais comumente nos casos hereditários. Histologicamente, constitui-se de canais endoteliais ectásicos, sem fibra mural elástica ou muscular, com uma matriz de tecido colágeno e sem nenhum elemento neural. Tipicamente, mas não invariavelmente, há gliose e depósito de hemossiderina no parênquima circunjacente. Numa minoria, são hereditários, com herança autossômica dominante, com alta penetrância (Fig. 6-3).

Moran NF *et al*. Supratentorial cavernous haemangiomas and epilepsy: a review of the literature and case series. *J Neurol Neurosurg Psychiatry* 1999;66: 561-568.

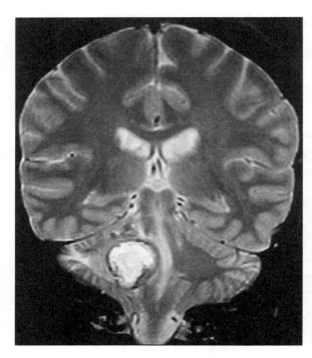

Fig. 6-3. Feminina, 32 anos. Há dois anos com redução da acuidade auditiva, zumbidos e paresia facial periférica e D. RM ponderada em T2, corte sagital evidenciando imagem hiperintensa margeada por halo hipointenso (hemossiderina) e sugestiva de angioma cavernoso pontocerebelar (PAMF).

27. Quais as principais malformações vasculares do encéfalo?

R. Ditas anomalias congênitas se repartem em quatro tipos: 1. malformação arteriovenosa, na qual a conexão entre artérias e veias dispensa rede capilar, de sorte que o sangue venoso, se apresenta arterializado e sob pressão acima do normal; 2. angioma capilar ou telangiectasia, usualmente localizado na intimidade do parênquima nervoso; 3. angioma cavernoso, com vasos anormais de calibre diverso e sem tecido neural de permeio; 4. angioma venoso composto por veias dilatadas e curtas, às vezes onduladas, despejando-se num tronco único e calibroso.

Netter FH. The Ciba Colletion of Medical Ilustrations. Vol. 1, Parte II. NJ: The Hennegan Co., 1992. p. 78.

28. Das malformações corticocerebrais, indique as prevalentes.

R. Do ponto de vista morfológico, enumeram-se as seguintes: 1. displasia focal, com anomalias neurônicas, laminação alterada e indefinida interface entre substância cinzenta e branca; 2. polimicrogiria, com fusão das camadas corticais; 3. lissencefalia, ou ausência de circunvoluções, associada à desorganização dos estratos corticais; 4. esquizencefalia, caracterizada por fendas no manto cortical; 5. heterotopia, assim chamada por apresentar neurônios ectópicos, em grupamentos ou nódulos; 6. hemimegaencefalia (aumento volumétrico de um hemisfério); 7. microdisgenesia, com acúmulos neuronais na substância branca.

Sisodiya SM. Malformações do desenvolvimento cortical. *Epilepsy Monitor* 1998;2(3):3.

29. Quais os componentes que caracterizam a neuroangiomatose encefalofacial?

R. Esta entidade anatomoclínica individualiza-se pelos seguintes elementos de associação: 1. angiomatose cutânea, mucosa, coroidiana, meníngea e encefálica; 2. estado acromegalóide hemicraniofacial; 3. aplasia cerebral e gliomatose; 4. calcificações corticais. Tais anomalias, estritamente unilaterais, promovem distúrbios neurológicos, mentais e oculares, como oligofrenia, glaucoma, epilepsia e hemiplegia.

Larmande AM. La neuroangiomatose encéphalo-facial. Paris: Masson Ed., 1948. p. 10.

30. Quais os fatores responsáveis pela anormalidade da circulação sangüínea da fossa craniana posterior?

R. 1. O calibre das artérias vertebrais, de sorte que a obstrução de uma delas, porventura mais volumosa, acarreta desastroso efeito sobre o tecido neural da região.
2. A presença de ateroma num ou em ambos vasos vertebrais.
3. Compressão da (ou das) artérias por espondilose cervical.
4. Anomalias congênitas, a exemplo: redução do diâmetro da artéria comunicante posterior.
5. Ateroma em uma ou em ambas artérias carótidas internas ou primitivas.
6. Movimentos amplos do pescoço, máxime na vigência de espondilose.
7. Hipotensão arterial.
8. Hipersensibilidade do seio carotídeo (Fig. 6-4).

Lord Brain, Disorders of cerebral circulation. In: Lord Brain and Márcia Wilkinson. Recent Advances in Neurology and Neuropsychiatry. Churchill Ltd., 1969. p. 97-98.

31. Qual a causa da hemorragia de Duret?

R. Na verdade, hemorragias de Duret-Berner. São pequenos focos hemorrágicos e isquêmicos, esparsos pelo tronco cerebral, com predomínio no tegmento pontino. A causa básica do processo reside na herniação transtento-

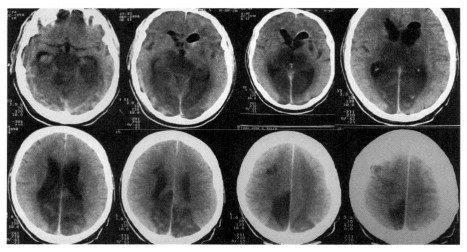

Fig. 6-4. Tomografia computadorizada, seqüência de cortes axiais. Hipodensidade território vertebrobasilar. Trombose da artéria basilar (PAMF).

rial, consecutiva a traumatismo craniano e infarto cerebral maciço. Estado agônico e grave hiperextensão craniocervical são outras tantas causas do processo.

Litvak J. Vital centers and neural death. In: Minckler J. Pathology of the Nervous System. N.Y.: McGraw-Hill, 1968. p. 1:395-396.

32. Que é encefalopatia hipóxico-isquêmica?

R. Consiste o processo na interrupção completa e súbita do fluxo sangüíneo encefálico e consecutiva privação dos substratos energéticos essenciais, representados pelo oxigênio e glicose. O bloqueio da perfusão pode ser transitório, prolongado ou definitivo, com repercussões diretamente proporcionais à duração do evento. Vários são os fatores etiológicos da síndrome, desde grave hipotensão até afogamento, intoxicação por cianeto e monóxido de carbono, estrangulamento, parada cardíaca... São elementos agravantes da síndrome a vulnerabilidade do tecido encefálico, a hiperglicemia, hipertermia, convulsões e baixo débito após ressuscitação cardíaca. Em termos terapêuticos, impõe-se a reversão rápida do quadro anóxico, o controle hemodinâmico e dos fatores contingentes, além do emprego de substâncias neuroprotetoras, como os antagonistas do glutamato.

Noujaim JEK. Encefalopatia hipóxico-isquêmica. *Soc. Bras. de Doenças Cerebrovasculares* 1999;6(3):5-6.

33. Indique a diferença entre estado lacunar e crivoso.

R. As diferenças são anatômicas e patogênicas. As lacunas são focos miliares de amolecimento, localizados predominantemente no putâmen, tálamo e protuberância; histologicamente, exibem pigmentação sugestiva de antiga e discreta hemorragia na área necrosada; além disso, o foco lacunar jamais se dispõe em torno da arteríola, embora guarde relação de dependência com o vaso. Em suma, são as lacunas microinfartos dos gânglios basais, consecutivos à hialinose vascular. Já o estado crivoso resulta da desintegração periarteriolar do tecido nervoso, sobretudo nas angulações vasculares, como se vê em torno do joelho da artéria triolenticular. As pulsações mais amplas nessas regiões refletem-se sobre o tecido neural circunjacente, tal como se registra nas costelas e externo, em casos de aneurisma aórtico.

Zülch KJ. Hemorrhage, thrombosis, embolism. In: Minckler J. Pathology of the Nervous System, Vol. 2. New York: McGraw-Hill, 1971. p. 1505-1506.

34. Malformação arteriovenosa e aneurisma cerebral durante a gravidez, qual a chance de rotura?

R. Mulheres com malformação arteriovenosa (Fig. 6-5), o risco da primeira hemorragia durante a gravidez é cerca de 3,5%. Este risco não é superior ao de um período similar fora da gravidez. Aneurismas rompem-se mais freqüentemente durante o segundo e terceiro trimestres da gravidez (30% e 55% de roturas, respectivamente) do que no primeiro trimestre ou no puerpério (6%

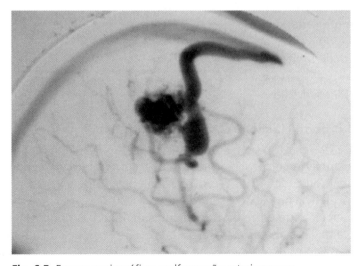

Fig. 6-5. Exame angiográfico: malformação arteriovenosa.

e 9%, respectivamente). Nas mulheres que não requerem intervenção neurocirúrgica durante a cesariana não traz nenhuma vantagem adicional, nem para o feto nem para a mãe.

Dias MS et al. Intracranial haemorrhage from aneurysma and malformations during pregnancy and puerperium. *Neurosurgery* 1990;27:855-866.

35. Após acidente vascular encefálico, o paciente apresenta-se com fraqueza nos membros à direita, a mandíbula desvia-se para direita na protrusão, e anestesia da face e couro cabeludo. Onde está a lesão?

R. A fraqueza dimidiada implica em lesão do trato corticoespinal, assim como anestesia da face e couro cabeludo no comprometimento das vias trigeminais. A melhor opção, para uma única lesão, seria portanto na ponte à direita.

USMLE step 1. Anatomy. The Brain Stem. Kaplan Medical, Kaplan, Inc. USA. 2002:397.

36. De acordo com as áreas atingidas, qual o prognóstico das hemorragias talâmicas?

R. • Tipo anterior (território tuberotalâmico):
Curso usualmente benigno.
• Tipo póstero-medial (território paramedial talâmico-subtalâmico):
Envolvimento mesencefálico associado a pobre prognóstico.
• Tipo póstero-lateral (território talamogeniculado).
Fatalidade elevada.
• Tipo dorsal (território coroidal posterior).
Excelente prognóstico.
• Tipo global (toda área do tálamo).
Fatalidade muito elevada.

Robert M. Pascuzzi RM et al. Bedside Neurology. Syllabi CD-ROM 55th AAN Annual Meeting. 2003.

37. Qual o perfil clínico da "doença sem pulso"?

R. A arterite de Takayasu (AT) é uma panarterite crônica da aorta e de seus ramos proximais (arco aórtico ou seus ramos, aorta torácica ascendente, aorta abdominal, ou toda aorta) e é conhecida como "doença sem pulso". Tem maior incidência no México, sendo que 80% a 90% casos ocorrem em mulheres, principalmente entre os 10 e 30 anos de idade. Patologicamente todas as três camadas arteriais estão afetadas, com a presença de alterações granulomatosas e células gigantes na média e adventícia. AT já foi associada a certos genes; HLA–B52, B-39 e MICA. Caracteristicamente, apresenta-se com duas fases distintas; a fase "pré-ausência de pulso" (fase inflamatória ou sistêmica), e a fase "sem pulso". Sintomas sistêmicos incluem fadiga, perda de peso, febre baixa, artralgias, dor lombar e torácica posterior e hipertensão arterial. Amaurose fugaz, ataques isquêmicos transitórios e AVEs não são incomuns. Outros sintomas isquêmicos correlatos incluem vertigem, síncope, convulsões, demência, cefaléia, claudicação de um dos braços ou de uma das pernas, isquemia das extremidades, neuropatia óptica isquêmica e diminuição da acuidade visual. Sopros vasculares e pulso radial fraco ou ausente. A diferença de pressão sangüínea em ambos os braços é dado importante para o diagnóstico.

Claudicação intermitente dos músculos da mandíbula e atrofia dos músculos da face podem ser bem evidentes.

Robert M. Pascuzzi RM *et al*. Bedside Neurology. Syllabi CD-ROM 55th AAN Annual Meeting. 2003.

38. Quais as características das "auras enxaquecosas" secundárias a malformações arteriovenosas?

R. Sete são os pontos principais:

1. Os pacientes de modo geral são mais idosos.
2. Auras de curta duração.
3. Não há história familiar.
4. Os sintomas são repetidamente confinados a um hemisfério cerebral.
5. Pode haver certa freqüência de crises epilépticas concomitantes.
6. Crises somatossensitivas são muito mais freqüentes que visuais.
7. Muitas vezes deixam déficit neurológico persistente como, por exemplo, quadrantopsia.

Amery WH, Wauquier A. The Prelude to the Migraine Attack. Baillière Tindal. England, 1986.

39. Qual o perfil laboratorial da arterite de Takayasu (AT)?

R. Por se tratar de uma panarterite, a suspeita diagnóstica da "doença sem pulso" é freqüentemente confirmada pela angiografia ou tomografia computadorizada em 3D. O exame de ressonância magnética e a angiografia por ressonância são ferramentas diagnósticas não invasivas, e úteis para o *follow-up* desses pacientes.

Anormalidades laboratoriais podem incluir: anemia normocrômica ou hipocrômica, leucocitose, velocidade de hemossedimentação aumentada, elevação dos níveis de proteína C reagente e hipergamaglobulinemia.

O tratamento inclui corticosteróides (em altas doses) e antiadesivos plaquetários. Métodos de reconstrução cirúrgica ou angioplastia transluminal freqüentemente são necessários nas lesões arteriais crônicas da AT.

Robert M. Pascuzzi RM et al. Bedside Neurology. Syllabi CD-ROM 55th AAN Annual Meeting. 2003.

40. Que vem a ser reação de Arthus?

R. O exemplo clássico de dita reação depende de imunocomplexos dispostos nas paredes de pequenos vasos sangüíneos. Do antígeno injetado e do anticorpo circulante resultam os imunocomplexos, que se depositam nas paredes dos vasos, seguindo-se ativação do sistema do complemento e correlata produção anafilatoxinas; estas induzem vasodilatação e liberação de fatores quimiotáticos e grande acúmulo de neutrófilos, que fagocitam os imunocomplexos, liberando enzimas proteolíticas; deste conflito imunológico decorrem destruição da membrana basal, agregação de plaquetas, deposição de fibrina e formação de trombos. Tal é a reação de Arthus, que exige anticorpo precipitante e fixador do complemento, bem como neutrófilos.

Naspitz CK. Mecanismos básicos da resposta imunológica. In: Melaragno Filho R, Naspitz CK. Neuroimunologia. São Paulo: Sarvier, 1982: 32.

41. Quais são as causas prevalentes da amnésia global transitória?

R. Por amnésia global transitória entende-se a suspensão temporária e aguda do estoque mnêumico e paralela incapacidade de armazenar novas informações por breve tempo. Entre as determinantes cerebrais do processo arrolam-se o ataque isquêmico efêmero, as descargas epilépticas e os distúrbios migranosos. Embora o ataque tenha caráter espontâneo, alguns podem surgir havendo por bases experiências emocionais intensas, imersão em água gelada, intercurso sexual e traumatismo craniano moderado.

Hass DC et al. Transient global amnesia triggered by mild head trauma. Brain 1986;109:251-257.

DOENÇAS VASCULARES & DEMÊNCIAS

Demências

1. Como diagnosticar a Demência?

Demência é uma síndrome adquirida de comprometimento das funções mentais, não causada pelo envolvimento da atenção ou despertar, com défct pelo menos em três dos seguintes domínios da atividade mental: linguagem, memória, orientação visuoespacial, cálculo, personalidade ou estado emocional, e funções executivas (abstração e julgamento). Os défcts necessitam interferir com as atividades de trabalho e sociais, ou outras rotinas associadas à atividade de vida diária e necessita representar um declínio dos mais elevados níveis de atividade mental.

Seis por cento a 10% das pessoas com idade de 65 anos ou mais desenvolvem demência. Estudos de prevalência idade-específica indicam que demência moderada ou grave ocorre em 3% das pessoas com idade entre 65 a 74 anos, 19% daqueles com idade entre 75 a 84, e 47% daqueles com idade igual ou superior a 85 anos. Atualmente, estima-se que 20 milhões de pessoas em todo o mundo são dementes ou têm doença de Alzheimer. Este número deve aumentar dramaticamente, haja vista que a expectativa de vida dos humanos aumenta assim como a idade populacional *baby boon*.

Scharre DW. Introduction and Preferred Approaches for the Management of Affective Disturbances and Neurovegetative Dysfunctioning. Syllabi CD-ROM 55th AAN Annual Meeting. 2003.

2. Qual a manifestação anatômica dominante na demência pugilística?

R. Anos após o afastamento das competições pugilísticas, o *boxer* profissional está sujeito a desenvolver manifestações neuromentais próprias do estado demencial. Anatomicamente, verifica-se alargamento dos ventrículos laterais e dos sulcos e fissuras corticais, além de dilatação do cavo do septo pelúcido, sendo esta última alteração a marca registrada da demência pugilística.

Spillane JD. Brain injures in boxers. In: Feiring ED. Brock's Injures of the Brain and Spinal cord and their coverings 5th ed. New York: Springer, 1974. p. 529-543.

3. Que vem a ser o ABC da doença de Alzheimer?

R. Segundo o idioma inglês, as três letras iniciais do alfabeto designam, no caso, as manifestações básicas da doença alzheimeriana: o A indica as atividades rotineiras da vida diurna; o B, de Behaviour, retrata o comportamento do enfermo no seu dia-a-dia, e o C é a sigla de cognição, representada pelo raciocínio, julgamento, afetividade, abstração etc. Em suma, *Activities of daily living, Behaviour and Cognition* (ABC).

Spiegel R. Maximizando o ABC da doença de Alzheimer. *Novartis* 2000;1(0).

4. Qual o tratamento medicamentoso da doença de Alzheimer?

R. Alzheimer e Perusini descreveram, em curto intervalo entre um e outro, definido quadro mórbido, caracterizado por demência pré-senil e variadas e graves alterações do parênquima cerebral. A dito estado patológico Kraepelin propôs a designação de doença de Alzheimer, enquanto na Itália a enfermidade é conhecida, não sem razão, por mal de Alzheimer-Perusini. A evolução da entidade comporta três períodos: no primeiro, manifesta-se a deterioração intelectual; no segundo, declaram-se sintomas neurológicos, como disartria, ecolalia, logoclonia, palilalia, aos quais se acrescentam apraxia, agnosia, tremor, rigidez e convulsões; no terceiro estágio, de profunda demência, vive o paciente em estado vegetativo, entrecortado por freqüentes crises convulsivas. Embora a causa do mal não seja conhecida, boa parte da sintomatologia parece ligada a distúrbios da neurotransmissão, particularmente do sistema colinérgico, além de *deficits* de aminoácidos excitatórios, incluindo noradrenalina, serotonina e somatostatina. As vias colinérgicas centrais mostram-se francamente degeneradas, daí advindo acentuada deficiência da acetilcolinotransferase, a enzima fiadora da síntese da acetilcolina, destinada esta às funções cognitivas e memorialísticas. Dado que a Ach é prontamente inativada pela acetilcolinoesterase, a estratégia terapêutica em curso consiste em inativar a AchE, maximizando assim os efeitos colinérgicos da Ach. Dois são os medicamentos em uso, com o propósito de atenuar os efeitos maléficos da acetilcolinoesterase central: o tacrina (tetraidroaminoacridina) e a rivastigmina (N-metilfenilcarbamato), ambos comercializados.

Eagger SA *et al*. Tacrine in Alzheimer's disease. *The Lancet* 1991;337(8):989-992.

5. Como se transmite a doença de Creutzfeldt-Jakob?

R. O mal em questão manifesta-se por rápido e progressivo quadro demencial, agregado à ataxia cerebelar, abalos mioclônicos generalizados, distúrbios visuais, rigidez, EEG anormal generalizado, com ondas bi e trifásicas, elevação da enolase liquórica e término fatal no prazo de um ano. Conforme a maneira de transmissão, a encefalopatia é classificada em esporádica, familial e iatrogênica. No primeiro caso, ignora-se o processo de contaminação; no segundo, o contágio é marital ou intrafamiliar; a forma iatrogênica deriva da transmissão do agente através de procedimentos médicos, como implante de material contaminado, a exemplo do fragmento da dura-máter, transplante de córnea, uso de hormônio pituitárico, emprego de eletrodo diretamente no parênquima cerebral e, por fim, trabalhos em serviços de necropsia ou em demonstrações anatômicas.

Heckmann JG et al. Transmission of Creutzfeldt-Jakob, disease via a corneal transplant.. *Journal Neurol Neurosur Psychiatry* 1997;63:388-390.

6. **Quais são os centros modais para a atividade mnemônica?**

R. A análise de pacientes com amnésia anterógrada total e retrógrada parcial, associada a estudos em modelos animais com amnésia anterógrada, a referida investigação, repita-se, comprova a importância chave do hipocampo e da amídala no resguardo e conservação de diferentes tipos de recordação. Ao hipocampo compete a função de centro imprescindível para memória espacial e memória operacional, além da função evocadora das noções adquiridas. Distúrbios mnemônicos ocorrem igualmente nas lesões diencefálicas que interessam o hipotálamo, como na síndrome de Korsakoff. No cérebro anterior e no córtice pré-frontal há regiões cujo dano suscita deficiência memorial, de intensidade variada, podendo chegar a prejuízo mnemônico total, seja por lesão destes centros nervosos, seja por secção das dependências entre as diversas regiões citadas. Conclui-se, assim, que diversas estruturas, correspondentes a partes do lobo límbico, participam do estabelecimento e função da memória de alta categoria, a qual, no homem, é referida como cognitiva.

Merck TG. The essencial brain. Madrid: Forma, 1991. p. 220.

7. **Qual o índice citológico da senescência neural?**

R. Dos eventos celulares que prenunciam e marcam a involução neuronal, nos humanos e nos animais, o mais perceptível e freqüente é o acumulo de lipofuscina, depositado no citoplasma, em tal constância que passa a ser sinal indicativo de envelhecimento citológico. Tais grânulos ou pigmentos, às vezes, em grau extremo, sinalizam o uso e desuso da célula, na rota do seu desaparecimento. A lipofuscinose proemina em alguns neurônios, como os do tálamo e da oliva inferior, extravasando outrossim para as células musculares e vários neurônios.

Adams RD et al. Principles of neurology 5th ed. New York: Mcgraw-Hill, 1993. p. 530-531.

8. **Quais os dados morfofuncionais primários da demência de Alzheimer?**

R. Coube à tomografia positrônica (PET), a demonstração do fator patogênico básico e primordial da doença de Alzheimer-Perusini, isto é, a disfunção sináptica corticocortical, para logo em seguida reduzir o número de sinaptossomos, em proporção com o grau demencial, conforme corroborado pela morfometria quantitativa. Os outros sinais histológicos do mal, como a degeneração neurofibrilar, neurítica etc., manifestam-se em quadros mais tardios, quando o peso do cérebro já pode chegar a 850 g. O acúmulo extracelular de amilóide não tem correlação direta com a enfermidade, visto que é comum em cérebro de idosos saudáveis. Além da questão sináptica, outro elemento de aparecimento antecipado consiste na presença da interleucina-6. Por fim, cabe mencionar o grande risco de desenvolver a demência nas pessoas que portam geneticamente o E4, alelo da apolipoproteína E.

Bauer J, et al. Gerontel Geriat. 1995;28:155-162.

9. Quais os elementos que caracterizam a doença de Binswanger?

R. Em tese, quadro clínico de demência vascular progressiva, associada à hipertensão arterial e concomitante aterosclerose da substância branca cerebral, sem comprometimento cortical simultâneo. Manifesta-se inicialmente por hipomnésia, confusão mental, apatia e alterações caracterológicas; um passo adiante, emergem distúrbios comportamentais, do julgamento e orientação, culminando o processo num estado demencial, ao qual se associam, com menor freqüência, sintomas pseudobulbares, disbasia e perturbações esfincterianas. Com o advento da medicina por imagem, aprimorou-se o diagnóstico através da comprovação de imagens lacunares e infartos subcorticais. Daí a denominação de "encefalopatia subcortical ateroesclerótica", proposta por Olszevski. Patogenicamente, registram-se alterações vasculares, como hipo-hialinose na camada média e fibrose na adventícia, preservados os vasos corticais (Fig. 6-6).

Sanvito WL et al. Doença de Binswanger. Newsletter, 1994;1(2).

10. Como se exterioriza a síndrome de Korsakoff?

R. Na sua plenitude, a síndrome em questão manifesta-se pela associação de amnésia, fabulação e desorientação. Deste tripé, salienta-se a perda da memória para fatos recentes (amnésia anterógrada), não possuindo o paciente capacidade para codificar e estocar fatos e episódios recentes; vive ele assim de volta ao passado, preenchendo o vácuo do presente com fabulação e invencionices, não se dando conta dos erros perpetrados. A este duo, acrescenta-se a desorientação temporoespacial, cujo acme é a confusão mental. O substrato anatômico de tal condição reside em lesões sobretudo hemorrágicas dos corpos mamilares e áreas conexas, incluindo o hipocampo e o núcleo talâmico dorsolateral. Reconhecida inicialmente como resultante do alcoolismo crôni-

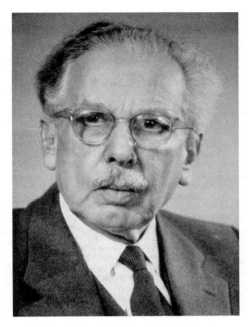

Fig. 6-6. Ludwing Binswanger.

co, sabe-se hoje que a causa prevalente reside na deficiência de aneurina, condicionada por múltiplas causas, além de exérese bilateral do corno de Ammon, neoplasias digestivas, intoxicação pelo monóxido de carbono etc.

Sanvito WL. O cérebro e suas vertentes 2ª ed. São Paulo: Roca, 1991. p. 100-101.

Nota: SS Korsakoff – psiquiatra russo (Fig. 6-7) – numa série de artigos publicados entre 1887 e 1891 foi o primeiro a dar uma contribuição compreensiva dos distúrbios da memória no curso do alcoolismo crônico.

11. Como se exterioriza a variante Westphal da demência coréica?

R. A hipotonia, às vezes em grau extremo, é uma das peculiaridades da síndrome coreiforme (coréia mole ou paralítica). Na doença de Huntington, de início na adolescência, observa-se, ao contrário, estado acinético-rígido em combinação com anormalidades mentais e convulsões. A este quadro comórbido dá-se o nome de variedade Westphal, de caráter evolutivo acelerado e êxito fatal em menos de dez anos. Cerca de 90% destes pacientes herdam o mal do pai. Na sua forma clássica, a doença de Huntington pode exibir rigidez e convulsões, porém no período terminal.

Fahn S. Huntington disease. In: Rowland LP. Merritt's Textbook of Neurology 9th ed. Baltimore: Williams-Wilkins, 1995. p. 697.

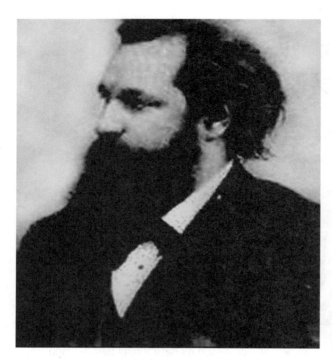

Fig. 6-7. Sergei S. Korsakoff.

12. Disfunção cognitiva e processo cirúrgico.

R. No que toca aos pacientes idosos, submetidos a longo ato cirúrgico, a disfunção cognitiva e alguns outros sintomas, como delírio e confusão, podem-se manifestar e subsistir por meses, sendo a deterioração proporcional à idade avançada, à maior duração da anestesia, a complicações respiratórias e à hipoxemia. Comprova-se igualmente a associação significativa entre perturbação cognoscente e redução das atividades cotidianas, de modo a sugerir profilaticamente tarefas físicas e "deveres de casa", após intervenção cirúrgica. O denominador comum da desconexão mental é sobretudo a idade provecta.

Moller JT et al. Disfunção cognitiva pós-cirúrgica a longo prazo em idosos. The Lancet 1998;351(9.106):1-11.

13. Quais as principais regiões afetadas pela doença de Alzheimer?

R. As áreas neocorticais de associação dos lobos frontal e temporal, e o hipocampo; nestas regiões predominam as placas senis e as alterações neurofibrilares, bem como o decréscimo de neurônios e de substâncias neurotransmissoras. No segmento subcortical, há redução de neurônios colinérgicos e adrenérgicos; comprometidos, por igual, o núcleo basal de Meynert, o septal e o da faixa diagonal de Broca. As conseqüência funcionais das referidas alterações são francamente óbvias, envolvendo processos cognitivos, memória e aprendizado, daí resultando demência.

The Essential Brain, s/d. Merck.

14. Que são corpúsculos de Lewy?

R. São formações eosinófilas, incrustadas em neurônios nigrais, nas pessoas com mal de Parkinson. Específicas da doença, constituem a marca registrada da afecção, embora não lhe sejam exclusivas.

Andrade F et al. Doença de Parkinson. São Paulo: Lemos Editorial, 1999. p. 14.

15. Qual a estratégia cerebral para aprender ou memorizar?

R. Em teoria, o estratagema adotado pelo cérebro para aprender e memorizar ampara-se em dois mecanismos não-exclusivos: A criação de novos circuitos ou a modificação das prioridades celulares entre neurônios adultos. A gênese de novos neurônios só se aplica em fases muito precoces do desenvolvimento, já que a partir de certo estágio ontogenético, as células nervosas não se multiplicam mais. Exceção surpreendente a esta regra observa-se no canário adulto, no qual há neurogênese na região cortical especializada para o canto, destinada ao gorjeio para atrair a parceira; cessada a estação de amores, a região canora retorna ao seu tamanho normal, e a ave esquece o canto. Na primavera seguinte, nova neurogênese. Nos mamíferos, tal não ocorre. O ardil então dos neurônios consiste em modificar a expansão dos seus prolongamentos mediante circunstâncias ligadas ao meio; é o que chamamos de crescimento orientado. Criam-se assim novos contatos, estabilizam-se outros e eliminam-se alguns. A plasticidade sináptica, formulada por Olding Hebb, dota os neurônios de certo poder de evolução funcional, privilegiando-os para o aprendizado e memória.

Sem especificação de autoria. Memória. Lab. Sarsa.

16. A demência alzheimeriana é sinal de envelhecimento?

R. Para Alzheimer, o quadro demencial por ele registrado exprime uma "forma de envelhecimento acelerado". Hoje, acredita-se que a deterioração intelectual não é conseqüência inevitável do processo de senescência; há que se considerar como elementos coadjuvantes, fatores genéticos, como mutações nos genes da proteína precursora de amilóide, a presenilina 1 e 2, máxime nas formas familiares, com início pré-senil, mas igualmente como fator de risco em casos de início tardio, nos quais operam a apolipoproteína E, a butirilcolinoesterase-K e mutações no cromossoma 12. Como elemento preditivo de demência devemos considerar outros métodos investigatórios, como a neuroimagem e a genética.

Almeida AP. Queixas de problemas com a memória e o diagnóstico de demência. *Arq Neuropsiquiatr* 1998;56:412-418.

17. Indique as anormalidades peptídicas da doença de Alzheimer (DA).

R. Os desvios neuropeptídicos mais consistentemente observados na DA, em estudo *postmortem*, são o CRF (corticotropina RF) e somatotastina, ambos no córtice cerebral. O neuropeptídeo Y mantém-se em teor normal, embora seja elaborado pelos mesmos neurônios sintetizadores da somatotastina (dado curioso, pois demonstra que o neurônio pode manter sua capacidade funcional para um transmissor e perdê-la para um outro). A vasopressina e a oxitocina, conforme veremos adiante, têm importante interesse na DA, graças às suas funções no mecanismo da memória e do aprendizado.

Mazurek MF *et al*. Neuropepides in Alzheimer's Disease, Neurologic Clinics. 1986;4(4):753-768.

18. Como Cajal considera a memória?

R. Em seu livro "A vida aos oitenta anos", o genial mestre, de renome universal, define memória como arquivo do passado, esplendor do presente e único consolo da velhice. O fenômeno da memória foi reputado pelos gregos como a mãe das musas, designada por Mnemosina, capaz de adivinhar o que está oculto, não nos abandonando sequer no sonho. Existem velhos com memória pujante, mas nesta quadra prepondera a amnésia, na qual, segundo Ribot, "o novo morre antes do antigo". Por fim, quem ousará negar ao ancião a persistência da imagem da esposa falecida, ternamente amada, como a mim acontece, neste instante?

Álvaro de Lima Costa
Santiago Ramon y Cajal. A vida aos oitenta anos. Científica, 1946.

19. Quais são as características para o diagnóstico da doença de Alzheimer?

R. Sumariando, bastam três elementos: demência, sem prejuízo da consciência; exclusão de outras enfermidades sistêmicas ou cerebrais que possam causar demência; negatividade de sinais neurológicos focais na fase inicial do processo. A confirmação depende de biópsia ou necrópsia.

Corey-Bloon J *et al*. Is it Alzheimer's? A strategy for diagnosis (in Monografia Exelon, s/d.).

20. Como definir leucoaraiose?

R. Por leucoaraiose entende-se as alterações localizadas ou difusas da substância branca, em cérebro de indivíduos idosos e saudáveis. Anormalidades cognitivas, porém, podem ser detectadas, com a velocidade do processamento mental e a instabilidade da atenção, sintomas que chegam a representar sinal de risco para futuro comprometimento psíquico.

Ylikoski R et al. Alterações da substância branca em indivíduos idosos saudáveis. *Arch Neurol* 1993;50:818-824.

21. Viagem à roda da doença de Alzheimer (DA).

R. Viajar, todo mundo o faz. Como o capitão Nemo, de Julio Verne, por 20 mil léguas submarinas, como Rimbaud, numa temporada no inferno, como o poeta aos seios de Duila, numa aventura ou ventura cujo epílogo ignoro. Agora é a nossa ronda à volta da DA. Esta enfermidade foi descrita, sobre o aspeto clínico e patológico, por Alzheimer, tendo como exemplar uma mulher madura, cujo sintoma capital era ciúme injustificado do marido. Um ano depois, Bonfiglio descreveu o que veio a constituir o segundo caso da doença, que ele atribuiu à sífilis. Logo após, outro investigador italiano, Perusini, estudou quatro doentes, separando-os da demência senil. Graças ao prestígio de Kraepelin, o mal passou a ser designado DA, embora na literatura italiana prevaleça a desinência de doença de Alzheimer-Perusini. Patologicamente, observam-se atrofia cerebral, alargamento dos sulcos e dilatação dos ventrículos laterais. O peso dos hemisférios cerebrais chega aquém de 1.000 g. A corticalidade mais comprometida é a frontal, occipital e temporal, nesta ordem. Hipocampo, amídala e núcleo basal de Meyer mostram-se igualmente envolvidos. Há espessamento das leptomeninges. Do ponto de vista microscópico, destacam-se as alterações neurofibrilares e as placas senis. Os fusos celulares contêm filamentos helicoidais pareados, com excesso da proteína fosforilada Tau, a qual concorre normalmente para manter a forma e a estrutura da célula. São mais afetados os neurônios do corno de Ammon e da amídala. É curioso observar que as células de Purkinge e os alfamotoneurônios permanecem ilesos. As placas senis, extracelulares, são compostas por camadas de proteína beta-amilóide, tipicamente distribuídas no córtice, com predomínio hipocampal. Em nível bioquímico, há deficiência de diversos neurotransmissores, incluindo acetilcolina e aminoácidos excitatórios. Mentalmente, registra-se deterioração cognitiva associada a déficit no desempenho colinérgico central, bem como da atividade da acetilcolina transferase.

Dos Manuais de Neuropatologia.

22. Quais as alterações patológicas identificadas na doença de Alzheimer?

R. Em nível macroscópico, observam-se atrofia dos giros e de regiões específicas do cérebro, particularmente a amídala, o hipocampo e os lobos temporais, bem assim acentuação dos sulcos e fissuras. No plano celular, alterações neurofibrilares contendo filamentos helicoidais pareados, compostos pela proteína fosforilada tau. Nos espaços extracelulares, acumulam-se placas de proteínas beta-amilóide, disseminadas pela corticalidade cerebral; placas neuríticas igualmente difusas. Na área bioquímica, deficiência de diversos neurotransmissores, incluindo acetilcolina, serotonina, noradrenalina, somatostatina. Há na doença importante redução de neurônios colinérgicos no córtice, no núcleo de Meynert, septal e da faixa diagonal de Broca. Além disso, verifica-se limitação da atividade da acetilcolinoesterase entre 30% e 90%, em estreita correlação com o déficit cognitivo.

Monografia Exelon, Novartis, s/d.

23. Qual a patogenia da demência na AIDS?

R. A demência é um defido estado mórbido da AIDS, alavancada pelo HIV em cerca de metade dos enfermos, quando na sua fase terminal. Dentre os mecanismos patogênicos propostos, citam-se a neurotoxicidade do próprio vírus ou de suas proteínas componentes, a elaboração de substâncias neurotóxicas, à custa da micróglia e dos macrófagos cerebrais infectados, de fenômenos auto-imunes, da rotura da barreira hematoencefálica, de cofatores infecciosos e de alterações metabólicas e nutricionais. O fator alfa de necrose tumoral exibe forte correlação com o estado demencial dos aidéticos. São elementos de risco indivíduos com idade avançada e variados sintomas constitucionais, assim como pacientes com nível baixo de hemoglobina e massa corporal reduzida.

McArthur JC. Demência em pacientes com AIDS: incidência e fatores de risco. *Neurology* 1993;43:2245-2252. Outras leituras: *Ann Neurol* 1993;33:576-582.

24. Quais as *performances* mentais mais conservadas e as mais comprometidas nos idosos normais?

R. Trabalhos da hora presente comprovam a capacidade de os neurônios multiplicarem-se, conforme se observa no hipocampo, mas não em grau suficiente, de modo a compensar as perdas registradas ao longo da vida. O inexorável declínio mental preserva algumas aptidões, máxime as mais consolidadas, como o vocabulário, os conhecimentos gerais e a disponibilidade para leitura e escrita. A contraposto, enfraquecem-se as faculdades de abstração, a celeridade dos processos cognitivos, a dificuldade na solução de questões complexas, acentuando-se, entretanto, o declive na aquisição de novos conhecimentos. Em síntese, se o rosto subsiste, a fisionomia altera-se.

Mattos JP. Diagnóstico diferencial das demências, SNC em Debates/d;1(1):18-20.

25. Qual a utilidade do teste do desenho do relógio?

R. Destina-se a avaliar as funções de apraxias construtivas, segundo Wolf-Klein. Serve igualmente como meio de medir o comprometimento cognitivo em pessoas idosas e em alzheimerianos. Quanto à cognição, o processo tem comprovada eficácia. Neste teste vários parâmetros são investigados, como habilidade construtiva, percepção, compreensão, atenção, conceito numérico, função motora e noção do tempo.

Okamoto IH et al. O teste do desenho do relógio. *Arq. Neuropsiquiat* 1999;57 Supl 1:14.

EPILEPSIAS

1. Por que a epilepsia é denominada mal caduco?

R. Caduco é adjetivo, com significado de queda; em medicina, aplica-se o termo à epilepsia ou *passio caduca* (doença do trambolhão ou tombo); em botânica, refere-se às árvores cujas folhas caducam ou pendem dos galhos em períodos sazonais; daí o tratamento do mal pelo uso em cocção, de folhas caducas, já no chão. Na Renascença, os epilépticos eram queimados em praça pública, porque eram tidos como vítimas da possessão demoníaca, como se documenta em Salem, no estado de Massachussetts.

Restak RM. The Brain. Toronto: Bontam Books, 1984. p. 30.

2. É una ou múltipla a epilepsia?

R. Segundo E. Rodin, existe um *continuum* entre a normalidade e a doença epiléptica. Para o referido autor, a dicotomia entre epilepsias, sintomáticas e idiopáticas, parciais e generalizadas, será mais um artefato do que uma realidade. A deflagração da crise estaria mais na dependência da intensidade do estímulo e na velocidade da difusão. O *continuum* exprimir-se-ia inicialmente no EEG, só mais tarde revelando-se para o "mundo exterior". A multifatoriedade causal das epilepsias é apenas de caráter metódico, conveniente à compreensão etiopatogênica e às condutas terapêuticas.

Gomes MM. Epilepsias: relações causais. *Rev Bras Neurol* 1993;29(6): 182-185.

3. Há estado de mal não-convulsivo?

R. Estados epilépticos prolongados, sem exibir todavia fenômeno convulsivo, são conhecidos há longo tempo, como os de fuga, na epilepsia temporal, e do pequeno mal, com sua marca registrada eletroencefalográfica. O estado de mal parcial complexo reconhece como fatores desencadeantes o álcool, a retirada de drogas, infecções, menstruação e eletroconvulsoterapia; manifesta-se com períodos de confusão (por horas a meses), pontuados por mioclonias e automatismos, além de característica tendência à repetição. As condições acima relatadas já eram do conhecimento de Hughlings Jackson, uma das mais lendárias figuras da neurologia britânica.

Cockerell OC et al. Epilepsia. São Paulo: Lemos Editorial, 1997. p. 44-45.

4. Que significa epilepsia cursiva?

R. Foi a denominação empregada por Bootius, nos idos de 1619, para caracterizar crises paroxísticas de pessoas corridas ou apressadas, sem motivo aparente. A condição recebeu de Hartmann e di Gasperro o título de epilepsia cursória; a fim de indicar a direção para diante da correria, Nonne falou em epilepsia procursiva, havendo também quem aludisse à forma retropulsiva (Lamois). Desprezando o rumo do disparo, adotam autores ingleses a qualificação usada por Bootius. No caso mencionado por Hans Strauss, abaixo referido, havia alteração eletroencefalográfica no lobo frontal direito, com boa resposta clínica e eletrocortical com a administração de fenotoína.

Strauss H. Paroxysmal compulsive sunning and the concept of epilepsia cursive. *Neurology* 1960;6:341-344.

5. Por que a esclerose tuberosa é também chamada epilóia?

R. Trata-se de um artefato verbal, criado por Sherlock, para enfatizar os sintomas dominantes da afecção, descrita por Hartdegen e Bourneville: **Epil**, epilepsia; **o**, oligofrenia, e **a**, adenoma sebáceo. O vocábulo, curto e eufônico, não contempla, entretanto, outros elementos integrantes do mal, como a esclerose nodular do córtice cerebral, tumores renais e de outros órgãos, além de angiofibroma subungueal e *peau de chagrin*.

Wilson KSA. Butterworth Co., London, *Neurology* 1954;2:1031.

6. Como se manifesta a epilepsia mesial temporal?

R. O perfil clínico do ataque é bem definido e estereotipado. A primeira crise é comum ao término da infância ou no proêmio da adolescência, sendo de caráter convulsivo ou parcial complexo; este último principia com fixidez do olhar, desligamento do meio circundante e automatismos manuais e ou oromandibulares. Havendo postura distônica num dos apêndices, sinaliza ela início ictal no hemisfério cerebral oposto, onde ocorre então aumento do fluxo sangüíneo nos gânglios da base. Por anos, a única manifestação reduz-se a fenômenos autonômicos ou psíquicos (*dèjá vu, jamais vu, flash back* mnêmico e outras experiências vivenciais). O exame neurológico não evidencia alterações, senão distúrbios da memória verbal, em conformidade com o lado comprometido; às vezes, paralisia facial central, no lado oposto ao hipocampo atrófico. Pelas técnicas de neuroimagem, constata-se esclerose hipocampal, combinada com o dano anatômico da amídala, *uncus* e giro para-hipocampal. Cerca de 40% dos adultos obtêm controle das crises com farmacoterapia apropriada; os restantes, beneficiam-se com tratamento cirúrgico.

Cendes F *et al*. Epilepsia do lobo temporal. In: Guerreiro, CAM *et al*. São Paulo: Lemos Ed., 2000. p. 201-213.

7. Como localizar focos epilépticos?

R. São diversos os procedimentos para topografar áreas epileptogênicas, desde os clínicos até os processos mais sofisticados, como eletroencefalograma, neuroimagem e PET *scan*. Além do interrogatório e do exame físico, realiza-se, à beira do leito, o teste da olfação baseado no princípio de que a memória e a discriminação olfativa estão situadas no córtice temporal ântero-mesial e na região orbitofrontal. O discernimento olfatório é testado isoladamente em cada narina, e o reconhecimento do odor, isto é, a memória olfatória, em ambas as narinas. Estudos com PET *scan* levam à localização de focos em qualquer área, principalmente quando se usa F18. Testes associados oferecem sensibilidade de 85%, chegando a 90% em pacientes com crises mesiais. Nos casos de epilepsia temporal, com RM normal, ou de aspecto dúplice, a videotelemetria desempenha papel decisivo.

Revisão da Literatura. Miscelânea. Epilepsy Monitor. 1997;1(3):23.

8. Em epileptologia, por que a ressonância magnética supera a tomografia computadorizada?

R. Em princípio, são muitas as vantagens da RMN sobre a TC, como, por exemplo, discriminação de lesões isodensas, visíveis à ressonância e imperceptíveis à TC; bem como desmielinizações, gliomas de baixo grau, distúrbios da migração neuronal, esclerose mesial temporal e a possibilidade da avaliação volumétrica do hipocampo e amídala, em casos suspeitos de epilepsia temporal. Demais disso, a RMN não utiliza radiação ionizante, sendo portanto isenta de perigo biológico. Calcificações intracranianas mais bem discriminadas pela tomografia computadorizada.

Sander JW *et al*. Epilepsia. Merit Pub. International. 1999:85.

9. E a epilepsia de Machado de Assis?

R. Ainda que na infância sofresse "coisas esquisitas", o mal escancarou-se de vez algum tempo depois do seu casamento com Carolina. Ela presenciou, surpresa, a crise: o ronco vocálico, o corpo hirto, a queda, os repuxões, a babugem com sangue, a urina solta..., um quadro impressionante e inesperado. Carolina, longe de revoltar-se por lhe terem ocultado o mal do esposo, mais ainda se tornou meiga e desvelada, anjo e enfermeira, até que se foi, precedendo ao marido e levando dele as flores – "restos arrancados da terra que nos viu passar unidos".

Machado de Assis guardou da sua doença o recato do pudor e constrangimento. Do mal, nada fala, ainda que aos mais íntimos, embora permitisse escapar, nos seus escritos, uma única vez, a palavra epilepsia, como neste lance: diante do sofrimento de Virgília, pela morte do seu amante, Machado acrescenta: "não digo que se deixasse rolar pelo chão, epiléptica". Atento ao cochilo, substituiu o termo por "convulsa", nas edições subseqüentes. Com a morte de Carolina, chega a fase de maior sofrimento do mestre, conforme registrado nas suas cartas aos amigos próximos: "o mal é agudo porque os nervos são doentes delicados, e ao menor toque retorcem-se e gemem". Para os psiquiatras, esta tentativa de negação da epilepsia chama-se deslocamento. Não é ele, Machado, o doente, mas só os seus nervos, que se retorcem e choram. Em anotações do próprio punho, fala em ausência, boca amargosa, sonolência e "aquilo da..." (por medo sagrado da palavra identificadora da sua enfermidade capital), pois dos intestinos e da vista sofria abertamente. A grande lição da vida de Machado de Assis é o triunfo pessoal sobre a doença e sobre si mesmo, diz José Leme Lopes (Fig. 7-1).

Yacubian EMT *et al.* Arte, Poder, Epilepsia. São Paulo: Lemos Ed., 1988. p. 65–66.
Lopes JL. A Psiquiatria de Machado de Assis 2ª ed. Rio de Janeiro: Agir, 1981.

10. E quanto a epilepsia de Dostoievsky?

R. Na sua feição habitual, a epilepsia é moeda corrente nos fastos da medicina, isto é, nos anais e registros médicos, às vezes mais bem denominados de nefastos quando se referem às manifestações convulsivas, a exemplo dos ataques exibidos por Kiriloff, nos Possessos, segundo descrição do Dostoievsky, ele próprio sofredor do mal: "não dura segundos a irrupção do ataque, que envolve e atira ao caos eterno o infeliz, dando-lhe a clara impressão da sua metamorfose física de esmagamento e crispada sensação da eternidade da existência humana" (as frases não exprimem com exata fidelidade as palavras usadas pelo escritor). Sua atribulada vida levou-o ao cárcere e ao patíbulo, do qual se livrou milagrosamente no instante da execução. Sua obra literária é a de um intelectual numa chusma de vagabundos. Nada obstante, foi enorme a influência do escritor entre os intelectuais da época, como Freud, Nietzsche e outros, nada ociosos, diga-se de passagem.

EPILEPSIAS

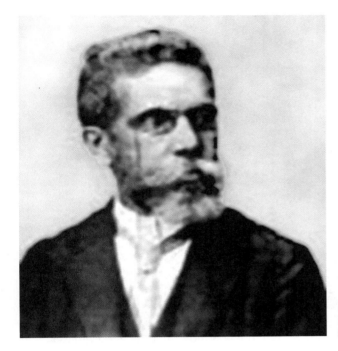

Fig. 7-1. Joaquim María Machado de Assis (1839-1908).

Dostoievsky padeceu de inexorável aptidão convulsiva, exibindo todas as facetas do chamado grande mal, desde o grito estriduloso inicial até a queda abrupta ao solo, seguida de contrações musculares sucessivas, com breves relaxamentos, a saliva sanguinolenta a lhe escumar, ejeção de fezes e urina até que, passado certo tempo, os arranques musculares atenuam-se e por fim cessam, sobrevindo o sono, a princípio estertoroso, e, como tal, não uma doença, porém mero sintoma de alguma anomalia cerebral, que, todavia, não lhe turvou a genialidade (Fig. 7-2).

Álvaro de Lima Costa

11. Que vem a ser epilepsia musicogênica?

R. Nada mais do que a eclosão de ataque epiléptico gerado exclusivamente pelo fato de ouvir música. Não há necessidade de que a peça musical se apresente por inteiro, bastando às vezes um determinado tom, ou alguns sons. O estudo de alguns casos por SPECT ictal evidencia a localização do processo comicial no lobo temporal direito, em 61%, sendo que vários pacientes ou eram músicos ou tinham inclinação musical. Durante o estudo e *Spect ictal*, num exemplar, observou-se hipoperfusão temporal posterior direita, associada à hiperperfusão temporal anterior, também à direita. Donde

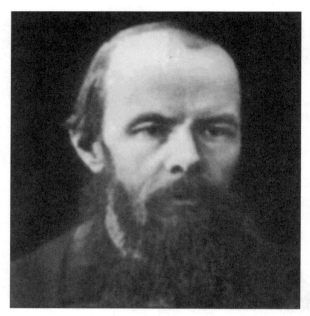

Fig. 7-2. Fédor Mikhaïlovitch Dostoïevski (1821-1881).

se conclui o eventual papel dominante do lobo temporal nessa variedade de epilepsia. É possível que intervenha na geração da crise um estado desencadeador emocional límbico.

David AS. Ansiedade, depressão e epilepsia do lobo temporal. *Epilepsy Monitor Novartis* 1997;1(3).

Nota: Não raro, a crise parcial complexa exterioriza-se sob a forma de conduta anormal ou automática, seguida de confusão e amnésia pós-crítica. Entre os automatismos estereotipados citam-se os cinéticos, como deambular ou correr. O lobo temporal, através da esclerose do hipocampo, é o mais incriminado nestes casos.

Álvaro de Lima Costa

12. Que se entende por epilepsia da leitura?

R. Trata-se de forma particular reflexa, cujo agente provocador consiste na leitura, não importa o teor do texto. A simples leitura age como estímulo específico para o desencadeamento da crise. Na forma primária, o processo manifesta-se por abalos mioclônicos da mandíbula, seguidos eventualmente de ataque tonicoclônico generalizado, caso a leitura não seja interrompida de pronto. A forma secundária exterioriza-se de maneira menos franca, podendo ocorrer por via de outros estímulos, além da leitura, nunca porém acompanhada de movimentos mandibulares. Há casos em que a participação da mandíbula depende da fala, fotoestimulação e leitura de trechos musicais.

Concluem os AA que movimentos oculares sacádicos, articulação de palavras e complexidade de texto lido são fatores desencadeantes da crise.

Yacubian EM et al. Primary reading epilepsy: therapeutic efficacy of clonazepam in one case. Arq Neuropsiquiatr 1990;48(3):355-9.

13. É possível diagnosticar a encefalite de Rasmussen após o primeiro sintoma?

R. *Rasmussen encefalitides* (RE) é uma doença adquirida progressiva da criança, caracterizada por crises focais intratáveis e deterioração cognitiva e neurológica resultante da disfunção de um hemisfério cerebral. Mecanismos etiopatogênicos propostos incluem reação inflamatória vírus-induzida e processo imunomediado. Evidências recentes sugerem que auto-anticorpos anti-GluR3 podem estar envolvidos na patogênese da doença.

Num estudo retrospectivo com 12 casos de RE, descobriu-se que após quatro meses do primeiro sintoma todos apresentavam: 1. crise focal refratária, com componente motor predominante; 2. EEG com atividade focal lenta contralateral às manifestações motoras; 3. neuroimagem com hiperintensidade da substância branca contralateral, com atrofia cortical insular.

Achados menos constantes ou tardios incluem: epilepsia parcial contínua; bandas oligoclonais e anticorpo anti-GluR3 no soro. Este último foi negativo em 50% dos pacientes estudados.

Para os pacientes que preenchem os três critérios principais, a possibilidade de cirurgia deve ser aventada, desde que haja déficit marcado e que não seja o hemisfério dominante o acometido pela mazela.

Granata T et al. Rasmussen's encephalitis; early characteristics allow diagnosis. *Neurology* 2003;60:422-425.

14. Mulher de 27 anos apresenta episódios de automatismo ocasionalmente seguidos crise generalizada tonicoclônica. Foi tratada com fenitoína e ácido valpróico, sem melhora. Recebeu outra droga antiepiléptica, e seis meses depois apresentou dificuldade visual. Que droga foi utilizada?

R. O tratamento com **Vigabatrim** tem sido associado com alta prevalência de estreitamento do campo visual periférico com preservação da acuidade central e da visão de cores. O exame fundoscópico é habitualmente normal, entretanto eventualmente se observa palidez do disco óptico. O quadro oftalmológico ocorre como resultado de efeito tóxico da droga na retina, e persiste apesar da retirada da mesma.

Acheson JF. Vigabatrin associated visual field constriction. *J Neurol Neurosurg Psychiatry* 1999;67:707-708.

15. Quais os métodos laboratoriais para medição das drogas antiepiléticas nos fluidos orgânicos?

R. Muitos são os processos analíticos empregados na quantificação das substâncias antiepiléticas presentes nos líquidos orgânicos. Para tal rastreamento, usam-se a cromatografia de gás, a líquida de alta pressão, a de gás com espectometria de massa, o radioimunoensaio, com substrato fluorescente.

Raul Marino Jr. Epilepsias. São Paulo: Sarvier, 1983. p. 65.

16. Quais são as lesões básicas da epilepsia inveterada?

R. Excluindo as lesões cerebrais traumáticas, provocadas por quedas, os sinais anatomopatológicos das convulsões limitam-se à esclerose do corno de Ammon e à reação cicatricial de Chaslin. Estudos de Pfleger e Spielmeyer põem à mostra focos de hemorragia e amolecimento na região de Ammon e iguais alterações, porém microscópicas, corticocerebelares. Perda neuronal e consecutiva gliose, envolvendo a camada piramidal, foi observada por Sommer no setor hipocampal que leva seu nome. Outra típica alteração consiste na esclerose marginal de Chaslin, representada por proliferação de fibras gliais nas camadas superficiais corticocerebrais. Mencione-se, por fim, discreta neurose de fibras miocárdicas, particularmente no ápice dos músculos papilares.

Scholz W. Cerebral changes due to convulsive disorders. In: Minkler J. Pathology of the nervous system Vol. 3. Mac Graw-Hill Co., 1972. p. 2635.

17. Qual a estratégia terapêutica para os espasmos infantis?

R. Cerca de 60% dos pacientes respondem vantajosamente ao tratamento com hormônio adrenocorticotrópico (Acth) ou esteróides, porém os efeitos colaterais são importantes e o mal tende a retornar. O valproato possui ação tóxica sobre o fígado, e os benzodiazepínicos são de resultado apenas temporário. Em vista dos referidos insucessos, optou-se pela vitamina B6, considerando a sua comprovada eficácia em outras modalidades refratárias de epilepsia infantil. Na dose de 300 mg, cinco entre 17 pacientes livraram-se das crises numa semana e permanecem assintomáticos, exibindo apenas como efeito colateral diminuição do apetite e vômito, isto é, manifestações toleráveis face à gravidade do mal de que eram vítimas.

Pietz J et al. Treatment of infantile spasms with high dosage vitamin B6. *Epilepsia* 1993;34:757-63.

18. Enumere as mais recentes drogas antiepilépticas (DAE).

R. A literatura especializada registra as seguintes: 1. topiramato, inicialmente droga antidiabética, teve suas propriedades anticonvulsivantes reconhecidas ao acaso; atua como agente estabilizador da membrana; 2. remacemida, possui comportamento similar ao da fenitoína; 3. tiagabina, age inibindo a recaptação do gaba; 4. UCB – LO59, em modelos animais é potente anticonvulsivante; 5. zonisamida, antiepiléptico seguro e eficaz, mercê o bloqueio dos canais de sódio e cálcio; 6. felbamato, estruturalmente similar ao meprobanato, desenvolve efeito protetor pela inibição dos receptores NMDA; 7. gabapentina, com estrutura idêntica ao gaba, mas com efeitos sobre receptores ainda não-identificados; 8. lamotrigina, com ação inibitória sobre a liberação de aminoácidos excitatórios; 9. vibagatrina, quimicamente semelhante ao gaba ; 10. oxcarbazepina, com perfil terapêutico análogo a carbamazepina, porém com melhor tolerabilidade.

Cockerell OC et al. Epilepsias. São Paulo: Current Medical Literature Ltda, 1997. p. 62-66.

19. Como se manifesta a síndrome de West?

R. Também denominada tique de Salaam, trata-se de uma forma de epilepsia infantil exteriorizada por espasmos proeminentemente flexores, associados a retardo mental, e, no eletroencefalograma, a ondas gigantes interictais, sobrevindas em salvas, principalmente ao adormecer ou despertar. O processo parece ligado à hipoxia perinatal, podendo evoluir para a forma comicial de Lennox-Gastaut.

André C. O guia prático da neurologia. Rio de Janeiro: Guanabara-Koogan, 1999. p. 99.

20. Que tem o glutamato a ver com a epilepsia?

R. Antes e durante a convulsão hipocampal, no ser humano, comprova-se a ocorrência de níveis potencialmente neurotóxicos de glutamato. A microdiálise hipocâmpica bilateral mensurada antes e durante o ataque convulsivo, testifica elevada concentração de glutamato e teores normais de gaba, precedendo a crise, mas aumentando estes na fase convulsiva. Em conclusão, há taxas potencialmente neurotóxicas de glutamato antes e durante o episódio epiléptico. Conforme depoimento de Gouiers, um século atrás, uma crise epiléptica carrega em seu bojo tendência a novos ataques.

Spencer DMJ. Glutamato extracelular hipocampal e convulsão espontânea no cérebro consciente. *Lancet* 1993;341:1607-1610.

21. Qual o efeito da gestação sobre a epilepsia?

R. Alguns pacientes não acusam elevação na freqüência das crises nem intensificação dos fenômenos ictais. Outros observam redução dos episódios. Em um terço das grávidas epilépticas, há deterioração no controle dos acessos, seja pela queda dos níveis do medicamento, motivada pelas modificações fisiológicas da gestação, seja pela diminuição da posologia, por receio de resultados teratogênicos. No primeiro trimestre, a alta proporção de estrogênio-progesterona constitui fator precipitante dos acessos.

Sander JW et al. Epilepsia. Um guia prático. Merit, 1999. p. 125.

22. Há eventos agressivos durante a crise epiléptica?

R. Entende-se por agressão a conduta motivada por intuito destrutivo; o alvo da investida pode ser uma pessoa ou qualquer ser ou objeto. O comportamento agressivo reparte-se em diferentes tipos, como o ofensivo, o sexual, o defensivo, competitivo etc. Agressividade ictal é fenômeno raro; quando sobrevinda, quantifica-se em vários graus, desde movimentos estereotipados, sem direção, até violência contundente. De acordo com a história clínica, o ato hostil não costuma ir além de um minuto, não persistindo logicamente ao longo de toda a crise epiléptica; demais disso, a ação agressiva não é premeditada nem organizada, sequer armada, de modo que o enfermo pode ser contido com facilidade. Do gesto sobrevém amnésia. Das modalidades básicas de crises epilépticas, a parcial complexa, com seus automatismos e comportamento estranho, é a única capaz de gerar impulso ofensivo. Admite-se que as estruturas límbicas profundas e a amídala estejam implicadas na conduta ictal injuriosa.

Tiede PM. Agressividade ictal na epilepsia do lobo temporal. *Jornal Bras. de Epilepsia e Neurofisiologia Clínica* 1998;4(2):55-58.

23. Que se entende por cataplexia?

R. Também chamada como sono corporal, a cataplexia consiste na suspensão repentina da atividade voluntária, automática e reflexa da musculatura estriada, em franco contraste com a conservação quase integral do estado psíquico. O traço fundamental do ataque reside na inibição súbita do tono de atitude, em resposta a uma emoção, susto ou riso folgado e largo.

Dos Manuais de Neurofisiopatologia.

24. Em epileptologia, que se entende por automatismo?

R. São manifestações motoras peculiares, inconscientes, espontâneas ou reativas, condicionadas ou oriundas nos lobos temporais. Manifestam-se por diferentes formas, como estalar a língua, ruminar, vocalizar palavras e frases, rir excessivamente (epilepsia gelástica), correr (epilepsia cursiva), caminhar repetidamente em círculos (epilepsia volvular), ou simplesmente vagar sem destino (poriomania). Cessada a crise, o paciente não revela lembrança de seus gestos ou mesmo atos complexos, como se despir em público.

Adams RD et al. Principles of neurology 5th ed. New York: McGraw-Hill, Inc., 1993. p. 281.

25. Qual a eficiência da gabapentina na epilepsia parcial refratária?

R. Estruturalmente relacionada ao gaba, com bioeficácia de 60% e franco acesso à barreira hematocerebral, a gabapentina têm-se revelado importante medicamento no armamentário farmacológico da terapêutica das epilepsias, principalmente na sua forma parcial. Usada em associação a outros produtos, ou em monoterapia, a gabapentina, pela sua tolerabilidade e comprovado efeito, ocupa hoje a primeira linha entre as drogas anticomiciais.

Gabapentin as add-on therapy in refractory partial epilepsy: a double-blind, placebo-controlled, parallel-group study. The US Gabapentin Study Group No. 5. Neurology 1993 Nov;43(11):2292-8.

26. Qual a terapêutica prevalente da síndrome de West (SW)?

R. A síndrome em causa representa forma de epilepsia idade-dependente, pontuada por espasmos na infância, retardo psicomotor e peculiares alterações eletroencefalográficas, conhecidas por hipsarritmia, conforme a designação cunhada pelos Gibbs. A síndrome foi relatada inicialmente por James West, com relação ao seu próprio filho, que exibia "peculiar forma de convulsão do lactente". Classifica-se a enfermidade em sintomática e idiopática, de acordo com a presença ou ausência de etiologia conhecida. Em termos terapêuticos, o ACTH tem sido a droga de eleição, apesar dos efeitos colaterais. O ácido valpróico, os corticosteróides, os benzodiazepínicos e a piridoxina estão entre os outros medicamentos empregados, sem todavia a mesma eficácia da corticotropina. Pela ação inibidora da gabatransaminase, a vigabatrina alinha-se entre os fármacos com melhores resultados. Havendo anormalidades focais, indica-se lesionectomia.

Antoniuk SA e al. Síndrome de West. Arq Neuropsiquiatr 2000;58(3-A):683-690.

27. Que é narcolepsia? E cataplexia?

R. Estado mórbido caracterizado por necessidade inesperada de dormir, ordinariamente de curta duração, e que se repete a intervalos próximos, obrigando o paciente a se deitar ou se acomodar, a fim de cochilar. O traço fundamental desta condição está na inevitabilidade imperiosa de dormir, a qual o indivíduo se entrega, independentemente da sua vontade de resistir. O sono manifesta-se de jeito rápido e invencível, de maneira irresistível, por mais que a pessoa procure resistir, empregando diversos artifícios. A função hípnica pode ser repartida em somática ou corporal e psíquica ou cerebral. A cataplexia é um exemplo de sono corporal, consistente na suspensão rápida da atividade voluntária, automática e reflexa da musculatura estriada, contrastando com a conservação quase integral da atividade psíquica. O selo básico do ataque cataplético consiste na inibição súbita do tono de atitude, em resposta a uma emoção, agradável ou não; durante a crise, os catapléticos se mantêm imóveis, como paralisados, embora o psiquismo se revele intacto.

Masquin P et al. Précis d'anatomo-physiologie normal et pathologique du Système Nerveux Central, G Doin Cie, Paris. 1949:204-205.

28. Cite alguns fatores precipitantes da crise epiléptica.

R. Embora numerosos, nem todos são conhecidos. A hiperpnéia é uma condição facilitante da disritmia bioelétrica, atuando a expensas da alcalose e paralela redução do teor de ácido gama-aminobutírico, ou gaba, que por definição é um anticonvulsivante natural; forma-se o gaba a partir do ácido glutâmico e de uma enzima associada ao fosfato de piridoxina; havendo déficit de piridoxina (vit. B6), a epilepsia será sua conseqüência imediata. O cardiazol e a pirotoxina, por serem antagonistas do gaba, são reconhecidos agentes convulsógenos. O ataque epiléptico pode ser posto em marcha por diversos estímulos (epilepsia reflexa ou aferente), como a musicogênica, a luminosa intermitente, a da leitura (não o seu contexto) e a do sobressalto (hiperecplexia), como a coreoatetose paroxística cinesiogênica.

Barraquer Bordas L. Neurologia fundamental 2ª ed. Barcelona: Torey S.A., 1968. p. 304-305.

29. Quando a epilepsia é chamada de criptogênica?

R. Quando nenhuma causa putativa é identificada. À medida que crescem os recursos de investigação, como a neuroimagem, diminui a proporção das crises ditas criptogênicas ou idiopáticas.

Sander JW et al. Epilepsia. Merrit, 1999. p. 70.

30. Que se entende por *day dreaming*?

R. Em epileptologia, é um estado semelhante à crise de ausência, mas dela discrepando pela facilidade com que se pode voltar à realidade bem como pela ausência de manifestações posturais ou de automatismo.

Sander JW et al. Epilepsia. Merit, s/d. p. 78.

31. Há riscos na cirurgia da epilepsia?

R. Qualquer procedimento cirúrgico oferece seus riscos, que serão maiores ou menores conforme a amplitude do ato e a natureza da lesão. No caso específico, arrolam-se óbito, infecção e hemorragia, entre os maiores. Na lobectomia temporal, há eventualidade de disfasia, defeito do campo visual e das funções mneumônicas. A recessão do lobo frontal também acarreta alterações motoras, sensoriais e da fala. A hemisferectomia anatômica oferece complicações em até um terço dos casos, por força da homossiderose cerebral, hidrocefalia obstrutiva e déficits neurológicos superficiais; hoje ladeiam-se estes embaraços mercê às hemisferectomias funcionais. A calosotomia pode gerar transitório mutismo, acinesia e hemiparesia, além da síndrome de desconexão; há referências a suicídios mesmo em pacientes livres de crises.

Sander JW *et al*. Epilepsia. Florida, USA: Merrit, 1999. p. 121-122.

32. Como se manifesta a epilepsia temporal?

R. Por acessos parciais simples, por sintomas viscerais ou olfatórios, a exemplo das sensações epigástricas, descritas como tipo *butterflies*, ou despertar sexual, de natureza límbica, ou ainda as sensações antagônicas de familiaridade (*déjà vu*) ou estranheza (*jamais vu*). As crises parciais complexas têm como denominador comum a redução do nível de consciência, os automatismos e a amnésia do evento. Figuras exponenciais da literatura, pintura, história e artes em geral padeceram desta situação, como Van Gogh, Dostoievsky, Poe, Tennyson, Flaubert, Maupassant, Lewis, Carrol, além de Sócrates, São Paulo, Buda, Newton, Rasputin, Paganini e Proust.

Olivier S. Um antropólogo em Marte. São Paulo: Co. de Letras, 1995. p. 175.

33. Como tratar os espasmos infantis?

R. Em média, 60% das crianças com espasmos respondem ao emprego do hormônio adrenocorticotrópico ou a esteróides, porém muitas delas apresentam recidivas, Nas crises refratárias, a piridoxina, em doses elevadas (300 mg *pro die*), constitui a substância de eleição, com efeitos adversos toleráveis. Lembre-se, a propósito, que a piridoxina é a coenzima da descarboxilase do ácido glutâmico, concorrendo assim para a formação do gaba.

Pietz J *et al*. Tratamento dos espasmos infantis com dosagem elevada de vitamina B6. *Epilepsia* 1993;34:757-763.

34. Quais os princípios básicos do tratamento médico em epilepsia?

R. 1. Monoterapia, de preferência.

2. Início com doses baixas, que serão ou não aumentadas conforme a resposta clínica (controle das crises, efeitos colaterais).

3. Monitoração dos níveis séricos, a fim de verificar toxicidade, ou quando se desconfia da inconstância do paciente.

4. Estímulos à preservação da terapêutica.

5. Considerar a eventualidade de interação medicamentosa.

6. Com o controle dos acessos, não modificar a posologia da droga.

Álvaro de Lima Costa

35. Qual o perfil clínico da síndrome de Lennox-Gastaut?

R. A síndrome em pauta constitui forma de epilepsia generalizada, idade-dependente, tipificada por várias modalidades de crise (tônicas, atônicas, mioclônicas, ausências), eletroencefalograma interictal expresso por complexos ponta-onda lentos, além de progressiva deterioração das funções cognitivas. Desencorajadora é a terapêutica desta entidade clínica.

Dos Manuais de Epileptologia.

36. Há dano mental nas epilepsias?

R. A epilepsia pode suscitar alterações cognitivas e instabilidade emocional, ligadas ou não à idade do paciente. Certas modalidades comiciais associam-se com maior freqüência à disfunção mental, como as crises parciais complexas. Por outro lado, a ação tóxica do medicamento e ou a repetição dos acessos contribuem para a deterioração psíquica. O substrato neuropatológico em tais casos reside no progressivo dano celular cortical.

Lesser RP et al. Mental deterioration in epilepsia. *Epilepsia* 1986;27(suppl. 2):105-123.

37. Qual a ação dos benzodiazepínicos nas convulsões?

R. Aludidos fármacos inibem diversos tipos de convulsão experimentalmente induzidas pela estricnina, picrotoxina e tétano, mas principalmente pelo pentilenotetrazol. Quanto ao mecanismo de atuação, admite-se que os diazepínicos aumentem a atividade das células de Purkinge ou exaltem a inibição pré e pós-sináptica. Sua maior indicação, como anticonvulsivante, reside no tratamento do estado epiléptico.

Klavians HL et al. Textbook of Clinical Neuropharmacology. N.Y: Ravens Press, 1981. p. 141.

38. Quais as vantagens da dieta cetogênica na epilepsia?

R. São várias as opções para a terapêutica sintomática da síndrome epiléptica, desde a ingestão de gafanhotos até os modernos fármacos, além de outras abordagens, como a acupuntura, o *biofeedback*, a estimulação vagal etc. Como o jejum tem efeito benéfico sobre o estado mental do epiléptico e suas crises, foi sugerido o uso da dieta cetogênica (DC), baseada no consumo de grande percentagem de gorduras saturadas, de cadeia longa, ou de triglicerídeos de cadeia média. Das vantagens de tal método cetogênico citam-se a redução dos acessos e até mesmo o seu controle radical, além da sua ampla indicação nas diversas variedades de epilepsia, em qualquer faixa etária, com prevalência na pediátrica. Convém frisar que a DC não agrava a síndrome de que cuidamos, enquanto eventual piora pode ocorrer com os medicamentos clássicos e os modernos. Dos efeitos colaterais, cabe menção a desconforto abdominal, diarréia e sonolência, que desaparecem com o tempo. Na verdade, as principais restrições referem-se ao paladar, ao crescimento e à manutenção da terapêutica, as quais, por serem leves, são de fácil correção.

Guerreiro M. Dieta cetogênica: as vantagens. *Jornal Brasileiro de Epilepsia e Neurofisiologia Clínica* 1998;4(2):59-60.

39. Quais as vantagens da dieta cetogênica (DC) nas epilepsias?

R. São vários os efeitos benéficos da DC em epileptologia. Em primeiro lugar, sua indicação é de largo espectro, incluindo diferentes tipos de epilepsia, do parcial ao generalizado, em qualquer faixa etária, sendo mais eficaz na fase pediátrica. Tem, a dieta, comprovado efeito satisfatório nas formas comiciais de difícil controle, como, por exemplo, na síndrome de Lennox-Gastaut. Não impede o método o emprego de qualquer droga antiepiléptica. Enfim, a terapêutica alimentar reascendeu o interesse dos técnicos, que a vêem como boa opção neste penoso capítulo da neurologia.

Guerreiro M. Dieta cetogênica: as vantagens. *Jornal Brasileiro de Epilepsia e Neurofisiologia Clínica* 1998;4(2):59-60.

40. Como evitar a *purple glove syndrome*?

R. Em determinadas circunstâncias, a difenilidantoína requer administração intravenosa, em solução com PH próximo a 12, a fim de provar a estabilidade do soluto. A infusão da dose necessária para abortar o estado de mal exige saturação de 15 a 20 mg/kg, a qual deve ser mantida por período de 10 a 24 horas. Entre as reações colaterais, citam-se hipotensão, arritmias e a denominada *purple glove syndrome* (PGS), caracterizada por edema distal do membro, coloração purpúrea da pele e dor. Pacientes com referida complicação necessitam de estada maior no hospital e até mesmo intervenção cirúrgica. Previne-se a complicação substituindo-se a fenitoína pela fosfofenitoína.

O'Brien TJ et al. Incidence and clinical consequence of the purple glove syndrome in patients receiving intravenous phenytoin. *Neurology* 1998;51(4):942-3.

41. Como se define a síndrome de Lennox-Gastaut?

R. Trata-se de uma forma de encefalopatia epiléptica generalizada, associada a complexos lentos de ponta-onda e deterioração das funções cognitivas; os acessos epilépticos são do tipo astático, tônico ou de ausência, ocorrendo a primeira crise entre um e oito anos de idade, com pico de incidência dos três aos cinco anos.

Dos Manuais de Neurologia.

42. Qual o tratamento cirúrgico da síndrome de Lennox-Gastaut?

R. A calosotomia, principalmente nas comoções astáticas, precedidas por componente tônico. Nestas condições, observam-se melhora do comportamento e do nível de alerta das crianças padecentes.

Manreza ML. O uso do topomax na síndrome de Lennox-Gastaut. São Paulo: Lemos Editorial, Prática Neurológica, s/d.

43. Por que mecanismo atuam os benzodiazepínicos nas descargas convulsivas?

R. Ditos fármacos operam seja por elevar a atividade das células purquinjeanas, seja por ampliar a inibição pré e pós-sináptica.

Klauvans HL et al. Textbook of Clinical Neuropharmacology. NY: Raven Press, 1981. p. 145.

44. Que vem a ser *biofeedback* eletroencefalográfico?

R. Pelos anos 1960, observou-se que a atividade convulsiva do gato podia ser antagonizada pela intensificação de ondas de 12 a 16 hertz, presentes no traçado do animal durante a inibição de movimentos espontâneos ou resultante de aprendizado. Utilizando-se alimento como recompensa, conseguiu-se treinar os animais a fim de produzir o citado ritmo como reflexo condicionado, e assim inibir descargas motoras, elevando-se o limiar convulsivo (em gatos). Esta descoberta proporcionou a base teórica para aplicação do chamado *biofeedback* para tratamento das desordens convulsivas. Nesse sentido, grupos selecionados de epilépticos participaram de três sessões semanais de treinamento, por dois anos, mantendo-se a medicação farmacológica. O resultado obtido foi de significativa limitação do icto encefalográfico e do ataque clínico na maior parte dos pacientes em experimentação. A interrupção do treinamento leva ao retorno dos sintomas. Há provas de que o método não tem efeito placebo. Os estudos estão em andamento.

Sterman MB. Treinamento por *biofeedback* eletroencefalográfico no tratamento da epilepsia. Rio de Janeiro: Gráfica Olímpica, s/d.

45. Em que se resume a anatomia patológica da epilepsia?

R. Coube a Alzheimer descrever, em primeira mão, a lesão anatômica discriminadora da epilepsia, não só a genuína, senão a afecção na sua totalidade: a esclerose no corno de Ammon. Em cerca de 60% dos enfermos, nota-se a destruição dos neurônios e das fibras nervosas no setor de Sommer, então preenchido por elementos da glia astrocitária. Lesão semelhante pode ser observada, segundo Scholz, na camada molecular do cerebelo e em vários pontos da cortiça cerebral. Ao lado do referido dano, registram-se igualmente outras formações atípicas, como a gliose marginal de Chaslin, localizada na primeira camada cortical do cérebro, e os focos calciformes, agregados nos pólos e na face inferior das circunvoluções frontal e temporal, talvez consecutivos a traumas cranianos. Será errôneo considerar a esclerose do corno de Ammon como substrato exclusivo das epilepsias, pois inexiste a lesão em 40% dos casos, além de presente em outras enfermidades cerebrais, como na paralisia geral dos insanos (25% dos exemplares).

Bumke O. Epilepsia genuina y estados epilépticos sintomáticos. In: Altenburger, H *et al*. Enfermidades del Sistema Nervioso, Tomo Quinto. Barcelona: Ed. Labor, 1944. p. 1883-1885.

46. Quais os elementos anatomopatológicos da epilepsia essencial?

R. As alterações resumem-se à degeneração celular no córtice cerebral e corno de Ammon, nos plexos coróides e na oliva inferior. Não são tais distúrbios celulares específicos da epilepsia, sendo antes considerados como resultantes da anoxia associada à crise comicial.

Foster FM. The Epilepsias and Convulsive Disorders. In: Baker AB, Baker LA. Harper-Row, Hagerstown. 1974;24:8.

Nota: Em nosso meio, a epilepsia é popularmente conhecida por mal-de-terra, já que o acesso põe por terra o indivíduo; ou ainda por gota coral, por que se admite ser a doença resultante de um pingo a mais, de sangue, caído no coração.

Álvaro Lima Costa

47. Crise convulsiva durante a gravidez. Quais as causas mais freqüentes?

R. Os diagnósticos diferenciais mais importantes nas mulheres grávidas e que apresentam sua primeira crise são: hemorragia (particularmente subaracnóide), intracerebral e trombose venosa. Outras possibilidades são tumores, infecção intracerebral, alterações metabólicas e doenças auto-imunes (especialmente o lúpus eritematoso sistêmico).

Sawle GV et al. The neurology of pregnancy. *J Neurol Neurosurg Psychiatry* 1998;64:711-725.

48. Qual a vinculação epilepsia, fenitoína e ataxia cerebelar?

R. A literatura pertinente tem evidenciado relação causa-efeito entre o uso prolongado de altas doses de fenitoína e concomitante atrofia cerebelar, não só *in anima villi* como também na espécie humana. Neste último exemplo, não se pode afirmar ser inequívoca a correlação, pois as crises convulsivas generalizadas provocam hipoxia, com paralela repercussão sobre o complexo purkinjeano. Pacientes mais velhos, em uso crônico do medicamento, exibem maior grau de degeneração cerebelar, seja por conta das crises repetidas, seja em conseqüência ao uso dilatado do fármaco. Em conclusão, permanece em aberto a questão da ataxia cerebelar em epilépticos submetidos à terapêutica fenitoínica.

Del Negro A et al. Relação dose-dependente do uso crônico de fenitoína e atrofia cerebelar em pacientes com epilepsia. *Arq Neuropsiquiatr* 2000;58(2-A):276-281.

49. Quando indicar o tratamento cirúrgico na epilepsia?

R. Duas são as estratégias recomendadas: ablação do foco epiléptico ativo, como a lobectomia temporal, e a amídalo-hipocampectomia, com remoção das estruturas temporomesiais. Quando a totalidade do hemisfério participa do mal, impõe-se a hemisferectomia, como no caso da encefalite de Rasmussen. Ocasionalmente, basta apenas isolar o foco epiléptico, como a secção do corpo caloso e a transecção subpial múltipla. Na eventualidade de calosotomia ou de focos epilépticos extensos, o procedimento é realizado em dois estágios, a fim de evitar síndromes de desconexão. O tipo de cirurgia depende da lesão subjacente, tamanho e localização. A hemiesferectomia é processo recomendado em pacientes com hemiplegia infantil. Em áreas nobres, preconiza-se transecção subpial.

Sander JW et al. Epilepsia. Merrit P. International, 1999.

50. Qual a relação entre o corpo caloso e a epilepsia?

R. O corpo caloso representa uma formação nervosa a estabelecer conexão entre quase todas as áreas corticais de um hemisfério com idênticas formações do seu parceiro contralateral. Anatomicamente, apresenta ele um segmento central, o corpo ou tronco, uma parte anterior ou joelho e outra posterior ou esplênio. Não são conexas as áreas visual primária e as somestésicas, representativas das mãos e pés. Há cerca de 200 milhões de fibras calosas, pelas quais circula um tráfico interessante, representado, conforme supõe Eccles, por 40 bilhões de impulsos, a cada segundo. *Excusez du peu!*

Sperry *et al.* (*apud Accles*), contornando dificuldades técnicas, obtiveram resultados positivos pela secção do corpo caloso em casos de epilepsia, com foco irritativo num dos hemisférios; alcançaram, assim, diminuição notável das crises em ambos os lados, o que sugere estímulo recíproco nos dois hemisférios.

As investigações de Sperry e Levy confirmaram as já conhecidas habilidades de cada hemicérebro, o esquerdo, analítico, verbal, computadorizado e consciente, e o direito artístico, espacial, holístico e geométrico.

Accles JC. O conhecimento do cérebro. Ed. Atheneu, 1979. p. 201-231.

51. Qual o risco de morte súbita no paciente epiléptico?

R. A incidência de morte súbita nos pacientes epilépticos chega a ser 40 vezes maior que naqueles sem crises. Morte súbita inexplicável (MSI) é mais comumente entre os homens jovens com crises do tipo tonicoclônico, de difícil controle. A etiologia é desconhecida.

Nillson L *et al.* Risk factors for sudden unexpected death in epilepsy: a case control study. *Lancet* 1999;253:888-893.

52. Qual a região mais epileptogênica de todo cérebro?

R. O corno de Ammon é a porção mais epileptogênica de todo cérebro. Lesões dentro ou próximo do seu córtex, pequenos tumores, áreas de inflamação, cicatrizes, e outras condições que nem precisam destruí-lo, freqüentemente produzem situações *seizure-like*, denominadas de crises psicomotoras (períodos curtos de ausência, estados oníricos, sensação de alienação, macropsia, micropsia, experiências *déjà-vu*, depressão transitória (dentre outros sintomas). Esses estados podem-se associar a alucinação olfatória (crise uncinada), ou outros tipos de aura com mecanismo oral, tais como deglutir, mastigar, ou estalar os lábios repetidas vezes. Do ponto de vista eletroencefalográfico, nos idos de 1936, Gibbs e Gibbs demonstraram em gatos que, de todas as regiões cerebrais eletricamente testadas, o hipocampo (bem próximo ao corno de Ammon), era a região que apresentava o mais baixo limiar de excitabilidade.

Duus P. Topical diagnosis in neurology 3nd ed. Stutgard: Thieme, 1998.

8

DOENÇAS DESMIELINIZANTES

1. **Quais as principais doenças desmielinizantes?**
R. As afecções desmielinizantes do neuraxe integram um agrupamento que tem em comum processo inflamatório seletivo da mielina, de evolução aguda ou crônica, variada expressão clínica e incidência na população jovem. Na classificação internacional de doenças são contempladas a esclerose múltipla, a leucoencefalite hemorrágica, a esclerose difusa, a desmielinização central do corpo caloso, a mielinose central da ponte, a mielite transversa e outras não especificadas. Todas elas envolvem questões de neurobiologia, imunidade, virologia e genética.

Calegaro D, Gomes MM. Doenças desmielinizantes do sistema nervoso central, classificação e critérios diagnósticos em neurologia. *UFRJ* 1999:161-168.

2. **Qual a diferença entre desmielinização e dismielinização?**
R. Verbalmente, apenas a troca de uma vogal, mas na essência a desigualdade é substancial. Na desmielinização, a mielina normalmente constituída se desintegra por diversas razões, como no exemplo da esclerose múltipla, em que a causa magna do distúrbio é de caráter imunitário-inflamatório. Na dismielinização, a cobertura mielínica arruina-se em função da sua estrutura defeituosa, como nas chamadas leucodistrofias.

Convém lembrar que a idéia de doença desmielinizante é mais ou menos uma abstração, que dá ênfase à mielina, ignorando a participação do axônio, a infiltração perivascular de células redondas e a reação glial.

Álvaro de Lima Costa

3. **Como definir esclerose múltipla?**
R. Esclerose múltipla (EM), é doença crônica do sistema nervoso central, caracterizada por discretas áreas de desmielinização e injúria axonal associada a atividade inflamatória. A pedra angular dos sinais e sintomas reside no fato

de que, na EM, as lesões são disseminadas tanto no tempo quanto no espaço, ou seja, ocorrem em mais de um local e em mais de uma ocasião.

O'Connor P. Key issue in the diagnosis and treatment of multiple sclerosis. An overview. *Neurology* 2002;59(3):S1-S33.

4. Há esclerose múltipla silente?

R. Desde que a afecção em pauta possa sustar-se espontaneamente, em qualquer fase da sua evolução, não será sem razão admitir casos em que o processo permanece latente pela vida afora. Conforme a afirmação de Brain, se a remissão permanece segredada por 30 anos, por que não por toda a vida? Já que, apesar da sua *evil reputation*, a doença pode ter curso benigno e estacar a qualquer momento. Casos há, falando firmemente, de esclerose múltipla silente, sem evidência clínica da sua existência; basta para isso, que as lesões se localizem em áreas não críticas, e aí permaneçam até que a luz da necrópsia as desmascare. Investigações estatísticas confirmam o acima aludido: Georgi W. reportou 12 casos assintomáticos (18%), em 66 poliescleróticos; Mackay e Hirano estabelecem a relação de um caso silente para quatro ostensivos.

Mackay RP et al. Forms of benign multiple sclerosis. *Arch Neurol* 1967;17:588-600.

5. Além da esclerose múltipla, quais doenças eventualmente apresentam bandas oligoclonais no líquido cerebroespinal?

R. 1. Lúpus.
    2. Sífilis.
    3. Paraparesia espástica tropical pelo HTLV-1.
    4. Doença de Sjögren.
    5. Enfalomielite disseminada aguda (ADEM).
    6. Doença de Lyme.
    7. Panencefalite esclerosante subaguda.
    8. Doença de Behçet.
    9. Sarcoidose.
   10. Guillain-Barré.

Loren A, Rolak LA. Differential Diagnosis of MS. Syllabi CD-ROM. 55th Annual Meeting AAN. 2003.

6. Há diferença geográfica na distribuição da esclerose múltipla?

R. Assim como as diferenças étnicas influem nas neuropatias orgânicas, a diversidade topográfica e climática desempenha papel importante em certas moléstias neurológicas, como no caso da poliesclerose, cuja incidência é maior

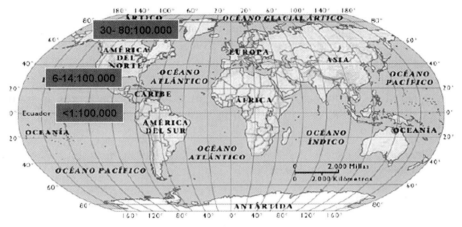

Fig. 8-1. Prevalência da esclerose múltipla; baixa na regiões equatorianas e mais alta nas regiões ao norte.

entre os europeus e americanos de lá oriundos. Entre aqueles, os escandinavos parecem mais suscetíveis. Por outro lado, no Japão, a doença é rara, em razão dos fatores raciais e genealógicos, havendo Miura afirmado que em sua pátria jamais vira um caso autêntico de esclerose múltipla. A mesma escassez pode ser assinalada na China, nos naturais da África do Sul e da Índia, sendo manifesta a predisposição dos indivíduos da raça nórdica, entre escandinavos, noruegueses e islandeses (Fig. 8-1).

Curtius F. Esclerosis em Placas. In: Altenburger H et al. Enfermedades del Sistema Nervioso, Tomo Quinto. Barcelona: Ed. Labor, 1944. p. 1512-1513.

7. Clinicamente, quantas e quais são as formas evolutivas da esclerose múltipla?

R. O curso da EM é proteiforme. Entretanto, após pesquisa internacional publicada em 1996, quatro variantes evolutivas passaram ser aceitas:

1. Esclerose múltipla surto-remissão (EMSR), que é caracterizada por crises agudas claramente definidas, seguida por recuperação total ou parcial e ausência de progressão da doença entre as crises.
2. Esclerose múltipla progressiva primária (EMPP), caracterizada pela progressão da doença desde o início, com ou sem platôs ocasionais de pequena melhora temporária.
3. Esclerose múltipla progressiva secundária (EMPS), que ocorre após uma fase inicial de surto-remissão e é caracterizada pela progressão da doença com ocasionais surtos, remissões e platôs.

4. Esclerose múltipla surto progressiva (EMSP) que é caracterizada pela progressão da doença desde seu início ponteada por surtos que são seguidos por recuperação parcial ou total a nível de disfunção preexistente.

Pesquisas subseqüentes questionam se as formas EMPP e EMSR são a mesma forma.

No início da doença, aproximadamente 80-85% dos pacientes apresentam a forma EMSR, e somente 10-15% abrem o cortejo sintomático com a forma EMPP.

O'Connor P. Key issue in the diagnosis and treatment of multiple sclerosis. An overview. *Neurology* 2002;59(3):S1-S33.

8. O sinal de Lhermitte é patognomônico da esclerose múltipla?

R. Caracterizado por descargas parestésicas semelhantes a choque elétrico ao longo dos membros e tronco, no ato de fletir a cabeça, o sinal em causa é uma das marcas registradas da poliesclerose, mas não é fenômeno exclusivo do aludido mal, pois se manifesta nas mielopatias pós-radioterápicas, na avitaminose B12, nas lesões medulares por quimioterapia pela cisplatina e nas compressões mielíticas por tumores epidurais cervicotorácicos.

Balmaceda CM *et al*. Radiation Injury. In: Rowland LP. Merritt's Textbook of Neurology 9th ed. Baltimore: Williams-Wilkins, 1995. p. 488.

9. Quais as variantes da síndrome de Guillain-Barré-Stroll?

R. Ao lado da modalidade clássica da síndrome, pontuada por desmielinização segmentar neurítica, imunomediada, contemplam-se ainda a forma axonal degenerativa, sem evidência ostensiva de processo desmielínico ou inflamatório (havendo contudo indícios de infecção pelo *Campylobacter jejuni* ou referência à injeção parenteral de gangliosídeos), E a chamada forma de Miller-Fisher, assinalada por ataxia, oftalmoparesia e arreflexia, sem participação comprovada dos nervos periféricos.

Dos Manuais de Clínica Neurológica.

10. Como arbitrar a evolução clínica da esclerose múltipla?

R. São várias as escalas neurológicas prepostas a computar a evolução clínica da esclerose múltipla, prevalecendo entre elas a de Kurtzke, composta de 20 itens; o método baseia-se principalmente na quantificação da capacidade de locomoção, sendo conhecido pela sigla americana EDSS (*Expanded Disability Status Scale*); outro processo igualmente difundido ampara-se no exame neurológico; é utilizado sobretudo para medir a grandeza de um surto poliesclerótico (sigla: NRS ou *Neurologic Rating Scale*). Ambos os procedimentos permitem segura avaliação evolutiva da enfermidade, assim como a eficácia terapêutica do interferon-beta e do acetato de glatiramer.

Felipe E et al. Análise comparativa entre duas escalas de avaliação clínica da esclerose múltipla. *Arq Neuropsiquiat* 2000;58(2-A):300-303.

11. Quem categorizou como "indiferença estúpida" a exaltação afetiva dos poliescleróticos?

R. Jean Martin Charcot, responsável por dar autonomia e grandeza à neurologia, por lançar as bases da geriatria e por descrever doenças, sinais e sintomas da especialidade de que se tornou nome tutelar. Entre as manifestações da esclerose múltipla há que se referir aos alvoroços emocionais, ao riso desproporsitado, às atitudes eufóricas, a despeito da gravidade da fenomenologia clínica. Vulpian, colaborador do mago da Salpêtrière, designou a alteração por "otimismo mórbido", cabendo a Kinner Wilson falar em "euforia esclerótica", isto é, a sensação de bem-estar ou eutonia, em desacerto com o estado físico. Assim como há a tríade de Charcot, composta por nistagmo, tremor e palavra escandida, Wilson considera como característica da esclerose insular o tripé formado por eutonia, euforia e labilidade emocional, assinalando, como Ombredane, em 74% a freqüência dos referidos distúrbios afetivos.

Winson KSA. Neurology 2nd ed., Vol. 1. London: Butterworth Co., 1954. p. 170-204.

12. Pelo exame de Ressonância Magnética de crânio, quais doenças simulam Esclerose Múltipla? (Fig. 8-2).

R. 1. Alterações relacionadas com a idade.
   2. Encefalomielite Disseminada Aguda (ADEM).
   3. Vasculite do SNC.
   4. Doença de Behçet
   5. Síndrome de Sjögren.
   6. Sarcoidose.
   7. Neoplasia metastática.
   8. CADASIL.
   9. Doença de Binswanger.
   10. Isquemia enxaquecosa.
   11. Doença cerebrovascular.
   12. Leucoencefalopatia multifocal progressiva.
   13. Doença herdada da substância branca.

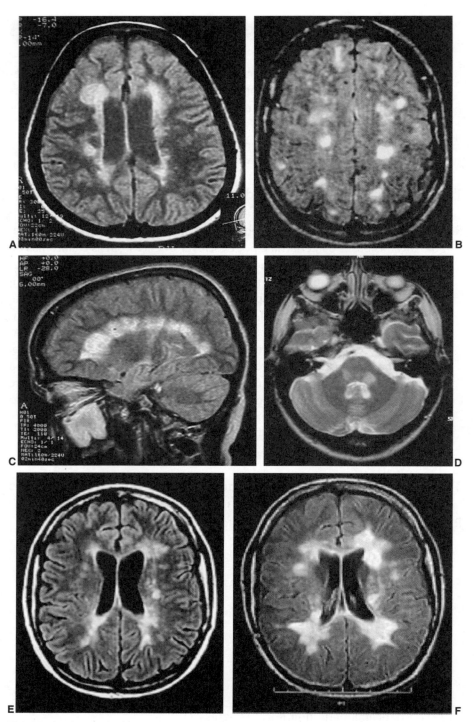

Fig. 8-2. (**A-F**) Exames de ressonância magnética de pacientes com esclerose múltipla e múltiplos focos de desmielinização (PAMF).

14. Efeitos da radioterapia.
15. Linfoma do SNC.
16. Doença de Lyme.
17. Infecção pelo HTLV-1.
18. Neurossífilis.
19. Lúpus do SNC.
20. Encefalopatia mitocondrial: MELAS, MERFF.

Loren A. Rolak LA. Differential Diagnosis of MS. Syllabi CD-ROM. 55th Annual Meeting AAN. 2003.

13. Como se exterioriza da polirradiculoneuropatia desmielinizante inflamatória crônica (PDIC)?

R. O enxudioso rótulo do mal já lhe define o perfil: evolução arrastada, interessando raízes e nervos, de caráter inflamatório e natureza mielinoclásica, com as suas correlatas incapacidades físicas. Trata-se de afecção imunomediada, responsiva a tratamento imunossupressor. Para diferenciá-la de outros processos de aparência idêntica são fundamentais o exame do liquor, a eletroneuromiografia e a biópsia do nervo sural; sob o aspecto clínico, verifica-se espessamento de nervos, tremor, fasciculações e cãimbras; no exame liquórico, prepondera a elevação da taxa de proteínas, diante do normal número de células; a neuromiografia tem aspecto compatível com processo desmielinizante, com ou sem degeneração axonal; pela biópsia observam-se formações em bulbo de cebola. Em termos terapêuticos, a droga de eleição continua sendo o corticosteróide.

Calia LC et al. Polirradiculoneuropatia desmielinizante, inflamatória crônica. *Arq Neuropsiquaitr* 1997;55(4):712-721.

14. Qual a relação do tripé: esclerose múltipla, Interferon e fenômeno de Raynaud?

R. Alguns requisitos distinguem a doença de Raynaud do fenômeno de igual nome. No primeiro caso, trata-se de espasmos idiopáticos de arteríolas digitais, usualmente sem gangrena local; os episódios vasculares são habitualmente precipitados pelo frio ou emoção, cedendo com a elevação térmica. Já o fenômeno de Raynaud é representado por crises paroxísticas de isquemia digital, no curso de alguma doença identificável, como a esclerodermia, a tromboangeíte, costela cervical, ergotismo e outras. Entre os fatores determinantes do fenômeno raynoiano há que se mencionar o interferon-beta, atualmente em uso para reduzir a freqüência e gravidade dos surtos de poliesclerose. A aludida substância é composta por citocinas elaboradas por células comprometidas por vírus, bactérias e outros antígenos, tendo pois função antiviral e, mais ainda, antiproliferativa e imunomoduladora. Entre os efeitos colaterais do interferon, cita-se atualmente o fenômeno de Raynaud, associado à necrose digital, em pessoas com esclerose múltipla, além de episódios de vertigem e amaurose fugaz. Não é pois o interferon uma droga inocente, máxima nos poliesceróticos.

Cruz AB et al. Fenômeno de Raynaud grave associado à terapia com interferon-beta para esclerose múltipla. *Arq Neuropsiquiatr* 2000;58(2-B):556-559.

15. Em que neuropatia se aplica a "regra dos cinco anos"?

R. Na esclerose múltipla. Nesta enfermidade desmielinizante central, se não ocorrer acréscimo de disfunção motora piramidal, cerebelar ou estriopalidal, se o processo mórbido permanecer estacionário por cinco anos, assim se manterá por cerca de mais 15 anos. Este princípio, estabelecido por Kurtzke, tem a falibilidade dos preceitos médicos, pois *en Médicine, comme en amour, ni jamais, ni toujour.*

André C. O guia prático da neurologia. Rio de Janeiro: Guanabara-Koogan, 1999. p. 88-91.

16. Quais são as manifestações preliminares da esclerose múltipla?

R. De acordo com a lista de pacientes das clínicas de EM das *Universities of British Columbia and Western Ontario*, as queixas iniciais referiam-se à: fadiga (20%), vertigem (4-14%), alteração da marcha (18%), parestesias (30-50%), mais comumente nas pernas e implicando as colunas posteriores), exaltação dos reflexos profundos (20%), fraqueza nas pernas (10%), espasticidade (10%), e alterações esfincterianas (3-10%).

Por outro lado, dentre os sintomas e sinais observados, em mais de 50% dos pacientes, a qualquer tempo, incluem-se: alterações cognitivas (70%), euforia (10-60%), depressão (25-54%), fadiga (80%, provavelmente 90% em muitas populações), neurite óptica (65%), atrofia óptica (77%), nistagmo (85%), vertigem (5-50%), disartria (50%), ataxia apendicular (50%), ataxia da linha média (50-80%), perda sensitiva (90%, mais freqüente nas pernas), hiperreflexia profunda (90%), fraqueza nas pernas (90%), espasticidade (90%), espasmo em flexão ou extensão (50%), câibras (50%), amiotrofia (50%), alteração esficteriana (80%) e disfunção sexual (50% das mulheres e 75% dos homens).

O'Connor P. Key issue in the diagnosis and treatment of multiple sclerosis. An overview. *Neurology* 2002;59(3):S1-S33.

17. Cite 15 doenças que eventualmente se disseminam no tempo (como a esclerose múltipla), mas não no espaço.

R. 1. Tumor (cerebral ou medular).
2. Acidente vascular (cerebral ou medular).
3. Hemangiomatose cavernosa familiar.
4. Espondilose cervical.
5. Malformação de Arnold Chiari.
6. Lesões no forame magnum.
7. Neuropatia periférica.
8. Atrofia óptica de Lebers.
9. Paraplegia espástica familial.
10. Leucodistrofia de início no adulto.
11. Enxaqueca.
12. Esclerodermia.
13. HTLV-1.
14. Degeneração cerebelar.
15. Siringomielia.

Loren A, Rolak LA. Differential Diagnosis of MS. Syllabi CD-ROM. 55th Annual Meeting AAN. 2003.

18. Há lesão neurítica na esclerose múltipla?

R. Em tese, os nervos periféricos mostram-se inalterados. Nada obstante, a biópsia do sural revela ocasionalmente infiltrado mononuclear e desmielinização, havendo inclusive casos de polineuropatia hipertrófica.

SA Sadig. Demyelination Diseases, Merritt's Textbook of Neurology 9th ed. Williams-Wilkins, 1995. p. 811.

19. Definitivamente, quais os cinco sinais e sintomas mais freqüentes na esclerose múltipla?

R. Considerando-se estudo multicêntrico envolvendo diversos países, tais como: USA, Canadá, Dinamarca, Noruega, Inglaterra e Alemanha, comprometendo 345 pacientes, sendo que 111 destes pacientes foram comprovados por autópsia, os **cinco** sinais e sintomas mais freqüentes, em média, foram:

Sinais piramidais	95,2%
Sinais oculares	82,1%
Falta de equilíbrio	76%
Remissão	75,5%
Parestesias	70,9%

Envolvimento do trato piramidal inclui: fraqueza (não fadiga), espasticidade, hiper-reflexia, sinal de Babinski, sinal de Hoffmann ou clono sustentado. Sinais e sintomas oculares incluem: perda ou diminuição da acuidade visual, escotoma, embaçamento visual, diplopia, ptose, perda da visão de cores, unilateral, hemianopsia, anormalidades pupilares como fenômeno de Marcus Gunn ou de Uthoff, palidez ou atrofia óptica, ou oftalmoplegia internuclear. A falta de equilíbrio pode ser de origem cerebelar ou devido ao envolvimento cordonal posterior. Embora as crises possam perdurar apenas alguns minutos, de modo geral devem perdurar por 24 horas, com remissões de pelo menos 30 dias. Parestesias podem ser referidas como: dormência, agulhadas, espetadas, ou sensação de formigamento.

Sempre é bom lembrar que: "a esclerose múltipla é uma doença que provoca sintoma numa perna e sinal nas duas".

Poser C. Multiple sclerosis: diagnosis and treatment. *Med Principles Pract* 1992-93;3:1-16.
Péricles Maranhão Filho

20. Cite alguns sinais e sintomas considerados raros na esclerose múltipla.

R. Demência, cefaléia, crise convulsiva, coceira paroxística, perda da gustação (ageusia), espasmo tônico doloroso, espasmo hemifacial, distrofia simpático reflexa, atrofia dos músculos da mão (de origem central), síndrome do túnel do carpo, *flushing* da face (síndrome Harlequim).

Poser C. Multiple sclerosis: diagnosis and treatment. *Med Principles Pract* 1992-93;3:1-16.

21. Cite 15 doenças que podem apresentar-se com lesões disseminadas no espaço, mas não no tempo.

R. 1. Embolia cerebral.
   2. Púrpura trombocitopênica.
   3. Vasculite do SNC.
   4. Encefalopatia mitocondrial.
   5. Múltiplas metástases.
   6. Encefalomielite disseminada aguda.
   7. Leucoencefalopatia multifocal progressiva.
   8. Encefalopatia por micoplasma.
   9. Doença de Lyme.
   10. Deficiência de vitamina B12.
   11. Doença de Behçet.

12. Sarcoidose.
13. Síndromes paraneoplásicas.
14. Leucomalacia periventricular.
15. Síndromes psiquiátricas.

Loren A. Rolak LA. Differential Diagnosis of MS. Syllabi CD-ROM. 55th Annual Meeting AAN. 2003.

22. Qual a relação entre o vírus herpético (HV-6) e a esclerose múltipla?

R. Têm-se observado, nos pacientes com a afecção desmielinizante, a presença do vírus do herpes nos oligodendrócitos associados às placas, bem como elevação dos títulos de anticorpos contra o aludido germe. O tema é palpitante, requerendo, entretanto, investigações mais consistentes.

Kimberlin DW. Human herpesviruses 6 and 7: identification of newly recognized viral pathogens and their association with human disease. *Pediatr Infect Dis J* 1998 Jan;17(1):59-67; quiz 68.

23. Que se entende por proteína básica da mielina (PBM)?

R. A PBM é componente integrante da mielina encefalocitogênica, responsável por definidos eventos imunológicos, conforme se testifica pela encefalite alérgica experimental, bem como sua presença nas placas da esclerose múltipla e no liquor, durante surtos mielinoclásicos; quanto maior a catarse da mielina neuroaxial, mais intensa a concentração liquórica da referida proteína, cuja função imunogênica se comprova pela produção de anticorpos e pela proliferação de células do sistema imunitário. Superado o episódio agudo de dismielinização, desobriga-se a PBM de suas atividades imunogênicas. A PBM corresponde a 30% do conteúdo protéico total da mielina, com 170 resíduos de aminoácidos. No SNP, a fração P2 do complexo P0P1P2, participa da neurite alérgica, e a fração P1 assemelha-se à PBM.

Spina-França A. Peculiaridades imunológicas do Sistema Nervoso Central. In: Melaragno Filho, Naspitz RE. Neuroimunologia. São Paulo: Sarvier, 1982. p. 72-75.

24. Que é esclerose múltipla benigna?

R. Embora a expressão seja paradoxal, EM benigna é um subtipo da forma surto-remissão, distinguida pelo fato de que os pacientes apresentam pouca ou nenhuma progressão da disfunção num período de tempo prolongado. Ou seja, o padecente apresenta-se com grau 3 ou menos, na *Expanded Disability Status Scale* (EDSS), 10 anos ou mais após o início da doença.

O'Connor P. Key issue in the diagnosis and treatment of multiple sclerosis. An overview. *Neurology* 2002;59(3):S1-S33.

25. Na esclerose múltipla, como definir "uma crise"?

R. Uma crise (ataque, surto ou exacerbação), refere-se a um episódio de disfunção neurológica do tipo observado na EM, quando estudos clinicopatológicos estabelecem que as lesões causais são de natureza inflamatória e desmielinizante. De acordo com o *International Panel on the Diagnosis of Multiple Sclerosis*, publicado em 2001, para efeito clínico-prático, uma crise deve perdurar por pelo menos 24 horas.

Por outro lado, alguns autores consideram que, embora raros, surtos abruptos de *déficit* neurológico, com a duração de segundos, podem ocorrer. Paroxismos de disartria, ataxia, dor ou disestesia de um membro, *flash* luminosos, crise tônica ou espasmos da mão são freqüentemente desencadeados por estímulos sensoriais ou hiperventilação, e não costumam surgir na fase inicial da doença.

O'Connor P. Key issue in the diagnosis and treatment of multiple sclerosis. An overview. *Neurology* 2002;59(3):S1-S33.
Halliday AM, McDonald WI. Phatophysiology of Demyelinating Disease. *Br Med Bull* 1977;33:21.

26. Quais os critérios da polirradiculoneurite desmielinizante inflamatória crônica?

R. O critério clínico essencial inclui disfunção sensitiva e motora combinada, afetando pelo menos dois membros, com hiper-reflexia ou arreflexia. Tal disfunção necessita ocorrer num período de pelo menos dois meses, para afastar a possibilidade da síndrome de Guillain-Barré. O curso pode ser progressivo ou em surtos. O critério eletrodiagnóstico envolve a documentação de desmielinização periférica, e o critério patológico tem que revelar desmielinização ao exame eletromicroscópico. Por último, a contagem de células no liquor deve estar abaixo de 10 por mm cúbico, em pacientes soronegativos para imunodefiência (HIV).

Research criteria for diagnosis of chronic inflammatory demyelinating polyneuropathy (CIDP): report from an Ad Hoc Subcommittee of the American Academy of Neurology AIDS Task Force. *Neurology* 1991;41:617-618.

27. Cite algumas *red flags* de resultados dos exames laboratoriais num paciente com diagnóstico de esclerose múltipla.

R. 1. Exame de ressonância magnética normal ou atípica.
2. Líquido cefalorraquiano normal.
3. Exames de sangue anormais.

Loren A, Rolak LA. Differential Diagnosis of MS. Syllabi CD-ROM. 55th Annual Meeting AAN. 2003.

28. Qual o contraposto médico da maconha?

R. *"A mão que afaga é a mesma que apedreja"*
"O beijo, amigo, é a véspera do escarro"

Se transpusermos o sujeito dos versos acima, estaremos realizando, na literatura, o que ocorre com os venenos e os outros tóxicos na esfera médica. Tal ocorre, por exemplo, com a toxina botulínica e com a maconha, ambas agora incorporadas no arsenal terapêutico de diversas alterações neurológicas, como as distonias e a esclerose múltipla. Os periódicos da especialidade vêm noticiando os efeitos benéficos dos canabinóides nos distúrbios da poliesclerose, como a oscilopsia, o nistagmo pendular e a visão, dramaticamente erradicados pelo uso de cigarros contendo o composto, não, porém, pela ingestão de cápsulas com o produto. A mioclonia diafragmática e o glaucoma estão entre os sintomas beneficiados pela marijuana.

Schon F et al. Suppression of pendular nystagmus by smoking cannabis in a patient with multiple sclerosis. *Neurology* 1999;539:2209-2210.

29. Esclerose múltipla e paraplegia espástica tropical, como distinguir?

R. O aspecto clínico de ambas as afecções retrata imagem em espelho, com algumas dessemelhanças: 1. a paraplegia tropical predomina, como o nome indica, em áreas geográficas determinadas, como o Caribe, sul do Japão, América infra-equatorial e África, enquanto a poliesclerose prevalece ao norte da Europa e dos Estados Unidos, além do Canadá e zonas do Atlântico norte; 2. na paraplegia tropical associam-se sinais de envolvimento de nervos e músculos, não porém na esclerose múltipla; 3. na mielopatia de Cruickshank-Gessain, a medula cervical e estruturas supra-segmentares são usualmente poupadas, ao contrário do que ocorre na desmielinização poliesclerótica, onde sobressaem inicialmente anormalidades oculares, cerebelares e do istmo encefálico; na enfermidade tropical, e tão só nela, observam-se bandas oligoclonais no soro, presença de linfócitos multilobulados, no sangue e liquor, positividade sorológica para a sífilis, aumento do numero de linfócitos no lavado brônquico, elevação da IgG anti-retrovírus HTLV-I e, por fim, transmissibilidade do mal por intercurso sexual, uso de seringa coletiva, transfusão de sangue contaminado e propagação aos bebês por via placentária e aleitamento.

Poser CM et al. Multiple Sclerosis or HTLV-I myelitis? *Neurology* 1990;40:1020

30. Esclerose múltipla e síndrome de Devic, como distinguir?

R. Neuromielite óptica ou síndrome de Devic pode apresentar-se de forma monofásica ou em surtos. A primeira – consistindo de mielite transversa aguda e grave, acompanhada de neurite óptica (NO) bilateral – simultânea ou seqüencial – ocorrendo em sucessão temporal estreita, que resulta em paraplegia e amaurose. Habitualmente ocorre rápida seqüência de eventos índex (média de cinco dias), com moderada recuperação. Na segunda forma – em surtos – costuma haver apreciável intervalo entre os eventos índex (mais de 150 dias em média), seguido por, pelo menos, três anos de surtos isolados direcionados aos nervos ópticos ou à medula. Apesar da polêmica, se a NMO é um subtipo de esclerose múltipla ou uma doença distinta, aspectos clínicos, laboratoriais e de neuroimagem apresentam-se de modo diferente nestas duas condições. Ainda hoje, o espectro e a história natural (freqüência das crises, mortalidade e morbidade), da NMO, particularmente da forma em surtos, continuam indefinidos.

Pacientes com surtos de neurite óptica e mielite podem sofrer mais de NMO do que de EM. Além disso, outros achados da NMO e que são distintos da EM incluem: liquidocefarraquiano com mais de 50 células por mm^3 (freqüentemente polimorfonucleares), imagem por ressonância do crânio normal, pelo menos numa fase inicial, e lesões estendendo-se por três ou mais segmentos medulares.

Surtos de NMO têm pior prognóstico e freqüentemente terminam em insuficiência respiratória no curso de uma crise de mielite transversa cervical.

Wingerchuk DM et al. The clinical course of neuromyelitis optica (Devic's syndrome). *Neurology* 1999;53:1107.

31. Grávidas com Guillain-Barré, como tratar?

R. Nas grávidas, a incidência da síndrome de Guillain-Barré não difere da população em geral. O tratamento com plasmaférese e/ou imunoglobulina já foi instituído em pacientes grávidas, com resultados satisfatórios. A sobrevivência do concepto é o usual. Raramente, o recém-nascido de uma mãe afetada também estará doente. O curso da neuropatia materna não é modificado pelo parto.

Luijckx GJ et al. Gullain-Barré syndrome in mother and newborn child. *Lancet* 1997;349:27.

32. Cite 100 condições que eventualmente podem ser confundidas com a esclerose múltipla.

R. Variantes da esclerose múltipla e outras doenças da substância branca:
1. Desmielinização monossintomática = neurite óptica etc.
2. Esclerose concêntrica de Balo.
3. Doença de Schilder = esclerose mielinocástica difusa.
4. Esclerose múltipla tumefativa.
5. Doença de Marburg.

6. Doença de Devic = neuromielite óptica.
7. EMDA (encefalomielite disseminada aguda).
8. Polineuropatia desmielinizante inflamatória crônica (CIDP) ou Guillain-Barré.
9. Encefalite do tronco cerebral de Bickerstaff.
10. Neurite mielóptica subaguda (SMON).

Inflamatória/reumatológica
11. Síndrome de Eale
12. Doença de Behçet.
13. Sarcoidose.
14. Doença de Sjögren.
15. Lúpus eritematoso disseminado.
16. Síndrome eosinofilia-mialgia.
17. Esclerose sistêmica (esclerodermia).

Vascular
18. Uveíte.
19. Neuropatia óptica isquêmica anterior.
20. Doença de Cogan.
21. Doença de Susac.
22. Doença de Sneddon.
23. Doença de Degos.
24. Vasculite do SNC.
25. Síndrome anticorpo antifosfolipídeo.
26. Coriorretinopatia serosa central.
27. *Stroke* em jovem: oclusão venosa, embolia etc.
28. Enxaqueca.
29. Leucoaraiose ou doença de Binswanger.
30. Neurorretinite.
31. Hemangiomatose cavernosa familiar.
32. Púrpura trombocitopênica trombótica.

Infecção
33. LMP.
34. Doença de Whipple.
35. Mielopathia do HTLV-1.
36. Doença de Lyme.
37. Sífilis.
38. HIV.
39. Nova variante de Creutzfeldt-Jacob.

40. Brucelosis.
41. Panencefalite esclerosante subaguda.
42. Herpes vírus HHV-6.
43. Hepatite C.
44. Micoplasma.

Degnerativa/metabólica
45. Mielinose central pontina.
46. Encefalopatia de Hashimoto.
47. Deficiência de vitamina B12.
48. Deficiência de folate.
49. Doença celíaca: sensibilidade ao glúten ou *sprue*.
50. ELA.
51. Esclerose lateral primária.

Genética
52. Adrenoleucodistrofia.
53. Leucodistrofia metacromática.
54. Doença de Krabbe: leucodistrofia de células globóide.
55. Doença de Fabry.
56. Leucodistrofia autossômica dominante de início no adulto.
57. Acidemia orgânica.
58. Ataxia espinocerebelar.
59. Ataxia de Friedreich.
60. Ataxia olivoponto cerebelar.
61. Citopatia mitocondrial: MELAS, MERFF.
62. NARP = neuropatia, ataxia, retinite pigmentar.
63. MNGIE = encefalopatia mitocondrial neurogastrintestinal.
64. Neuropatia óptica hereditária de Leber.
65. Síndrome de Leigh.
66. Síndrome de Usher.
67. CADASIL.
68. Vasculopatia cerebrorretinal.
69. HERNS = endoteliopatia hereditária, retinopatia, nefropatia & *stroke*.
70. Doença de Wilson.
71. Doença poliglusan.
72. Paraparesia espástica hereditária.
73. Porfiria.
74. Deficiência de vitamina E.
75. Abetalipoproteinemia.

Oncológica
76. Linfoma do SNC.
77. Linfoma Intravascular: angioendotheliomatosis maligna.
78. Síndromes paraneoplásicas.
79. Leucoencefalopatia pós-quimioterapia ou irradiação.
80. Glioblastoma.
81. Tumor medular.

Doença psiquiátrica
82. Somatização.
83. Histeria.
84. Hipocondríase.
85. Outras: depressão, ansiedade etc.

Doença estrutural
86. Espondilosis.
87. Malformação de Chiari.
88. Siringomielia.
89. MAV medular.
90. Aracnoidite.
91. Lesão do forame magnum e/ou clívus.
92. Paralisia isolada de nervo cranial: paralisia de Bell, paralisia do abducente etc.

Toxinas/miscelânea
93. Drogas: prescrição ou abuso.
94. Toxinas ambientais: metais pesados, benzeno etc.
95. Leucomalácia periventricular.
96. Neurite sensitiva migratória.
97. Síndrome da fadiga crônica e fibromialgia.
98. Miastenia *gravis*.
99. Mielopatia necrótica progressiva.
100. Normal.

Loren A, Rolak LA. Differential Diagnosis of MS. Syllabi CD-ROM. 55th Annual Meeting AAN. 2003.

33. Há indicação de exame eletroneuromiográfico na esclerose múltipla?

R. Em determinados (raros) casos de esclerose múltipla (EM), os nervos periféricos podem estar afetados, tanto clinicamente quanto por testes eletrodiagnósticos. Esta situação aponta para superposição de neuropatia pós-infecciosa ou pós- vacinal. De fato, evidência clínica ou neurofisiológica deste envolvimento pode ser o fator determinante no estabelecimento diagnóstico da encefalomieloneuropatia, mais do que EM.

Poser C. Multiple sclerosis: diagnosis and treatment. *Med Principles Pract* 1992-93;3:1-16.

34. Qual o papel do *Campylobacter jejuni* na síndrome de Guillain-Barré?

R. Este agente infectuoso, no entendimento de alguns pesquisadores, atua como fator determinante da forma axonal da síndrome de Guillain-Barré. O germe em questão teria o mesmo epítopo do nervo periférico, confirmando assim a natureza auto-imune da polirradiculoneurite.

Gomes MM (comunicação pessoal).

35. Como tratar os surtos da poliesclerose?

R. Os picos evolutivos da esclerose múltipla respondem de maneira favorável ao uso da metilprednisolona endovenosa, na dose de 1 g/dia por quinquídeo. Entre os mecanismos de ação dos glicocorticóides sobressaem seus efeitos inibitórios sobre a proliferação das células T, a redução da atividade e da síntese das citocinas, a restauração da barreira hematoencefálica, limitando igualmente a expressão de moléculas adesivas sobre a superfície de células monucleares do sangue e **liquor**. Por sua atividade antiviral, preconiza-se o emprego dos interferons alfa e beta, dado que, entre as causas da doença, subsiste a hipótese de infecção viral persistente. As tentativas com interferon destinam-se a prevenir os surtos e a mitigar a evolução do mal. No armamentário medicamentoso da esclerose insular há ainda a citar o acetato de glatiramer (mistura de peptídeos), os imunossupressores, como a ciclofosfamida e o metoxantrona bem como o *pool* de IgG humana.

Souza NA *et al*. Considerações sobre o tratamento da esclerose múltipla. *Rev Neurociências* 1999;7(3):98-103.

36. Cite 20 doenças que, como a esclerose múltipla, disseminam-se tanto no tempo quanto no espaço.

R. 1. Doença cerebrovascular, incluindo embolia.
2. Hemangiomatose cavernosa familiar.
3. Linfoma do SNC.
4. SMON.
5. Vasculite do SNC.
6. Neurite sensitive migratória.

7. ADEM forma multifásica.
8. Doença mitocondrial.
9. Doença de Sjögren.
10. HIV.
11. Doença de Eale.
12. Lúpus.
13. Doença de Lyme.
14. Porfiria.
15. Sarcoidose.
16. Síndrome de anticorpo antifosfolipídeo.
17. Degeneração espinocerebelar.
18. Miastenia *gravis*.
19. CADASIL.
20. Síndromes psiquiátricas.

Loren A. Rolak LA. Differential Diagnosis of MS. Syllabi CD-ROM. 55th Annual Meeting AAN. 2003.

37. Que se entende por "mão inútil de Oppenheim"?

R. Na esclerose múltipla, a lesão dos cordões posteriores da medula, ou de sua extensão pelo tronco cerebral, tálamo, cápsula interna e córtice parietal, o comprometimento de algumas destas estruturas afeta a sensibilidade proprioceptiva dos membros e do tronco, interessando igualmente a sensibilidade discriminativa das mãos, que perdem então seus préstimos naturais, tornando-se ineficaz, inválida e, tal como a denominou Oppenheim, mão inútil.

Schumacher GA. The demyelinating discases. In: Baker AB, Baker LH. Clinical Neurology. Vol. 2, Harper-Row, Hagers-town, 1974. p. 22.

38. Quais os marcadores prognósticos que predizem esclerose múltipla mais grave?

R. Em primeiro lugar, quando a doença apresenta-se de modo progressivo desde o seu início. Acrescente então: o somatório de sinais piramidais e cerebelares já no abrir da doença, intervalo curto entre os primeiros surtos, acrescido de recuperação pobre depois de um surto. E finalmente, a presença de múltiplas lesões já no primeiro exame de imagem.

Por outro lado, vale mencionar que 10% dos sofredores apresentam curso benigno e obedecem a lei dos cinco anos (veja questões 15 e 24).

Péricles Maranhão Filho

39. Cite algumas *red flags* no diagnóstico clínico da esclerose múltipla.

R. Embora não possamos ser categóricos, alguns aspectos fazem desconfiar do diagnóstico em questão, quais sejam:

1. Início agudo.
2. História sem disseminação espacial.
3. Exame neurológico normal.
4. História familiar rica.
5. Doença progressiva desde o início.
6. Idade de início precoce.
7. Presença de: neuropatia periférica, fasciculações, demência, crise convulsiva, afasia, cefaléia e comprometimento extrapiramidal.

Péricles Maranhão Filho

40. Qual o tipo de dor paroxística mais freqüente na EM e como tratá-la?

R. Neuralgia trigeminal é a síndrome de dor paroxística mais comum na EM. Estudos preliminares apontam para o emprego de prostaglandinas E_1 como terapêutica nos pacientes que não respondem ao tratamento convencional.

Thompson AJ, Noeworthy JH. New treatments for multiple sclerosis: a clinical perspective. *Curr Opin Neurol* 1996;9:187-198.

41. Quais são os marcadores de prognóstico desfavorável na EM?

R. Os marcadores de **prognóstico desfavorável** relacionados com agravamento rápido são:

1. Doença progressiva desde o início (10% a 15% dos casos).
2. Sinais motores e cerebelares na apresentação neurológica.
3. Intervalo curto entre os dois primeiros surtos.
4. Recuperação pobre de um surto.
5. Múltiplas lesões craniais no exame de ressonância magnética do crânio. Seqüência ponderada em T2, logo na apresentação da doença. Apesar disso, vale lembrar que 10% dos casos com diagnóstico confirmado, evoluem num curso relativamente benigno.

Epstein FH. Pernicious Anemia. *N Engl J Med*. 1997;337:1441-1448.

42. No exame de RM, qual o significado dos "buracos negros" da esclerose múltipla?

R. Pelo exame da RM, lesões hipointensas, ponderadas em T1 e denominadas de *black holes* (Fig. 8-3), foram associadas a alteração estrutural secundária à destruição abrangente de tecido, incluindo desmielinização intensa com perda axonal. Tais lesões promovem apreciável redução da taxa de transferência de magnetização. Estes achados correlacionam-se bem com o déficit clínico persistente no paciente com EM (Fig. 8-3).

Van Walderveen M, Schltens PH, van Waesberghe JH *et al*. Histopatologic correlate of hypointense lesions on T1-weighted SE MR images in multiple sclerosis. *Neurology* 1997;48:A361.

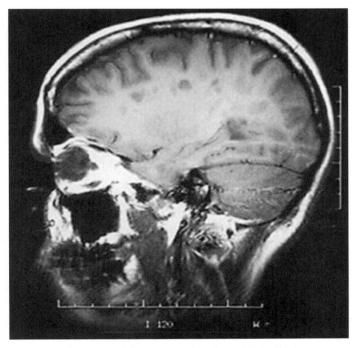

Fig. 8-3. Esclerose múltipla: RMI ponderada em T1. Múltiplos "buracos negros".

DISTÚRBIOS DO MOVIMENTO

1. **Qual a relação entre tiques e menstruação?**

R. O turetismo é infreqüente no sexo feminino; quando presente, desenvolve-se cerca de quatro a cinco anos antes da menarca, exaltando-se durante a fase pré-menstrual ou na vigência do ciclo, aquietando-se após. Há suspeita sobre ação de estrogênios e outros fatores endócrinos e neuroquímicos na freqüência e intensidade dos tiques.

Schwabe MJ et al. Oscilação dos tiques relacionados com o ciclo menstrual na síndrome de Tourette. *Pediatr Neurol* 1992;8:43-46.

2. **Que vem a ser *anxietas tibiarum*?**

R. Nada mais do que a síndrome das pernas inquietas, isto é, desagradável sensação de aflição e desassossego nas panturrilhas e coxas, retardando conseqüentemente ao sujeito a sobrevinda do sono, para o qual se preparara. Alega o indivíduo que as pernas lhe formigam e doem, obrigando-o a movê-las, sentindo-se então aliviado, por breve tempo, pois a inquietude retorna. Esta condição é normalmente de caráter benigno, mas pode outrotanto pressagiar situação mais grave, como polineuropatia urêmica. A excessiva fadiga está entre as conseqüências da síndrome.

Adams RD et al. Principles of Neurology, 5th ed., New York: McGraw-Hill, 1993. p. 337-338.

3. **Que é "cegueira legal"?**

R. É o blefaroespasmo bilateral e prolongado, suprimindo por algum tempo a visão, pelo fechamento espástico dos olhos. O fenômeno sobrevém espontaneamente ou à luz solar, podendo criar problema de natureza penal se o indivíduo estiver conduzindo um veículo. Associados à contração do orbicular dos olhos, observam-se abalos na musculatura do terço inferior da face.

Algumas vezes obtêm-se remissão transitória das crises, se o doente cantar, soprar ou recitar.

Fahn S. The varied clinical expressions of dystonia. *Neurologic Clinics* 1984;2(3):549.

4. Em que afecção se registra o "sinal dos olhos de tigre"? (Fig. 9-1)

R. Na doença de Hallevorden-Spatz, na qual ocorre deposição bilateral de ferro no globo pálido, configurando pela tomografia computadorizada a imagem característica dos "olhos de tigre". A enfermidade em questão é de natureza autossômica recessiva, própria da infância, manifestando-se clinicamente por sinais extrapiramidais, com predominância de rigidez e fenômenos distônicos. A siderose dos núcleos basais constitui a marca registrada do mal, comprovada pela tomografia e pela ressonância magnética. Convém assinalar que de um grupo de nove irmãos, oito foram os probandos desta heredopatia.

Jankovic J *et al.* Movement disorders. In: Goetz CG, Pappert EJ. Textbook of clinical neurology. Philadelphia: Saunders Co., 1999. p. 669.

5. Qual o Santo patrono dos enfermos com desordens do movimento?

R. Por volta do oitavo século, doentes com perturbações hipercinéticas iam em procissão à pequena cidade de Echternach, onde jazia o corpo de Willibrord Vitus, a quem se atribuía a capacidade milagrosa de curar os desfavorecidos por desordens dos movimentos, além da epilepsia e outras doenças neurológicas. E diante do sarcófago de Willibrord imploravam os peregrinos sua intercessão para livrá-los do mal. No grupo de romeiros predominava a coréia, sendo então a doença conhecida por mania dançante. As romarias eram anuais, a partir de 1497. O neurólogo francês Henry Meige presenciou a procissão dançante de 1900, decepcionando-se por não encontrar entre os componentes nenhum exemplar da coréia de Huntington, nem de histeria. Admitiu Meige a ausência de casos de histeria e de epilepsia pela proibição policial (*sic*) da inclusão de tais pacientes na cerimônia religiosa.

Krack P. Relicts of Dancing Mania. *Neurology* 1999;53:2169-2172.

6. Óculos para tratar blefaroespasmo, será que funcionam?

R. Blefaroespasmo é uma distonia focal caracterizada pelo fechamento involuntário excessivo das pálpebras. Tipicamente ocorre devido ao espasmo dos músculos *orbicularis oculi*. Blefaroespasmo primário, essencial ou idiopático também chamado blefaroespasmo essencial benigno (BEB), não está asso-

Distúrbios do Movimento

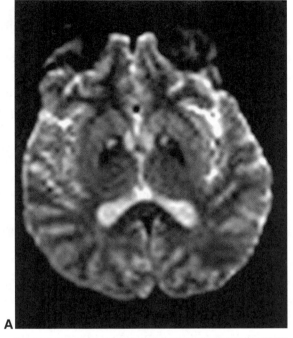

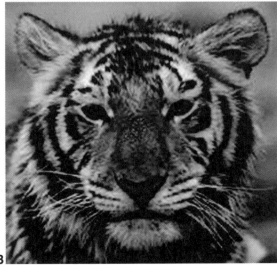

Fig. 9-1. RM de crânio ponderada em T2. Corte axial. Sinal hiperintenso (necrose e edema), margeado por sinal hipointenso (depósito de ferro) nos núcleos lenticulares. Sinal dos olhos de tigre **A.** O próprio **B** (PAMF).

ciado com nenhuma etiologia conhecida. O BEB apresenta-se espontaneamente, mas pode ser agravado pelo estímulo luminoso (luz brilhante), ou outros irritantes como o vento ou a fumaça.

Um método de reduzir a sensibilidade luminosa (fotofobia) associada ao BEB pode ser a utilização de lentes tingidas; em particular o modelo *F-41 rose-tint*. Esse tipo especial de lente foi desenvolvido em Birmingham, Inglaterra, para o uso em crianças com crises de enxaqueca, e promoveu, após quatro meses de uso, a redução da incidência de crises pela metade. Há três anos, uma *Optical Shop* (em Salt Lack City, UT), manufatura estas lentes. Numa avaliação completamente desprovida de caráter científico – somente dizendo aos pacientes "deixe-nos conhecer" o efeitos de tais lentes – cerca de 70% dos pacientes afirmaram terem melhorado do blefaroespasmo. Obviamente, mais trabalhos precisam ser feitos nesta área.

Hallet M. Blefarospasmo. Recent advances. *Neurology* 2002;59:1306-1312.

7. Que vem a ser cãibra ocupacional?

R. Trata-se de desordem motora funcional, interessando no início exclusivamente determinado movimento adquirido, hábil e competente. O distúrbio exibe o perfil clínico da distonia muscular tonicoclônica, fraudando a realização do movimento pretendido. Com pena de ouro, Aloysio de Castro aconselha a rejeitar o termo cãibra, pois este inculca a noção de dor, que de fato não existe; prefere ele, com Jaccoud, denominar por discinesia profissional ao fenômeno. A discinesia em questão localiza-se em qualquer parte do corpo, sobretudo na mão, quando do ato de escrever, conforme ocorre com escrivães, copistas e escriturários; aqui, a perturbação começa de mansinho, evoluindo por etapas. Além da mogigrafia, conhecem-se outras variedades da discinesia, como a dos datilógrafos, pianistas, violinistas, costureiras, tipógrafos, ordenhadores, etc. Mas não é só a mão o órgão suscetível ; há também a mogifonia dos *speakrs*, as discinesias dos sopristas, e até dos bailarinos. Em suma, qualquer parte do corpo, capaz de movimentos hábeis e repetidos, principalmente os gestos profissionais, qualquer segmento corporal pode sediar a desordem, para cuja causa confluem fatores mecânicos, psicológicos e psicossomáticos, além dos neurogênicos.

Moldofsky H. Occupational crampf. *J Psichosomatic Research* 1971;13:439-444.

8. Desacertos no diagnóstico da doença de Parkinson.

R. Segundo Aloysio de Castro, é grande o cabedal de enfermidades nervosas cujo diagnóstico se firma tão logo o médico se defronta com o paciente; a doença de Parkinson inclui-se neste grupo. Todavia Hughs *et al.* demonstraram que a acurácia diagnóstica do parkinsonismo sofre seus revezes. Em 100 indivíduos com o diagnóstico do mal, 24 não apresentavam corpúsculos de Levy, mas características da paralisia supranuclear, outros, doença de Alzheimer ou afecção vascular dos gânglios basais. À vista do exposto, melhor será, em primeiro lugar, destacar os três maiores sintomas da afecção (tremor de repouso, bradicinesia e rigidez); depois, comprovar o exagero do reflexo da glabela e a expressão facial; por fim, a marcha e a palavra.

Gomes MM. Neuroepidemiologia – Bases e Fatos. Ed. Científica Nacional do Rio de Janeiro, 1995. p. 79.

9. Anhedonia, o que significa isto?

R. Não é somente o doente com Parkinson ou no parkinsonismo que a fisionomia se apresenta inexpressiva (fácies bovina, *figie*, ou do jogador de pôquer). Anhedonia significa a perda da sensação de prazer, que sempre ocorre no indivíduo deprimido, e está representada pela abolição da expressão facial que acompanha uma idéia ou sensação.

Péricles Maranhão Filho

Nota: Anedonia sem H, é a ausência absoluta de prazer, mesmo em atividades que são prazerosas. No parkinsonismo há máscara facial (mas a alma do paciente pode estar alegre ou triste).

Álvaro de Lima Costa

10. Pode-se prever a doença de Huntington?

R. Há testes preditivos para a doença de Huntington, como a análise do DNA, mas a confirmação do risco, por iniciativa do doente ou sua família, pode desencadear reações catastróficas. Nada obstante, o conhecimento da realidade pode favorecer o aconselhamento genético e permitir o planejamento familiar e profissional, melhorando assim a qualidade de vida. Na experiência do autor abaixo citado, menos da metade dos solicitantes do teste completou a prova.

Haydem MR. As conseqüências psicológicas dos testes preditivos para a doença de Huntington. *N Engl J Med* 1992;327:1401-1404.

11. Que se entende por torcicolo?

R. Em breves palavras, é uma forma de distonia localizada nos músculos do pescoço, gerando posturas tônicas ou intermitentes (clônicas). Dos músculos, os mais expostos são o esternomastóideo e o trapézio. Vários fatores são invocados como determinantes da anomalia; há portanto torcicolo histérico, ao qual Brissaud chamou de "mental", o torcicolo dito congênito, mas na realidade decorrente de traumatismo obstétrico ou condicionado por alterações vertebrais (brevicole), o ocupacional, tal como a mogigrafia, o neurálgico, o paralítico e o descrito como "atetose do pescoço".

Wilson K, Neurology 2th ed. Vol. 3. London: Butterworth, 1955. p. 1953-1963.

12. O que mais se diz sobre o torcicolo?

R. É uma forma de distonia, evidente por si e francamente perceptível a um simples relance. Por conta de movimentos espasmódicos dos músculos dos pescoço, sobretudo do trapézio e esternomastóideo, a cabeça gira indistintamente para qualquer lado ou se fixa tonicamente numa anormal postura; donde a divisão do torcicolo em clônico e tônico. Não raro, o fenômeno extrapola a região cervical, alcançando músculos do ombro e apêndice braquial, conforme testemunha a eletroneuromiografia nos casos inaparentes. Nossos predecessores designaram o mal de *caput obstipum* (cabeça inclinada); Cruchet falou em *rigor cervicis*, Rabelais em *torty colly*, e por aí vai. São muitos os tipos clínicos da afecção, como o congênito (na verdade consecutivo a traumatismo do parto e subseqüente lesão hemorrágica de músculos cervicais), o neurálgico, o ocupacional, o histérico e, por fim, o neural, ligado a distúrbios dos núcleos basais. O tratamento sintomático desta aflitiva condição assenta-se em injeções periódicas de toxina botulínica, tipo A, nos músculos comprometidos.

A título de adminículo, transcrevem-se abaixo alguns versos de Paul Scarron, alusivos ao torcicolo clônico:

> *Mon pauvre corps est raccourci,*
> *Et j'ai la tête sur l'oreille;*
> *Mais cela me sied à merveille,*
> *Et pami les torticolis*
> *Je passe pour des plus jolis*

Wilson KSA. Neurology 2th ed. Vol. 3. London: Butterworth, 1955. p. 1953-1963.

13. Há relação entre levodopa e melanoma?

R. Entre os efeitos adversos da levodopoterapia incluem-se o desenvolvimento ou a recurrência de melanoma. Duas são as bases bioquímicas desta malévola conexão: 1) a levodopa intermedia a formação da melanina, estimulando diretamente o desenvolvimento do tumor; 2) a levodopa ativa indiretamente a secreção de somatotrofina, que, por sua vez, desperta ou aviva o crescimento do melanoma. À luz do exposto, recomenda-se monitorar os parkinsonianos em tratamento com levodopa, a fim de evitar recorrências ou aparecimento do neoplasma.

Gurvich T et al. Levodopa and melanoma: update. *Parkinson Report*. 1992;5(XIII).

14. Quais são os novos agonistas dopaminérgicos?

R. Pitágoras Mattos e Vânia Maria esmiuçaram a questão, analisando os três novos agonistas dopaminérgicos, cujas vantagens sobrelevam as drogas clássicas, embora menos eficazes e tolerados do que a levodopa. Ditos agonistas retardam o uso da levodopa, reduzindo assim o estresse oxidativo; reforçam a eficácia da dopamina, exibem meia-vida longa, não geram radicais livres, diminuem as flutuações motoras e o risco de discinesias. As drogas em parte são a cabergolina, o ropinirole e o pramipexole. Numa palavra, referidos fármacos moderam os efeitos da levodopoterapia e atenuam as incapacidades motoras da doença de Parkinson.

Mattos JP, Vânia Maria BCM. Novos Agonistas Dopaminérgicos. *Arq Neuropsiquiat*. 1999;57(2-A):329-332.

15. Qual o marcador indubitável da Doença de Parkinson?

R. Não há consenso entre os *experts* a respeito do critério patológico para o diagnóstico da DP. Numa abrangente pesquisa entre 50 parkinsonologistas, 76% acordam em que a inclusão de corpúsculos de Lewy em neurônios cerebrais constitui a marca registrada do mal, adiantando ainda que a simples perda neuronal na substância negra não é suficiente para o reconhecimento anatômico da enfermidade.

Jancovic J. What is Parkinson's Disease? *Parkinson Report* 1992;XIII (III).

16. Quais os aspetos patológicos da paralisia supranuclear?

R. Macroscopicamente, o encéfalo mostra moderada atrofia, com predomínio no tronco cerebral, onde preponderam as lesões degenerativas, sobretudo no núcleo vermelho, substância negra, formação reticular e *locus ceruleus*. Nos gânglios basais, estão afetados o pálido medial e o núcleo subtalâmico. O núcleo basal de Meynert exibe-se acentuadamente comprometido, justificando as deficiências cognitivas próprias da enfermidade. Verifica-se também precoces alterações neurofibrilares, porém com aspeto anatômico diferente dos da doença de Alzheimer e do cérebro senil.

Jankovic J. Progressive supranuclear palsy. *Neurologic clinics* 1984;2(3):473-486.

17. Que há com respeito ao cobre na doença de Wilson?

R. Uma das consistentes manifestações da degeneração hepatolenticular reside na anormalidade do metabolismo do cobre, antedatando os distúrbios clínicos e patológicos do mal. O acúmulo do metal nos tecidos fundamenta o *primum movens* dos sintomas neurológicos hepáticos e renais do processo. A deposição cúprica no fígado abre a cena e leva à cirrose; seguem-se a hiperplasia astrocitária (células de Alzheimer, tipo II) e a cavitação lenticular. Aminoacidúria persistente representa outro elemento sintomático, posto que não percentual.

Porter H. Tissue Copper Proteins in Wilson's Disease. *Arch Neurol* 1964;11:341-349.

18. A doença de Parkinson seria uma mitocondriopatia?

R. Em indivíduos parkinsonianos já se demonstraram anomalias na cadeia respiratória das mitocôndrias. Schapira *et al.* registraram redução restrita da atividade do complexo mitocondrial I, na substância negra de nove pessoas falecidas com a referida afecção. Por outro lado, Parker *et al.* confirmaram a alteração nas plaquetas de dez enfermos com a síndrome. Em apoio à etiopatogenia mitocondrial, ressalte-se o conhecido papel do MPP, derivado do MPTP, como inibidor específico do complexo I, daí resultando diminuição do ATP celular e conseqüentemente morte neuronal no sistema nígrico. Se confirmada a tese mitocondrial, o passo seguinte será a procura dos fatores tóxicos desencadeadores do mal.

Queiroz-Campos AA *et al.* Mitocôndrias e doença neurológicas. *Rev Bras Neurol* 1993;29(6):193-201.

19. Como tratar a sialorréia dos parkinsonianos?

R. A sialorréia ou pitialismo é sintoma bastante desconfortável, importunando sobremodo os parkinsonianos, numa proporção estimada de 70% a 78% dos casos. A causa básica do problema prende-se mais ao comprometimento do reflexo da deglutição do que ao excesso de secreção salivar. As tentativas terapêuticas da polissialia têm-se mostrado ineficazes, principalmente pelos efeitos colaterais: os anticolinérgicos devem ser evitados em pessoas idosas; a radioterapia, além de causar reações locais, aumenta o risco de malignidade, e o tratamento cirúrgico é bastante invasivo. Baseado na constatação de que a toxina botulínica reduz a salivação em animais, experimentou-se o produto *in anima nobili*, através da inoculação de Botox em ambas as parótidas. Dos nove pacientes submetidos à administração botulínica, seis apresentaram resultado francamente favorável, de sorte a se concluir pela eficácia, segurança e simplicidade do uso da toxina nos casos de sialorréia excessiva.

Pal RK *et al*. Botulinum toxin A as treatment for drooling saliva in PD. *Neurology* 2000;54:244-247.

20. Qual o produto final do metabolismo da dopamina?

R. A dopamina excedente na fenda sináptica acaba sendo captada pelo neurônio pré-sináptico, através de auto-receptores, ou então é inativada no local pelas enzimas MAO e COMT. A catabolização infraneuronal do transmissor depende da MAO e da aldeidodesidrogenase, formando-se então novo metabólito, o DOPAC, o qual se converte em ácido homovanílico pela ação da COMT. Representa o ácido homovanílico a substância derradeira do metabolismo da dopamina.

Andrade LAF *et al*. Inibição enzimática, neuroproteção e tratamento da Doença de Parkinson. *Neurociências* 1997;5(1):27-33.

21. Como distinguir o parkinsonismo dos pugilistas e o idiopático?

R. A breve anamnese já ressalta a diferença. Em dúvida, recorre-se à expectroscopia por ressonância magnética funcional. Trata-se de método investigatório não-invasivo, capaz de evidenciar alterações bioquímicas no tecido encefálico. O módulo, no caso, é o teor do N-acetilaspartato (NAA) dos neurônios adultos; nos ex-boxeadores profissionais e parkinsonianos, o conteúdo do aspartato mostra-se em concentração francamente reduzida no núcleo lenticular, enquanto normal nos pacientes idiopáticos e nos do grupo controle. Eis aí a diversidade científica entre a síndrome dos ex-pugilistas e a dos idiopáticos.

Davie CA *et al*. Magnetic Resonance Spectroscopic Study of parkinsonism related to boxing. *J Neurol Neurosurg Psych* 1995;58:688-691.

22. Quais as barreiras ao trânsito da levodopa no organismo?

R. Corresponde ao jejuno a zona de absorção da levodopa, como aliás ocorre com todos os aminoácidos de cadeia longa. Dietas ricas em material protéico interferem na transferência da levodopa, do intestino ao sangue. A lentificação do esvaziamento gástrico representa, outrossim, fator de bloqueio à incorporação do composto. Por fim, o excesso de proteínas sangüíneas impede o trânsito da levodopa através da barreira hematencefálica. A carência de neurônios na parte cerrada da substância negra torna precária a inclusão do composto aos escassos neurônios nígricos.

Cardoso F. Fisiopatologia das flutuações e discinesias induzidas por levodopa na doença de Parkinson. In: Luiz Augusto FA et al. Doença de Parkinson. São Paulo: Lemos Ed., 1999. p. 26-27.

23. Qual a essência patogênica do parkinsonismo?

R. As investigações da hora presente estendem-se da genética às toxinas, tendo de permeio anormalidades mitocondriais, fatores inflamatórios e gliais, distúrbios metabólicos. Os indícios genéticos amparam-se na mutação da alfa-sinucleína, observada na família italiana dos Contursi, de início precoce e boa resposta à levodopa; estudos subseqüentes favorecem a hipótese desta susceptibilidade genética na doença de Parkinson idiopática, que seria considerada uma sinucleinopatia. A descoberta acidental de que o MPTP pode desatar quadro parkinsoniano levanta a tese de que o mal se liga a circunstâncias ambientais, tanto mais que se registra crescente aumento dos casos de proveniência rural (herbicidas, inseticidas). Visto o envelhecimento associar-se à perda de neurônios melanínicos e correspondente elevação da taxa da MAO-A e B, admite-se a possibilidade de que fatores endógenos estejam em causa. Radicais livres (oxi-radicais) estão entre os agentes tóxicos operantes, se considerando principalmente a notória depleção do glutatião peroxidase e paralela elevação do ferro, ambos interessados na metabolização dos radicais livres. Observações *postmortem* demonstram anomalias na cadeia respiratória em cérebros parkinsonianos, especificamente no complexo mitocondrial I, donde conseqüente diminuição do teor de ATP intracelular e correlata morte neuronal; seria pois a síndrome de natureza mitocôndrica. Sabe-se que os astrócitos exercem função protetora dos neurônios, de modo a obstar os efeitos tóxicos induzidos pelo peróxido de hidrogênio; em cultura, pode-se calcular o arrimo astrocitário na proporção de uma célula para cada 20 neurônios. A glia tem provado aspectos nutritivos e acauteladores sobre os neurônios; estaria ela envolvida na gênese da síndrome parkinsoniana? (A indagação é do autor da resenha).

Fann S. Parkinsonismo. In: Merritt's Textbook of Neurology. Baltimore: Williams-Wilkins, 1995. p. 717-718.

24. Há relação entre tabagismo e parkinsonismo?

R. A quintessência bioquímica do parkinsonismo patenteia-se pela redução do teor doparminégico dos núcleos basais, seja pela acentuada diminuição de neurônios na zona compacta da substância negra, seja pela degeneração de receptores dopamínicos nas formações estriárias. Estas duas circunstâncias determinam a deflagração lenta e gradual das manifestações clínicas que definem a síndrome em questão. São múltiplas as causas de tal estado mórbido, desde as metabólicas e tóxicas, até as infectuosas, vasculares, traumáticas, tumorais, e quantas mais outras, encobertas pela designação genérica de idiopáticas. Estudos epidemiológicos, ainda que algo inconsistentes, sugerem aparente efeito protetivo do fumo contra o risco do desenvolvimento da doença parkinsoniana. O tabaco contém vários compostos, entre os quais destaca-se o alcalóide nicotina, com um somatório de vários e diferentes efeitos, notadamente no sistema nervoso periférico; aí, a nicotina atua nos gânglios autônomos, estimulando-os em pequenas doses e deprimindo-os quando em taxas elevadas. No sistema nervoso central, sua ação é predominantemente excitatória, semelhante ao da anfetamina. As investigações epidemiológicas tendem – posto que ainda não comprovadas – tendem a demonstrar que o hábito de fumar minimiza o risco do surgimento do parkinsonismo, visto que a nicotina eleva a atividade dopaminérgica dos neurônios nígricos, de modo a aumentar o teor da dopamina nas formações estriárias. Demais disso, o ato de fumar bloqueia a ação tóxica do MPTP, bem como inibe a atividade da monoaminoxidase no cérebro e nas plaquetas. Eis aí a questão hamletiana: fumar ou não fumar?

Baron JA. Cigarette Smoking and Parkinson's disease. *Neurology* 1986;36:1490-1496.

25. Qual a acurácia diagnóstica de co-morbidades no paciente com a doença de Parkinson?

R. Na Universidade de Miami realizou-se estudo avaliando a acurácia diagnóstica do neurologista quanto a depressão, ansiedade, fadiga e distúrbio do sono em pacientes com doença de Parkinson.

A impressão diagnóstica do neurologista, numa consulta ambulatorial de rotina, foi comparada com a *performance* do paciente no Beck Depression Inventory, Beck Ansiety Inventory, Fatigue Severity Scale and the Pittsburgh Sleep Quality Inventory. A acurácia diagnóstica dos neurologistas foi de 35% para depressão, 42% para ansiedade, 25% para fadiga e 60% para distúrbios do sono.

Shulman LM *et al*. The diagnostic accuracy of neurologists for ansiety, depression, fatigue and sleep disorders in Parkinson's disease. *Movement Disorders* 1997;12(Suppl 1):127.

26. O que envolve o uso de inibidores da MAO como antidepressivos?

R. O uso de inibidores da enzima monoaminoxidase (MAO) pode ser utilizado no tratamento de certas formas atípicas de depressão. A seleginina, por exemplo, apresenta algumas propriedades particulares. Atua inibindo seletivamente a MAO-B quando é utilizada em doses menores que 10 mg/dia; esta inibição – seletiva – não trata depressão nem expõe o paciente a crise hipertensiva. Entretanto, já com doses maiores que 10 mg/dia, inibe tanto MAO-A quanto MAO-B. Conseqüentemente, funciona como droga antidepressiva e pode provocar crise hipertensiva quando combinada com ingestão de tiramina. Adicionalmente, pode causar "síndrome serotonina" quando combinada com substâncias inibidoras seletivas de recaptação da serotonina (ISRS). Esta síndrome, por sua vez, caracteriza-se por apresentar a combinação potencialmente fatal de: delírio; hipertermia; vômitos e diarréia. Os inibidores da MAO-A devem ser suspensos duas semanas antes de iniciar-se o tratamento com ISRS. Este último cuidado é fundamental quando do tratamento de pacientes com doença de Parkinson e correspondente depressão.

Sevush S. Treatment of Depression in Neurological Disease. Syllabi On-CD-ROM. AAN. 52nd. Annual meeting. San Diego 2000.

27. Cite um sinal patognomônico da doença de Wilson?

R. O anel corneano de Kaiser-Fleisher, assinalado em primeira mão por Kayser, e mais adiante associado à degeneração lenticular por Fleisher. O referido arco, localizado na camada profunda da membrana de Descemet, torna-se evidente com a evolução da doença, quando já então se manifestam os sinais neurológicos.

Adams RD et al. Principles of neurology 5ª ed. New York: McGraw-Hill, 1993. p. 834.

28. Que vem a ser mioclonia palatal?

R. Trata-se de forma segmentar de mioclonia, tendo por assento o palato e outros músculos oriundos dos arcos branquiais. A hipercinesia abrange, como *ubi* patológico, o núcleo olivar inferior e estruturas conexas, as quais exibem estado hipermetabólico, a custa do qual se desenvolvem o tremor e, possivelmente, a hipertrofia da oliva e alterações funcionais ou anatômicas do triângulo de Mollaret (núcleo dentado, núcleo vermelho, oliva inferior e trato tegmental). A mioclonia em questão depende, na maioria das vezes, de processos anatômicos definidos (tremor, isquemia, desmielinização etc.), havendo casos de caráter essencial ou idiopático.

Fabiani G et al. Palatal Myoclonus. *Arq Neuropsiquiatr* 2000;58(3-13):901-904.

29. Quais as indicações do pramipexol?

R. O medicamento em questão é efetivo como terapêutica adjuvante à levodopoterapia em enfermos com doenças de Parkinson em fase avançada. A substância é agonista não ergolínico, com atividade seletiva ao nível dos receptores dopaminérgicos de subfamília do receptor D2. Serve igualmente como monoterapia na fase inicial da afecção, embora seja controvertido o uso de agonistas dopamínicos na etapa preliminar do mal.

Na dose prescrita, atuando como adjuvante no parkinsonismo avançado, melhora as atividades da vida diária, atenua a duração e gravidade dos períodos em *off* e possibilita a redução da dosagem de levodopa. O pramipexol está sob investigação como potencial agente antipsicótico e antidepressivo, bem como no tratamento dos membros cansados.

Dooley M et al. Pramipexole. A review of its use in the management of early and advanced Parkinson's disease.
Drugs Aging. 1998 Jun;12(6):495-514.

30. Pode-se diagnosticar *in utero* a doença de Huntington?

R. Atualmente é possível, mediante genética molecular, estabelecer o diagnóstico preditivo do mal huntingtoniano, até mesmo antes do nascimento. Refinada tecnologia, tendo como peça o cromossoma 4, consegue determinar, no segmento do ADN, o gene capaz de, no futuro, expressar a doença, mesmo desconhecendo o investigador qualquer informação relacionada com o objeto de seus cuidados. Este diagnóstico pré-sintomático suscita relevantes questões de ordem moral e ética.

Shoulson J. Huntington's disease. *Neurologie Clinics* 1984;2(3):515-526.

31. Qual a relação entre parkinsonismo, câncer e potassemia?

R. Parece relativamente baixa a incidência de câncer em pacientes com doença de Parkinson. Tem-se observado que o elevado teor total de potássio resguarda o organismo do desenvolvimento de tumores malignos, como aliás ocorre nos parkinsonianos, cujo nível do metal é particularmente alto. Convém frisar que o uso da levodopa aumenta a excreção do cationte, por via de conseqüência, favorece o risco do crescimento de tumores.

Jansson B et al. Low cancer rates among patients with parkinson's disease.
Ann Neurol 1985;505-509.

32. Quais as características do hemibalismo?

R. Trata-se de uma variedade violenta de coréia, particularizada por início agudo, restrito ao hemicorpo, de predominância rizomélica, persistente durante as horas despertas, atenuando-se e por fim cessando durante o sono. Tem origem usualmente vascular, afetando o corpo subtalâmico centrolateral de Luys, O hemibalismo reveste-se de mau prognóstico *quod vitam e quod sanati-*

onem, por afetar de regra pacientes idosos e debilitados. São raros os casos de recuperação espontânea.

Hyland HH *et al*. The prognosis in hemiballismus. Transactions of the ANA, 8th Anual meeting, 1956:7-8.

Nota: O parisiense Jules B. Luys (Fig. 9-2), sintetizou o que até então (1865), era conhecido a respeito do sistema nervoso cerebromedular. Segundo Wendell Krieg, o livro de Luys marcou o início do conhecimento das funções talâmicas.

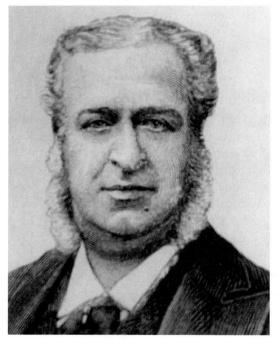

Fig. 9-2. Jules Bernard Luys (1897).

33. Quais são as drogas indutoras de coréia?

R. Sendo anatomofuncionalmente normal o estriário, promovem fenômenos coréicos a levodopa, as substâncias neurolépticas e as anfetaminas. Se porventura existe disfunção estriária prévia, são coreogênicos os anticolinérgicos, as pílulas controceptivas, os hormônios sexuais femininos e os tireoideanos. A fenitoína leva à indução da hipercinesia em caso de encefalopatia global ou, como já se disse, nas afecções estriatais preexistentes. Os anti-histamínicos podem ser arrolados nesta categoria desde que haja uso anterior de catecolaminas.

Klawans HR *et al*. Textbook of clinical neuropharmacology. N.Y.: Raven Press, 1981. p. 65.

34. Como interpretar a síndrome de Tourette?

R. Descrita por Georges Guilles de la Tourette, discípulo de Charcot e amigo de Freud, o touretismo ostenta-se clinicamente por tiques convulsivos, mímica extravagante, gestos e palavras compulsivas e obscenas, grunidos, fungações, alterando períodos mais brandos com acessos compulsivos de tocar e arremessar objetos. Foi a doença considerada, a princípio, não como estado orgânico, porém moral, resultante da fraqueza da vontade; depois, como mal psiquiátrico e, por fim, numa reviravolta, como afecção química, condicionada pelo desequilíbrio de um neurotransmissor, dopamina. Na verdade estas três situações concorrem simultaneamente no touretismo, associadas a uma perspectiva existencial, própria da pessoa afetada. Não há ticosos idênticos, cada um tem a sua manifestação particular e exclusiva. Há touréticos médicos, obstetras, cirurgiões, todos de boa cepa no exercício profissional.

Aqui, como em alhures, aplica-se a sentença atribuída a William Osler: Não pergunte que doença a pessoa tem, mas antes que pessoa a doença tem.

Sacks O. Um antropólogo em Marte. São Paulo: Cia. das Letras, 1995. p. 93-121.

35. Em que consiste a cãimbra dos escreventes?

R. Nesta condição, como em outras "paralisias profissionais", como nos violinistas, datilógrafos, trompetistas, o indivíduo mostra dificuldade em realizar tarefas próprias do seu mister, mas não ao usar os mesmos músculos para outros serviços. No caso em tela, o paciente começa a escrever normalmente, mas, tão logo, os dedos apertam vigorosamente a caneta, o punho flexiona-se e o restante do membro torna-se rijo e pesado, dificultando ou impossibilitando a escrita. O exame eletromiográfico confirma a presença inapropriada e ativa de músculos opostos ou estranhos ao ato de redigir. Muitos casos da espécie são havidos como psicogênicos, alguns atribuídos à forma inicial do parkinsonismo, e outros considerados como forma limitada de distonia. Para Cooper, a cãibra de que cuidamos, se na adolescência, representa manifestação inicial da distonia muscular deformante. A toxina botulínica é medicação de escolha para a mogigrafia.

Rowland LP et al. Cãibra dos escreventes. In: Baker AB, Baker LH. Clinical Neurology. New York: Harper-Row, 1974. p. 77.

36. Em que consiste a degeneração estrionígrica (DEN)?

R. A expressão doença degenerativa estrionígrica foi empregada inicialmente por Adams *et al.* para designar afecção de aspecto clínico similar ao parkinsonismo, porém com marcada prevalência de lesões degenerativas, gliose e pigmentação no putâmen, núcleo caudado e globo pálido, associados à inalterabilidade anatômica da substância negra. Antes de Adams *et al.*, casos idênticos, entitulados de degeneração olivopontocerebelar ou, por termo mais genérico, de atrofia multissistêmica, conforme sugestão de Grahan e Oppenheimer, já que o processo exibe alterações simultâneas do cerebelo, núcleos basais e sistema autonômico. A DEN é de interpretação clínica difícil; nada obstante, alguns elementos favorecem ou confirmam o estabelecimento do diagnóstico, como a ineficácia terapêutica pelo L-dopa, a evolução rápida do mal, a ausência de tremor na fase inicial do processo e a neuroimagem demonstrativa de dano estriário.

Feernley JM et al. Striatonigral degeneration. *Brain* 1990;113:1823-1842.

37. Qual a função dos agonistas dopamínicos?

R. Atuam eles mediante estimulação direta dos receptores pós-sinápticos da dopamina, elevando assim a eficácia terapêutica do referido neurotransmissor. Os agonistas dopamínicos de maior eficácia interessam sobretudo os receptores D2, com ação tanto em animais, como em humanos. Os principais proveitos dos modernos agonistas são os seguintes; 1. adiamento do uso da levodopa, e por conseguinte, redução da manufatura de radicais oxidativos; 2. aumento da eficácia terapêutica da levodopa; 3. limitação ao desenvolvimento de discinesias e ou flutuações motoras. No armamentário terapêutico do parkinsonismo há vários agonistas, dos quais os mais recentemente conhecidos são a cabergolina, o ropinirole e o pramipexole, utilizados em associação ou em monoterapia.

Mattos JP et al. Novos agonistas dopaminérgicos. *Arq Neuropsiquiat* 1999;57(2-A):329-332.

38. Como tratar a distonia oromandibular?

R. A distonia em questão exprime-se clinicamente por espasmos musculares clônicos, envolvendo músculos mastigatórios, linguais e faríngeos, com os quais se desloca a mandíbula em todos os sentidos. Se a tais contrações se associa blefaroespasmo, a condição toma o nome de distonia craniana ou síndrome de Meige. Convém notar que a distonia craniana representa segmento de um processo difuso ou generalizado. A terapêutica farmacológica não se mostra efetiva nem é viável qualquer procedimento cirúrgico. Atualmente, a inoculação de toxina botulínica constitui o método de escolha, sobretudo na forma de fechamento da mandíbula, ou buldoquiana, quando então surgem manifestações de bruxismo. Os músculos masseterinos e o complexo submental são os pontos eleitos para a aplicação da toxina botulínica.

Manifestações colaterais resumem-se em disfagia e disartria. Em conclusão, o uso da toxina é o procedimento de eleição para a terapêutica sintomática da distonia oromandibular.

Eng-King T et al. Botulinum Toxin A, in patients with oromandibular dystonia. *Neurology* 1999;53(2):2102-2107.

39. Qual a moldura clínica da síndrome de Rett?

R. Bem cedo na vida principia o mal, nos 30 primeiros meses, com regressão do desenvolvimento intelectual, inclusive a palavra, desaceleração do crescimento do crânio e redução da habilidade motora. A tais manifestações seguem-se movimentos estereotipados das mãos, apraxia da marcha, convulsão, distonia e espasticidade. As anormalidades psicomotoras da síndrome lembram o autismo. A condição é específica das meninas, e a hipótese mais provável seja a de que o mal tem caráter genético dominante, ligado ao cromossoma X, sendo letal nos meninos.

Harding AE. Inherited Disorders of the Central Nervous System, Current Opinion in Neurology. *Neurosurgery* 1990;3(2):333-336.

40. Quais são os agonistas parciais da levodopa?

R. O precamol e o tergurite podem, cada um a seu jeito, atuar inibindo ou estimulando os receptores dopamínicos. Os receptores normossensíveis são antagonizados, e estimulados os desnervados, portanto hipersensíveis. São elas drogas em fase de experimentação, com resultados ainda não totalmente definidos.

Andrade LAF, Barbosa ER, Cardoso F, Teive HAG. Doença de Parkinson – Estratégias atuaus de tratamento. São Paulo: Lemos, 1999. p. 65.

41. Que é tremor ortostático?

R. O tremor representa peculiar tipo de hipercinesia, caracterizado por oscilações involuntárias, ritmadas e de variável raio de ação, que o corpo ou parte dele descreve em torno do respectivo eixo. O chamado tremor ortostático (ou vertical) exterioriza-se por localizar-se nas pernas, e tão só quando a pessoa levanta-se, assim permanecendo, sem deambular; surge o trêmulo a segundos ou minutos após a postura vertical, desaparecendo às primeiras passadas ou pelo menos mitigando-se com a locomoção. Esta anormalidade motora é de alta freqüência (14 a 18 Hz), conforme comprovado por medidas eletrofisiológicas.

Cavallazzi LO et al. Tremor ortostático primário. *Arq Neuropsiquiatr* 2000; 58(1):146-149.

42. Que se compreende por estado coreiforme de Prechtel-Stemmer?

R. Refere-se à condição de crianças de inteligência normal, mas incapacitadas de conter seus impulsos, em constante rebuliço e infatigável agitação, sujeitas inclusive a danos corporais, de sorte a provocar espanto e consternação a seus pais. Este quadro clínico responde paradoxalmente bem à medicação estimulante, aquietando os pirralhos. A droga de escolha é o metilfenidato (ritalina); são também eficazes a dextroanfetamina e o pemoline; em caso de insucesso, usar antidepressivos tricíclicos, acompanhados de psicoterapia. O fenobarbital está radicalmente contra-indicado.

Prechtel HFR et al. The Choreiform Syndrome in Children. *Dev Med Child Neurol* 1962;4:119.

43. Que é neuroacantocitose?

R. Quadro mórbido hereditário, exteriorizado por discinesias (moderada coréia, tiques e outras desordens dos movimentos), neuropatia, elevação da creatinocinase e eritrócitos espiculados. A neurocoreoacantocitose declara-se na adolescência, não tem índole progressiva, nem se acompanha de demência ou distúrbios da personalidade.

Fahn S. Huntington disease. In: Merritt's Textbook of Neurology 9th ed., Baltimore: Williams & Wilkins, 1995. p. 698.

44. Que é síndrome neuroléptica maligna?

R. Numa palavra, é a complicação letal do uso de medicação neuroléptica, sendo a mortalidade sobretudo por falência respiratória. Os homens são mais afetados, através de hipertenia, alterações mentais, extrapiramidalismo e disfunção autonômica. A essência do processo reside no bloqueio dos receptores dopamínicos.

Ramertaap MP. Neuroleptic malignant syndrome. *South Med J* 1986;79: 331-336.

45. Qual o risco de câncer nos parkinsonianos?

R. É de menos de um terço do da população geral, com exclusão dos tumores da tireóide, nos quais são mais freqüentes. Têm sido reportado que a concentração global de potássio protege o indivíduo do câncer, e que os parkinsonianos exibem elevada taxa do metal. A levodopa aumenta a excreção de potássio, favorecendo assim o risco de desenvolver câncer.

Janson B et al. Low cancer rates among patients with Parkinson disease. *Ann Neurol* 1985;17:505-509.

46. Quais as atividades das fenotiazinas?

R. O bloqueio dos receptores dopaminérgicos do SNC é a sua principal ação farmacológica. Sitiando o sistema de receptores nigroestriatais, gera catalepsia, provoca síndrome extrapiramidal e abole as estereotipias suscitadas pela dopamina e seus agonistas. Respondem às fenotiazidas pela inibição do sistema mesocortical e paralela ação antipsicótica, melhorando as manifestações cardeais da esquizofrenia. Sua ação no sistema túbero-infundibular explica a hipersecreção de prolactina. Demais disso, produzem indiferença emocional ou ataraxia. As fenotiazinas não atuam no córtex cerebral nem na formação reticular, mas deprimem a atividade hipotalâmica geradora de neuro-hormônios. São elas alfa-adrenolíticas, anticolinérgicas, anti-histamínicas e anti-serotonínicas. Não apresentam farmacodependência.

Velasco-Martin A et al. Introdução à psicofarmacologia 2, Sandoz S.A., s/data.

47. Na síndrome de Steele-Richardson-Olszewski quais os aspectos clínicos mais importantes?

R. A paralisia supranuclear progressive (PSP) foi descrita em 1964 por três médicos cujos nomes foram homenageados como epônimo da doença: a síndrome de Steele-Richardson-Olszewski a qual envolve:

- *Perfil clínico típico:* envolve: paciente idoso, paralisia da mirada vertical, início com distúrbio da marcha e desequilíbrio, sem tremor, rigidez cervical mas não dos membros, *performance* relativamente normal dos movimentos repetitivos, pouca ou nenhuma resposta a levodopa.
- *Critério fortemente positivo (raramente observado em outras doenças):* alteração da motilidade ocular, início com desequilíbrio e quedas, rigidez no pescoço mas não nos membros.
- *Critérios fortemente negativos* (raramente observado nesta doença): acinesia assimétrica e rigidez.
- *Itens que merecem especial atenção na história:* alteração do equilíbrio, disfagia precoce e alterações da personalidade.
- *Itens que merecem especial atenção no exame:* movimento dos olhos, expressão facial, reflexos da face, distribuição da rigidez e acinesia, estabilidade postural, escrita.
- *Fonte de erros:* PSP sem alteração da motilidade ocular, tremor de repouso, hemidistonia, apraxia assimétrica ou incontinência urinária.

Riley D. Diagnosis of Progressive Supranuclear Palsy and Cortical-Basal Ganglionic Degeneration. Syllabi CD-ROM 55th AAN Annual Meeting. 2003.

48. Quais os efeitos adversos da selegilina (S)?

R. Como as moedas, as drogas medicinais exercem dupla face, desenvolvendo prós e contras. Sobre este último aspecto, os eventos adversos da selegilina, quando em monoterapia, podem ser capitulados em leves e médios. Entre os primeiros, registram-se insônia, cardiarritmias benignas, náuseas, tontura e cefaléia. Na categoria das reações médias, há quem reconheça no produto efeito cardiotóxico, com hipotensão ortostática durante o teste *tilt*, bem como lesões musculoesqueléticas. A suspeitada dependência ao medicamento, que se metaboliza em levo-anfetamina, não se confirmou, conforme estudos subseqüentes. Em conclusão, a S. em monoterapia é satisfatoriamente tolerada, dado o seu reduzido espectro adverso.

Heinonem EH et al. Segurança da Selegilina no Tratamento da Doença de Parkinson. *Drug Safety* 1998;19(1):11-22.

49. De que modo a MPTP gera parkinsonismo?

R. Administrados a primatas, a droga em questão causa, em caráter irreversível, manifestações idênticas à doença de Parkinson. O composto é metabolizado pela monoaminaoxidase num produto altamente tóxico, o MPP, de grande afinidade pela melanina dos neurônios nígricos, que são conseqüentemente destruídos. Paralelamente, observa-se o aumento dos oxirradicais, depleção do glutatião peroxidase, e, por análise bioquímica *postmortem*, diminuição da atividade do complexo protéico I das mitocôndrias nígricas.

Fahn S. Parkinsonismo. In: Merritt's Textbook of Neurology 9th ed. Baltimore: Willians-Wilkins, 1995. p. 717-718.

50. Como tratar a doença de Wilson?

R. Consiste a enfermidade num processo heredodegenerativo, autossômico, não-dominante, particularizado por alterações degenerativas centradas nos gânglios basais e paralela cirrose hepática. Dois elementos, um clínico e outro laboratorial, confirmam o diagnóstico: o anel de Kayser-Fleischer no limbo corneano, e as variações plasmáticas do teor da ceruloplasmina, para baixo, associada à elevação da taxa de cobre.

Sintomática ou ainda silenciosa, a doença requer tratamento, estribado na prevenção do acúmulo tecidual de cobre, seja pela restrição alimentar do metal, seja pela remoção do agente coletado em algumas áreas. Dieta restrita, combinada com sulfureto de potássio, minimiza a ingestão do produto tóxico. Alguns técnicos advogam o emprego do tetratiomolibidato de amônio, combinado ao acetato de zinco, ou então o acetato aliado à trientina (trietilenotetramina), nas doses recomendadas. Estado cirrótico avançado alvitra transplante do órgão.

Menkes JH. Hepatolenticular degeneration (Wilson Disease). In: Merritt's Textbook of Neurology 9th ed. Baltimore: Williams-Wilkins, 1995. p. 588-589.

51. Que vem a ser asterixis?

R. Em grego significa ausência de uma posição fixa. Trata-se de tremor originalmente descrito em pacientes com insuficiência hepática, sendo por isso conhecido como "adejar hepático". Pode ser demonstrado quando o doente estende as mãos, com os dedos retilíneos. A flexão súbita do pulso segue-se rapidamente pela extensão do punho, de volta à sua posição inicial. O asterixis é comum em muitos distúrbios metabólicos, como nas insuficiências hepática, renal, pulmonar e nas síndromes disabsortivas.

Fahn S. Diagnóstico diferencial dos tremores. Clínica Médica da América do Norte. Rio de Janeiro: Guanabara Koogan, 1972. p. 1370.

52. Estimulação cerebral profunda e divórcio. Existe alguma relação?

R. Estimulação cerebral profunda (ECP) dos núcleos subtalâmicos é uma forma efetiva de cirurgia para os casos de doença de Parkinson avançados, melhorado o tremor, a rigidez, a hipocinesia e reduzindo em muito discinesias, que representam efeito colateral limitante ao emprego da dopamina e dos agonistas dopaminérgicos. Entretanto, alguns estudiosos consideram que a ECP pode causar alterações neuropsicológicas indesejáveis.

Dr. P. Pollak, do Serviço de Neurologia de Grenoble, França, afirma que pacientes e seus cuidadores podem passar por um grande estresse pós-operatório, precisamente pelo sucesso do procedimento. O paciente pode sentir-se subitamente catapultado numa nova forma de vida. Com o aumento de sua mobilidade e função, o cuidador necessita agora dar mais atenção. "Se o *estatus marital* era instável antes da cirurgia, e se após o procedimento operatório houver grande melhora, dando independência ao paciente, pode haver o divórcio..."

Robinson R. Deep brain stimulation: experts debate related neuropsycological risks. *Neurology Today.* 2003;3:1-13.

53. Qual o distúrbio de movimento mais comum durante a gravidez?

R. A síndrome das pernas inquietas (*restless legs syndrome*) é certamente o movimento involuntário mais freqüente durante o período gestacional, ocorrendo em mais de 20% dos casos de gravidez. Existe associação com deficiência da concentração de folato, que deve ser corrigida. Se houver necessidade do

emprego de outras drogas, levodopa/carbidopa em doses baixas, é provavelmente o menos teratogênico dos agentes efetivos para esta condição. Felizmente, costuma haver remissão completa durante o período do puerpério.
Wand JS. Carpal tunnel syndrome in pregnancy and lactation. *J Hand Surgery* 1990;15:93-95.

54. Que drogas induzem distonia?

R. Neurolépticos, agonistas dopaminérgicos, anticonvulsivantes, e outros medicamentos (Quadro 9-1), podem causar reação aguda, reversível e idiopática, distinta da discinesia tardia, e que ocorre com incidência de 2% a 10%. Torcicolo, opistótono, coréia, discinesia ou crise oculógira podem surgir em poucas horas após a primeira tomada da droga, ou após dias ou semanas de uso; Tais discinesias remitem com o tratamento anticolinérgico (50 a 100 mg EV de difenidramina p. ex.), e/ou com a descontinuação do agente causal.

Quadro 9-1. Medicamentos que podem causar reação distônica aguda

- Anticonvulsivantes (fenitoína, fenobarbital, carbamazepina, valproato)
- Agonistas dopaminérgicos
- Neurolépticos (metaclopramida, proclorperazina)
- Antidepressivos tricíclicos
- Bloqueadores de canal de cálcio
- Diazepam
- Inderal
- Cloroxazone
- Cimetidina
- Bromazepam
- Sulpiride
- Domperidone

Janavs JL et al. Dystonia and chorea in acquired systemic disorders. *J Neurol Neurosurg Psychiatry* 1998;65:436-445.

55. Quais as mais freqüentes causas da coréia?

R. No capítulo das formas hereditárias, sobressai a doença de Huntington; seguem-lhe o passo a neuroacantocitose, a coréia hereditária não-progressiva, a doença de Wilson, a ataxia-telangectasia e a síndrome de Lesh-Nihan. Entre as de etiologia infecciosa-imunológica, citam-se a coréia de Sydenhan, encefalites e lúpus eritematoso. Relacionadas com as drogas têm-se levodopa, anticonvulsivantes e antipsicóticos. No capítulo das endócrinometabolopatias, contemplam-se a coréia gravídica, hipertireoidismo, anovulatórios, e encefalopatia hiperglicêmica não-cetótica; na grade vascular, há hemicoréia-hemibalismo, periarterite nodosa, Moyamoya, anticorpos antifosfolipídeos, encefalopatia anóxica e coréia *postpump*. Por fim, coréia senil e idiopática.

André C. O guia prático da neurologia. Rio de Janeiro: Guanabara Koogan, 1999. p. 82.

56. Que tem a ver a alfa-sinucleína e a ubiquitina na patogenia do parkinsonismo essencial?

R. Admite-se a participação de vários genes na etiopatogenia hereditária do mal de Parkinson. Mutações autossômicas dominantes podem ocorrer em grupos familiares, promovendo a eclosão do mal em idades mais precoces. O gen Park 1, registrado em famílias na Grécia e sul da Itália, representa a forma mutante do gene responsável pela proteína alfa-sinucleína, representativa de importante componente do corpúsculo de Lewy, tido como a marca registrada da enfermidade de Parkinson. Outrossim, observa-se mutação no gene codificador da ubiquitina hidrolase, sendo este elemento integrante dos corpos de Lewy. Abre-se assim novo e amplo capítulo sobre a patogênese hereditárea da DP, tema a que chamaríamos de "esquadrinhamento de genes mutantes".

Gasser Th. À procura de genes. Capsis Conference Centre, Creta, 12-24 March 2000, Novartis Biociências S.A.

57. Na terapêutica do parkinsonismo, que representa o fenômeno *yoyoing*?

R. O tratamento prolongado com levodopa induz uma série dos molestos efeitos colaterais, desde as chamadas flutuações, ou interrupções dos resultados benéficos do fármaco, até as discinesias, por pico-de-dose, difásica, distônica etc. Por *yoyoing* entende-se as rápidas variações entre intensa hipercinesia, para logo seguida de completa imobilidade, quase sem pausa entre uma e outra manifestação. O sintoma lembra os movimentos do ioiô, o qual, preso a um cordel, cai e logo sobe, voltando a cair e assim sucessivamente.

Álvaro de Lima Costa

58. Como tratar as distonias cevicais?

R. Das distonias segmentares, a cervical é a mais comum, levando a rotação da cabeça a diversos rumos, sendo a lateral acompanhada de elevação do ombro homólogo. A toxina botulínica é a substância mais eficaz no tratamento sintomático desta forma de distonia, injetando-se o produto em dois ou mais pontos dos músculos previamente selecionados. A latência para o início da resposta é em média de sete dias, com pico de melhora aos 25 da aplicação, com duração dos efeitos por cerca de 125 dias. Os efeitos colaterais observados resumem-se a disfagia, disfonia, dor no local injetado, náusea e vertigem; destes, a disfagia sobreleva os demais, resultante que é da difusão da toxina para a musculatura da faringe, ou sua progressão, por transporte retrógrado, aos motoneurônios do tronco cerebral. Outro possível tropeço terapêutico consiste no desenvolvimento de anticorpos específicos, anulando a eficácia da toxina em pacientes anteriormente responsivos. Desnecessário lembrar que a droga em questão bloqueia a Ach no terminal pré sináptico da placa motora.

Reis Barbosa E. Tratamento das distonias cervicais com toxina botulínica. *Arq Bras Neurocirurgia* 1995;14(3):135-138.

59. Que sabe você sobre a terapêutica pela toxina botulínica?

R. A toxina botulínica tipo A, eleita como agente terapêutico, é uma das sete neurotoxinas elaborada pela bactéria *Clostridium botulinum*. Em doses pequenas, seletivamente injetadas no músculo, bloqueia a liberação de Ach na placa motora, gerando fraqueza, a qual se recupera por brotamento de novos axônios. Foi a toxina inicialmente empregada no estrabismo, e posteriormente reconhecida como eficaz no tratamento sintomático do espasmo hemifacial, na distonia cervical e oromandibular, no blefaroespasmo, na disfonia dos adutores laríngeos, enfim, nas condições caracterizadas por excessiva atividade de reduzidos grupos musculares, a exemplo das cãibras, anismo, oscilopsia, dispaurenia etc. As paralisias geradas pela toxina são temporárias, exigindo repetidas aplicações em áreas selecionadas, inclusive pela eletromiografia (o chamado músculo indutor). A maioria dos pacientes se beneficia por longo tempo às injeções, embora a eficiência do produto possa ser atenuada por anticorpos neutralizantes; daí a necessidade do uso alternativo de novo tipos de toxina, como o espécime F.

Botulinum Toxin. *The Lancet*. 1992; 304:1508.

60. Como tratar a algodistonia dos parkinsonianos?

R. A distonia com dor constitui um dos mais incômodos sinais da levodopoterapia prolongada por cinco ou mais anos, com especial incidência no período *off*. Usualmente restrita ao segmento podálico, manifesta-se de hábito pela manhã ou à tarde, podendo alguns enfermos experimentá-la também na fase *on*. A dor, no caso, resulta provavelmente da contração muscular sustentada. O emprego da toxina botulínica, uma vez selecionados os músculos comprometidos, determina franco alívio do fenômeno distônico e seu componente álgico, que assim se mantém por cerca de aproximadamente quatro meses.

Pacchetti C et al. "Off" painful dystonia in Parkinson Disease treated with botulinum toxin. *Mov Disord* 1995;10:333-336.

61. Há deficiência cognitiva na doença parkinsoniana?

R. *Déficits* cognitivos são freqüentes no mal em causa, idênticos aos observados nas afecções do lobo frontal. Supõe-se seja a condição resultante da carência de estímulos colinérgicos destinados à corticalidade cerebral, principalmente áreas frontais, conforme demonstrado pela tomografia positrônica (PET). As apuradas investigações, abrangendo inclusive a medição da radioatividade cerebral, confirmam a hiperestesia dos receptores muscarínicos desnervados e consecutivo *déficit* cognitivo.

Asahina M et al. Hipersensitivity of cortical muscarinic receptors in Parkinson's disease demonstrated by PET. *Acta Neurol Scand* 1995;91:437-443.

62. Quais os atributos da coréia de Sydenham?

R. Também chamada coréia vulgar, dança de São Guido ou de São Vito, a doença manifesta-se por movimentos involuntários rápidos, explosivos, de larga amplitude, ilógicos e desordenados, arrítmicos, com prevalência nos apêndices braquiais, mas sem respeitar parte alguma do corpo. Somente dormir põe trégua aos saracoteios, que de pronto retornam com o despertar. A doença é própria da infância e adolescência. Por conta da hipercinesia, todos os atos motores da vida ordinária são turbados, desde o vestir até a simples preensão. Assim é a coréia infantil, que pode entretanto se limitar a movimentos diminutos, quase só esboçados, chegando mesmo a merecer a desinência de coréia latente. Quando a hipotonia muscular, própria da afecção, chega a grau extremo, esvanece a hipercinesia, passando o mal a chamar-se de coréia mole. Outras vezes, toma o nome de coréia *insaniens*, se porventura houver distúrbios psíquicos. O leque das formas clínicas não se limita às citadas; há também o tipo gravídico e o da lactação, que são modalidades *ressurrectas* da condição infantil.

A coréia de Sydenham é doença auto-imune, consecutiva à infecção pelo estreptococo beta-hemolítico do grupo A; a presença de anticorpos antiestreptolisina, anticorpos anti-DNase B e anti-hialuronidase confirma o caráter imunitário da discinesia.

Álvaro de Lima Costa

63. Na paralisia supranuclear progressiva (PSP), ou síndrome de Steele-Richardson-Olszewski, quais os sinais evidenciados pela ressonância magnética do crânio?

R. O diagnóstico da PSP continua sendo clínico, pois não existem testes laboratoriais definitivos. Entretanto, algumas investigações complementares como por exemplo os exames de tomografia computadorizada e ressonância magnética do crânio podem fornecer elementos de suporte ao diagnóstico.

Tanto um quanto outro podem demonstrar certo número de anormalidades:
- Atrofia do mesencéfalo.
- Afinamento da lâmina quadrigêmea.
- Alargamento do III ventrículo.
- Afinamento dos pedúnculos cerebelares.
- Aumento da intensidade de sinal na substância cinzenta periaquedutal.
- Atrofia do tegmento pontino.
- Atrofia dos lobos frontotemporais.
- Atrofia ou aumento na intensidade de sinal do núcleo rubro.
- Sinal dos "olhos de tigre".

Riley D. Diagnosis of Progressive Supranuclear Palsy and Cortical-Basal Ganglionic Degeneration. Syllabi CD-ROM 55th AAN Annual Meeting. 2003.

64. Como tratar a discinesia tardia?

R. Sendo dita desordem motora consecutiva ao uso prolongado de neurolépticos, a providência inicial reside na suspensão do agente causador, a despeito de transitória exacerbação da anormalidade cinética. Esta simples e racional medida é suficiente e bastante para erradicar a discinesia. Em caso negativo, impõe-se o emprego da reserpina, que atua bloqueando a ação da dopamina e reduzindo o seu teor no tecido cerebral, monitorando-se então os possíveis efeitos hipotensores e depressores do fármaco. A tetrabenazina tem ação similar à reserpina, porém de efeito mais rápido. Caso o neuroléptico seja absolutamente necessário, dá-se preferência ao tioridazina, menos cinesiogênico. A clozapina parece também exercer ação favorável sobre a discinesia em questão.

Goetz CG et al. Tardive Dyskinesia. *Neurologic Clinics* 1984;2(3):605-614.

65. Elabore um bom plano terapêutico para o tremor essencial.

R. 1. Inicie com primidona, 50 mg à noite (avise ao paciente dos possíveis efeitos colaterais). Recomende continuar a droga mesmo na vigência de efeitos colaterais.

2. Aumente primidona para 125 mg à noite, quando necessário.
3. Aumente primidona para 250 mg à noite, quando necessário.
4. Acrescente ou troque para propranolol-LA, 80 mg pela manhã.
5. Aumente propranolol-LA para 160 mg pela manhã, quando necessário.
6. Aumente propranolol-LA para 240 mg quando necessário.
7. Aumente propranolol-LA para 320 mg na manhã quando necessário.
8. Quando o paciente não responde nem à primidona, propranolol, alprazolam ou clonazepam podem ser tentados.
9. Finalmente, se o paciente apresentar tremor grave e tem receio de ser submetido à cirurgia, estimulação cerebral profunda (talâmica), deve ser aventada.

Koller WC. Diagnosis and treatment of tremor. Treatment/Syllabi CD-ROM 55th AAN Annual Meeting. 2003.

66. Qual a acepção do termo coréia?

R. A expressão foi empregada pelos gregos, com o significado de rapariga, isto é, adolescente ou mulher nova, provavelmente intocada. Ainda entre os helenos, o vocábulo exprime dança, acompanhada de cantos, como aliás foi usado por Camões, numa estrofe bastante conhecida pelos neurólogos. A Sydenham deve-se a aplicação do termo em medicina. Proserpina era também chamada de Coréia, assim denominada porque a moça era virgem, a despeito de habitar o inferno.

Álvaro de Lima Costa

10

DOENÇAS INFECTOPARASITÁRIAS

1. **Que é tétano esplâncnico?**
R. Forma clínica da infecção, da qual a ectoscopia não logra determinar a porta de entrada do bacilo, geralmente constituído o acesso por feridas penetrantes piogênicas, fraturas expostas, queimaduras. Como o germe se alberga também nas fezes, admite-se que seja a área esplâncnica local de passagem da toxina, principalmente se houver intussucepção, apendicite ou manipulação cirúrgica da região.
Ford FR. Diseases of the Nervous System in Infancy, Childhood and Adolescence. Springfield: Charles C. Thomas, 1937. p. 543.

2. **Qual o "grande mal venéreo"?**
R. Na época colombiana, era a sífilis. Hoje, a AIDS. Ao fim do século XVI, com o retorno de Cristóvão Colombo, despontou na Itália vasta epidemia, denominada de mal venéreo. No rastro das campanhas militares, comuns naquela quadra, espalhou-se a afecção por toda a Europa, sendo a treponemose de origem americana, posto que não seja a hipótese unanimemente aceita. Nos seus aspectos neurológicos, a sífilis reparte-se em meníngea, meningovascular e parenquimatosa (tabes, paralisia geral, neurite óptica, mielopatias), além de gomas, sífilis congênita, e outras, oligossintomáticas.
Julien JE et al. Syphilis nerveuse. *Enc. Médico-Chirurgicale* (Paris) 1983.

3. **Que vem a ser kuru?**
R. Resume-se o mal a um modelo de afecção degenerativa do sistema nervoso central, observada numa população tribal da Nova Guiné, com estilo de vida que remonta à época da idade da pedra. Segundo a tradição, praticavam os nativos bruxaria e canibalismo, engajando-se outrossim em luta com os vizinhos hostis, os kukukuku, de dialeto e costumes diferentes. A palavra designativa desta enfermidade indica tremura, por conta da lesão cerebelar que distingue o processo, cuja evolução fatal se efetiva em três etapas: início in-

sidioso, com progressiva ataxia do tronco e tremor ao mais leve movimento; em seguida, alterações da palavra, disfagia, sinais piramidais-extrapiramidais e, por fim, estado grabatário, fenômenos vegetativos, infecção e morte. Nenhuma anormalidade com relação a exames de laboratório, inclusive liquor. Do ponto de vista patológico, verifica-se intensa devastação neuronal, astrocitose e degeneração cortical espongiforme. O cerebelo e a ponte são as partes mais comprometidas. Do ponto de vista epidemiológico, obteve-se franca diminuição do mal desde que o canibalismo se tornou interdicto. Outro passo importante na interpretação do mal deveu-se à similitude da afecção com o *scrapie* e à prova irrefutável da sua trasmissibilidade ao chimpanzé, através da inoculação de tecido cerebral contaminado. Embora não se tenha encontrado nenhuma partícula viral nem anticorpos, não sobra dúvida de que o kuru está associado a um agente transmissível.

Johnson RT. Slow and Chronic Virus Infections of the Nervous System. In: Plum F. (Ed.) Recent advances in neurology. Philadelphia: F. A. Davis Co., 1969. p. 62-66.

4. De onde surgiram as iniciais do vírus JC?

R. O vírus JC é um papovavírus, que promove doença desmielinizante predominantemente em hospedeiros imunodeprimidos (marcador de Aids). As letras JC são as iniciais do primeiro paciente com Leucoencefalopatia Multifocal Progressiva. Nada tem a ver com a Doença de Jakob-Creutzfeldt. Muito embora ainda não haja comprovação em humanos, este vírus é sabidamente oncogênico em roedores, produzindo astrocitomas.

Goodman JC. Contemporary Neurophatology. American Academy of Neurology 2000 Syllabi-On-CD-ROM. (7FC.006)71-174.

5. Como explicar a enunciação *rigor nervorum*?

R. A frase latina acima, criada por Celsus, indica o tétano, que por sua vez significa espasmo tônico persistente, em geral acompanhado de trismo, o qual retrata o sintoma capital da toxiinfecção provocada pelo *Clostridium tetani*. Conhecida desde os tempos de Arataens e Hipócrates, a doença se ajusta à locução rigidez dos nervos (leia-se músculos), mediada pela ação da tetanoespasmina, que ascende aos neurônios motores da medula e tronco cerebral por via axônica. Conforme o segmento neural exposto, há tétano cefálico, bulbo paralítico, oftalmoplégico etc. Curioso lembrar que o paciente mantém-se lúcido no curso da toxiinfecção, assistindo inerte a todo o seu drama.

Wilson K. Tetanus, Neurology. London: Butterworth, 1954. p. 2:723.

6. Que significa frenesi ou frenesia?

R. Os antigos denominavam de frenesi as manifestações delirantes observadas no curso das meningites e encefalites. O delírio, por sua vez, e os sintomas tresloucados são suficientes para arredar a pessoa do reto caminho. Ambas as condições emergem de processos meningoencefálicos, sobretudo meningites e encefalites, as quais só foram discriminadas nos tempos de Willis e Morgagni.

Wilson K. Neurology 2ª ed. London: Butterworth, 1954. p. 4.

7. Poliomielite ou doença de Heine-Medin?

R. Ainda que referida na Bíblia, foi a península escandinava o berço do reaparecimento e da disseminação da virose, conhecida por paralisia infantil aguda, pólio ou doença de Heine-Medin. A von Heine devem-se os estudos a respeito dos aspectos clínicos da infeção, a Medin, a comprovação do caráter epidemiológico, e a Reinecker e Cornil a histopatologia da enfermidade. Cabe lembrar, neste passo, a contribuição de Wichman, baseada na análise de 1.025 exemplares, poucos entretanto com manifestações paralíticas. Haja ou não paralisia, pode haver dano neuronal. A denominação epônima da virose tem a seu favor o mérito de exaltar o caráter pioneiro da obra de Heine e Medin, sem menosprezo aos que lhe vieram em seguida.

Lima Costa A. Pólio e pós-pólio. *JBM* 1991;40(4):1991:72-73.

8. Qual o "avô" do HIV-1?

R. Na 6ª Conferência de Retrovírus, em Chicago, a pesquisadora Beatrice Hahn, da Universidade de Alabama, disse ter obtido provas de que o HIV-1 tem relação muito próxima com um chimpanzé centro-africano. Mas há muito já se suspeitava que a origem do vírus da Aids estava nos primatas. Num macaco chamado Marilyn, o grupo de Alabama encontrou um vírus que seria o avô do nosso HIV-1. Não se sabe se é por diferença genética ou imunológica que os antropóides não desenvolvem a doença, mas sabe-se que o mal chegou ao homem pela ingestão de carne de primatas.

Silveira IC. O Pulmão na Prática Médica 4ª ed. 2000;2:1091-1092.

9. Quais os critérios para o diagnóstico da neuroborreliose?

R. Suspeita-se da infecção em pauta quando houver: 1. evidência de eritema crônico migratório; 2. acrodermia atrófica ou linfocitoma; 3. anormalidades neurais sem causa evidente (cefaléia, rigidez nucal, radiculite, neurite, plexite); 4. imunorreatividade sérica ou liquórica contra a *Borrelia burgdorferi* por meio dos métodos Elisa ou *Western blot*. Acessoriamente, residência em área endêmica ou suspeita de picada por carrapato.

Takayananagui OM. Doenças infecciosas, parasitárias e inflamatórias do Sistema Nervoso Central, Classificação e Critérios Diagnósticos em Neurologia. *UFRJ* 1999:52.

10. Qual o significado da palavra lepra?

R. A palavra lepra significa apenas doença cutânea; na Grécia antiga o vocábulo usado para defini-la era elefantíase. A propagação da bacilose parece mais fácil nas áreas geográficas frias, dado que o germe se dá melhor neste clima, donde aliás prefere as partes mais frescas do corpo. Já se disse até que a lepra é o termômetro da civilização.

Muir E. Manual of leprosy. Edinburgh: Livingstone Ltd., 1948.

11. Qual a diferença entre "infecção lenta e infecção crônica"?

R. O termo infecção lenta foi criado por Björn Sigurdson para definir dois tipos de doença viral, por ele observada em carneiros: a pneumonite intersticial crônica, ou *maedi*, e a encefalopatia, igualmente inveterada, o *scrapie* ou *rida*. Em seus estudos pioneiros, Sigurdson estabeleceu a diferença básica entre estes dois tipos de infecção: a crônica, exteriorizada por evolução protraída, irregular e imprevista; a lenta, por curso pontual e previsto, a exemplo de um filme em câmara lenta. Sob o aspecto neuropatológico, as duas enfermidades têm moldura dissimilar: o *scrapie* é de natureza degenerativa, e o *maedi*, de caráter desmielinizante.

Johnson RT et al. Slow and chronic virus infections of the Nervous System. In: Plum F. Recent advances in Neurology. Philadelphia: F.A. Davis Co., 1969. p. 41-42.

12. Qual a origem do verbete sífilis?

R. Origina-se o termo do radical Sum (com) associado a Philos (amor). Girolando Fracastoro, médico e escritor veronês, consagrou poema à infecção, designando-a por *Syphilis sine morbus gallicus* (sífilis ou doença gálica). Os franceses reagiram, batizando a espiroquetose de mal napolitano.

Álvaro de Lima Costa

13. Quais as implicações nervosas da difteria?

R. Na verdade, a expressão difteria exprime a reação do organismo às formas virulentas da bactéria *Corynebacterium diphtheriae*, cuja ação tóxica local determina a formação de membranas, e a generalizada suscita miocardite e paralisias. Através da exotoxina elaborada pelo germe formam-se pseudomembranas nas cavidades buconasais e lesam-se nervos regionais e a distância, além do comprometimento do músculo cardíaco, do córtex supra-renal e dos túbulos renais. A toxina diftérica exibe especial tendência a provocar degeneração de nervos periféricos, ocasionando polineuropatia, além de específicas neuropatias cranianas, mercê o envolvimento dos nervos palatino, ciliar, abducente, facial e frênico. A paralisia do véu palatino se manifesta pela voz fanhosa e nasalada, dado que não há mais oclusão das fossas nasais durante a fonação; por igual, não se realiza o ato de sibilar ou soprar, já que o ar escapa pelo nariz; da mesma forma, prejudicada se encontra a deglutição. A paralisia ciliar ou ciclopegia acompanha habitualmente a estafiloplegia. A diplopia, quando presente, corre à conta do nervo abducente. Outros eventos neurais correspondem à paralisia do nervo frênico, afetando o diafragma, que se eleva, provocando dispnéia, com sua clássica expressão clínica e eventualmente participação do pneumogástrio. A polineuropatia manifesta-se aos 15 ou 20 dias depois do desaparecimento das membranas fibrinosas, variando sua intensidade de leve a grave.

Ferré LB. Estudios de neurologia clínica. Barcelona: José Janès Ed., 1952. p. 209.

14. Que se depreende da expressão meningococcia?

R. Aplica-se o termo meningococcia a um grupo de manifestações clínicas cujo elemento mais característico se estriba numa meningite purulenta ou febre cerebroespinal. À sombra deste quadro existem a forma fulminante (sem participação meníngea), a adrenal, a hepática, a pneumônica, a oftálmica etc., de sorte que melhor será qualificar a afecção por febre meningocócica ou meningococcemia. A contaminação se faz por salpicos de saliva, estando na dependência da infecciosidade do germe (*Neisseria meningitidis*) e da imunidade do hospedeiro. O processo meníngeo exibe a sintomatologia clássica, porém em expoente máximo, como, por exemplo, o opistótono, que chega a prejudicar o trânsito esofágico; a cóclea e os canais semicirculares são habitualmente invadidos, causando surdez e ataxia; por fim, hidrocéfalo, quando o exsudato obstrui os forames de Magendie e Luschka, ou o aqueduto de Sylvius.

Banks HS. The Common infectious diseases. Londres: Edward Arnold Co., 1949. p. 224-268.

15. Que se entende por paralisia tropical espasmódica?

R. O latirismo, como causa de paraplegia espasmódica, já fora entrevisto por Hipócrates, quando observou, em Thasos, a disseminação da doença em pessoas que se alimentavam de certas leguminosas. A paraplegia tropical de que falamos, exteriorizada de forma epidêmica, empolgou a atenção de inúmeros pesquisadores, como Strachan, na Jamaica, Austregésilo, no Brasil,

Minchin, na Índia, e mais outros, até que Gessain e Vernant, na Martinica, surpreenderam dois paraplégicos com soropositividade para o HTLV-1. Em investigações posteriores, a partir de então, multiplicaram-se os casos de paralisias crurais causadas pelo vírus HTLV-1, rotuladas doravante de paraplegia tropical espasmódica, ou, na sigla inglesa, TEP. A descoberta da associação entre PTE e HTLV-1 deve ser considerada, segundo Montgomery, como uma das maiores descobertas na história da neurologia e da medicina tropical.

Abelardo Q-C. Araújo. Neuropatias associadas ao protovírus T. linfotrópico humano. Rev Bras Neurol 1992;28(2):40-46.

16. Que se entende por meningite de Mollaret?

R. Trata-se de processo meníngeo inflamatório recorrente, constituído por episódios febris recorrentes, acompanhados por cefaléia, rigidez de nuca e mais outras manifestações neurológicas, como diplopia, convulsões, disartria, pleocitose e hiperproteinorraquia. Embora o herpesvírus tipo 1 venha sendo aventado como vetor, nenhum agente infectuoso pôde até agora ser comprovado. O quadro meningítico tem curta duração, cessa espontaneamente, retornando após algum tempo.

Miller JR et al. Bacterial infections. In: Rowland LP. Merritt's Textbook of Neurology 9th ed. Baltimore: Williams & Wilkins, 1995. p. 129-130.

17. Quais as normas básicas para a terapêutica das leptomeningites purulentas?

R. Para a cura, abolição de seqüelas e redução da taxa de letalidade, impõe-se a obdiência aos seguintes princípios de monitoramento da infecção: 1. imediata identificação do agente causal, através da análise do líquido cefalorraquidiano, quando então, além do exame bacteriológico, verificar-se-á a pressão liquórica, o aspecto do fluido, a citologia, dosagem protéica e glicorraquia; 2. rápida eliminação do agente infectante por meio da escolha do medicamento antibacteriano, tendo por base sua ação *in vitro* e *in vivo*, disponibilidade, baixa toxicidade e adequada concentração bactericida no liquor. Já que, por via parenteral, a concentração útil do antibacteriano leva algumas horas, aconselha-se a introdução do antibiótico logo após a raquicentese; 3. conforme a natureza do germe, assim também será a do antibiótico e sua via de administração; 4. prevenir a resistência ao antibiótico, empregando isoladamente o de maior eficácia; 5. reduzir ao mínimo a utilização da via intratecal; 6. manter a medicação até todos os sinais clínicos e laboratoriais indicarem a erradicação completa da infecção.

Bittencourt JMI. Meningites. In: Veronesi R. Doenças infecciosas e parasitárias 5ª ed. Rio de Janeiro: Guanabara Koogan, 1972. p. 570-575.

18. Quais as manifestações neurológicas prevalentes na Aids?

R. Ocorrem elas em qualquer fase da infecção, desde os primórdios até os estágios terminais. A meningite asséptica abre a cena, mas pode retornar ao proscênio em qualquer fase do processo; é autolimitada, às vezes acompanhada por comprometimento de nervos cranianos e espinhais. A encefalopatia ou complexo demência (apatia, alterações cognitivas, convulsões) declara-se em qualquer etapa da afecção, tendo geralmente curso arrastado. A mielopatia vacuolar é fiel companheira do quadro demencial, com localização látero-posterior e nível torácico. Em cerca de 30% dos casos observam-se sinais sugestivos de envolvimento neurítico, sob a forma guillainiana, distal sensitiva, múltipla ou desmielinizante crônica. A miopatia é pouco freqüente nos infectados. As infecções oportunísticas, sobre as quais reservamos outro espaço, caracterizam a fase crônica ou terminal da virose.

Callegaro D. Aids e Sistema Nervoso. In: Ramos Machado L *et al.* Neuroinfecção 94ª ed. São Paulo.

19. Pode haver participação muscular primária na lepra?

R. A lepra é infecção granulomatosa crônica, com diversos aspectos clínicos, particular opção para a pele, nervos e mucosa nasal. Apresenta-se sob a forma lepromatosa ou tuberculóide, podendo igualmente incorporar ambas os modelos, com os quais toma o nome de tipo misto ou *boderline*. Fala-se ainda num espécime dito indeterminado, a partir do qual se desenvolvem os exemplares já referidos. A participação muscular na hanseníase é considerada fenômeno secundário, consecutivo à lesão prévia dos nervos; nada obstante, há referências na literatura do envolvimento primário dos músculos esqueléticos, sobretudo *in anima villi*. Em humanos, pode-se encontrar modelos de miopatia intersticial inflamatória, sem concomitância da participação neural; o processo flogístico é proeminente no perimísio, constituindo a chamada miosite intersticial lepromatosa. Se, de regra, a lesão muscular na lepra depende do comprometimento nervíneo e paralela desnervação, trabalhos da hora presente comprovam a participação primária de músculos, então chamados de miosite lepromatosa, intersticial ou nodular intersticial, sobretudo na sua forma lepromatosa.

Werneck LC *et al.* Muscle involvement in leprosy. *Arq Neuropsiquiatr* 1999;57(3–B):723-734.

20. Como tratar a lepra?

R. Cabe inicialmente reconhecer a forma anatomoclínica da infecção, que se manifesta por cinco variedades. Num dos pólos do espectro contempla-se a lepra tuberculóide, a qual se define por máculas cutâneas, praticamente isentas do germe, nas lesões quiescentes, resposta imunecelular normal e positividade ao teste da lepromina. Na outra extremidade do complexo, observa-se o tipo lepromatoso, com acentuado déficit da imunidade celular, presença do M. leprae nos esfregaços, comprometimento de troncos nervosos e correlatas complicações. As três outras formas são ditas intermediárias. A Organização Mundial da Saúde recomenda o emprego de várias drogas para todos os pacientes, em doses conforme a intensidade bacteriológica do mal. Os fármacos indicados são: dapsona, clofazimina e rifampicina, usados por um mínimo de dois anos, ou até a erradicação do germe. A talidomida parece útil no combate ao eritema nodoso da hanseníase e nas suas formas reacionais; a droga entretanto é neurotóxica e teratogênica.

Goodman e Gilman. As bases farmacológicas da terapêutica 8ª ed. Rio de Janeiro: Guanabara-Koogan, 1990. p. 768-770.

21. Sobre o tétano.

R. Tétano é vocábulo oriundo do grego *tetanos* e do latim *tetanus*, significando ambos estado mórbido caracterizado por espasticidade ou rigidez, generalizada ou restrita a um segmento corporal; daí as modalidades cefálica, localizada ou global. Trata-se de doença infecciosa não-contagiosa, causada por bacilo gram-positivo, produtor da exotoxina composta de duas frações, a tetanolisina e a tetanoespasmina. Esta última interfere no arco reflexo cefaloespinal, através do bloqueio dos neurotransmissores inibitórios pré-sinápticos, célula de Renshaw, e correspondente ativação de neurônios tônico-motores pós-sinápticos; destes, os mais sensíveis são os neuromasseterinos, gerando sintoma de grande significado clínico, o trismo. A toxina tetânica atua igualmente nos músculos esqueléticos que lhe são porta de entrada (tétano localizado). O diagnóstico diferencial deve ser feito com várias condições, particularmente aquelas que cursam com trismo, como abscesso amigdaliano, retrofaríngeo, periodontal, cachumba, parotidite bacteriana, artrite temporomandibular, além de meninginte e tetania hipocalcêmica.

Silveira YC. Sobre Tétano (revisão). *JBM* 2000;79(1):140.

22. Quem criou o eufônico vocábulo "encefalite"?

R. A expressão foi usada primeiramente por Bouillaud, para denotar processo flogístico do tecido cerebral, de causa desconhecida, mas também empregada em circunstâncias não-inflamatórias. O termo inicialmente não vingou, em razão do aparente alheamento de Virchow, então e sempre um dos cardeais da patologia. Mais tarde, Vizioli e Strümpell passaram a considerar a importância do fator infeccioso como causa das encefalites, cabendo a Von

Economo sacramentar o termo com a descrição da encefalite letárgica ou nona. O primeiro exemplar de encefalite viral remonta a épocas pretéritas, representado pela raiva canina, transmissível a humanos e outros animais, conforme investigações de Pasteur. E como, na época, o agente encefalítico não podia ser visualizado, melhor seria denominá-lo de vírus, isto é, substância tóxica, venenosa ou peçonhenta. E assim foi e assim ficou, vírus, viri.

Nieberg KC et al. Viral encephalitides. In: Mincker J. Pathology of the Nervous System Vol. 13th ed. New York: MxGraw-Hill Co., 1972. p. 2269.

23. Como interpretar as lesões vertebrais infecciosas?

R. Infecções em diversos sistemas orgânicos podem causar bacteremia e alastramento à coluna vertebral, através das artérias espinhais ou plexo venoso vertebral.

Osteomielite vertebral pode resultar em alastramento contíguo ao disco intervertebral e erosão do corpo vertebral e platôs. Abscesso epidural pode se formar e comprimir a medula adjacente, envolvendo a medula lombar, torácica e cervical, em ordem decrescente de freqüência. Discite concomitante pode ser observada em aproximadamente 80% dos casos. Em metade destes casos, *Staphylococcus aureus* é o organismo responsável, com *Escherichia coli* ou outro bacilo entérico contribuindo com cerca de 25%. Usuários de drogas intravenosas e pessoas com *diabetes mellitus* ou múltiplas doenças têm maior risco para abscesso, que comumente ocorre na quinta década da vida. A presença de massa espinhal e pulmonar pode sugerir infecção com *Mycobacterium tuberculosis*. Tuberculose espinhal tipicamente envolve vértebras torácicas e lombares, com destruição óssea. O início é insidioso, com progressão num período de meses ou anos. Ressonância magnética usualmente mostra perda de definição da cortical óssea do corpo vertebral, com envolvimento de corpos vertebrais adjacentes, sem participação importante do disco intervertebral.

Case Records of the Massachusetts General Hospital. Weekly clinicopathological exercises. Case 39-1997. A 67-year-old woman with the cauda equina syndrome. *N Engl J Med* 1997;337:1829-1837.

24. Na coluna vertebral, como diferenciar infecção de tumor?

R. As lesões da coluna que mais comumente se associam a comprometimento neurológico são tumores e infecções. Dois aspectos principais contribuem para distinguir um do outro – o padrão de envolvimento do espaço discal e do platô dos corpos vertebrais e a velocidade de hemossedimentação.

A demonstração de erosão dos platôs de dois corpos vertebrais adjacentes com estreitamento do espaço intervertebral, foi considerada a marca registrada de infecção por meio século. Um disco intervertebral normal argúi contra processo infeccioso, que tipicamente se alastra rapidamente através desta estrutura, virtualmente avascular. Freqüentemente o disco perde altura.

Case Records of the Massachusetts General Hospital. Case 16-1992. *N Engl J Med.* 1992;326:1070-1076.

25. Quando a rubéola deixa de ser trivial?

R. A rubéola é uma infecção viral moderada, de curta duração e incidência sazonal, comprometendo crianças e adolescentes. Sob o aspecto clínico, manifesta-se por erupção cutânea e hiperplasia dos gânglios cervicais posteriores e suboccipitais, associados a sintomas constitucionais discretos. Nada pois de natureza preocupante. A trivialidade da virose transmuda-se caso o processo venha incidir em gestantes, na fase inicial da concepção, ordinariamente entre o primeiro e o segundo mês. O dano imposto ao concepto envolve olhos, ouvido, coração, cérebro, dentes, mandíbula etc., com rigor quase matemático, conforme depoimento de Carruthers, calcado em 147 crianças: 1. se a rubéola materna ocorrer nas seis primeiras semanas de gestação, o dano fetal é generalizado (malformação nos olhos, labirinto, coração, microcefalia etc.); 2. entre a sexta semana e o fim do terceiro mês, são poupados os olhos, coração e canais semicirculares, mas a cóclea não escapa; 3. após o terceiro mês, cessado o período da organogênese, a incidência de danos é remota.

Banks HS. The common infections diseases. London: Arnold. Co., 1949. p. 122-123.

26. Qual o sítio de eleição para o esquistossoma?

R. No Sistema Nervoso, dependendo da espécie. O *S. Japonicum* tem preferência para o tecido cerebral, onde, nos casos agudos, gera meningoencefalite difusa, com todo o seu cortejo mórbido. O habitat inicial do parasito é representado pelas vênulas mesentéricas superiores. As formas *mansoni* e *hematobiu* afetam habitualmente a medula espinhal baixa, oriundos, o primeiro, das veias mesentéricas inferiores, o segundo, do plexo vesical.

Jubelt B et al. Parasitic Infection. In: Merritt's Textbook of Neurology 9th ed. Baltimore: Willians & Wilkins, 1995. p. 213.

27. Que são doenças priônicas?

R. São afecções transmissíveis, cujo agente infectuoso mantém sua morbidade mesmo após procedimentos inativadores de ácidos nucléicos, tal como radiação ionizante ou ultravioleta; conseqüentemente, tais operadores infectantes não possuem ácidos nucléicos, sendo formados exclusivamente por material protéico. Daí a designação de prion, neologismo derivado do complexo *proteinaceous infections* (prion). Algumas afecções do grupo priônico são simultaneamente hereditárias e contagiosas, como a doença de Creutzfeldt-Jakob, o kuru, a enfermidade de Gerstmann-Straussler-Scheinker e a insônia familiar fatal.

Niitrini R. Doenças priônicas, neuroinfecção. *ABN* 1998;2(1).

28. Qual a patogênese da encefalopatia pelo *Plasmodium falciparum*?

R. Embora ainda não definida, admite-se em princípio a hipótese mecânica; segundo DA Warrel, os eritrócitos parasitados pelo plasmódio seriam seqüestrados nos capilares cerebrais, reduzindo conseqüentemente o fluxo sangüíneo. Mecanismos imunológicos de citoaderência, como o interferon gama e a interleucina 1 participam do processo obstrutivo, agravando a isquemia.

Warrel DA. Tropical Neurology. *World Neurology* 1983;8(2):9.

29. Onde é o ubi patogênico da tabes dorsal?

R. Na patogenia das tabes, o processo mórbido se fixa de modo especial na chamada zona de Redlich-Obersteiner, correspondente à região na qual as raízes dorsais franqueiam a pia-máter, pouco antes de penetrarem na medula; neste ponto, a bainha de mielina torna-se extremamente tênue, dando impressão de axônios desnudados. Vencida esta faixa, recuperam os cilindroeixos a sua envoltura mielínica. Convém lembrar que entre o gânglio espinhal e a região de Redlich-Obersteiner, as fibras nervosas se armazenam entre as células de Schwann; a partir daí, recobrem-se de elementos neurológicos próprios do S. N. Central. É de se supor que a cinta de R-O seja local de menor resistência, mais facilmente afetado por noxas oriundas do liquor ou por reação inflamatória da pia-máter. Segundo Richter, a lesão aí circunscrita é de natureza granulomatosa, destruindo os filetes radiculares e determinando degeneração dos cordões posteriores da medula espinhal.

Bodechtel G. Enfermedades de la médula espinhal. In: Altenburger H *et al*. Enfermedades del Sistema Nervioso, Tomo Quinto. Barcelona: Ed. Labor, 1944. p. 971-972.

30. Quais as manifestações nervosas da legionelose?

R. Trata-se de uma infecção bacteriana que fez o seu *debut* num congresso de legionários, em Filadélfia, sendo a pneumonia a manifestação predominante.

Entre os sintomas neurológicos registram-se os decorrentes de encefalomielite, cerebelite, coréia e neuropatia, além de delírio e alucinações. A contaminação se processa através do ar oriundo dos aparelhos de refrigeração. O tratamento de escolha baseia-se na administração de eritromicina.

Miller JR et al. Bacterial Infections. In: Rowland LP. Merritt's Textbooks of Neurology 9ª ed. Baltimore: Williams-Wilkins, 1975. p. 131.

31. Que se entende por cisticercose?

R. Trata-se de uma doença parasitária, determinada pela implantação, crescimento e ulterior enquistamento, no hospedeiro, da forma larvária da *Taenia solium*. Em sentido estrito, o termo cisticercose designa o comprometimento de tecidos animais por cisticerco das tênias *solium* e *saginata*, porém com notável predomínio da espécie *solium*. A neurocisticercose tem nítida predominância encefálica, mas há observações sobre a localização da larva no parênquima medular, na cauda eqüina e até na hipófise (comunicação pessoal, J. Ribe Portugal). É absolutamente excepcional a demonstração do parasita ou sua película no líquido cefalorraquidiano (Fig. 10-1).

Lima Costa A et al. Cisticercose do Sistema Nervoso. *Arq Bras De Med* 1957; 11 e 12:407-430.

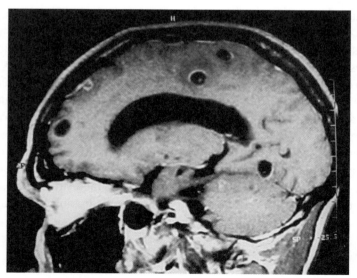

Fig. 10-1. RM ponderada em T1 corte sagital. Cisticercose cerebral (PAMF).

32. Como se comportam os músculos na infecção aidética?

R. A literatura pertinente registra diferentes tipos de miopatia ocasionadas direta ou indiretamente pelo vírus da Aids, predominando aquela atribuída à ação viral e outra consecutiva aos efeitos tóxicos da zidovudina sobre o sistema mitocondrial. Clinicamente, ambas são indistinguíveis. Na forma AZT-dependente, a percentagem de fibras musculares esgarçadas é diretamente proporcional à dose do medicamento.

Grau JM *et al.* Human immunodeficiency virus tipe 1 infection and myopathy: clinical relevance of Zidovudine therapy. *Bnn Neurol* 1993;34:206-211.

33. Quais as malformações induzidas pela rubéola?

R. Embora doença trivial, a rubéola pode gerar graves defeitos congênitos quando incide em determinados períodos do quadro gestacional. Coube ao oftalmologista australiano Gregg (1941) o mérito de alertar a classe médica para as repercussões, sobre o concepto, do processo viral materno, de resto moderado para o organismo da gestante. Entre as alterações congênitas, registradas pelo oculista de Sydney, enumeram-se catarata, surdez, defeitos cardíacos, buftalmo, hipospádias, microcefalia, deformidades da mandíbula etc. Em laborioso inquérito, num total de 147 crianças, chegou-se à seguinte conclusão: rubéola nas seis primeiras semanas da gestação provoca no concepto infecção generalizada, com lesão ocular, labiríntica e cardíaca ; entre a sexta semana e o final do terceiro mês, lesão ocular, coclear e cardíaca. Depois do terceiro mês, são remotas as possibilidades de malformação fetal. Segundo Swan *et al.*, o risco de defeitos congênitos é de 100% nos primeiros três meses da fase de organogênese do concepto.

Banks HS. The Common infections diseases. London: Edvard Arnold co., 1945. p. 122-123.

34. Qual a patogênese da neuropatia diftérica?

R. O bacilo diftérico (do grego *diphteros* = membrana) é assim denominado por ser causador de angina pseudomembranosa, cuja lesão fundamental se caracteriza por uma formação membranácea de tecido necrosado e fibrina. Estendendo-se o processo à laringe e aos brônquios, constitui o temível crupe, mortal pela sufocação. É a toxina diftérica a causadora de paralisia focal ou disseminada de nervos da região e algures. A toxina invade o organismo através de duas vias: mediante os nervos de vizinhança, especialmente os do palato mole, e pelo sangue, quando a neuropatia é múltipla. O selo anatômico do processo consiste em degeneração valeriana periaxial, nos nervos e raízes motoras, permanecendo intacto o axônio. A desmielinização segmentar da bainha de Schwann justifica a diminuição da velocidade de condução e a ausência de seqüelas declaradas. A paralisia do nervo do palato mole é o dano mais freqüente, vindo a seguir o ramo vestibular do oitavo nervo, o facial e o oculomotor. A polineuropatia interessa principalmente aos membros crurais e aos pequenos ramos dos músculos das mãos.

Neuropatias Periféricas. *Publicação da OMS* 1980:63-64.

35. Como tratar a neurocisticercose?

R. A tendência atual consiste em administrar praziquantel e albendazole, de acordo com os seguintes esquemas: 1. um dia de praziquantel na posologia de 100 mg, em três tomadas, com intervalo de duas horas; 2. 15 mg diários de albendazole, por sete dias seguidos. A melhora, traduzida pela diminuição do número de cistos, foi equivalente em ambos os esquemas.

Brutto OH. Neuroinfecção. *Neurology* 1999;52:1079-1081.

36. Qual o mais freqüente tumor da Aids?

R. É o linfoma, numa proporção de 0,6% a 3% dos pacientes. Os sinais e sintomas da neoplasia são inespecíficos, tais como cefaléia, paralisia de nervos cranianos, convulsões, fenômenos focais. A tomografia computadorizada pode ser normal ou revelar lesão hipodensa, simples ou múltipla. Para concretizar a suspeita diagnóstica, impõe-se a biópsia. O linfoma é lesão maligna de suma gravidade, levando ao óbito em poucos meses, posto que responda temporariamente à rádio e quimioterapia.

Britton CB. Acquired Immunodeficiency syndrome (Aids). Merritt's Textbook of Neurology, 9th ed. Baltimore: Williams-Wilkins, 1995. p. 188.

37. Qual a mais importante complicação da vacinação anti-rábica?

R. É a encefalomielite disseminada aguda, resultante da inoculação, no organismo, de mielina estranha, tal como ocorre na esclerose alérgica experimental. A morte ocorre em consequência de complicações respiratórias, provenientes de paralisia do diafragma e músculos intercostais. Com o advento de novos veículos para introdução de vírus cultivados e atenuados, em meio isento de mielina, a encefalomielite pós-vacinal desapareceu dos quadros nosológicos.

Melaragno Filho R *et al.* Esclerose Múltipla. In: Melaragno Filho R, Naspitz CK. Neuroimunologia. São Paulo: Sarvier, 1982. p. 192-193.

38. Como se manifesta a insônia familiar fatal?

R. Seja dito que dita insônia representa um dos componentes de um amplo processo anatomoclínico, no qual predominam alterações autonômicas variadas, incluindo hiper-hidrose, taquicardia, aumento da pressão arterial, hipertermia e anormalidades motoras, como mioclonias, ataxia e disfunção piramidal. A doença é de padrão genético autossômico dominante. Sob o aspeto anatômico, verifica-se uniformemente, em todos os casos, atrofia dos núcleos ântero-ventral e mediodorsal do tálamo e do núcleo olivar inferior, além de gliose córticocelular e espongiose. A degeneração seletiva de núcleos talâmicos constitui a marca registrada do mal, cuja origem tem sido atribuída a prion ou algum agente não-convencional.

Manetto V et al. Insônia familiar fatal: estudo clínico e patológico de cinco novos casos. *Neurology* 1992;42:312-319.

39. A quem atribuir a comprovação da etiologia viral da panencefalite esclerosante subaguda?

R. A Horta Barbosa e seu *staff*, ao isolarem o vírus do sarampo numa cultura mista de tecido cerebral afetado pela doença. Antes, Bouteille *et al* realizaram análises ultra-estruturais de núcleo capsídeos semelhantes ao do vírus sarampento, colhidos no parênquima encefálico, e Connoly *et al*. relataram altos níveis de anticorpos contra o vírus do sarampo, alojados no córtice cerebral. A prova radical da presença do vírus pertence sobretudo a Horta – Barbosa e Colaboradores.

Gomes MM. Marcos históricos da neurologia. Rio de Janeiro: Ed. Científica Nacional, 1997. p. 108.

40. Como diagnosticar infecção pelo HTLV-1?

R. O diagnóstico fundamenta-se na comprovação da presença de anticorpos contra proteínas do vírus ou na detecção do vírus ou de seus produtos. Os métodos sorológicos para identificação de anticorpos dividem-se em: 1. processos para a medida da interação entre antígenos e anticorpos: enzimo-ensaios, rádio-imunoensaios, imunofluorescência e imunoblot; 2. métodos dependentes da capacidade do anticorpo em desempenhar alguma função não relacionada ao vírus, porém condicionada à interação Ag × Ac: fixação do complemento, hemoaglutinação passiva, aglutinação de partículas de latex; 3. princípios para medir a capacidade do anticorpo em bloquear alguma função relacionada com o vírus: inibição da neutralização, hemaglutinação viral e inibição da formação de sináceos.(?)

Serpa MJA. Bases imunológicas para o diagnóstico da infecção pelo HTLV-1. In: Nascimento OJM et al. Neurologia e Medicina Interna – 1998. Rio de Janeiro: UFF, 1998. p. 107-111.

41. Como se comportam os músculos na infecção pelo HIV?

R. As miopatias mais freqüentes em associação com o HIV parecem ser a diretamente atribuída ao vírus e a secundária à toxicidade mitocondrial pelo medicamento AZT. Em qualquer estágio evolutivo da virose pode-se registrar quadros de polimiosite, pioneurite e síndrome amiotrófica. Com a introdução da terapêutica pelo ZDV, especialmente em doses elevadas, em torno de 1200 mg/d, passou-se a observar quadros miopáticos condicionados pela ação inibidora do fármaco sobre a gama-polimerase da matrix mitocondrial. Numa palavra, as alterações miogênicas são devidas ao vírus e outros patógenos, ao tempo da infecção e ao uso prolongado do ZDV, não havendo distinção clínica entre as diferentes formas miopáticas. Sob o aspecto semiológico sobressaem progressiva fraqueza, bilateral, simétrica e rizomélica, associada em parte à mialgia. A avaliação radical do processo exige dosagem do CK (sempe elevada), eletrodiagnóstico e biópsia muscular.

Belman AL et al. Human Immunodeficiency Virus and acquired Immunodeficiency Syndrome. In: Goetz CG, Pappert EJ. Textbook of clinical neurology. Philadelphia: Saunders C., 1998. p. 876-905.

42. Enumere as neuroparasitoses mais freqüentes.

R. Algumas parasitoses têm zona de infestação restrita a regiões tropicais e subtropicais, outras alcançam dilatadas orlas geográficas, e um terceiro grupo pode ser encontrado aqui e ali, graças à globalização atual e à facilidade dos meios de deslocamento. A clínica das neuroparasitoses é polimorfa, mas no comum revela-se por sinais focais ou difusos, lembrando síndrome expansiva ou meningoencéfalo medular, com seu cortejo biológico de eosinofilia liquórica e reação anticórpica; o lance diagnóstico final consiste na demonstração do parasita, isto é, um helminto (nematódio, cestódio, trematódio) ou protozoário (plasmódio, tripanossoma). No grupo das helmintíases arrolam-se os nematódios (filariose, triquinose), os cestódios (cisticercose, hidatidose) e os trematódios (bilharziose); no capítulo das protozooses, contemplam-se o paludismo e a tripanossomíase. Citem-se, em seguimento, o gênero toxoplasma, causador da doença de Yanku-Magarinos Torres, os fungos, normalmente saprófitos e acaso parasitos, como criptococo, cladosporídeo, a blastomíceo. Merece referência à parte a doença de Chagas ou tripanossomíase americana, na qual o agente parasitário, *fons et origo* da afecção, possui acentuado tropismo para o sistema nervoso e o miocárdio, sem descuidar dos neurônios autonômicos das vísceras ocas.

Lima Costa A. Parasitoses do Sistema Nervoso. Rio de Janeiro: Imprensa Nacional, 1967.
Collomb H et al. Parasitoses du Système Nerveux Central, Emeyel. Médico-Chirurg. (Paris), 17051– B 50, s/d.

43. Quantos são os vírus da pólio?

R. Três são os tipos, imunologicamente distintos. A poliomielite se inicia pela ligação do germe a receptores lipoprotéicos de neurônios específicos, de caráter fundamentalmente motor; terminada a adsorção, penetração e replicação, aparecem os distúrbios citológicos inicialmente nucleares, generalizando-se empós. A transmissão do vírus se dá por contato direto e indireto, com porta de entrada em faringe, traquéia, brônquios, esôfago, estômago e intestino delgado, daí alcançando os linfonodos, depois o sangue e por fim os neurônios suscetíveis. No Sistema Nervoso Central a penetração se faz através das paredes capilares, havendo também suspeita de acesso por via axonal, a partir de gânglios periféricos.

Álvaro de Lima Costa

44. Qual a repercussão da rubéola materna sobre o concepto?

R. Se a infecção ocorrer durante o primeiro trimestre, correspondente à fase de organogênese do concepto, graves serão as repercussões neste, como cardiopatia, surdez, microftalmia, catarata, glaucoma, retinopatia e várias outras anormalidades do desenvolvimento neural. O vírus compromete inicialmente a placenta, seguindo-se então viremia fetal, com suas sérias conseqüências, já referidas. Importa frisar que o período de maior sensibilidade fetal equivale à época da organoformação; superada esta, atenuam-se os ecos maléficos, graças sobretudo ao desenvolvimento da competência imunológica do concepto e talvez da placenta. As anomalias do Sistema Nervoso vão desde microgiria a agenesias (anencefalia), passando por encéfalo mielocele, síndrome de Dandy-Walker etc. A prevenção da rubéola congênita consiste no uso de gamaglobulina na mulher grávida ou exposta à infecção, na contaminação de meninas e adolescentes pelo vírus e, pesarosamente dito, no aborto terapêutico.

Wolf A et al. Perinatal Infections of The Central Nervous System. In: Minckler J. Patology of The Nervous System Vol. III. New York: McGraw-Hill Co., 1972. p. 2565-2571.

45. Quais são as formas da sífilis espinhal?

R. Além da tabes dorsal, há referência a outros tipos de afecção medular sifilítica, como a amiotrofia por lesão das colunas anteriores, conforme testemunham Wilson e Déjérine, embora outros autores admitam seja o processo resultante de degeneração retrógrada, por dano meníngeo ao nível das raízes anteriores.

Escobar A et al. Neurosyphilis. In: Jeff Minckler Vol. 3. New York: McGraw-Hill Co., 1972. p. 2459-2460.

46. De quando data a poliomielite?

R. Já no antigo Egito há incontestáveis sinais da presença de poliomielite, seja em figuras esculpidas, seja em múmias. O norte-americano JK Mitchell, por exemplo, estudou múmia com perna esquerda atrofiada e mais curta 8 cm que a homóloga; juntamente com o morto haviam sepultado a bengala que lhe servira de apoio para locomoção. Não padece dúvida de que em vida aquele morto sofrera de poliomielite.

Thorwald J. O segredo dos médicos antigos 2ª ed. São Paulo: Melhoramentos, 1990. p. 45.

47. Das graves afecções parasitárias, qual a mais prevalente?

R. A malária, pela sua difusão e mortalidade, sobretudo quando tem por agente infectante o *Plasmodium falciparum*, responsável pela morte de 2,5 milhões de pessoas, anualmente. A encefalopatia malariogênica, com alto índice de mortalidade ou seqüelas permanentes, é privilégio exclusivo da espécie *falciparum*. Duas são as hipóteses sobre os efeitos da parasitose no SNC: A teoria mecânica justifica o dano encefálico através da obstrução de capilares e vênulas por eritrócitos parasitados, já com a elasticidade e plasticidade alteradas, comprometendo o fluxo sangüíneo pela formação de agregados eritrocitários e aderência endotelial. Daí resultam trombose, anoxia, apoplexia e até mesmo hemorragia. De acordo com a teoria humoral, a ação de substâncias inflamatórias vasoativas, como o fator necrose tumoral e a interleucina 2, perturbam a permeabilidade capilar, reduzem a perfusão e levam à hipoxia celular. Em casos fatais, observam-se edema cerebral, hemorragias petequiais, predominantes na substância branca, e acúmulo de pigmento malárico (hemozoína). Os focos hemorrágicos dispõem-se em arco, à volta das arteríolas da substância branca. Clinicamente, prevalecem os sintomas de encefalite, isto é, estupor ou coma, posturas anormais, convulsões, havendo por igual participação de outros órgãos e sistemas.

Leopoldino JFS et al. Malaria and Stroke. *Arq Neuropsiquiatr* 1999;57(4):1024-1026.

48. Qual a situação epidemiológica da lepra neste final de século?

R. Considera-se como índice de eliminação da hanseníase a prevalência de um caso para 10.000 habitantes. Dos 122 países considerados altamente endêmicos em 1985, 98 baixaram substancialmente a taxa, porém o Brasil permaneceu com um índice de freqüência de 4,3/10.000, mais do quádruplo do nível tolerável de eliminação do mal.

Global leprosy situation. *Weekly Epidemiological Report*. 1999;74:313-315.

49. Quais os pontos anatômicos de eleição para os espiroquetas da sífilis?

R. Tem-se dito, com propriedade, que o germe da infecção sifilítica ama os vasos sangüíneos e linfáticos. A infecção primária da sífilis localiza-se nas diminutas arteríolas (endoarterite), daí as subseqüentes alterações parenquimatosas. A obliteração do lume vascular depende de três fatores: 1. proliferação da íntima; 2. sua invasão por células inflamatórias; e 3. trombose parcial. Há razões para considerar a invasão das meninges e do espaço perivascular do cérebro e da medula espinhal como fenômenos primários da infecção, ainda que assintomáticos e sem anormalidades serológicas. Donde se conclui que a neuropatia sifilítica pode ser prevenida ainda antes do aparecimento do protossifiloma.

Howles JK. A synopsis of clinical syphilis. St. Louis: Mosby Co., 1943. p. 32.

50. Quais as vantagens da ressonância magnética (RM) na neurocisticercose?

R. Pela alta sensibilidade, a RM detecta pequenas vesículas, identifica o cisto racemoso supra-selar e respectivas ramificações, rastreia o nódulo vesicular no espaço subaracnóide da convexidade e do quarto ventrículo, mas não reconhece as calcificações. Em caso de dúvida, seguir o bom senso da tríade: imagem, liquor e protocolo clínico (Fig. 10-2 A e B).

Barros NG. Neuroinfecção. São Paulo: Academia Brasileira de Neurologia, 1994. p. 117.

51. Como estabelecer o diagnóstico precoce da meningite tuberculosa?

R. Mediante a reação em cadeia por polimerase, dada a sua capacidade de detecção do germe e a celeridade da pesquisa. Alto custo e complexidade tecnológica limitam o processo investigatório.

Muniz MR. Detecção do M. Tuberculosis no liquor por meio da PCR para o diagnóstico precoce da meningite tuberculosa. *Neuroinfecção* 1999;2.

52. Quais as principais drogas empregadas no tratamento da Aids?

R. A terapêutica atual da neuroimunoinfecção exige esquema combinado de dois inibidores, um, da transcriptase reversa, e outro como bloqueador da protease, posto que este último seja de baixa penetração nas barreiras hematoencefálica e liquórica.

São os seguintes os nucleosídeos inibidores da transcriptase: zidovudina (AZT); didanozina (DDL); estavudina (D4T); zalcitabina (DDC); lamivudina

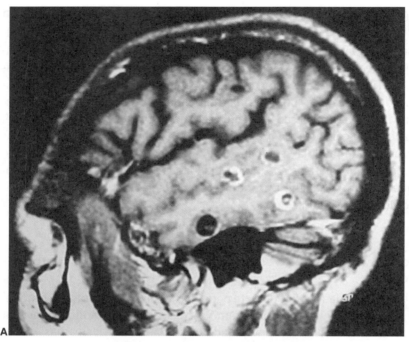

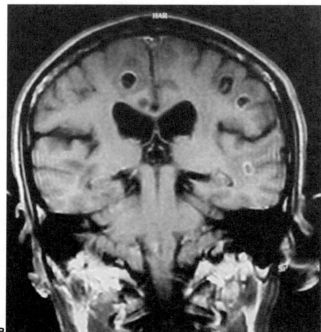

Fig. 10-2. RM ponderadas em T1 com contraste. (**A**) Corte sagital. (**B**) Corte coronal. Neurocisticercose (PAMF).

(3TC). Entre os bloqueadores da protease arrolam-se: saquinavir; ritonavir; nelfinavir e indinavir.

Aids – Boletim epidemiológico, Ano XI, Nº 2, Março-Maio, 1998.
In: Neuroinfecção, Jan. 1999;1(2) (Academia Brasileira de Neurologia).

53. Como tratar a encefalite por toxoplasma?

R. As drogas indicadas são: pirimetamina oral, com impregnação oral de 50 a 100 mg, seguida por 25 mg/dia; 6 a 8 g de sulfadiazina, divididos em quatro doses iguais. O efeito colateral mais freqüente é a erupção cutânea, atribuída à sulfadiazina. Convém administrar concomitantemente ácido folínico.

Berger JR et al. Complicações Neurológicas pelo Vírus de Imunodeficiência Humana. *Clínicas Médicas da América do Norte* 1993;1:12.

54. Quais os critérios básicos que definem as afecções por vírus lento?

R. De acordo com Sigurdsson, alinham-se os seguintes fundamentos: 1. período de incubação prolongada, de meses a anos; 2. doença de evolução crônica, início insidioso e evolução inexorável; 3. resposta imunológica discreta ou ausente; 4. carência de alterações do tipo inflamatório, predominando os aspectos degenerativos. Na medicina humana, o kuru, a doença de Creutzfeldt-Jakob, a panencefalite esclerosante subaguda e a leucoencefalite multifocal progressiva são hoje afecções francamente virais, provocadas por agentes viróticos convencionais ou não, estes últimos com características biológicas *sui generis*.

Lima BJM et al. Infecções por vírus lento e doenças crônicas do SNC. *F Med* 1980;80(1):5-12.

55. É o homem o único hospedeiro do poliovírus?

R. Alguns macacos em cativeiro, especialmente o chimpanzé, são suscetíveis à contaminação, pelas vias intracerebral, espinhal e oral. Os não-primatas são indenes, mas os ratos algodoeiros e os camundongos chegam contrair o vírus após passagem em série. Tecidos extraneurais do homem, cultivados *in vitro*, podem ser fonte de multiplicação viral. Logo, o poliovírus não é germe estrita – neurotrópico.

Dulbecco R et al. Microbiologia de Davis Vol. 4, 2ª ed. São Paulo: Harper e Row do Brasil, 1980. p. 1530.

56. Por que as crianças estão mais sujeitas a otites infecciosas?

R. Por motivo exclusivamente anatômico:
- A tuba auditiva é mais horizontal que a do adulto.

- O orifício faríngeo da tuba está mais próximo da boca que das coanas.
- A tuba auditiva das crianças é mais calibrosa.

Tais características anatômicas favorecem a migração de germes para o ouvido médio. Daí para o abscesso cerebral é um passo.

Álvaro de Lima Costa

57. Quais as peculiaridades que distinguem a lepra?

R. Entre as características do mal sobressaem a baixa toxicidade, o longo período de latência, o início insidioso e sua dilatada duração. Outras particularidades da infecção, a separá-la das doenças bacilares, consistem no seu reconhecido tropismo para os nervos periféricos, que se tornam espessados e doloridos, francamente visíveis e palpáveis à flor da pele, como o auricular, o fibular, o sural, o ulnar na goteira epitrocleana etc. O tipo da espessura neural ora é uniforme e contínuo, ora se dispõe em rosário, havendo exemplos de caseificação e produção de abscessos.

Muir E. Manual of leprosy. Edinburgh: Livingstone Ltd., 1948.

58. Na lepra, como se dá a contaminação dos nervos?

R. Embora a contaminação de nervos possa ser de origem vascular, há evidência de que a invasão se opera a partir da pele adjacente, já infectada. A participação neurítica é mais patente na forma tuberculóide da hanseníase.

Muir E. Manual of leprosy. Edinburgh: Livingstone Ltd., 1948.

59. Na coluna vertebral, como uma infecção progride?

R. A natureza do alastramento da infecção através do espaço discal de um platô para o outro já foi bem estudada com o uso de métodos microangiográficos. O suprimento sangüíneo da região dos platôs vem das artérias subperiosteais, que envolvem os corpos vertebrais por cima e por baixo do equador, e enviam arteríolas à substância do osso, que se torna final de circulação no adulto. Pequenos embolos sépticos são capazes de se alojarem nestas artérias e causar infarto séptico, que é virtualmente um pré-requisito para o estabelecimento da osteomielite. Este território, de final de irrigação dos corpos vertebrais, faz com que o disco intervertebral seja avascular, e portanto desprotegido quanto à investida agressora de qualquer agente infeccioso.

Case Records of the Massachusetts General Hospital. Case 16-1992. *N Engl J Med* 1992;326:1070-1076.

Doenças Infectoparasitárias — 345

60. Vírus da pólio, como se chamam?

R. Os três vírus de que se fala receberam os nomes de Lansing (capital de um estado americano), Brunihilde (nome de macaco) e Leon (de uma criança vitimada).
Álvaro de Lima Costa

61. Como tratar a paralisia de Bell e a síndrome de Ramsay Hunt (SRH)?

R. Considerando-se que o vírus varicela zoster causa a SRH, e que a paralisia de Bell está significativamente associada ao vírus herpes simples, no tratamento inicial, tanto de uma condição, quanto da outra, deve constar: 7 a 10 dias de famciclovir (500 mg, três vezes ao dia), ou acyclovir (800 mg, cinco vezes ao dia), ou então prednisona oral (60 mg por dia, por três a cinco dias).
Sweeney CJ et al. Ramsay Hunt syndrome. *J Neurol Neurosurg Psychiatry* 2001;71:149-154.

62. Um homem de 55 anos apresenta dor em ambas as pernas, hipoestesia plantar bilateral e aumento na freqüência miccional, particularmente à noite. Quando caminha, sua marcha é instável. O que você esperaria encontrar nas pupilas desse paciente?

R. Pupilas que se acomodam mas não reagem à luz.
Este paciente apresenta os três "P's" (na língua inglesa), da tabes dorsalis; *pain*, *paresthesia* e *polyuria*, característicos da tabes e causados pelo estádio tardio da neurossífilis. As pupilas de Argyll Robertson caracteristicamente acomodam-se, mas não contraem em resposta à luz.
USMLE step 1. Anatomy. The spinal cord. Kaplan Medical., Kaplan, Inc. USA. 2002:352.

63. Como se manifesta o herpes zoster?

R. Conforme os dicionaristas, o vocábulo herpes designa apenas doença da pele ou podridão cutânea. Em medicina, porém, adquire o significado de processo infectuoso, de causa viral e natureza inflamatória, com localização nos gânglios raquianos posteriores e paralela participação das colunas medulares sensitivas; daí advém o sintoma magno da virose, representado por intolerável sensação dolorosa, com distribuição no dermátomo inervado pelo gânglio e raiz correspondente, acompanhados, "pari-passo", por erupção vesicular no território dolente. As vesículas experimentam, às vezes, reação supurativa, que cede, por fim, deixando por meses zonas pigmentadas. O herpes zoster tem usual distribuição num dos lados, interessando uma ou duas zonas cutâneas, correspondentes aos gânglios inflamados. Cessada a crise vulcânica, pode subsistir a neuralgia pós-herpética, principalmente nos idosos. Por ve-

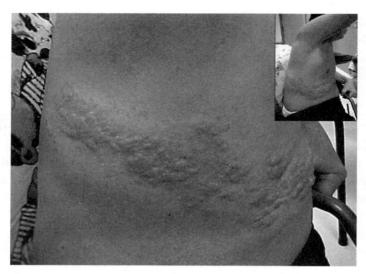

Fig. 10-3. Herpes zoster intercostal. Detalhe (imagem maior), vesículas com base eritematosa (PAMF).

zes, observa-se paralisia, consecutiva a arterite, sobretudo nos casos em que haja envolvimento trigeminal ou do sétimo par cranial.

É importante assinalar a rigorosa distribuição neurocutânea da algia, a qual levou Head a mapear o território de inervação das raízes dorsais (Fig. 10-3).

Dos Manuais de Neurologia.

64. Como conceituar os vírus?

R. No caso presente, como em outros, a pessoa cauta deve sempre, ao afirmar, ter um "pé suspenso sobre o limiar da verdade". Newton, defensor da teoria de que no cosmo tudo é previsível, ordenado e certo, como o eclipse solar, não cogitou de que mínimas alterações num fenômeno podem redundar em profundas modificações ao final, como o bater das asas da borboleta, aqui no Rio, e um conseqüente tufão lá em Pequim. Os vírus fazem igualmente o mesmo papel da borboleta: invisíveis, filtráveis e silenciosos, circulam pelo corpo dos animais, humanos principalmente, aniquilando o indivíduo, que na terra chega a encarnar a figura divina. Vírus têm vários sentidos, mas no que se refere à medicina, são estruturas de 20 a 300 mm, constituídos de ácidos nucléicos, proteínas e lipídeos, compostos de DNA ou RNA, e replicação intracelular obrigatória, à custa de atividade anabólica da célula hospedeira e sua futura vítima. Adentram eles a célula viva, delas se opulentam, e as extinguem por fim. A citopatogenicidade dos vírus não tem limites, indo do gado ao morcego, mas elegendo o sistema nervoso humano como um dos habitáculos preferenciais. Comportam-se como a borboleta, no início, e como o tufão, ao fim.

Álvaro de Lima Costa

65. O que se sabe sobre Kernig e o seu respectivo sinal?

R. **Vladimir Kernig (1840-1917)**, médico russo de St. Petersburg, descreveu em 1884 dois sinais: o primeiro deles – pouco pesquisado – caracteriza-se pela flexão das pernas e por vezes dos braços, quando o paciente, com irritação meníngea, colocava-se de pé, a partir da posição sentado. O segundo, o mais difundido, estando o paciente ainda sentado, ao tentarmos estender a perna ao nível do joelho, obtém-se sucesso somente até um angulo de 135°, em decorrência do espasmo dos músculos da porção posterior da coxa. Duas curiosidades merecem menção a respeito da descrição original deste último sinal: a primeira é a de que Kernig costumava pesquisar o sinal que leva seu nome estando o paciente sentado, e não em decúbito dorsal, como é o habito atualmente. A segunda curiosidade prende-se ao fato de que o autor não descreveu a intensa dor imposta ao paciente, durante a manobra de extensão da perna (Fig. 10-4).

Wilkins RH *et al.* Lasègue Sign. *Arch Neurol* 1969;21:215.

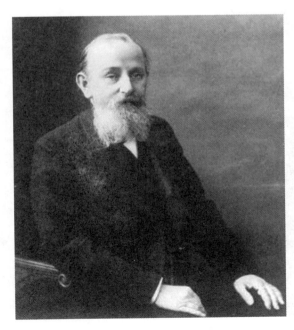

Fig. 10-4. Vladmir Kernig.

66. O que se sabe sobre Brudzinski e seu sinal?

R. Em 1909, **Jósef Polikarp Brudzinski (1874-1917)**, pediatra polonês de Lodz, num só artigo, descreveu dois sinais em crianças com meningite. O primeiro deles, pouco difundido, denominou de "reflexo contralateral dos membros inferiores da criança", caracterizado pela flexão reflexa de um dos membros inferiores quando passivamente se fletia o membro inferior oposto (reflexo contralateral idêntico).

O segundo sinal, ao qual denominou de "sinal do pescoço", foi observado pela primeira vez numa criança de cinco anos de idade, oriunda de uma família de tuberculosos, e que se encontrava doente há dez dias com alteração da consciência, cefaléia e vômitos. Ao fletir passivamente o pescoço desta criança, Brudzinski observou que ocorria flexão dos membros inferiores nos joelhos e principalmente na pelve. O sinal de Kernig, o sinal de Babinski e o teste dermatográfico foram positivos.

Apesar de não ter, na época, explicação adequada para a causa deste sinal, notou que o mesmo era positivo em cerca de 97% dos casos de crianças com meningite (Fig. 10-5).

Wilkins RH *et al.* Lasègue Sign. *Arch Neurol* 1969;21:217.

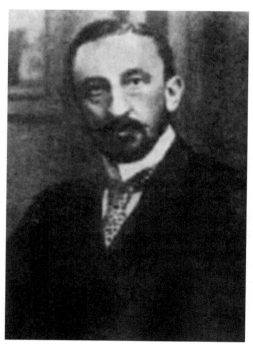

Fig. 10-5. Jósef Polikarp Brudzinski.

11

CEFALÉIAS & DORES EM GERAL

1. **Qual a contribuição de Aretaeus da Cappadocia ao estudo das cefaléias?**
R. O enxaquecoso Aretaeus da Cappadocia, no primeiro século da nossa era, idealizou a mais antiga classificação compreensiva das cefaléias primárias (dores fracas, pouco freqüentes e de duração limitada; dores mais fortes, duradouras e difíceis de tratar; e a terceira variedade, que denominou de "heterocrania" – dor de um lado da cabeça). Considerou, portanto, já naquela época, diferenças quanto a duração, local e intensidade. Tais aspectos contêm o essencial de todas as classificações idealizadas posteriormente, incluindo-se aí a categoria IHS, revisão de 2004. Consta ter sido Aretaeus o primeiro a notar fotofobia e fonofobia como sintomas coadjuvantes da crise. Aretaeus também descreveu a paralisia contralateral após ferida unilateral na cabeça (Fig. 11-1).

No século II, Galeno de Pergamon introduziu o termo hemicrania, mas não o utiliza exclusivamente. Mantém "heterocrania" e "monoalgia" como termos que expressam algumas variedades de cefaléia unilateral, mas sem especificá-las com maiores detalhes.

Rose FC. The History of migraine from Mesopotamian to Medieval times. *Cephalalgia* 1995;(Suppl)15:1-3.

Péricles Maranhão Filho

2. **A cacofonia nas enxaquecas.**
R. Em 1988, após estudo realizado por especialistas de todo mundo, a *International Headache Society* publicou a primeira Classificação Internacional de Cefaléias e Algias Craniofaciais. Neste documento inovador, as diversas formas de cefaléia e algias faciais foram apresentadas, juntamente com seus respectivos critérios diagnósticos. A enxaqueca clássica passou a ser chamada enxaqueca com aura, e a enxaqueca comum passou a denominar-se enxaqueca sem aura. E já não era sem tempo.

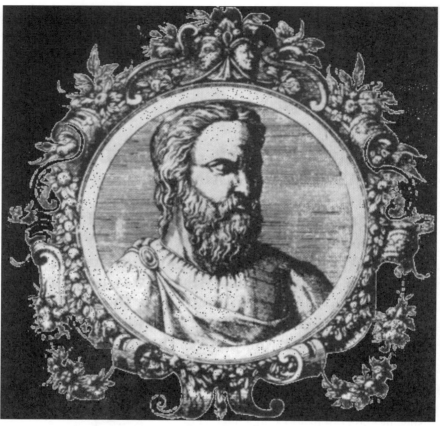

Fig. 11-1. Aretaeus da Cappadocia (120-180 d. C.).

Na antiga denominação das três modalidades do fenômeno, dois desrespeitavam o bom falar e colidiam com o ouvido, enquanto a terceira acompanhava-se de solecismo algo desfavorável a quem a lia ou ouvia. Na chamada enxaqueca clássica, sobressaia o cacófato caclá, que castiga o ouvido; demais, clássico refere-se às artes, a coisas de alta categoria, e não cabe numa simples cefalalgia. Por que não batizá-la de enxaqueca padrão? Na segunda, chamada de enxaqueca comum, a colisão das sílabas, caco, chega a ser obscena; melhor seria nomeá-la de enxaqueca habitual. A terceira forma, ou enxaqueca complicada, tem a mesma cacofonia da anterior, além de se esmerar na ameaça ao pobre sofredor. Por que não atenuar a ruindade do nome por outro mais suave: enxaqueca acompanhada?

Álvaro de Lima Costa

CEFALÉIAS & DORES EM GERAL

3. **Em que cefaléia o sinal patognomônico pode estar na língua?**

R. Na cefaléia da arterite de células gigantes (arterite temporal) ou doença de Horton. Nesta condição, a isquemia dos nervos craniais, do VII ao XII ou dos músculos da cabeça e do pescoço é dado relevante, porém o infarto da língua, quando presente, apesar de raro, é praticamente patognomônico da referida arterite (Fig. 11-2).

Stofferman RA. Lingual infarction in cranial arteritis. *JAMA* 1980;243:2422-2423.

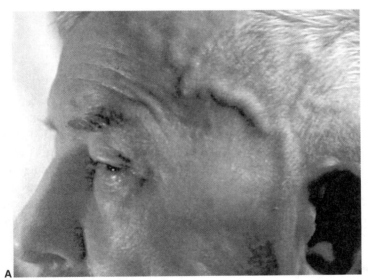
A

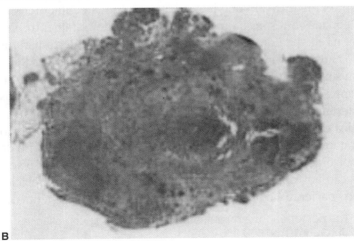
B

Fig. 11-2. Arterite temporal. (**A**) Ectoscopia típica. (**B**) Exemplar de estudo microscópico da artéria obstruída pelo processo inflamatório.

4. Como evoluiu a expressão migrânea?

R. Vem de Galeno o termo *hemicrania*, que deu origem à palavra migrânea. O vocábulo grego *hemicrania* foi modificado, pelos romanos, do latim *hemicrania*, e então corruptado em baixo latim como *hemicrania*, daí *emigranea*, *migranea* e *migrana*. Em inglês, aparece como *mygraine* (1398), *myegrym* (1460), *migrien* (1579) e *megrim* (1713), última menção utilizada por Liveing (1873). *Migraine* aparece em inglês (vindo do francês) em 1777 e atualmente é o termo *standard*. *Megrim* já foi soletrada em 33 diferentes maneiras, mantendo-se somente as letras m, g e i (*A New English Dictionary on Historical Principles*, 1908).

Rose FC. The history of migraine from Mesopotamian to Medieval times. *Cephalalgia* 1995;(Suppl)15:1-3.

5. Num caso de cefaléia, como se realiza um atendimento ideal?

R. Um bom começo é não esquecer que alguns pacientes procuram o atendimento mais para obter uma explicação do seu mal do que alívio da dor. Que não se mostre apressado ou impaciente – mesmo já tendo em mente o provável diagnóstico. Mantenha sempre postura gentil e simpática, pois isto transmite credibilidade e confiança. Ouça a história, valorizando os aspectos mais importantes da narrativa, considerando seriamente as expectativas individuais de cada paciente. Pouco adianta tranqüilizá-lo da inexistência de um tumor cerebral se o receio for "um derrame". Proceda ao exame neurológico de modo objetivo e consistente, apesar de sabê-lo clinicamente normal. Solicite exames complementares quando necessário. Lembre-se que, eventualmente, nos pacientes extremamente ansiosos, o exame solicitado é mais uma "ação terapêutica" do que investigativa. É fundamental oferecer explicações adequadas a respeito da doença e do tipo de tratamento proposto. Informe, na medida do possível, como a droga atua. Alerte para os possíveis efeitos adversos, e tenha certeza de que o paciente entendeu e concordou com suas instruções. Mostre segurança em relação à explicação dos sintomas apresentados, e ofereça literatura educacional (p. ex., textos sobre fatores desencadeantes e a melhor forma de evitá-los etc.). Constitui ainda boa prática envolver o marido (ou esposa) e os demais familiares no programa de tratamento. Solicite visitas periódicas para reavaliar o diário da cefaléia. Não deixe de fornecer o número do telefone para contato, e seja realista em relação aos objetivos do tratamento proposto. O bom relacionamento médico-paciente é o ponto de partida para o sucesso terapêutico.

MacGregor EA. The doctor and the migraine patient: Improving compliance. *Neurology* 1997;48(Suppl 3):S16-S20.

6. Na anamnese das cefaléias, cite dez perguntas fundamentais.

R. 1. Quando foi o início?
   Desde quando sente a dor? Trata-se de sintoma agudo ou crônico?
2. Qual a freqüência?
   Qual a freqüência das mesmas? Diária? Semanal? Mensal? Anual?
3. Qual a duração?
   Quanto tempo demora a crise? Segundos? Minutos? Horas? Dias?
4. Qual o local?
   É importante assinalar o local de início da dor e a região onde é mais intensa. É sempre no mesmo local?
5. Há irradiação?
   Caso haja, mostre o trajeto da dor. P. ex., occipitofrontal? Occipitoparietal? Temporoccipital?
6. Quais os fatores precipitantes e agravantes?
   Questione especificamente sobre; estresse físico e/ou emocional, alimentos ou bebidas, privação ou excesso de sono.
7. Quais os fatores associados?
   Aqui entram as alterações autonômicas; náusea, vômitos, foto e fonofobia, edema, eritema conjuntival.
8. Qual a qualidade?
   Pulsátil ou latejante, pesada, em pontadas, fisgadas, em faixa, compressiva.
9. Qual a quantidade?
   Lembre-se que a dor fraca não atrapalha nem impede; a moderada atrapalha; e a dor forte impede suas atividades.
10. O que já fez para tratar?
    Anote tratamentos abortivos e/ou profiláticos já efetuados e seus resultados.

Péricles Maranhão Filho

7. Pode a enxaqueca localizar-se em áreas distantes da cabeça?

R. A existência de dor num segmento corporal distante como sinal de enxaqueca não é amplamente reconhecida, embora tal fato já tenha sido mencionado por diversos autores. Dor em uma área corporal, associada a enxaqueca ou cefaléia em salvas, já foi aliada a enxaqueca hemiplégica. Liveing, em 1873, associou dor num membro (e parestesia) a enxaqueca. M. Piorry afirmou que, na crise forte de enxaqueca, "um lado da língua ou face, dos membros inferiores, e mais ainda dos superiores, sofre sensação dolorosa tremulante". Este mesmo autor também descreveu a lenta marcha da dor: começando na ponta da língua, numa parte da face, terminando nos dedos das mãos ou dos pés; depois, sucessivamente desaparece, a partir das áreas inicialmente atingidas. Gowers considerou que, na enxaqueca, a dor pode irradiar-se de um lado da cabeça ao pescoço e braço, descrevendo o caso de um paciente com crise enxaquecosa sucedida ou antecedida por dor na perna.

É possível que muitos pacientes com dor enxaquecosa no membro sejam considerados como possuidores de outras causas para suas dores, incluindo dor psicogênica, radiculopatia cervical ou lombar ou então síndrome do desfiladeiro torácico.

Guiloff RJ et al. Migrainous Limb Pain. A Historical Note. *Headache* 1990;30:138-141.

8. Existe enxaqueca abdominal no adulto?

R. Na criança, sintomas tais como: vômitos periódicos, dor abdominal cíclica (mormente periumbilical), estados vertiginosos, cinetose, e eventualmente torcicolos, já foram reputados como manifestações de enxaqueca. Nos adultos, entretanto, a dor abdominal parece não ser um fenômeno enxaquecoso, a menos que esteja associada ao esforço do vômito ou ao tenesmo. Quando, em 100 enxaquecosos adultos, questionou-se a respeito de dor abdominal, somente um apresentava o sintoma doloroso.

Sintoma	Número de Pacientes
Sem dor abdominal	86
Dor epigástrica relacionada ao vômito	9
Desconforto ilíaco esquerdo no vômito	1
Dor abdominal baixa	1
Isolada	1
Com diarréia	1
Com constipação	1
Tenesmo ocasional	1

Blau JN et al. Is Abdominal Pain a Feature of Adult Migraine? *Headache* 1995;35:207-209.

9. Qual o fundamento da dor psicogênica?

R. Graven foi um dos primeiros autores a sugerir que a dor de origem psicológica teria uma função masoquista. Diversos autores, após abordagens psicanalíticas, consideraram a dor como uma expressão de culpa reprimida, hostilidade e ressentimento. Engel e Blumer, criteriosamente, documentaram casos clínicos, nos quais a dor parecia ter função autopunitiva. Merskey demonstrou que "grandes ressentimentos" eram mais comuns em pacientes psiquiátricos com dor, do que no grupo controle, de pacientes psiquiátricos sem dor. Eisenbud, utilizando-se de experiências clínicas, evidenciou como a dor pode ser o resultado de idéias hostis. A raiva pode desencadear crise de cefaléia em indivíduos enxaquecosos. Pode-se considerar que a dor que ocorre na população psiquiátrica está mais ligada – do que ao acaso – com atitudes autopunitivas, mesmo considerando-se o fato de não ser tão freqüente nos casos de depressão. Nesta linha de pensamento, faz sentido supor que a dor pode ser o sintoma escolhido, porque significa uma necessidade de punição, e que faz parte de um conflito inconsciente. A grande maioria dos pacientes que tendem à autopunição passou, quando crianças, por experiências discriminativas ou outras formas doentias de relacionamento. Comportamento autopunitivo freqüentemente está associado a reações histéricas.

Merskey H. Headache and hysteria. *Cephalalgia* 1981;1:109-19.

10. Atividade sexual pode melhorar crise de enxaqueca?

R. A cefaléia relacionada a atividade sexual é conhecida desde os tempos de Hipócrates. Tradicionalmente, crises de enxaqueca acentuam-se durante o ato sexual. Já foi demonstrado, entretanto, que em algumas mulheres, a prática sexual elimina ou alivia as crises enxaquecosas.

Duas perguntas foram feitas a 82 mulheres casadas, na faixa etária de 18 a 50 anos de idade, sujeitas a crises ocasionais de enxaqueca:

1. A senhora pratica sexo durante as crises de enxaqueca?
2. O ato sexual altera sua cefaléia?

Cinqüenta e sete entrevistadas responderam que exercem sexo regularmente e em plena crise enxaquecosa. Destas, 47% apresentavam algum tipo de alívio após o ato sexual. Das dez mulheres que manifestavam alívio completo, seis afirmaram que o abrandamento era obtido somente se o intercurso fosse praticado na fase de aura ou logo no início da fase álgica. As outras quatro pacientes obtinham alívio quando a relação sexual era praticada em qualquer fase da crise. Cinco pacientes adicionais, apesar de não ficarem assintomáticas, acusavam desafogo moderado de suas dores. Em 1987, estes mesmos Autores já haviam demonstrado que 24% (7/29) das pacientes entrevistadas exibiam algum grau de alívio de suas cefaléias com a atividade sexual, sendo a mitigação proporcional à intensidade do orgasmo.

Vale mencionar que o mecanismo envolvido nesta forma de analgesia ainda não foi elucidado.

Couch J et al. Relief of Migraine Headache with Sexual Intercourse. *Headache* 1990;30:301.

11. Que é analgotimia?

R. Estado de apatia ou indiferença aos estímulos dolorosos. A síndrome é indissociada clinicamente do quadro da insensibilidade congênita aos fatores nociceptivos; nesta eventualidade, percebem-se distúrbios autonômicos moderados, havendo, outrossim, relato de alterações da estrutura nervosa, como ausência do trato de Lissauer, redução das vias trigeminais descendentes e carência dos pequenos neurônios dos gânglios raquianos.

Adams RD et al. Principles of neurolggy 5th ed. New York: McGraw-Hill, 1993. p. 1148.

12. O que é "hemicrania coreática"?

R. A literatura médica contém diversos relatos anedóticos que fazem menção à intrigante associação de movimentos involuntários com crises de enxaqueca (hemicrania coreática). Os cefaliatras consideram tal associação intrigante por duas razões: 1. representa mais um tipo de enxaqueca complicada? 2. o quanto esta associação implica num denominador comum, potencialmente esclarecedor da patogênese tanto da crise de enxaqueca quanto da coréia?

A raridade da combinação fala contra um denominador comum.

O fato de que malformações arteriovenosas tenham sido descobertas em dois casos, obriga-nos a considerar, sempre, a possibilidade de exames de imagem nos indivíduos com "hemicrania coreática". Também é bem conhecido o caso de que contraceptivo oral pode provocar cefaléia, assim como coréia.

A pergunta a ser respondida deve ser: os movimentos involuntários que surgem durante a crise de enxaqueca são primários, em decorrência do fenômeno da depressão alastrante no *neostriatum*? Ou seriam secundários à oliguemia (redução do fluxo sangüíneo cerebral localizado) que segue a onda de Leão? Ou seria ainda um especial tipo de enxaqueca?

Bruyn GW et al. Chorea and migraine: "Hemicrania choreatica"? *Cephalalgia* 1984;4:119-24.

13. Quem criou a expressão cefaléia em salvas?

R. Dr. Edgard Raffaelli Jr., considerado pioneiro no estudo das cefaléias no Brasil. Raffaelli foi o autor das primeiras monografias sobre cefaléia (1979) e sobre enxaqueca (1980) em nosso meio, além de ter fundado a Sociedade Brasileira de Cefaléias. É dele a expressão "cefaléia em salvas" para o *cluster headache*, além das denominações: migrânea, cefaliatria e cefaliatra, cada vez mais utilizadas pelos estudiosos das dores de cabeça.

Péricles Maranhão Filho

14. A designação cefaléia em salvas é incorreta?

R. Sim. Em primeiro lugar, por não contemplar a forma crônica do fenômeno, que chega a atingir cerca de 15% dos acometidos. A expressão "cefaléia crônica em salvas" também não faz sentido...

Em segundo lugar, por que a expressão "salva" deriva do verbo *salvare*, isto é, livrar-se do perigo, da ruína etc., justamente o oposto do que ocorre com a cefaléia, que de salvas evidentemente está a salvo.

Nota: O verbete salva tem variada aplicação, desde o já referido, até uma sucessão de tiros, palmas, risos, além da provação que se realizava antes que a comida-bebida fosse oferecida aos grão-senhores.

Álvaro de Lima Costa & Péricles Maranhão Filho

15. Num caso de enxaqueca, quando suspeitar de malformação arteriovenosa (MAV)?

R. Deve-se **sempre** desconfiar de enxaqueca sintomática quando:

1. As crises ocorrerem invariavelmente do mesmo lado (95%).
2. Houver associação de sinais neurológicos focais (65%).
3. As crises forem de curta duração (eventualmente 2 a 4 horas) (20%).
4. Os escotomas cintilantes permanecem somente por poucos minutos (10%).
5. A história familiar for negativa para enxaqueca (15%).
6. A seqüência estereotipada de aura seguida por cefaléia, náusea e vômito estiver invertida ou for incompleta (10%).
7. O intervalo assintomático for prolongado (até mais de 30 anos) (10%).
8. Houver crise epiléptica (25%) ou hemorragia subaracnóide (10%) (Fig. 11-3).

Sopro craniano ocorre em 25% a 30%, quadrantopsia em 15%, e calcificações de estruturas vasculares intracranianas em 10% a 15% dos casos.

Bruyn GW. Intracranial arteriovenous malformation and migraine. *Cephalalgia* 1984;4:191-207.

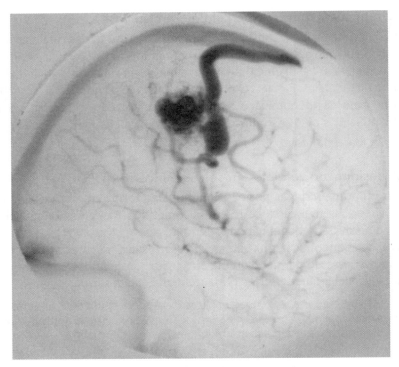

Fig. 11-3. Angiografia com subtração: malformação arteriovenosa.

16. Tendinite retrofaríngea, do que se trata?

R. Trata-se da tendinite aguda do *musculus longus colli*. Síndrome rara, manifestada por início agudo de dor, de forte intensidade, localizada na nuca e região posterior do pescoço, agravada pelos movimentos da cabeça (principalmente retroflexão) e deglutição. Os pacientes sentam-se, mantendo o pescoço o mais ereto possível. Até 1986, somente 35 casos constavam na literatura e não havia o relato desta condição em livros-textos. Os exames radiológico e de ressonância magnética da coluna cervical evidenciam significante aumento de partes moles anteriores aos corpos vertebrais de C1-C4, e calcificação ao nível do atlas e áxis.

Fahlgren H. Retropharyngeal tendinitis. *Cephalalgia* 1986;6:169-174.

17. Síndrome de Eagle, como se manifesta?

R. No artigo original, Eagle descreve duas síndromes devido ao processo estilóide alongado. Na forma clássica, que constantemente ocorre imediatamente após tonsilectomia, a apresentação mais comum é a sensação de corpo estranho na garganta e dificuldade e dor durante a deglutição. Na segunda síndrome, a dor, de caráter pesado e não-lancinante predomina no ouvido. Ambas secundárias à compressão de estruturas vizinhas provocada pelo alongamento do processo estilóide.

Relatos posteriores mostraram entretanto ser esta condição das mais polimórficas. Além de dor e garganta seca, ocorrem parestesia, espasmo ou tenesmo faríngeo persistente, somado à tosse paroxística. A boca pode ser afetada por sensação de queimação, a língua edemacia, e pode surgir salivação excessiva e dor de dente.

Sintomas auditivos incluem surdez, tinido, perda auditiva, assim como sensação de plenitude auricular. Outras manifestações envolvem disfunção visual, cefaléia, síncope (devido à compressão do *glomus* carotídeo), respiração curta, síndrome de Horner e até mesmo morte súbita.

Montalbetti L et al. Elongated styloid process and Eagle's syndrome. *Cephalalgia* 1995;15:80-93.

18. Na cefaléia pós-punção, qual o sinal de Mokri?

R. Em 1993, B. Mokri *et al.* descreveram um sinal (Fig. 11-4) observado nos exames de ressonância magnética do crânio de pacientes com hipotensão liquórica, caracterizado pela captação difusa do gadolínio pela paquimeninge. Este sinal ocorre nos casos de cefaléia pós-traumática, ou cefaléia póspunção liquórica. Após a recuperação do paciente, o sinal costuma desaparecer. A possibilidade de processo inflamatório foi afastada a partir dos estudos de biópsia meníngea. A reluscência pode derivar de proliferação linfocartilaginosa da aracnóide. Fibrose meníngea pode ocorrer como resultado de congestão venosa crônica.

Silberstein SD et al. Headache in Clinical Practice. Oxford: Isis Medical Media, 1998. p. 149.

19. Que você sabe sobre a patogenia da enxaqueca?

R. Na fisiopatogenia do ataque migranoso convergem três momentos distintos: abre cena a borrasca ou tempestade cerebral, responsável pelos fenômenos circulatórios epi e intracranianos; aqueles, de natureza vasodilatadora, estes, de caráter constritor, conforme bem o demonstram os estudos do fluxo sanguíneo pela inalação do radioxenônio, assim como pela angiografia, concomitante com o escotoma ou qualquer outra alteração focal. Esta constitui a fase encefalovascular, cujos protagonistas são os núcleos serotoninérgicos bulbopontinos e as artérias. A ela segue-se a liberação de neuropeptídeos vasoativos, oriundos das terminações trigeminais dispostas na adventícia dos vasos.

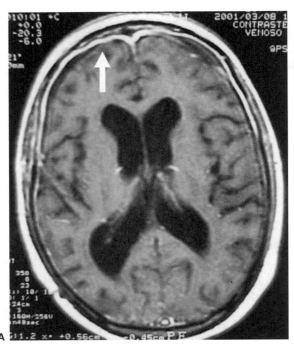
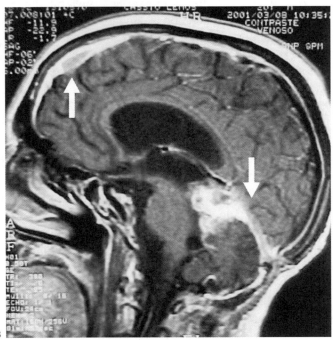

Fig. 11-4. Ressonância magnética ponderada em T1 com contraste. (**A**) Corte axial. (**B**) Corte sagital. Sinal de Mokri (setas) (PAMF).

Na fase pré-dolorosa da cefaléia mapeiam-se sintomas visuais – e outros – subseguidos de total inibição da atividade corticociptal, por Leão, justamente chamada depressão alastrante. Por fim, convém lembrar que durante o acesso migranoso reduzem-se os níveis sangüíneos de serotonina.

Raskin NH. Migraine and other headaches Merritt's Textbook of Neurology 9th ed. Baltimore: Williams-Wilkins, 1995. p. 839.

20. Que tipo de neuralgia provoca a deglutição com a cabeça inclinada?

R. Na neuralgia do glossofaríngeo, os paroxismos de dor geralmente são desencadeados pela deglutição, especialmente de líquidos gelados ou da saliva, o que pode forçar o paciente a fletir e inclinar a cabeça para um dos lados, permitindo que a saliva escorra para o esôfago, sem que haja necessidade de deglutir. É o atrito provocado pela passagem do alimento ou líquido nas "zonas de gatilho", mais do que a mecânica da deglutição, que precipita o ataque.

Bruyn GW. Glossopharyngeal neuralgia. *Cephalalgia* 1983;3:143-57.

21. Qual a sintomatologia resultante do espessamento do ligamento estilomandibular?

R. O ligamento estilomandibular constitui o espessamento da fáscia cervical, estendendo-se do ápice do processo estilóide até o ângulo e a borda póstero-medial do ramo da mandíbula. A inserção mandibular do ligamento tolera bem a palpação, mas reage com dor se houver flogose local. Além de dor local, há freqüente cefaléia a distância, na têmpora, e dor na face, que pode atingir até o membro superior ipsilateral. A este conjunto de sintomas dá-se o nome de síndrome de Ernest. Situação mais comum nas mulheres de idade meã. O fator predisponente mais importante é o trauma, seguido de processo inflamatório adicional.

Vincent M *et al.* Síndrome de Ernest. Cefaléia – Dor, 1996;1(1):21-27.

22. Por que o jejum provoca cefaléia?

R. Em alguns pacientes, jejuar pode ser um fator precipitante de crise enxaquecosa. Abstinência alimentar por cinco ou mais horas, estando acordado, ou por 13 horas, durante a noite, produz a citada cefaléia. O mecanismo responsável pelo desencadear da cefaléia, devido à hipoglicemia, é desconhecido. Blau sugere que a hipoglicemia provoque profundo efeito sobre o tono dos vasos cranianos. Num percentual significativo de pacientes, hipoglicemia reativa, que ocorre após a ingestão de grandes quantidades de alimentos ricos em carboidratos, pode precipitar cefaléia, além de nervosismo, depressão, abalos e dores musculares.

Seltzer S. Foods, and rood and drug combinations, responsible for head and neck pain. *Cephalalgia* 1982;2:111-24.

23. Quais as estruturas intracranianas sensíveis à dor?

R. Durante procedimentos cirúrgicos intracranianos, Ray e Wolff discriminaram as seguintes formações perceptíveis à dor:

1. Os grandes seios venosos e seus tributários da superfície cerebral.
2. As artérias do círculo de Willis e seus efluentes.
3. Os vasos arteriais da dura-máter; a dura das fossas anterior e posterior, não porém a da média.

O estímulo da face superior do tentório provoca dor referida às áreas frontal, temporal e parietal anterior, correspondentes à distribuição anatômica do trigêmeo; abaixo do tentório, a sensação é percebida nas regiões retroauricular, occipital, suboccipital e cervical superior, tributárias do nono e décimo nervos cranianos. O parênquima cerebral, a pia-aracnóide, os plexos coróides, a tábua óssea e as veias emissárias são mudas com respeito à dor. Quase todos os componentes epicranianos são passíveis ao dolorimento. Impulsos nociceptivos em qualquer segmento da cabeça podem suscitar contração dos músculos do escalpo e pescoço, gerando dor.

Kunkle EC *et al*. Headache. In: Feiling A. Modern Trends in Neurology. Londres: Butterworth Co., 1951. p. 91.

24. Pode existir relação entre mamas, mamilos e enxaqueca?

R. **Walter C. Alvarez** (Fig. 11-5) gastroenterologista enxaquecoso, de Chicago, após examinar pessoalmente 260 mulheres enxaquecosas, considerou:

> "... a maioria das mulheres era atraente física e socialmente. Quase todas magras, bem proporcionadas e apresentavam **seios firmes e bem postos**. Somente em 22 casos os seios eram malformados. Na maioria dos casos nos quais a mulher passava dos 60 anos de idade, seus seios continuavam firmes... mulheres enxaquecosas têm tendência definitiva à **inversão dos mamilos**..."

Alvarez WC. Some characteristics of the migrainous woman. *N Y State J Med* 1959 Jun 1;59(11):2176-84.

CEFALÉIAS & DORES EM GERAL

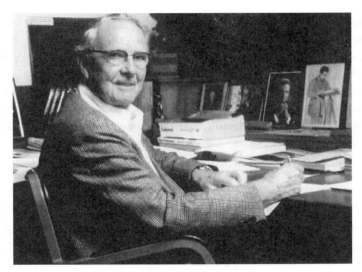

Fig. 11-5. Walter C. Alvarez.

25. Dor facial atípica, o que é isso?

R. Enquadram-se na denominação de dor facial atípica (DFA) as algias faciais que não obedecem aos critérios aceitos para as cefaléias primárias ou neuralgias craniais. É doença de adulto que afeta especialmente mulheres na faixa de 30 a 40 anos de idade.

A dor, que é de apresentação diária, pode ter localização variada e imprecisa, apresentando-se comumente nas regiões do sulco nasolabial e infra-ocular. É usualmente constante, mas pode flutuar, exibindo exacerbações intermitentes. Não respeita a unilateralidade, e nem se conhece fatores deflagradores. O estímulo digital nas áreas afetadas costuma ser desagradável.

Considerada inicialmente como conversão ou sintoma associado à depressão, a DFA cada vez mais parece ser uma síndrome orgânica de origem central.

Invariavelmente, os pacientes apresentam-se com exames neurológico e complementares normais.

O tratamento deve ser multidisciplinar, envolvendo psicoterapia e o uso de tricíclicos (nortriptilina e amitriptilina em especial).

Bloqueios anestésicos nos pontos dolorosos e procedimentos cirúrgicos ablativos são ineficazes e passíveis de acrescentar mazelas (dor, parestesias e disestesias).

Carvalho JJF. Neuralgias cranianas e cefaléias trigêmino-autonômicas. In: Speciali JG, Farias da Silva W. Cefaléias. São Paulo: Lemos Ed., 2002. p. 373.

26. A banana é enxaquecogênica?

R. Alimentos há com capacidade de precipitar crises migranosas, como, por exemplo, as frutas cítricas, particularmente o limão e a laranja. Pertencente ao gênero Musa, com diversas variedades, a banana, no seu teor autêntico, tem sido reputada ultimamente como causa de ataque enxaquecoso, horas depois da sua ingestão. É curioso observar que a chamada banana d'água é a mais propensa a deflagrar o referido acesso cefalálgico, embora estudos controlados sejam necessários para comprovação do problema.

Krymchantoviski AV et al. Banana as a dietary trigger factor of migraine. *Rev Bras Neurol* 1999;35(4):95-96.

27. Qual a relação entre enxaqueca e epilepsia?

R. A similitude entre enxaqueca e epilepsia reside apenas na circunstância de que ambas têm em comum manifestações neurológicas paroxísticas. É possível que exista certa co-morbidade entre ambas, pois a freqüência de epilepsia em migranosos e de migrâneas em comiciais é maior do que o admissível. A aura da enxaqueca bem pode ser o prenúncio de um acesso epiléptico. Entre ambas as enfermidades deve haver a coexistência de um fator de risco comum.

Alberca R. Epilepsy and migraine. *Rev Neurol* 1998 Feb;26(150):251-5.

28. Onde encontrar a primeira descrição de enxaqueca?

R. A primeira descrição de cefaléia unilateral acompanhada por vômitos, mal-estar intenso, foi registrada 3.500 anos atrás, numa cortesã do Faraó. O relato de caso foi registrado no papiro de Eber's, em que a desordem é denominada de "doença da metade da cabeça".

Rose FC. The history of migraine from Mesopotamian to Medieval times. *Cephalalgia* 1995;(Suppl)15:1-3.

29. Em qual dos sexos predomina a cefaléia em salvas?

R. A cefaléia em salvas (CS) é doença predominantemente masculina. A diferença principal é epidemiológica, uma vez que a prevalência deste mal gira em torno de seis ou sete homens para apenas uma mulher. Quanto aos aspectos clínicos, a CS nas mulheres é muito similar à do homem, porém as mulheres iniciam o padecimento numa faixa etária mais baixa e apresentam mais "sintomas migranosos", especialmente vômitos. Por outro lado, tanto homens quanto mulheres, freqüentemente, apresentam fotofobia e fonofobia durante as crises de cefaléia em salvas.

Rozen TD et al. Cluster headache in women: clinical characteristic and comparison with cluster headache in men. *J Neurol Neurosurg Psyquiatry* 2001;70:613-617.

30. Quais as vantagens da termocoagulação na trigeminalgia?

R. Trata-se de procedimento percutâneo (termocoagulação por radiofreqüência), que permite hospitalização de só um a dois dias, não oferece risco de paralisia facial, facilita o controle da lesão e é bem tolerada pelos idosos.

Dos Manuais de Neurocirurgia.

31. Cefaléia em salvas em mulheres idosas, existe esta possibilidade?

R. A cefaléia em salvas (CS) é comumente considerada uma desordem do homem jovem; entretanto sua prevalência entre outros grupos etários não é totalmente conhecida. Revendo prontuários de 168 pacientes, cuja cefaléia tenha iniciado após os 50 anos de idade, verificou-se que 26 mulheres (15%), receberam o diagnóstico de CS de acordo com os critérios da IHS. Em sete delas, o padecimento iniciou-se após os 50 anos de idade. A média de idade no início da cefaléia foi de 61 ± 8 anos (variação de 52-72 anos). Em todos os casos, a dor era severa, absolutamente unilateral, e acompanhada de pelo menos um sintoma autonômico. A média de duração da dor foi de 70 minutos, recorrendo diariamente por um período médio de sete semanas. Cinco pacientes apresentaram uma a duas crises de dor por dia, enquanto outras duas apresentaram acima de oito episódios em um dia. Kudrow registrou 70 mulheres entre seus 425 pacientes com CS. Ekbom observou distribuição feminina peculiar, com aumento da freqüência entre as idades 50 e 60 anos. Essa observação única não foi descrita em homens e nem foi novamente registrada. As características da dor e o modo e ocorrência dos casos analisados foram similares àqueles registrados na população de homens jovens. O início tardio da CS lembra a nova-migrânea da menopausa. Sem que haja completo entendimento do mecanismo, pode-se aventar a possibilidade do papel dos hormônios sexuais femininos como geradores da CS em mulheres acima de 50 anos.

Mosek A *et al.* New-onset cluster headache in middle-age and elderly women. *Cephalalgia* 2001;21:198-200.

32. Qual a prevalência da migrânea em mulheres idosas?

R. Migrânea ativa afeta 4-8% dos homens e 11-25% das mulheres. Apesar das evidências substanciais de que a prevalência da cefaléia migranosa atinge seu pico máximo em torno dos 40 anos de idade, declinando a partir de então, somente poucos trabalhos sistemáticos foram realizados com o intuito de explicar como isto ocorre, e, em menor número, por que isto ocorre. Num trabalho realizado numa pequena região da Suécia, um neurologista entrevistou, sem examinar, 728 mulheres atendidas num programa de *scree-*

ning mamográfico, visando à prevalência de migrânea entre mulheres acima de 40 anos. Utilizando-se dos critérios da IHS, a prevalência "toda-vida", da cefaléia migranosa foi de 31,5% e a prevalência de um ano foi de 18,0%. A magnitude do declínio da preponderância da migrânea ativa (uma ou mais crises nos últimos 12 meses) foi de 50% por década. A supremacia da aura visual na migrânea ativa foi de 3,8%. Esta não declinou com a idade. Os dados obtidos evidenciaram que a intensidade da dor e a presença de náuseas declinaram com a idade, enquanto a incapacidade, a freqüência, a duração, ou a presença de sintomas relacionados à cefaléia migranosa não se modificam com a idade. Os resultados aqui obtidos necessitam confirmação através de um estudo longitudinal.

Mattsson P et al. The prevalence of migraine in women aged 40-74 years: a population-based study. *Cephalalgia* 2000;20:893-899.

33. Como são e como evoluem as cefaléias crônicas e diárias?

R. Clinicamente, as cefaléias diárias podem ser divididas em dois grandes grupos: paroxísticas e não-paroxísticas. O primeiro grupo, que envolve a cefaléia em salvas e a hemicrania paroxística crônica, por exemplo, representa apenas uma pequena fração das cefaléias diárias. A grande maioria das cefaléias crônicas não é paroxística, e geralmente é referida como "cefaléias crônicas e diárias" (CCD).

Spierings *et al.* determinam a evolução e o prognóstico das CCD tendo como base a análise de 258 pacientes – 50 homens (19%) e 208 mulheres (81%) – que preenchiam critérios para CCD, considerando-se como tal a cefaléia que ocorria por pelo menos cinco dias da semana em pelo menos um ano.

Os pacientes que gradualmente desenvolveram cefaléias diárias, tendo originalmente apresentado cefaléias intermitentes, foram contatados para caracterização evolutiva do padecimento álgico. Destes, 33% continuavam apresentar cefaléia diária e 67% novamente sofriam de cefaléias intermitentes. Com pequenas modificações dos critérios de cefaléias da IHS, dois quintos das cefaléias iniciais intermitentes foram diagnosticados como enxaqueca e os demais como cefaléia do tipo-tensão.

A hipótese do presente estudo é a seguinte: 1. cefaléias diárias não diferem na sua apresentação, e não dependem da intensidade – fraca, moderada ou grave – da cefaléia inicial; 2. quando a cefaléia diária se torna intermitente de novo, reassume o caráter da cefaléia inicial.

Spierings ELH *et al.* Chronic Daily Headache: A Time Perspective. *Headache* 2000;40:306-310.

Bilhete do Álvaro para o Péricles.

Péricles, as três questões anteriores, por serem estatísticas, são monótonas: muitos algarismos, percentagens, etc. (eventualmente, a matemática é antagônica à medicina). As questões citadas são laboriosas e meritórias, mas cansativas. Que fiquem só estas, tão trabalhosas e meio chatas. Você adora recenseamentos, numeração e datas exatas. Coisas de cartório...

34. O que é Zona de Gatilho?

R. Pontos ou zonas de gatilho (Fig. 11-6) são pequenas regiões cutâneas ou mucosas (1 a 2 mm) que, quando estimuladas, deflagram sensação dolorosa aguda. Na neuralgia do trigêmeo, por exemplo, paroxismos de dor podem ocorrer tanto espontaneamente quanto a partir do estímulo de zonas de gatilho localizadas na asa do nariz ou no sulco nasolabial. Estes estímulos provocadores são sempre leves. Sabidamente, a neuralgia do trigêmeo "é dor que não gosta de carinho". Logo após o disparar doloroso, e supostamente devido à hiperpolarização do gânglio trigeminal, ocorre um período refratário no qual os pontos de gatilho não mais respondem.

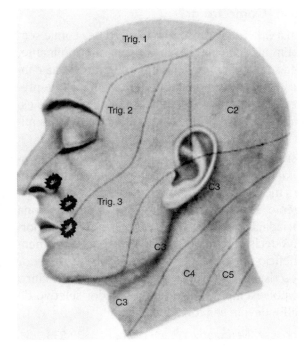

Fig. 11-6. Hemiface com "zonas de gatilho" no sulco nasolabial.

Na neuralgia do glossofaríngeo, falar e deglutir são os desencadeantes de dor mais conhecidos, devido a estímulo de zonas de gatilho localizadas na região posterior da faringe.

Carvalho JJF. Neuralgias cranianas e cefaléias trigêmino-autonômicas. In: Speciali JG, Farias da Silva W. Cefaléias. São Paulo: Lemos Ed., 2002. p. 373.

35. Migrânea e menopausa, qual a relação?

R. Após a menopausa, a produção de estrogênio ovariano reduz-se ao mínimo. Múltiplos sinais e sintomas e complicações em longo prazo podem ocorrer com o resultado da redução do estrogênio circulante. Os sintomas variam em intensidade e duração, e incluem calores, sudorese noturna, dores musculares e articulares, ressecamento da pele e da mucosa vaginal, fadiga, irritabilidade, depressão, ansiedade, perda da memória e redução da libido. Considera-se que após a menopausa, cerca de dois terços das mulheres migranosas melhorem marcadamente de suas crises. Além disto, como parte da história natural da migrânea com aura, algumas pacientes podem apresentar somente aura sem dor subseqüente.

Péricles Maranhão Filho

36. Migrânea na menopausa. Como tratar?

R. Mulheres migranosas passam a vida toda apresentando migrânea com e sem aura e aura sem migrânea. Em algumas mulheres, a forma predominante, que usualmente é a migrânea sem aura, pode aumentar em freqüência e intensidade no período de turbulência hormonal, que representa a fase pré-menopausa. Nestas mulheres, restauração e estabilização dos níveis de estrogênio para valores fisiológicos podem reduzir a freqüência de crises migranosas.

Para mulheres migranosas, a reposição contínua e combinada de estrogênio e progesterona (ou somente estrogênio para aquelas que foram histerectomizadas) é certamente a melhor tática terapêutica. Isto pode ser atingido com 50 µg/dia de estrogênio. Estando o útero presente, a progesterona em dose baixa deve ser associada. Estas substâncias estabilizam o meio hormonal e aliviam a migrânea. A decisão terapêutica não deve necessariamente ser de longo prazo. O benefício obtido com tratamento por prazo menor do que cinco anos supera os riscos, na maioria das mulheres. Após cinco anos, outras opções, como, por exemplo, o uso de modulador seletivo de receptor de estrogênio (MSRE), devem ser consideradas.

Fettes I. Migraine in the menopause. *Neurology* 1999;53(Suppl 1):S29-S33.

37. A homeopatia funciona nas cefaléias crônicas?

R. As cefaléias crônicas primárias (CCP) representam um grupo de dores de cabeça cujo mecanismo etipatogênico ainda é incerto e o tratamento empírico. Uma das CCP é a cefaléia tipo-tensão crônica. O sistema terapêutico idealizado por Christian Friedrich Samuel Hahnemann (1755-1843), caracterizado pelo emprego de substâncias administradas em doses diluídas, a ponto de se tornarem, por vezes, infinitesimais, é recurso utilizado por alguns, com o intuito de solucionar o problema. Dos trabalhos realizados até então, pode-se deduzir que: tanto em curto como em longo prazos, o efeito da medicação homeopática é semelhante ao efeito placebo. Somente 30% dos pacientes sob tratamento homeopático obterão benefício após um ano de tratamento. Mais uma vez vale lembrar que neste conjunto de algias crônicas, como em todas as doenças, de modo geral, o que deve direcionar a abordagem terapêutica adequada é a melhor compreensão do mecanismo etiopatogênico.

Walach H et al. The long-term effects of homeopathic treatment of chronic headaches: 1 year follow up. *Cephalalgia* 2000;20(9):835-837.

38. A respeito da cefaléia do tipo-tensão, qual o pensamento fisiopatológico atual?

R. Dentre as mais diversas formas de apresentação das dores de cabeça, a cefaléia tipo-tensão é mais freqüente e a que, portanto, promove o maior impacto socioeconômico. Apesar disto, o conhecimento acerca do seu mecanismo fisiopatológico ainda é limitado.

O substrato etiopatogênico da cefaléia de tensão está ligado a diversos fatores, como a suscetibilidade de nociceptores miofasciais periféricos, aos elementos das colunas posteriores da medula, ao núcleo do trigeminal, aos neurônios supramedulares e sua ação antinociceptiva eferente.

Considera-se que o problema principal reside na sensitização central ao nível das colunas dorsais da medula e do núcleo do trigêmeo, devido ao prolongado *quantum* de estímulos oriundos do tecido miofascial pericranial. O aumento deste *input* às estruturas supramedulares pode por sua vez resultar em sensitização supra-espinal. A partir de então, alterações neuroplásticas centrais podem afetar a regulação de mecanismos periféricos e levar ao aumento da atividade muscular pericranial com liberação de neurotransmissores nos tecidos miofasciais, impedindo relaxamento muscular adequado. Por este mecanismo, a sensitização central pode manter-se mesmo após a normatização dos desencadeantes iniciais, sendo, inclusive, o principal fator na conversão da cefaléia tipo-tensão episódica em cefaléia de tensão tipo-crônica.

Bendtsen L. Central sensitization in tension-type headache – possible pathophysiological mechanisms. *Cephalalgia* 2000;20(5):486-508.

39. Exames de imagem auxiliam no entendimento das enxaquecas?

R. Novas técnicas funcionais de imagem, incluindo tomografia por emissão de pósitron (PET), estimulação magnética transcranial (EMT) e ressonância magnética funcional (RMf) já são realidades que nos permitem o estudo não-invasivo da hemodinâmica, do metabolismo e da ativação cerebral durante a crise aguda de enxaqueca. Estas técnicas têm sido empregadas no estudo dos sintomas neurológicos focais e transitórios da aura, bem como da fase álgica da enxaqueca. Imagens funcionais empregadas para o estudo da enxaqueca certamente nos ajudarão a responder duas questões importantes. Primeiro, quais são as características fisiológicas e os mecanismos subjacentes à aura da enxaqueca? Segundo, qual a natureza e a localização anatômica da anormalidade primária ou das anormalidades que iniciam a crise de enxaqueca, com e sem sintomas aurais? Quanto à primeira questão, dados recentes tendem a sustentar uma disfunção neuronal primária mais do que uma origem vascular para os sintomas da aura. O aparente alastramento que não respeita limites ou territórios vasculares, e a redução moderada do fluxo sangüíneo cerebral regional, observados tanto no PET quanto na RMf realizados durante crises espontâneas de enxaquecas com aura, são mais sugestivos de comprometimento vascular do que um epifenômeno secundário a uma disfunção neuronal primária. Outras investigações, incluindo as que se utilizam de EMT e outros paradigmas de estimulação visual, apontam para a existência de limiares alterados para excitabilidade cortical nos enxaquecosos, sugerindo também a possibilidade de que a crise tenha iniciação cortical neuronal, como proposto por Aristides Leão, em 1944, e não vascular, conforme a tese de Harold Wolff, em 1930. Respostas a estas e outras fascinantes e importantes questões relativas à migrânea aguardam investigação mediante novas e sofisticadas técnicas de imagem funcional, cada vez mais disponíveis.

Cutrer FM *et al.* Recents advances in functional neuroimaging. *Curr Opin Neurol* 1999;12:255-259.

40. Como a enxaqueca se comporta na gravidez?

R. Em cerca de 60% a 70% das mulheres, a enxaqueca tende a melhorar durante o período gestacional, principalmente no segundo e terceiro trimestre da gravidez. As mulheres que iniciaram suas crises de enxaqueca durante a menarca, e as que apresentam o sintoma durante o período perimenstrual têm mais chance de remissão durante a gravidez. Num pequeno número de gestantes (4% a 8%), ocorre piora das crises. Em outras (1,3% a 16,5%), a enxaqueca aflora como doença durante o período gestacional, principalmente no primeiro trimestre, e nestas costuma preponderar a enxaqueca com aura.

Aubé M. Migraine in pregnancy. *Neurology* 1999;53(Suppl 1):S26-S28.

41. Como tratar crises de enxaqueca durante a gravidez?

R. O tratamento das crises de enxaqueca nesta fase metamorfósica da mulher, pode ser abordado sob os aspectos não-farmacológico e/ou farmacológico. É necessário e fundamental ter em mente o seguinte: a enxaqueca não é um fator de risco para a mulher nem para o concepto (mesma incidência de toxemia, complicações do parto, anormalidades congênitas e abortos, se comparadas com a população em geral); portanto, o tratamento farmacológico não deve criar fator de risco heterogêneo. Na abordagem não-farmacológica, considere principalmente a possibilidade de afastar as circunstâncias desencadeantes. Se o tratamento farmacológico se tornar necessário, paracetamol e codeína podem ser utilizados – seguramente – como agentes supressores – da dor. AAS e antiinflamatórios não-hormonais (naproxeno, p. ex.) podem ser utilizados como segunda opção, mas não durante o terceiro trimestre. O sumatriptano já foi empregado, não houve complicações nem para parturiente nem para o concepto, mas sua utilização ainda não está indicada. Nos casos graves de dor refratária, clorpromazina e difenidramina podem ser utilizadas. Dexametazona e prednisona podem ser consideradas. Caso haja indicação, como tratamento profilático, o β-bloqueador pode ser empregado. Qualquer medicação profilática deve ser descontinuada no mínimo duas semanas antes do parto.

Aubé M. Migraine in pregnancy. *Neurology* 1999;53(Suppl 1):S26-S28.

42. O que se fala atualmente sobre a depressão alastrante?

R. Fenômeno neuro-humoral descrito por Aristides Leão em 1944, a depressão alastrante de Leão (DA) transformou-se, com o passar dos anos, num paradigma dos mais intrigantes da neurofisiologia contemporânea. Apesar de a DA não ter seu mecanismo básico totalmente elucidado, uma parte essencial deste é a propagação de um distúrbio da membrana celular à sua vizinha, por difusão de substâncias pelo fluido extracelular. Já tendo sido evidenciada em aglomerações neuronais de diversos mamíferos, considera-se que a DA possa estar presente na intimidade fisiopatológica de diversas condições, tais como: enxaquecas, epilepsias, acidentes vasculares cerebrais (zona de penumbra), traumatismo de crânio e raquimedular (Fig. 11-7).

Parson AA. Recent advances in mechanisms of spreading depression. *Curr Opin Neurol* 1998;11:227-231.

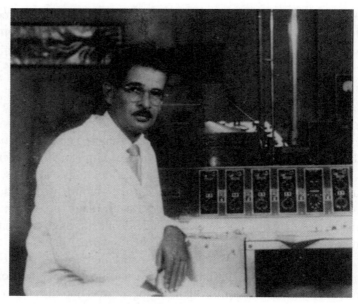

Fig. 11-7. Aristides Azevedo Pacheco Leão.

43. O que significa recorrência da cefaléia?

R. Recorrência da cefaléia pode ser definida como o retorno da cefaléia após melhora inicial, o que usualmente ocorre no período de duração de uma determinada crise de enxaqueca (95% em 24 h). Trata-se de fenômeno comum – em mais de 40% dos pacientes na prática diária – e surge até mesmo após o uso de placebo.

Avaliando diversos estudos clínicos, observa-se claramente as dificuldades encontradas em caracterizar-se o significado do termo "recorrência" da cefaléia. Tais dificuldades se prendem ao fato de que não é possível realizar-se estudo comparativo direto das taxas de recorrência com drogas diferentes. Além disso, considera-se que a recorrência depende da resposta inicial e que dificilmente é a mesma, após a utilização de diferentes drogas. Como mais um fator complicante, admite-se que o uso de medicação de escape interfira no resultado das avaliações.

Péricles Maranhão Filho

44. Quais fatores são responsáveis pela cefaléia recorrente?

R. Sabe-se hoje que determinados aspectos contribuem para maior taxa de recorrência das cefaléias:

1. Crises de longa duração (questiona-se também se mais intensas).
2. Resposta terapêutica inicial muito boa e rápida.
3. Ausência de repouso após o uso da medicação supressiva.

Por outro lado, apesar de os mecanismos subjacentes ao fenômeno da recorrência não estarem bem esclarecidos, a carência de resposta inicial ao tratamento abortivo, o repouso após o uso da medicação inicial e o uso concomitante de uma medicação de resgate dificultam o surgimento das recorrências.

Ferrari M. How to assess and compare drugs in the management of migraine: success rates in terms of response and recurrence. *Cephalalgia* 1999;19 (Suppl)23:2-8.

45. Como caracterizar a migrânea menstrual?

R. Migrâneas podem ocorrer a qualquer tempo durante o ciclo menstrual, porém comumente eclodem pouco antes do fluxo ou nos dois primeiros dias do mesmo. Na maioria das vezes, estas algias são muito intensas, graves, prolongadas e refratárias ao uso dos analgésicos comuns. Epidemiologicamente, 14% das mulheres sofrem migrâneas **somente durante o fluxo menstrual** – migrânea menstrual (MM) – e 60% as apresentam também a qualquer tempo, durante o ciclo menstrual. Cerca de 10% das mulheres iniciam suas crises enxaquecosas durante a menarca, e neste caso são fortes candidatas a apresentarem MM.

Boyle CAJ. Management of menstrual migraine. *Neurology* 1999;53 (Suppl 1):S14-S18.

46. Como se conduzir frente a um caso de migrânea menstrual?

R. Uma vez que cefaléia durante o período menstrual não é predicado de enxaqueca, frente a uma paciente com a possibilidade de MM considere sempre os seguintes aspectos:

1. A cefaléia preenche os critérios para enxaqueca?
2. Existe associação à menstruação? Confirme com o diário.
3. Faz uso de algum medicamento que possa estar induzindo ou provocando cefaléia?
4. Existe algum fator desencadeante que possa ser modificado?
5. Considere a terapia imediata com drogas específicas, como triptanos.
6. Não obtendo sucesso com a terapia imediata, considere a possibilidade da abordagem profilática.
7. Avalie a possibilidade da utilização de hormônios (estrogênios).

Caso a MM seja "intratável", admita a utilização dos outros hormônios e solicite a colaboração do ginecologista ou do endocrinologista.

Boyle CAJ. Management of menstrual migraine. *Neurology* 1999;53 (Suppl 1):S14-S18.

47. Como tratar farmacologicamente a migrânea menstrual?

R. Diversos autores consideram a rápida redução dos níveis de estrogênio, previamente ao fluxo menstrual, como fator desencadeante primário da MM. Assim sendo, o tratamento com este hormônio é recurso efetivo. Na grande maioria dos casos, atuações profilática e abortiva são necessárias. O arsenal terapêutico profilático envolve drogas como: magnésio suplementar, por via oral, antiinflamatórios não-hormonais, a ergotamina, a diidroergotamina (não existente em nosso meio) ou a utilização de estradiol transdérmico, visto que estrogênio por via oral é menos efetivo. Quanto ao tratamento pronto ou abortivo, considere a utilização de drogas específicas, como os triptanos. Seria esta a primeira opção. É muito importante que sua paciente reconheça a necessidade de tentativas medicamentosas por alguns meses antes de se obter o sucesso terapêutico.

Boyle CAJ. Management of menstrual migraine. *Neurology* 1999;53 (Suppl 1):S14-S18.

48. Dentre as cefaléias, quais são as TAC's?

R. Em contraste com a enxaqueca (migrânea) e a cefaléia tipo-tensão, outras cefaléias primárias são raras, curiosas e pouco conhecidas. Cefaléias de curta duração, com alterações autonômicas, representam um espectro específico, em conjunto podem ser denominadas de TAC's (*trigeminal-autonomic cephalgias*). Fazem parte deste grupo: hemicrania paroxística crônica (HPC), hemicrania paroxística episódica (HPE), *short-lasting unilateral neuralgiform headache with conjunctival injection and tearing* (SUNCT), além da cefaléia em salvas (CS) e da cefaléia hípnica (CH). As TAC's são cefaléias de curta duração, com cortejo autonômico. Em decorrência de suas similaridades, possivelmente apresentam, como substrato fisiopatológico, ativação conjunta de aferentes trigeminais (originando a dor) e eferentes parassimpáticos (responsáveis pelos fenômenos autonômicos). Duas destas cefaléias (HPC, HPE) apresentam boa resposta ao emprego da indometacina.

Goadsby PJ et al. A review of paroxysmal hemicranias, SUNCT syndrome and other short-lasting headaches with autonomic features, including new cases. *Brain* 1997;120:193-209.

49. Que vem a ser SUNCT?
R. É o acrônimo de especial modalidade de neuralgia periocular (*short – lasting unilateral neuralgiforme headache with conjunctival injection and tearing*). As crises do processo se assemelham à cefaléia em salvas, porém são de intensidade comparativamente menor, curta duração (de segundos a minutos) e ampla freqüência, chegando a dezenas ou centenas, num certo prazo. Além disso, a resposta terapêutica depende de medicamentos distintos dos indicados para a cefaléia em salvas.
Vincent MB. Cefaléias. In: Classificação e Critérios Diagnósticos em Neurologia. Editora Marleide M Gomes, UFRJ. 1999. p. 206.

50. Que é tatalgia?
R. Na verdade, o étimo deveria ser tarsalgia, de tarso, termo anatômico designativo da parte posterior do pé. Tarsalgias são, pois, dores na região posterior do pé, com incidência predominante nas mulheres, na faixa etária acima dos 40 anos, e com excesso de peso. As tarsalgias estão relacionadas a causas reumáticas e traumato-ortopédicas; destas, merecem referência a tendinite aquiliana, a proeminência óssea do calcâneo (deformidade de Haglund) e as bursites; daquelas, a fascite plantar, calosidades, verrugas e cistos ósseos.
Siqueira A. Tatalgias em adultos. *Residência Médica* 1999;2(3):43-45.

51. O que mais sobre a depressão alastrante?
R. A passagem da Onda de Leão pode estar relacionada com a reatividade dos vasos da pia, bem como a liberação de neurotransmissores tais como o CGRP, substância P, neuroquininas e o óxido nítrico. A DA também promove marcado aumento na liberação do pró-oncogene *c*-fos e do fator de crescimento neuronal. Embora não tenha sido ainda definitivamente comprovado no homem, o entendimento deste complexo fenômeno neuro-humoral contribuirá, sem dúvida alguma, para uma compreensão mais clara dos mecanismos fisiopatológicos da enxaqueca.

Vale ressaltar que no nosso meio, o Dr. Hiss Martins Ferreira, da Universidade Federal do Rio de Janeiro, há mais de 30 anos vem empreendendo incessantes pesquisas a respeito dos mecanismos básicos da DA. Martins Ferreira criou, aprimorou e difundiu a técnica de pesquisa básica da DA em retinas isoladas de pintos, tornando-se referência internacional. Nestas preparações avasculares, DA's reversíveis podem ser obtidas durante várias horas por estímulos elétricos, químicos ou mecânicos.
Parson A A. Recent advances in mechanisms of spreading depression. *Curr Opin Neurol* 1998;11:227-231.
Péricles Maranhão Filho

52. Pode haver relação entre a dopamina e a enxaqueca?

R. Há quase um quarto de século, diversos pesquisadores vêm desenvolvendo hipóteses a respeito da hipersensibilidade dos receptores dopaminérgicos, como substrato fisiopatológico da crise enxaquecosa. Com este enfoque, o protagonista principal passa a ser o receptor dopaminérgico D2 (DRD2), colocando em segundo plano os receptores 5-HT$_{1B-1D}$.

Com relação ao papel dos receptores dopaminérgicos, como substrato alterado na crise migranosa, algumas hipóteses são levantadas. Evidências fisiopatológicas, farmacológicas e genéticas convincentes sustentam a idéia de que uma disfunção nigroestriatal pode estar associada a dor, náusea, vômito e outras alterações autonômicas das crises de migrânea. Os DRD2 situam-se em diversas áreas, tanto no SNC quanto no SNP, e podem ter papel-chave na patogênese da enxaqueca. Um forte argumento a favor da hipótese de hipersensibilidade relativa dos receptores dopaminérgicos sustenta-se no acúmulo de dados científicos comprovantes sobre a eficácia do bloqueio DRD2 no alívio agudo de muitos sintomas da crise migranosa. A utilidade dos antagonistas dopaminérgicos foi quase sempre atribuída aos seus efeitos antiemético, sedativo ou da motilidade gástrica, mais do que na possível ação antimigranosa. Certamente, num futuro próximo, o desenvolvimento de antagonistas DRD2 seletivos, com limitados efeitos colaterais, poderão oferecer um novo caminho na identificação de drogas antimigranosas sintomáticas mais abrangentes.

Peroutka SJ. Dopamine and migraine. *Neurology* 1997;49:650-56.

53. Tumor cerebral sempre gera cefaléia?

R. A cefaléia é sintoma cardinal dos tumores cerebrais e ocorre em cerca de 60-70% dos pacientes. Aceita-se que a mesma seja produzida por compressão, estiramento ou torção das estruturas sensíveis à dor. Porém, variações quanto ao limiar de dor e o estado mental parecem influir no diferencial de resposta de cada paciente, individualmente. Pfund *et al.*, estudaram as cefaléias em pacientes com tumor cerebral. De 297 casos, 115 não apresentaram cefaléia alguma, nem no pré nem no pós-operatório. Dos 164 pacientes restantes, somente em 139 poderia haver uma provável relação de suas dores de cabeça com a neoformação intracraniana. Em 11 pacientes, a dor mimetizava a enxaqueca, em 26 pacientes assemelhava-se à cefaléia tipo-tensão. A cefaléia foi muito mais freqüente nos tumores infratentoriais, e os autores concluem que, nos casos de tumor cerebral, a mesma não é uniforme, pode perdurar por horas, acompanhar-se de náuseas e vômitos, variar de moderada a intensa, pode ter caráter pulsátil ou explosivo, desenvolver-se em semanas ou meses, não sendo permanente e nem tendo recorrência diária. Dor coincidente com o local do tumor foi observada em um terço dos pacientes, e somente em cerca de 50% dos casos a dor foi o primeiro sintoma. Os tumores que mais freqüentemente produziram cefaléia foram os implantes secundários e os astrocitomas. Os adenomas da hipófise e menos da metade dos glioblastomas não provocaram cefaléia. Num estudo prévio, Maranhão-Filho et al. (Cephalalgia 1997;17:378) descreveram pacientes com tumores cerebrais de diferentes tipos histológicos e localizações, com a presença de edema exuberante, efeito de massa com desvio significativo da linha média e hipertensão intracraniana, sem que houvesse qualquer tipo de cefaléia (Fig. 11-8).

Pfund Z et al. Headache in intracranial tumors. *Cephalagia* 1999;19:787-90.

54. Quais as características da cefaléia na síndrome de hipovolemia liquórica?

R. De acordo com os critérios da *International Headache Society* (1988), a cefaléia ortostática ocorre menos de 15 minutos após o indivíduo voltar a assumir a posição de pé, e desaparece ou melhora em menos de 30 minutos após voltar à posição deitada. Rir, tossir, compressão das jugulares e manobra de Val-

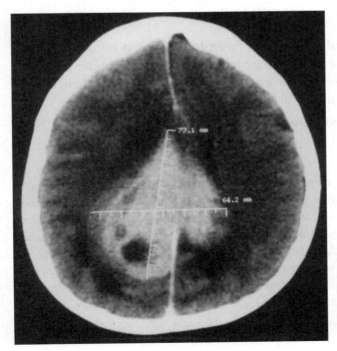

Fig. 11-8. Volumoso glioma IV com edema perilesional e efeito de massa. Paciente sem cefaléia. Maranhão Filho et al. (Cephalalgia 1997; 17:378) (PAMF).

salva exacerbam a cefaléia. A dor, que na maioria dos casos é holocraniana, já foi descrita como pulsátil, opressiva, penetrante ou aguda.

Chung SJ et al. Syndrome of cerebral spinal fluid hypovolemia. *Neurology* 2000;55:1321-1327.

55. O que é ganho terapêutico (GT) e o número de pacientes necessários para tratar (NNT)?

R. GT é a diferença em eficácia entre a droga ativa e o placebo. NNT é o GT expresso em proporção, ou seja, o número de pacientes que necessitam tratamento, num grupo de droga ativa, com o intuito de obter-se o alívio que não pode ser conseguido com o placebo. Quanto mais baixo o valor do NNT, mais efetivo é o tratamento comparado com placebo. Pode-se considerar por exemplo que: NNT = 5: uma droga efetiva; NNT = 3: muito boa e NNT = 2: excelente.

Estudos comparativos entre diversas drogas e apresentações de uma mesma droga contribuem sobremaneira para que mais rapidamente possamos obter a substância ideal para o controle das cefaléias. Com ação rápida, consistência de respostas nas diversas crises, efeito prolongado e o mínimo de efeitos colaterais, eis os predicados do medicamento perfeito.

P Tfelt-Hansen. Efficacy and adverse events of subcutaneous, oral and intranasal sumatriptan used for migraine treatment: a systematic review based on number need to treat. *Cephalalgia* 1998;532-8.

56. Quais as particularidades da neuralgia supra-orbitária?

R. Pela designação, já se alcança a topografia do fenômeno doloroso, vale dizer, na órbita, acima da órbita e na base do apêndice nasal, freqüentemente unilateral. A algia em questão divide-se em três grupos etiológicos:

1. Processo inflamatório ocular ou da órbita.
2. Sinusite.
3. Outras causas.

No primeiro grupo se contempla a algia resultante da irite, glaucoma e periosteíte, sendo as duas primeiras de localização ocular, com irradiação para a fronte, se a sensação dolorosa for intensa. No caso da sinusite, envolvendo os seios frontal, etmóide ou esfenóide, a dor tem distribuição periorbitária. A chamada neuralgia supra-orbitária pode constituir-se em precursor do herpes zoster, por alguns dias, caso não se encontre outra determinante, além de ser parte da neuralgia de Sluder ou esfenopalatina. Por fim, mas não finalmente, tem a algia possibilidade de estar condicionada à lesão intracraniana ou das táboas ósseas.

Walsh FB. Clinical Neuro–Ophthalmology. Baltimore: Williams-Wilkins Co., 1947. p. 1339.

57. Pode haver relação entre Galeno e a fisiopatologia das cefaléias?

R. Com sua mania de explicar sempre o desconhecido, e de apresentar hipóteses como fatos, sua principal contribuição foi ter proposto o que hoje freqüentemente é divulgado como a "fisiopatologia da cefaléia". Pois, desde Galeno, o estudo das cefaléias vem sendo invadido com inferências causais sem suporte científico, como as observadas nos termos "cefaléia de tensão", "cefaléia de contração muscular", "cefaléia vasomotora" etc...

Isler H. Headache classification prior to the Ad Hoc criteria. *Cephalalgia* 1993;suppl 12.

58. Como conceituar a enxaqueca (migrânea) atualmente?

R. A relação dos médicos com pacientes sofredores de cefaléias modificou-se na última década. Muito desta transformação se deve aos consideráveis avanços nos terrenos da pesquisa básica e da terapêutica alcançados. Não cabe mais considerarmos a enxaqueca como uma simples dor de cabeça, com alguns fenômenos autonômicos associados, para a qual pouco se tem a fazer. Contrapondo-se a esta posição, e parafraseando P. Goasdby, pode-se considerar que; "... a cefaléia, tão freqüentemente considerada como a prima feia da especialidade (neurológica), ambígua e mal entendida na clínica, sofreu um *up grade*, e deixou que revelássemos alguns de seus segredos, que vieram enriquecer nossa prática e melhorar a qualidade de vida de seus sofredores".

Atualmente, conceitua-se a migrânea como sendo uma doença crônica, cujo fenômeno da dor é apenas uma parte de todo o contexto sintomático. O cortejo de sinais e sintomas pode ser dividido em quatro etapas:

1. Pródromo.
2. Aura.
3. Cefaléia.
4. Recuperação.

A migrânea manifesta-se de forma diferente ao longo da vida. Nas crianças, pode apresentar-se como crise vertiginosa, vômitos paroxísticos ou dor abdominal recorrente. Nos idosos, o componente de dor pode desaparecer, permanecendo apenas as alterações neurológicas periódicas e focais da aura. Nas mulheres, especificamente, a migrânea sofre modificações ao longo da vida, devido à menarca, aos ciclos menstruais, ao uso dos contraceptivos, e às fases pré, per ou pós-climatério.

No terreno investigativo, o antigo eletroencefalograma e a radiografia de crânio foram substituídos por exames de imagem funcional, altamente especializados, e que têm sido empregados tanto na fase crítica da dor como no período intercrítico. Apesar de tudo isto, resta-nos ainda um longo e árduo caminho, a fim de elucidarmos o intricado mosaico dos mecanismos fisiopatológicos subjacentes às cefaléias ditas primárias.

O tratamento atual, baseado criteriosamente no emprego de substâncias profiláticas ou abortivas (específicas), tem aumentado em muito as possibilidades de controle sistemático das crises de dor.

Péricles Maranhão Filho

59. Como se manifesta a gravidez masculina?

R. Dores abdominais podem ser sentidas por homens cujas mulheres estão grávidas, particularmente durante a fase do parto. Este fenômeno é conhecido como síndrome de Couvade. Outras regiões podem se apresentar dolorosas, como, por exemplo, os dentes. Eventualmente ocorre também ganho de peso e náuseas. Não há explicação física possível para as dores desta síndrome, mas podem estar ligadas a uma questão de simpatia, imitação ou processo mental baseado no pensamento acerca da experiência de vida de uma outra pessoa. Se a dor resolve um determinado conflito emocional, podemos então considerá-la como um sintoma histérico.

Merskey H. Headache and hysteria. *Cephalalgia* 1981;1:109-19.

60. Que vem a ser síndrome da orelha vermelha?

R. Em 1986, o Dr. James W. Lance descreveu 12 casos da "síndrome da orelha vermelha". Os pacientes apresentam crises de vermelhidão auricular intensa, súbita e unilateral, acompanhada de desconforto e dor em queimação, muitas das vezes com a sensação de pressão na orelha afetada. A dor em queimação pode se irradiar para a testa, região occipital ou pescoço. A etiologia é variada e a fisiopatologia ainda desconhecida. Lance relacionou tal síndrome com alterações osteocervicais altas, em decorrência do achado freqüente de tais alterações osteogênicas.

Maranhão-Filho PA et al. Síndrome da orelha vermelha: "cluster auricular"? *Arq Neuropsiquiatria* 2000;58:93.

61. Qual é a síndrome do restaurante chinês?

R. A ingestão de glutamato monossódico (GMS) pode provocar a síndrome do restaurante chinês (mais precisamente, a doença de Kwok's), em indivíduos suscetíveis, especialmente naqueles que utilizam diuréticos de alça, manifestando-se então hiponatremia transitória. Os sintomas da síndrome incluem:

1. Aperto súbito e dormência nos músculos da face e garganta.
2. Contração dos músculos das costas e do pescoço.
3. Sensação de "agulhadas" e "espetadas" nas mucosas da boca e do palato.
4. Sensação de náusea, tonteira e vertigens.
5. Vermelhidão e sudorese facial.
6. Dor intensa na mandíbula, pescoço e ombros.
7. Cefaléia "em chapéu apertado".
8. Palpitação e fraqueza.

A recuperação usualmente ocorre em 30 minutos. Os sintomas surgem pelo fato de o glutamato ser neurotóxico, provavelmente devido à despolarização neuronal. Administração sistêmica de glutamato monossódico a roedores imaturos causa degeneração de neurônios da camada interna da retina e do hipotálamo.

Seltzer S. Foods, and rood and drug combinations, responsible for head and neck pain. *Cephalalgia* 1982;2:111-24.

62. Nas cefaléias, cite dez sinais de alarme.

R. 1. Início com mais de 55 anos.
   Embora existam cefaléias que ocorrem predominantemente na faixa etária mais elevada (cefaléia na arterite de células gigantes, cefaléia hípnica), as cefaléias primárias de modo geral se iniciam entre os 20 e 40 anos de idade.
2. Dor persistente no mesmo lado.
   Cuidado com cefaléias que nunca não mudam de lado. A alternância de lado pode ser um selo de benignidade.
3. Mudança de característica.
   Mesmo nos pacientes com dores crônicas, ouça suas queixas como se fosse a primeira vez. Atente para "novas dores de cabeça".
4. Sinais focais.
   Exceto pelas alterações autonômicas das cefaléias em salvas, as demais cefaléias primárias não apresentam sinais de localização. Lembre-se que a enxaqueca é uma doença sem marcadores clínicos, laboratoriais e/ou de imagem.
5. Início súbito.
   A subitaneidade, principalmente se associada a forte intensidade, é sinal de alarme "maior".
6. "A dor mais forte da minha vida".
   Esta afirmativa tem grande valor semiótico. Acredite nela e investigue seu paciente. Ele pode ter sangrado.

7. Crise convulsiva associada.
Crises convulsivas na maioria das vezes são seguidas por cefaléia. Mas não é disso que estamos falando.
8. Aura prolongada ou de curta duração.
Auras da enxaqueca duram em média de 12 a 20 minutos. Aura de curta duração sugere epilepsia e prolongada alteração estrutural.
9. Aura sensitiva > aura visual.
Na enxaqueca, as auras visuais são as predominantes. Aura sensitiva e prolongada aponta para alteração estrutural.
10. Ausência de história familiar.
Tem valor negativo na enxaqueca, mas só quando associada a outros dados.

Péricles Maranhão Filho

63. Como se exterioriza a cefaléia cervicogênica?

R. À luz da douta reflexão de Maurice Vincent, tal aflição dolorosa inicia-se na região retrocraniana e na nuca (a qual o autor denomina de cerviz, tal qual como Castro Alves: "Que remorso cruel assim te oprime/e te curva a cerviz?") estendendo-se para a região frontal homóloga, onde atinge o auge. Os movimentos do pescoço e a posição forçada da cabeça, por tempo prolongado, bem como a pressão digital nos pontos de Valleix (nervo occipital maior e área de C2) suscitam a algia, que chega a comprometer o membro braquial homólogo. A cefaléia em causa predomina no sexo feminino.

Vincent M. Cefaléia Cervicogênica. *Cefaléias* 1999; II (3):98.

64. Qual o mal da garoupa?

R. Pelo menos 300 espécies de peixes já foram identificadas como portadores da ciguatoxina. Nos EUA, a maioria das espécies prepondera na Flórida e no Havaí. As variedades mais freqüentemente infectadas são as de água profunda, como a barracuda e a garoupa (na maioria dos casos), entre outros. Quanto maior o peixe, maior a contaminação. O peixe não tem aspecto nem cheiro diferente, e a toxina não é destruída pelo calor ou cozimento.

Os sintomas iniciam-se usualmente uma a seis horas após a ingestão. Entretanto podem ocorrer somente 30 horas após. A gravidade dos sintomas depende, proporcionalmente, da quantidade de toxina ingerida.

As manifestações são as seguintes:

1. Inicialmente, alterações gastrointestinais (dor abdominal, câimbra, diarréia) e parestesias.

2. Sensação de formigamento na face, lábios, língua e garganta.

3. Posteriormente, parestesias das extremidades, dor muscular e fraqueza, inversão da sensação frio-quente.

4. Cefaléia e ansiedade; convulsões (mais raro).

5. Alterações visuais, embaçamento, cegueira temporária, fotofobia e escotomas.

6. Dor nos dentes e sensação de "estarem soltos".

7. Coceira, insônia, calafrio, sudoreses, taquicardia, ataxia, respiração laboriosa e morte por parada respiratória.

Os sintomas agudos usualmente desaparecem em poucos dias. Entretanto, fraqueza muscular e alteração sensitiva, associadas a mialgia intermitente podem persistir por meses ou anos.

Seltzer S. Foods, and rood and drug combinations, responsible for head and neck pain. *Cephalalgia* 1982;2:111-24.

65. Como diagnosticar clinicamente a neuralgia do IX nervo?

R. O início do ataque na maioria das vezes é abrupto e sem aviso. A neuralgia tipicamente unilateral caracteriza-se por crises de dor aguda, lancinante, agonizante e recorrente na garganta ou na base da língua, irradiando-se para o ouvido interno e vice-versa. As crises duram semanas ou meses. Podem surgir paroxismos agudos, com duração de apenas 8 a 50 segundos, eventualmente alguns minutos. O acúmulo de acessos determina o *status neuralgicus*, envolvendo de 150 a 200 crises por dia. Há o relato de um paciente que apresentou 160 ataques por dia, num período de quatro meses/ano, durante 17 anos. O intervalo entre as crises varia de poucos dias a muitos anos. As remissões geralmente são seguidas por ataques mais graves. Bocejar, deglutir, tossir, falar, "limpar a garganta", tocar a gengiva, a mucosa oral, assoar o nariz, esfregar a orelha, são fatores desencadeantes. As crises ocorrem, curiosamente, muito mais do lado esquerdo; os pacientes encontram-se totalmente livre de sintomas entre os episódios dolorosos.

Bruyn GW. Glossopharyngeal neuralgia. *Cephalalgia* 1983;3:143-57.

66. Nos cavernomas, a cefaléia é freqüente?

R. Não, muito pelo contrário. No estudo de uma série de 296 cavernomas supratentoriais, os sintomas mais freqüentes foram: epilepsia (65%); déficit neurológico focal (5%); aumento de pressão intracraniana (2%); e finalmente

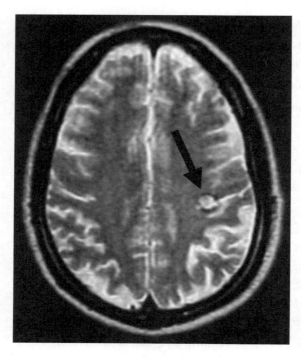

Fig. 11-9. RMI ponderada em T2. Cavernoma parietal esquerdo. Assintomático (PAMF).

cefaléia (1%). A descoberta incidental do tumor correspondeu a (4%) e o sangramento ocorreu somente em 7% dos casos (Fig. 11-9).

Moran NF et al. Supratentorial cavernous haemangiomas and epilepsy: a review of the literature and case series. *J Neurol Neurosurg Psychiatry* 1999; 66:561-568.

67. Como diagnosticar a neuralgia do IX nervo cranial?

R. Além da história de paroxismos de dor faríngea desencadeada pela deglutição, o melhor teste consiste na aplicação de solução de cocaína 10% (ou bupivacaína) nas "zonas de gatilho": tonsilhas, parede da faringe e base posterior da língua. Se este procedimento aliviar temporariamente (poucas horas) as crises de dor, permitindo a deglutição, o diagnóstico está estabelecido.

Bruyn GW. Glossopharyngeal neuralgia. *Cephalalgia* 1983;3:143-57.

68. Como tratar a neuralgia do glossofaríngeo?

R. O tratamento é simples. Dependendo da gravidade do caso, o médico pode optar pelo tratamento clínico ou cirúrgico. Aquele (conservativo) consiste no emprego da carbamazepina como droga de eleição, a despeito do eventual efeito transitório. Quanto à abordagem cirúrgica, recorre-se à secção das raízes do IX (além das raízes superiores do X nervo). Deve-se sempre procurar por alças vasculares anômalas, visando à microdescompressão das raízes do IX.

Bruyn GW. Glossopharyngeal neuralgia. *Cephalalgia* 1983;3:143-57.

69. Em que consiste a atrofia de Sudeck?

R. Trata-se de entidade clínica definida, assinalada por osteoporose consecutiva a traumatismo leve. Descrita inicialmente por Wolff e depois por Kummell, teve seu quadro clínico delineado por Sudeck, que atribuiu a atrofia óssea a processo inflamatório, posteriormente considerado como trofoneurose. A lesão ocorre em qualquer extremidade, assim como na coluna vertebral, quando então toma o nome de Doença de Kummell. Clinicamente, há dor, localizada na área traumatizada, subseguida por edema e distúrbios vasomotores, vindo em semanas a osteoporose. A algia, com tonalidade urente, exacerba-se pelos movimentos passivos ou quando o segmento é imobilizado. A doença de Sudeck faz parte do amplo grupo das distrofias simpáticas reflexas.

Bonica JJ. The management of pain. Philadelphia: Lea-Febiger, 1953. p. 922.

70. Existe alguma relação entre hipertensão arterial e cefaléia?

R. Desde há muito, discute-se qual a relação entre as cefaléias e a hipertensão arterial (HA). Considera-se que a cefaléia hipertensiva seja de origem vascular. Dilatação e estiramento dos vasos sangüíneos do cérebro seriam as explicações para o grave quadro álgico. Além do mais, falência da auto-regulação cerebral seria a responsável pelo edema, com subseqüente hipertensão intracraniana. Em algumas crises de migrânea e de cefaléia em salvas, em decorrência da ansiedade gerada pela crise, pode haver moderada e transitória elevação da pressão arterial. Nos enxaquecosos hipertensos, a HA pode aumentar a freqüência e a intensidade das crises de cefaléia. Sabe-se também que a HA é um dos fatores responsáveis pela transformação da enxaqueca episódica em cefaléia crônica e diária.

De acordo com a maioria dos estudos até hoje realizados, algumas conclusões podem ser tiradas:

- As cefaléias não se correlacionam de modo significativo com a HA leve ou moderada. Por se tratar de condições altamente prevalentes na população em geral, esta associação pode obedecer ao mero acaso.

- Nos casos de elevação da pressão arterial persistente, incontrolada ou maligna, a cefaléia está, pelo menos parcialmente, diretamente relacionada ao grau de elevação da pressão arterial.

- Aumentos súbitos e paroxísticos da pressão arterial – feocromocitoma, hipertensão maligna com encefalopatia hipertensiva, pré-eclâmpsia e eclâmpsia, interação com inibidores da MAO, uso de cocaína, e algum casos de cefaléia orgásmica – invariavelmente associam-se a cefaléia grave.

Mathew NT. Migraine and hypertension. *Cephalalgia* 1999;19:9(Suppl) 25:17-9.

71. Como tratar a dor crônica de etiologia variada?

R. Um dos recursos médicos para tratamento da dor crônica intensa consiste na implantação de eletrodos em regiões específicas do cérebro, de modo a promover analgesia mediante a elaboração de opióides. Experiências em animais sugerem a provável participação de peptídeos opióides endógenos na interferência desta forma de analgesia. Em humanos, a resposta aos opiáceos é francamente preditora da eficácia da estimulação cerebral profunda, confirmada aliás pela elevação no liquor da beta-endorfina e da metencefalina. Por escala analógica visual, auto-avaliada, pode-se comprovar a eficiência deste procedimento, sobretudo por ativação da substância cinzenta periventricular.

Young RJ *et al.* Liberação de beta-endorfina e metionina-encefalina para o líquido cefalorraquiano durante estimulação cerebral profunda para a dor crônica. *J Neurosurg* 1993;79:816-825.

72. Do que consiste o questionário MIDAS?

R. O MIDAS *(Migraine Disability Assessment)* é um questionário que avalia as conseqüências funcionais da enxaqueca. O escore é baseado na resposta de cinco questões acerca do prejuízo funcional, associado às cefaléias ocorridas nos últimos três meses. A resposta de cada questão é transformada em unidades de números de dias perdidos no trabalho (ou escola) e nas tarefas domésticas (uma questão cada, sobre os dias perdidos e os dias com redução de pelo menos 50% da produtividade), e dias de lazer prejudicados nos últimos três meses. Quando da elaboração da pesquisa, 97 indivíduos americanos e 100 ingleses, todos sofredores de cefaléia, completaram o questionário em duas fases, com intervalo de três semanas. O questionário MIDAS mostrou ser de fácil aplicabilidade (poucas questões), cálculo simples (somatório dos valores), e capaz de fornecer informações a respeito dos dias de atividade perdidos em três circunstâncias.

Questionário MIDAS:

Instruções: Favor responder às questões seguintes, acerca de TODAS as cefaléias que você sentiu nos últimos 3 meses. Escreva sua resposta na caixa próxima de cada questão. Escreva zero se não teve atividade nos últimos três meses. (Favor referir ao calendário abaixo, se necessário).

1. Quantos dias, nos últimos três meses, você perdeu trabalho ou escola, devido a sua cefaléia?
2. Quantos dias, nos últimos três meses, sua produtividade no trabalho ou na escola reduziu-se pela metade ou mais, devido à cefaléia (não inclua os dias que apurou na questão 1, onde você perdeu dias de trabalho ou de escola)?
3. Quantos dias, nos últimos três meses, você não fez o trabalho doméstico, por causa da cefaléia?
4. Quantos dias, nos últimos três meses, sua produtividade no trabalho doméstico reduziu-se pela metade ou mais, devido à cefaléia (não inclua os dias que contou na questão 3, onde você não fez o trabalho doméstico)?
5. Quantos dias, nos últimos três meses, você perdeu qualquer atividade familiar, social ou de lazer, por motivo de cefaléia?
    A. Quantos dias, nos últimos três meses, você teve qualquer cefaléia (se a cefaléia durou mais do que um dia, some cada dia)?
    B. Numa escala de 0 a 10, em média, o quanto dolorosa eram estas cefaléias (0 = sem dor alguma, e 10 = pior dor possível)?

Stewart WF *et al*. An International study to assess reliability of the Migraine Disability Assessment (MIDAS) score. *Neurology* 1999;53:988-994.

73. Qual o montante pecuniário na terapêutica das cefaléias?

R. Diversos estudos têm demonstrado que as cefaléias, de modo geral, podem promover perdas de dias de trabalho formal ou doméstico, assim como perda no tempo de convívio com a família, com os amigos e com o lazer.

Descobriu-se que o grau de incapacidade promovido pelas cefaléias pode ser aferido em termos financeiros, de acordo com o cálculo dos custos diretos, indiretos e agregados.

Custo direto de uma doença representa o percentual alocado para o diagnóstico, tratamento e reabilitação. **Custo direto agregado**, mais difícil de ser calculado, corresponde ao custo das pesquisas médicas, do treinamento profissional, construção de facilidades clínicas e da administração de serviços de saúde. Os **custos indiretos**, sempre mais elevados (1,4 a 17,1 bilhões de dólares/ano), traduzem os valores relacionados com a morbidade que provoca: perda de produtividade, perda salarial, e diminuição das oportunidades de promoções e aperfeiçoamento profissional.

Definindo-se o peso da doença, contribui-se para otimizar formas de tratamento. A introdução no mercado dos agonistas de $5HT_{1B-1D}$, diminuindo a intensidade da enxaqueca, melhora a qualidade de vida do indivíduo, e oferece a possibilidade de transformar a relação custo/benefício em investimento real, reduzindo o absenteísmo e aumentando a efetividade no trabalho.

Lipton RB et al. Burden of migraine: societal costs and therapeutic opportunities. *Neurology* 1997;48(Suppl 3):S4-S9.

74. Como medir a dor?

R. A complexidade para avaliação é evidente. Há estudos baseados na alteração dos sinais associados à dor, como a pressão arterial, a freqüência cardíaca, a condutividade galvânica da pele; outros baseiam-se na verbalização do sofrimento, na postura antálgica e na entonação da voz; alguns propugnam pelo efeito dos analgésicos e placebos. A multiplicidade dos métodos de quantificação põe à mostra a sua precariedade. Em suma, a dor é uma opinião; cada um tem a sua.

Kast EC. A medida clínica da dor. Clínica Médica da América do Norte. Rio de Janeiro: Guanabara-Koogan, 1968. p. 23-32.

75. Como examinar a dor profunda?

R. A dor proprioceptiva pode ser testada por compressão de músculos, tendões, nervos, ou pressão sobre alguns órgãos de fácil acesso, como os bulbos oculares e os testículos. A ausência de dor ao pinçamento enérgico (em termos) do tendão de Aquiles constitui o sinal de Abadie. Chama-se sinal de Biernacki à ausência de dor à pressão do nervo ulnar, e de Pitres a inexistência de dolorimento à compressão dos testículos.

Álvaro de Lima Costa (dos Manuais de Neurossemiótica).

76. Quais os critérios para o diagnóstico da cefaléia em salvas?

R. De acordo com a *International Headache Society*, são os seguintes os elementos sintomáticos para o reconhecimento da cefaléia em questão: pelo menos cinco episódios de dor cruciante, unilateral, orbitária, supra-orbitária ou temporal, persistente por 15 a 180 minutos, associada à hiperemia conjuntival, lacrimejamento, congestão nasal, sudorese frontal, miose, ptose ou edema palpebral. A aura é sintoma de baixa incidência.

Silberstein SD et al. Cluster headache with aura. *Neurology* 2000;54:219-221.

77. Como caracterizar a cefaléia em salvas?

R. Os cefaliatras são unânimes em considerar dita cefaléia como excruciante e devastadora, com seqüência pautada por alterações cronobiológicas e autonômicas. Sob o aspecto cronológico, trata-se de dor com padrão cíclico bem estereotipado, com tendência das crises a se manifestarem, no mesmo paciente, em épocas anuais idênticas. Biologicamente, o processo é marcado por variações neuroendócrinas ligadas à prolactina, melatonina e beta-endorfinas, tendo como ubi determinante o núcleo supraquiasmático. Ainda sob o ponto de vista biológico, a dor parece oriunda da carótida interna, na sua porção cavernosa, bem como da artéria oftálmica, ambas usando como mensageiro o nervo oftálmico. Os sinais autonômicos centram-se no aparelho ocular, onde há miose, ptose, lacrimejamento, hiperemia conjuntival e obstrução nasal; extrapolando a região, registram-se sudorese e alterações eletrocardiográficas.

Bigal ME. Fisiopatologia da cefaléia em salvas. *Cefaléias* 1999; II (2).

78. Como atua o sumatriptano na enxaqueca?

R. A droga desempenha ação seletiva sobre os receptores serotoninérgicos, sendo, portanto, de comprovada eficácia na terapêutica sintomática da crise migranosa. Nas doses recomendadas, o fármaco atua sobre os receptores pós-sinápticos $5-HT_{1B}$ e pré-sinápticos $5-HT_{1D}$, gerando, respectivamente, vasoconstrição das artérias exocranianas, meníngeas e cerebrais, e paralela inibição do processo inflamatório trigêmino-vascular, à mercê da liberação de princípios vasoativos e contemporânea ação sobre os receptores pré-sinápticos do núcleo trigeminal. A via de administração do sumatriptano pode ser oral, por *spray* nasal ou subcutânea, nas doses de 100 mg (oral), 10 a 20 mg (nasal), e 6 mg (subcutânea), esta última facilmente injetada pelo próprio sofredor; o produto deve ser utilizado na fase cefalálgica, no máximo duas a três vezes por 24 h. Além do efeito sobre a dor, o triptano opera igualmente sintomas associados, como náuseas, vômitos e fobias. Ressalte-se que, como nas moedas, o medicamento exibe o seu anverso, capitulado por efeitos colaterais, freqüentes, porém moderados: parestesias, tonteira, rigidez nucal. Ditos sintomas cedem geralmente antes de ser debelada a cefaléia, e tendem a não se repetir. São contra-indicações a coronariopatia, uso de inibidores MAO, hipersensibilidade e tensão arterial não controlada. Há vários tipos de triptano: zolmi..., nara..., riza..., ele..., e mais outros ainda não disponíveis em nosso meio.

Krychantowiski AV. Enxaqueca. Suplemento, Vitrô Ed., s/d.

79. Ainda a respeito do triptano, qual sua farmacocinética?

R. Exerce o fármaco franca atividade constritora seletiva na vasculatura arterial craniana, incluindo vasos da dura-máter. Tal ação, na circulação carotídea, é mediada pelos receptores 5-HT$_1$, podendo a resposta ser atenuada pelos antagonistas, como a metiotepina. Os receptores 5-HT estão amplamente distribuídos em diversos tecidos, onde se posicionam nas membranas celulares do aparelho gastrointestinal, nas plaquetas e no cérebro. A despeito da sua atividade vasoespástica, dose-dependente, no circuito carotídeo, praticamente não vai além da rede arterial o seu efeito constritor, senão discreta resistência no setor mesentérico, vertebral e coronário, com pequena ou nenhuma repercussão na pressão arterial.

Após administração subcutânea e ou peroral, os níveis plasmáticos do produto alcançam 72 ng/mL e 54 ng/mL, respectivamente, havendo larga variação individual, com picos múltiplos. A biodisponibilidade da droga chega a 96%, quando da aplicação injetável, variando de 10% a 26%, pelo uso oral. A meia-vida da substância é, em média, de duas horas, mas há relatos de até sete horas, desde que usado três vezes *pro-die*. O triptano é eliminado por metabolismo, formando-se ácido indolacético, ou por via renal, mediante secreção tubular.

De diversos exemplares do periódico Migrâneas e Cefaléias. Moreira Filho P., Speciali JG *et al.*

80. Qual a eficácia do zolmitriptano na enxaqueca?

R. Em estudo multicêntrico, randomizado e controlado por placebo, verificou-se que o zolmitriptano tem ação efetiva, convincente e eficaz no combate às crises de migrânea, promovendo, em cerca de uma hora, alívio radical da cefaléia. Há patente relação dose-resposta, sendo de 12 mg a posologia inicial de ataque à crise aguda. O medicamento é agonista do receptor 5 HT$_{1D}$.

Rapaport AM *et al. Neurology* 1997;49:1210-1218.

81. Naratriptano. Isto funciona?

R. A enxaqueca é uma experiência humana freqüente, diversa na sua expressão, complexa na sua fisiopatogenia, e de difícil entendimento. Introduzido no mercado europeu em 1990, o sumatriptano, agonista serotoninérgico, surgiu como a primeira opção terapêutica "mais específica" para o tratamento agudo das crises de enxaqueca. Desde então, outros triptanos foram desenvolvidos e lançados no mercado, com o intuito de minimizar o sofrimento causado por esta condição secular.

O naratriptano, agonista 5-HT$_{1B/1D}$, introduzido em muitos países em 1997 e 1998, surge como opção terapêutica para o tratamento agudo das crises leves e moderadas de enxaqueca, por oferecer excelente tolerabilidade e ação prolongada. Estudos clínicos com naratriptano, incluindo mais de 4.000 pacientes, em mais de 15.000 crises de enxaqueca, mostraram que o naratriptano em tabletes de 2,5 mg possui longa duração de ação, com baixa incidência de recorrência da cefaléia. Este perfil farmacológico pode ser particularmente apropriado como alternativa aos antiinflamatórios não-hormonais (AINH) e analgésicos, os quais freqüentemente não são efetivos na crise de enxaqueca, mas são utilizados graças às suas tolerabilidades.

Salonen R. Naratriptan. *Int J Clin Pract* 1999;53(7):552-6.

82. Por que a velocidade de hemossedimentação (VHS) está aumentada na arterite temporal?

R. Porque na arterite de células gigantes (ACG) ocorre aumento na concentração de macromoléculas – predominantemente gamaglobulinas e fibrinogênio. Apesar da VHS aumentar em cerca de 90% dos pacientes com ACG ativa, não se observa correlação entre este aumento e a possibilidade de alteração visual.

Keltner JL. Giant-cell arteritis. *Ophthalmology* 1982;89:1101-1110.

83. Para que serve a acupuntura?

R. Por acupuntura entende-se a introdução de agulhas metálicas em certas partes do corpo, chamadas linhas vitais, com alguns propósitos, sobretudo o de gerar analgesia em determinado segmento corporal. A "picada" suscita estimulação de 2 a 3 Hz e paralela produção de endorfina, comprovada pela dosificação do produto no liquor.

Álvaro de Lima Costa

84. Que significa Ponos?

R. É a palavra grega, com o sentido de dor ou cansaço. Daí, ponofobia, ponometria. Um personagem de Camilo levou queda de cavalo e "ponosamente arrastava a perna". Dor tem vários sinônimos, como algia, odino (odinofagia, mastodínea) e, agora, ponos.

Pinto PA. *Crítica Miúda*. Rio de Janeiro: Benedito de Souza, 1928. p. 15.

85. Quais os preliminares da luta do homem contra a dor?

R. A história da pugna humana contra a dor está juncada de episódios heróicos, sombrios e até jocosos. O uso de protóxico de azoto, por Colton, chegou a ser um espetáculo circense. A primeira tentativa de Horácio Wells, com o mesmo gás, redundou em malogro, acabando por levá-lo à loucura e ao suicídio. Não menos acidentado foi o emprego do éter por Willian Morton e Charles Jackson, pois a um belo sucesso inicial seguiu-se um período de descrença, dúvida e suspeita, que teve por clímax o ensandecimento de Jackson e a apoplexia e morte de Morton.

Lima Costa A. A Dor. *IBM* 1989;57(1):15-22.

86. Qual foi a cefaléia mais importante da mitologia grega?

R. Devido aos conselhos de Úrano e Geia e ao medo de perder seus poderes sobrenaturais, Zeus engoliu Métis, sua primeira esposa, e que dele estava grávida. Completada a gestação normal do concepto, Zeus passou a sentir tamanha dor de cabeça, que de tão forte quase o enlouquecia. Desesperado e por não saber do que se tratava, ordenou a Hefesto, o deus das forjas, que lhe abrisse o crânio com um machado. Executada a operação, saltou da sua cabeça, vestida e armada com uma lança e com égide, dançando a pírrica (dança de guerra por excelência), a grande deusa Atena (Fig. 11-10).

Nota: A cefaléia de Zeus preenche os critérios 7.7 da Sociedade Internacional de Cefaléias (1988), como cefaléia associada a distúrbio intracraniano não-vascular.

Junito de Souza Brandão. Mitologia grega Vol. II. Rio de Janeiro: Vozes, 1987. p. 24.

Péricles Maranhão Filho

87. Qual o sintoma mais comum da retirada de cafeína?

R. A cafeína promove sintomas de dependência tanto física quanto psicológica. Tais sintomas habitualmente surgem num período compreendido entre 12 e 24 h. O sintoma mais comum é a cefaléia. Outros sintomas incluem fadiga, letargia, ansiedade e irritabilidade. A ingestão crônica de mais de 250 mg de cafeína, por dia, pode associar-se a nervosismo, inquietude, insônia, tremor, além de alterações cardíacas e gastrointestinais.

The Organ Systems: volume Two. Berman S., Orell S. Kaplan Medical, USA. 1997. p. 390.

88. Como definir a anestesia geral?

R. Anestesia geral é o estado droga-induzido, caracterizado pela ausência perceptual de todas as sensações.

The Organ Systems: volume Two. Berman S., Orell S. Kaplan Medical, USA. 1997 p. 352.

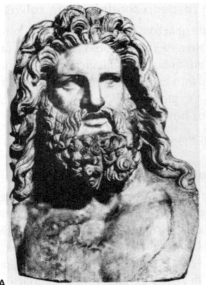 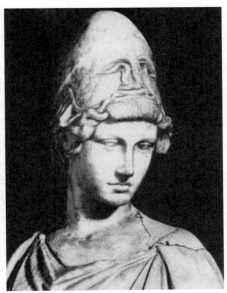

Fig. 11-10. (A) Zeus. (B) Atena.

89. Qual o sinal clínico característico da tendinite retrofaríngea?

R. O primeiro caso desta condição foi descrito em 1950 por S. Löfsted, a propósito de uma paciente com suspeita de abscesso retrofaríngeo. Na fase aguda ocorre moderada elevação da temperatura e da velocidade de hemossedimentação. Tanto os sintomas quanto os sinais radiológicos tendem a regredir em uma a duas semanas após uso de analgésicos e antiinflamatórios.

Aumento da dor à palpação do pescoço em frente aos processos transversos das duas primeiras vértebras cervicais constitui um sinal clínico característico.

Fahlgren H. Retropharyngeal tendinitis. *Cephalalgia* 1986;6:169-174.

90. Quais os critérios diagnósticos da síndrome de hipotensão intracranial espontânea?

R. Cefaléia ortostática, baixa pressão liquórica e imagem de ressonância magnética com reforço difuso e ininterrupto da paquimeninge pelo gadolínio, sem história de trauma ou punção lombar. Divertículo meningeal ou fenda dural são as causas mais prováveis da hipotensão. Hematoma ou higroma subdural ocorrem em 17%, e o cérebro "desce" em cerca de 48% dos casos.

Chung SJ *et al*. Syndrome of cerebral spinal fluid hypovolemia. *Neurology* 2000;55:1321-1327.

91. Qual a contribuição do PET com respeito à cefaléia em salvas?

R. Esta grave condição tem sido investigada pela tomografia positrônica, antes, durante e após crise induzida por nitratos. Além das zonas ativadas na fase dolorosa, verificou-se idêntica reação em áreas hipotalâmicas não comprometidas em outros tipos de cefaléia. Tal fato explica de certo modo a sincronização ou o momento oportuno para a explosão da crise, pois compete ao hipotálamo importante participação nos horários biológicos.

Goadsby P et al. Cluster headache, Aditus Report, 9, March, 1998.

92. O que é neuralgia pós-herpética?

R. A neuralgia pós-herpética (NPH) se caracteriza por dor neuropática constante e em queimação, associada a paroxismos de dor em punhaladas e/ou agulhadas, que persistem após resolução das lesões vesiculares provocadas pelo vírus herpes zoster. Os fatores de risco mais significativos são: a idade (acomete 5% dos pacientes com menos de 40 anos, e 50% dos sexagenários), imunodeprimidos, diabéticos e aqueles que sofreram zoster de localização oftálmica.

O tratamento medicamentoso se faz à base de corticóides (na fase aguda), e antidepressivos tricíclicos. Aplicação local de pomada à base de capsaicina costuma promover alívio em até 70% dos casos. Bloqueios anestésicos, e até mesmo cirurgia ablativa das raízes nervosas acometidas não têm demonstrado resultados satisfatórios consistentes.

Carvalho JJF. Neuralgias cranianas e cefaléias trigêmino-autonômicas. In: Speciali JG, Farias da Silva W. Cefaléias. São Paulo: Lemos Ed., 2002. p. 373.

93. O uso de analgésicos pode gerar dor?

R. Nos indivíduos que sofrem cefaléias primárias, o uso freqüente de analgésicos pode, paradoxalmente, gerar dor. É uma das causas da cefaléia crônica diária (CCD). CCD associada ao uso prolongado de analgésicos é um problema clínico comum e habitualmente refratário à maioria das táticas terapêuticas utilizadas. Apesar de algumas propostas já terem sido aventadas – fatores psicológicos, sensitização neural e/ou desinibição de impulsos de dor – a fisiopatologia subjacente à CCD, pelo uso prolongado e exagerado de analgésicos anticefaléia, ainda é desconhecida. A maioria dos centros especializados no tratamento das cefaléias utiliza-se da retirada das drogas como abordagem terapêutica primária.

Linton-Dahlöf P et al. Withdrawal therapy improves chronic daily headaches associated with long-term misuse of headache medication: a retrospective study. Cephalalgia 2000;20:658-662.

94. Como aferir a dor em neonatos?

R. Escalas de observação do comportamental são os métodos primários de acessar a dor em neonatos, crianças com menos de quatro anos ou com atraso no desenvolvimento. Estas escalas quantificam expressões faciais, resposta motora do tronco e dos membros, reposta verbal, ou a combinação de comportamento e medidas autonômicas. Algumas destas escalas registram o estresse, que reflete medo, ansiedade e dor. Escalas de comportamento, eventualmente, podem subestimar a intensidade da dor persistente, quando comparadas com a verbalização da mesma. Índices fisiológicos de aferição da dor, apesar de não serem específicos, podem ser úteis durante procedimentos cirúrgicos e em unidades de tratamento intensivo. Taquicardia, por exemplo, pode ser causada por hipovolemia ou hipoxemia, mais do que pela dor propriamente. Acessar a dor em neonatos e em crianças continua sendo um desafio. Quando os sinais clínicos não são claros, medidas de conforto associadas à alimentação e analgésicos podem clarificar o problema.

Berde CB *et al*. Analgesics for the Treatment of Pain in Children. *N Engl J Med* 2002;347:19.

95. Existe relação entre drogas, crianças e massa hepática?

R. Neonatos têm *clearance* reduzido (de acordo com o peso corporal) de muitas drogas, quando comparamos com crianças e adultos, muito devido à incompleta maturação do sistema enzimático hepático. Em contraste, crianças de dois a seis anos de idade possuem *clearance*, de algumas drogas, mais acelerado que adultos. Em crianças, taxas mais elevadas do metabolismo de drogas pelo citocromo P-450 ocorrem muito mais devido à massa hepática desproporcionalmente grande por kg de peso corporal, do que por alteração intrínseca do sistema catalítico enzimático. *Clearance* mais rápido em crianças do que em adultos pode significar que doses mais freqüentes da droga são requeridas. Por exemplo, formulação de morfina oral de liberação lenta, utilizada duas vezes por dia em adultos, requer três doses diárias em crianças.

Berde CB *et al*. Analgesics for the Treatment of Pain in Children. *N Engl J Med* 2002;347:19.

96. Migrânea em crianças, como tratar?

R. Cefaléia recorrente do tipo migrânea é situação freqüente em crianças. Uma vez feito o diagnóstico, tanto o tratamento abortivo quanto profilático podem ser necessários. O sumatriptano, um agonista de receptores 5-$HT_{1B/1D}$, parece ser efetivo e seguro como tratamento abortivo. Diidroergotamina, ibuprofeno e acetaminofen (paracetamol) foram mais efetivos do que o placebo em interromper episódios migranosos, e o ibuprofeno foi mais efetivo do que o acetaminofen. Como tratamento profilático, alguns estudos demonstraram eficácia idêntica a dos betabloqueadores, dos bloqueadores de canais de cálcio, e até mesmo dos antidepressivos. Outros ensaios mostraram serem os betabloqueadores mais efetivos do que placebo e, curiosamente, menos eficazes que a hipnose.

Berde CB et al. Analgesics for the Treatment of Pain in Children. *N Engl J Med* 2002;347:19.

97. Criança com câncer e dor. Como tratar?

R. Dor em criança com câncer pode ser causada pela progressão do tumor; pela conseqüência do tratamento, como mucosites, ou por procedimentos invasivos como punção lombar ou aspiração de medula óssea. Para os procedimentos de agulha, tanto a abordagem farmacológica (anestesia tópica ou por infiltração, sedação consciente, ou anestesia geral) quanto a abordagem não-farmacológica (hipnose e programas cognitivo-comportamentais) são eficazes. Um dos aspectos mais importantes para o sucesso da analgesia é que a estratégia terapêutica deve ser individualizada. A maioria das crianças com câncer em estágio avançado pode sentir-se confortável com a elevação progressiva da dose dos opióides, desde que sejam observadas todas as precauções necessárias quanto aos efeitos adversos. Se a administração oral não for tolerada, as alternativas incluem a via parenteral, a subcutânea e a transdermal. Sintomas paralelos, como cansaço e distúrbio do sono, também necessitam tratamento adequado. O metilfenidato, por exemplo, pode ser útil ao antagonizar os efeitos sedativos dos opióides. Marcada elevação na dose dos opióides (100 vezes ou mais), pode ser necessária, especialmente entre as crianças com tumores sólidos metastáticos na coluna ou sistema nervoso central. Alguns destes pacientes apresentam dores resistentes a altas doses de opióides, mas podem sentir-se mais confortáveis e alertas pelo emprego de infusões peridurais ou subaracnóides de anestésicos locais e opióides. Até o momento, o controle da dor em crianças com câncer deve ser tanto suportivo quanto paliativo, e não estar somente limitado às intervenções farmacológicas.

Berde CB et al. Analgesics for the Treatment of Pain in Children. *N Engl J Med* 2002;347:19.

98. Que se entende por dor neuropática?

R. Em princípio, a dor é conseqüência de estímulos em receptores específicos, por ação direta ou mediante dano tecidular. Se por ventura a sensação álgica resultar de atividade fisiológica, com repercussão sobre estruturas algogênicas, a esta sensação dá-se o nome de dor nociceptiva. Caso a manifestação álgica seja consecutiva à disfunção neural, à mercê do envolvimento das respectivas formações, ou então conseqüência da frustração de mecanismos defensivos, tais como a elaboração de endorfinas, encefalinas, a dita sensação chama-se de dor neuropática.

Álvaro Lima Costa

99. Quanto ao sumatriptano *spray* no tratamento da crise de cefaléia em salvas, que orifício nasal deve ser utilizado?

R. Solicita-se ao paciente que aplique o *spray* nasal no orifício nasal contralateral à dor, uma vez que a rinorréia, que geralmente acompanha as crises, pode dificultar a passagem da droga pela mucosa. Entretanto, alguns estudos já evidenciaram não haver qualquer diferença em termos de eficácia na cefaléia em salvas, com aplicações tanto contra quanto ipsilaterais à dor. Vale lembrar que a maior parte do sumatriptano administrado intranasal é absorvida pela via gastrointestinal.

van Vliet JA et al. Intranasal sumatriptan in cluster headache: Randomized placebo-controlled double-blind study. *Neurology* 2003;60(4):630-633.

100. Cite três argumentos irrefutáveis sobre a importância de se conhecer as cefaléias.

R: 1. A cefaléia é uma das 11 principais causas que mais freqüentemente levam um paciente ao consultório médico.

Cherry DK, Woodwell DA. National Ambulatory Medical Care Survey: 2000 summary. Advance data from vital and health statistics; No. 328. Hyattsville, Maryland: National Center for Health Statistics. 2002.

2. A cefaléia é uma das 10 principais causas que mais freqüentemente levam um paciente aos ambulatórios hospitalares.

Ly N, McCaig LF, Burt CW. National Hospital Ambulatory Medical Care Survey: 1999 Outpatient Department Summary. Advance data from vital and health statistics; no. 321. Hyattsville, Maryland: National Center for Health Statistics. 2001.

3. A cefaléia é uma das cinco principais causas de procura aos serviços de emergência.

McCaig LF, Ly N. National Hospital Ambulatory Medical Care Survey: 2000 emergency department summary. Advance data from vital and health statistics; no. 326. Hyattsville, Maryland: National Center for Health Statistics. 2002.

Acho que são argumentos irrefutáveis, você não acha?

Carvalho JJF (comunicação pessoal).

101. Fragmentos sobre a dor.

R. Wilson Luiz Sanvito é um colecionador de idéias, além das próprias, que superam e subjugam as coletadas, inclusive aforismos hipocráticos. Sexo, família, ciúme, vida e dor, todas as variações integrantes da espécie humana são por ele analisadas em breve e integral exegese. No capítulo da dor, serve-se Sanvito de si e do testemunho alheio, usando o laconismo como fonte de sabedoria. A brevidade, como falava Shakespeare, é a marca registrada do talento. *Pouco, sed bonus*. Definir dor é difícil, senão impossível. No dizer de Sanvito, citando la Fontaine, a dor é sempre menos forte do que a lamentação, ou ao contrário, revela-se pela mudez, sendo para Rivarol mais fácil conceber o inferno com dor do que o Éden Gozoso. Cabe aqui citar, a título de remate, a oportuna transcrição do nosso neurólogo sobre o que diz Fernando Pessoa a respeito do tema com que ora encerramos nossa digressão.

> *O poeta é um fingidor*
> *Finge tão completamente*
> *Que chega a fingir que é dor*
> *A dor que deveras sente.*

Sanvito WL. O Colecionador de Idéias. São Paulo: Atheneu, 1998.

102. O que Pablo Picasso tem a ver com as Enxaquecas?

R. Não existe relato oficial confirmando o fato de que o artista Pablo Ruiz Picasso (1881-1972), fosse sofredor de enxaqueca ou até mesmo que apresentasse auras sem dor. Mas, segundo alguns autores, sua pintura era tipicamente *illusory splitting*, ou seja, os objetos ou pessoas aparecem fraturados, com partes deslocadas ou separadas uma das outras, habitualmente por uma fenda vertical. Os rostos se fendem e estão representados em duas dimensões, com os olhos desalinhados e o nariz deformado (Fig. 11-11). Podoll e Robinson, analisando 562 desenhos e pinturas de enxaquecosos, observaram que cerca de 1,1% dos trabalhos tanto de artistas amadores quanto profissionais apresentavam *illusory splitting*.

Podoll K, Robinson D. Illusory splitting as visual aura symptom in migraine. *Cephalalgia* 2000;20:228-231.

Nota: Seguindo esta linha de raciocínio, Marc Chagal (1887-1985) também poderia fazer parte da lista de autores possivelmente enxaquecosos e que expressavam a doença em seu trabalho (Fig. 11-12).

Péricles Maranhão Filho

CEFALÉIAS & DORES EM GERAL

103. Pode haver relação entre dor e rejeição na infância?

R. É razoável conjeturar a existência de relação entre a dinâmica do sintoma conversivo (dor), maus tratos físicos e/ou emocionais na infância, e atitudes masoquistas. A formulação é simples: a experiência da dor é necessária para que o indivíduo se sinta amado, porque aquelas pessoas que os amaram na

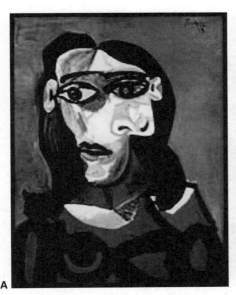
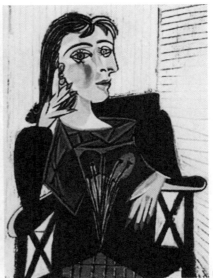
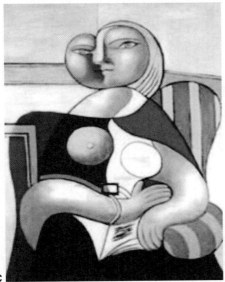

Fig. 11-11. Faces de Picasso. *Splitting* e fendas em partes dos rostos. (**A**) Menina com cabelo negro. (**B**) Marie Therèse. (**C**) La Lecture.

infância também os agrediram muito freqüentemente ou gravemente, causando dor. Existem evidências de pacientes que apresentam dor sem lesão, porque geralmente tiveram pais rejeitadores e/ou mães punitivas, muito mais do que os pacientes que sentem dor na presença de uma lesão.

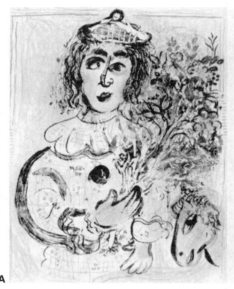

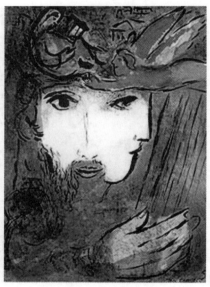

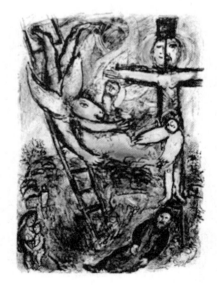

Fig. 11-12. Faces de Marc Chagal. (**A-C**) *Splitting* e fendas dos rostos.

Com os dados obtidos até o momento, podemos concluir que: a presença da dor com função masoquista ocorre como o resultado de um aprendizado ou exemplo familiar. Isto leva a crer que a dor pode desenvolver-se como resultado de um processo emocional mais do que pelo resultado de um mecanismo físico específico.

Merskey H. Headache and hysteria. *Cephalalgia* 1981;1:109-19.

104. Na anestesia local, quais fibras nervosas periféricas são bloqueadas primeiro?

R. O anestésico local inibe tanto a geração quanto a condução do potencial de ação. Atuam bloqueando os canais de Na^+ voltagem-dependente ligando-se no lado intracelular do canal. As pequenas fibras amielínicas são bloqueadas primeiro; fibras rápidas são bloqueadas mais facilmente do que as fibras lentas.

Neurônios são bloqueados na seguinte ordem: autonômico, sensitivo e então motor. As modalidades sensitivas são bloqueadas na seguinte ordem: dor, frio, calor, toque, e então as responsáveis pela pressão profunda.

Berman S, Orell S. The Organ Systems: volume Two. Kaplan Medical, USA. 1997. p. 365.

105. Quais os sinais radiológicos específicos da tendinite retrofaríngea?

R. O achado radiológico de edema de partes moles pré-vertebrais e calcificação abaixo do *tuberculum anterius atlantis*, **que não ocorre em nenhuma outra condição médica conhecida**, é típico desta síndrome. Vale lembrar que o único músculo que se insere neste tubérculo é o *longus colli*. O diagnóstico diferencial deve ser feito com abscesso retrofaríngeo, tumor ou edema de partes moles pós-trauma cervical.

Ekbom K *et al*. Magnetic resonance imaging in retropharyngeal tendinits. *Cephalalgia* 1994;14:266-9.

106. Que é ergotismo?

R. É a intoxicação por alcalóides oriundos da ação de um fungo – *Claviceps purpurea* sobre cereais, principalmente o centeio. Os efeitos do esporão do centeio foi conhecido desde tempos imemoriais, como a gangrena, o aborto e a convulsão. São duas as formas clínicas do ergotismo ou fogo de Santo Antônio: a gangrenosa, por conta do vasoespasmo das artérias distais, e a neurogênica ou convulsiva, traduzida por mioclonias, fasciculações, espasmos miogênicos e convulsões; pode-se, outrotanto, observar-se a forma pseudotábida. Hosack declarou que o esporão do centeio, chamado *pulvis ad partum*, dado seu efeito ocitócico, deveria, na verdade, denominar-se *pulvis ad mortem*.

Goodman e Gilman. As bases farmacológicas da terapêutica. Rio de Janeiro: Guanabara-Koogan, 1991. p. 621.

107. Comer queijo provoca cefaléia?

R. Suspeita-se da tiramina como agente causal de cefaléias em indivíduos predispostos. Queijos com alto teor de tiramina são produtos amadurecidos ou submetidos à putrefação. Queijo Cheddar aparentemente contém o mais elevado teor de tiramina. Noventa gramas deste queijo carreiam cerca de 126 mg de tiramina. A tiramina é uma amina simpaticomimética, que atua indiretamente, isto é, uma simples feniletilamina que age liberando noradrenalina das terminações nervosas simpáticas. Alguns autores descobriram maior incidência de cefaléia entre os indivíduos que ingeriram tiramina. Outros, entretanto, não evidenciaram maior freqüência de cefaléia subseqüente à ingestão de alimentos que contivessem maior ou menor quantidade da referida amina.

Seltzer S. Foods, and rood and drug combinations, responsible for head and neck pain. *Cephalalgia* 1982;2:111-24.

108. Nas enxaquecas, cite dez indicações de tratamento profilático.

R. 1. Devido à freqüência: mais de duas crises por mês.
2. Devido à intensidade: crises que incapacitam por mais de 72 h.
3. Quando da ineficácia do tratamento abortivo.
4. Quando da intolerância do tratamento abortivo.
5. No uso abusivo de drogas abortivas.
6. Crises programadas: p. ex., crises menstruais.
7. Quando as auras são freqüentes ou prolongadas.
8. Nos casos de enxaqueca hemiplégica familiar, basilar, retiniana e infarto enxaquecoso.
9. Para também abranger co-morbidades.
10. Devido à preferência do paciente.

Péricles Maranhão Filho

109. Crianças podem utilizar triptanos?

R. Cefaléia é um sintoma freqüente na criança e em adolescentes. Aos 15 anos de idade, 75% dos jovens já apresentaram pelo menos um episódio. Em decorrência desta alta freqüência, nos últimos anos o estudo evolutivo das cefaléias nesta faixa etária tem recebido grande atenção. As novas opções terapêuticas, disponíveis para adultos, têm sido estudadas também para populações mais jovens, tentando-se obter respostas para questões tais como: são os medicamentos seguros e efetivos nas crianças e nos adolescentes? É necessário reduzir a dose?

Steven Linder, num estudo aberto e prospectivo, documentou a eficácia e a segurança do sumatriptano subcutâneo em 50 crianças e adolescentes (28 mulheres e 22 homens), com idades entre 6 e 18 anos, sofredores de enxaqueca. A dose de sumatriptano foi de 0,06 mg/kg. O grau de eficácia – redução da cefaléia de moderada/severa a leve/ausente – foi de 78%. Um aspecto curioso chamou atenção, qual seja, a diferença de eficácia entre os homens e as mulheres. Noventa e um por cento dos homens responderam, enquanto entre as mulheres somente 68% o fizeram. Além disto, a maioria dos homens apresentava somente enxaqueca, enquanto as mulheres, freqüentemente, exibiam cefaléia tipo-tensão associada. Os sintomas adversos mais comuns ao tratamento empregado foram: sensação de desconforto no *scalp*, região nasal ou na garganta, aliada à cervicoalgia. Este estudo sugere que o sumatriptano subcutâneo pode ser efetivo e seguro no tratamento abortivo das crises de enxaqueca, tanto em crianças quanto em adolescentes.

Linder SL. Subcutaneous Sumatriptan in the Clinical Setting: The First 50 Consecutive Patients With Acute Migraine in a Pediatric Neurology Office Practice. *Headache* 1996;36:419-422.

12

NERVOS PERIFÉRICOS & CRANIAIS

NERVOS PERIFÉRICOS

1. O que é "neuralgia espermática"?

R. Lesões do nervo genitocrural (L1-L2), como ocorre por exemplo nas herniotomias, podem promover diminuição da sensibilidade ínguino-escrotal homolateral, além de fortes dores, conhecidas como neuralgia espermática, e que por vezes, de tão intensas, necessitam secção do nervo em questão na sua porção proximal. Auxilia no diagnóstico observar-se também ausência do reflexo cresmastérico.

Mumenthaler M *et al*. Patologia de los Nervios Perifericos. Espana: Editiones Toray, 1976. p. 338.

2. Quais as patologias do gubernáculo?

R. O arranjo das estruturas anatômicas que formam o canal inguinal é idêntico tanto no homem quanto na mulher. Entretanto, nelas, a gônada, *i. e.*, os ovários, descem somente até a pelve e não atravessam dito canal. Aí, o gubernáculo é retido na forma do ligamento redondo, estendendo-se do ovário até ancorar-se no tecido fibrogorduroso, que forma os grandes lábios. Mantêm-se retido, ainda, o processo vaginal, desenvolvido na vida fetal e posteriormente obliterado. Compressão do ramo genital do nervo genitocrural, provocada por hérnia inguinal indireta (muito mais freqüente nas mulheres), ou pela hidrocele do ligamento redondo, conhecida pelos ginecologistas como "hidrocele do canal de Nuck", pode ser denominada de patologia do gubernáculo.

Hall-Graggs ECB. Anatomy as a Basis for Clinical Medicine. 3rd ed. London: Williams & Wilkins, 1995.

3. Veja o leitor alguns pontos sobre a história dos nervos periféricos.

R. Segundo Wechsler, é no papiro de Smith que se encontram os primeiros sinais daquele ramo do saber humano, que mais tarde se chamaria Medicina; no citado documento há referência a um indivíduo que não conseguia olhar seu próprio corpo, certamente em razão de meningite, tétano ou hemorragia subaracnóide. Assim, há 2.500 anos a. C., nascia a Medicina, pela ampla porta da Neurologia. Nesse mesmo papiro, alude-se à otorragia, por trauma craniano, e à afasia. No que toca aos nervos, a primeira notícia sobre eles coube ao "anatomista" Néb Séxt, que os chamava de tubos, confundindo-os com os vasos, e depois com os tendões, cabendo a Nemesius diferenciá-los de todas as outras estruturas orgânicas. A prioridade ao estudo das neuropatias pertence ao sábio de Cós, o primeiro a comentar a neuralgia facial, bem como a paralisia do palato na difteria, numa época em que se ignoravam os condutores periféricos, suas funções, distribuição e contextura. Foi Herophilo quem lhes reconheceu sua dependência encefálica e medular, outorgando sua destinação aos músculos voluntários. A Erasistrato atribui-se o mérito de distinguir os nervos em motores e sensitivos, posteriormente confirmado por Bell e Magendie. Galeno foi o primeiro a seccionar um nervo, *in anima villi*; depois, vieram os renascentistas Vesalio, Eustachius e Fallopius, que trabalharam sobre os nervos cranianos. Na clínica, o primeiro comentário a respeito das neurites pertence a Nikander, no poema Alexpharmaca, onde se descrevem as manifestações idênticas à polineuropatia saturnínica ou Cólica de Poitiers; em seguida vem Jacob Bontius (beribéri), John Lettson (polineurite alcoólica), Guillain-Barré-Stroll, os estudos dos fenômenos elétricos da contração muscular (Galvani e Volta), a neuropatia amiloidótica, a tóxica, carencial, leprótica, a gravídica (Deolindo Couto), e assim por diante.

Wechsler JS. A Textbook of Clinical Neurology. Philadelphia: Sauders, 1952.
Couto D. Anais da Sociedade de Medicina e Cirurgia do Rio de Janeiro, 1928.

4. Lesão de raízes motoras *versus* lesão de raízes sensitivas. Qual a diferença?

R. A destruição das raízes anteriores, motoras, resulta em degeneração walleriana das fibras motoras dos nervos periféricos, ao passo que o mesmo ocorrendo com as raízes posteriores, sensitivas, resulta em degeneração walleriana das colunas posteriores da medula espinal e não em neuropatia sensitiva periférica. A continuidade das raízes sensitivas é mantida pelas células do gânglio espinhal e suas extensões periféricas (os nervos sensitivos).

Adams RD, Victor M, Roper AH. Principles of Neurology 6th ed. EUA, 1997.

5. Que doença do sistema nervoso periférico provoca pseudo-atetose?

R. A neuropatia atáxica sensitiva (NAS) é uma expressão utilizada para o fenótipo clínico caracterizado por perda da cinestesia (palestesia e batiestesia), com relativa preservação da força muscular e da sensibilidade superficial. Clinicamente, os pacientes apresentam-se com ataxia generalizada, arreflexia profunda e **pseudo-atetose**. Eletrofisiologicamente, a velocidade de condução, latência e amplitude motora, e a onda F, costumam ser normais. Os potenciais de ação sensitiva estão ausentes ou marcadamente reduzidos, e os reflexos H ausentes. Patologicamente, observa-se perda neuronal nos gânglios da raiz dorsal, eventualmente associada à desmielinização das raízes dorsais ou das grossas fibras sensitivas periféricas.

A NAS pode ser de origem tóxica, infecciosa, auto-imune ou idiopática, e certamente não representa uma entidade patológica única. Tentativas recentes de classificação têm se baseado em diversos aspectos (forma de início, etiologia e patofisiologia subjacente), porém esta condição ainda é classificada de modo subjetivo.

Vasconcellos LFR et al. Neuropatia Atáxica Sensitiva após Raquianestesia. *Arq Neuropsiquiatr* 2000;58:193.

6. Como se comportam os nervos no diabetes?

R. A neuropatia diabética tem exteriorização limitada ou difusa, ora restrita a um único nervo, ora afetando vários, de modo simultâneo, simétrico e bilateral, a configurar então o quadro mórbido designado por polineuropatia. Além disso, há exemplos adstritos ao sistema nervoso autonômico. Saliente-se, por fim, o comprometimento extemporâneo de muitos nervos, tomados ao acaso, constituindo o processo denominado polineuropatia múltipla. Curioso é que os nervos não necessitam de insulina para a tomada de glicose, estando portanto exclusivamente subordinados ao teor sangüíneo do açúcar, com o que se pode concluir que a neuropatia diabética ocorre indiferentemente em pessoas dependentes ou não da insulina. Em resposta ao microambiente hiperglicêmico e à microangiopatia endoneural, reage o nervo com desmielinização e remielinização, associada à degeneração axonal e edema.

Mizisin AP et al. Diabetes and neurologic complications. *Current Opinion in Neurology and Neurosurgery* 1990;3:418-424.

7. Quais as causas da síndrome do túnel do carpo?

R. A síndrome do túnel do carpo (STC) é causada por um aumento da pressão no túnel em questão; esta elevação da pressão produz isquemia no nervo mediano, resultando em comprometimento da condução, além de parestesia e dor. Inicialmente não se observam alterações morfológicas no nervo, os sinais neurológicos são reversíveis e os sintomas intermitentes. Episódios freqüentes e prolongados de aumento da pressão no túnel do carpo podem resultar em desmielinização segmentar e sintomas mais graves e constantes, ocasionalmente com paresia. Na isquemia prolongada, a lesão axonal pode resultar em disfunção irreversível.

Grande variedade de condições pode estar associada à síndrome em questão. Estas incluem; gravidez, artrite inflamatória, fratura de Colles, amiloidose, hipotireoidismo, *diabetes mellitus* (6% dos casos), acromegalia, mieloma múltiplo e uso de corticóides. A STC também está particularmente associada a atividades repetitivas das mãos e punhos, principalmente as que exigem esforço. Nestes casos estão incluídos os trabalhadores em construções, lavadeiras, costureiras, e até mesmo digitadores.

Katz JN, Simmons BP. Carpal Tunnel Syndrome. *N Engl J Medicine* 2002;346:1807-1812.

8. Há fenômenos autonômicos na síndrome do túnel do carpo?

R. As fibras nervosas vegetativas do nervo mediano são bastante delgadas e relativamente resistentes à compressão. Nada obstante, alguns pacientes exibem sinais e sintomas sugestivos de distúrbios vasomotores (fenômeno de Raynaud, desidrose palmar, úlceras e bolhas), indicativos de disfunção autonômica, igualmente comprovadas por testes térmicos ou respostas vasoconstritoras reflexas e estudos pletismográficos. Linha de pesquisa recente evidencia alterações do período silente, resultantes de estímulos nociceptivos, comprovando assim a participação vegetativa na síndrome do túnel carpiano.

Brasil-Neto JP et al. Envolvimento de Fibras Finas Amielínicas na Síndrome do Túnel do Carpo. *Neuropatias Periféricas* 1998;1 (2/3):5.

9. Que se entende por neuropatia trófica?

R. É conjunto de lesões cutâneas, musculares, articulares, ósseas que acompanham uma dada afecção neurológica. O conhecimento das perturbações tróficas neurogênicas teve início com o trabalho de Charcot sobre as artropatias tábidas, e foram consideradas desde então como modelo de distúrbio trófico, satélite de enfermidade neurológica. Impõe considerar, fora deste capítulo, as lesões tróficas que fazem parte integrante da semiologia nervosa, como as amiotrofias por lesão do neurônio motor periférico. As escaras, da mesma forma, não são consideradas como lesões tróficas, visto que são apenas favorecidas, mas não induzidas, pela doença nervosa. Admite-se que, em essência, os distúrbios tróficos resultam de perturbações vasculos-simpáticas, como certas artropatias, as artropatias úlcero-mutilantes, o mal perfurante, as acro-osteólises etc.

Álvaro de Lima Costa

10. Que se conhece por paralisia de Bernhardt e Roth?

R. Na verdade, parestesia, pois o nervo em questão é sensitivo e cutâneo. Trata-se do comprometimento do nervo femorocutâneo, descrito pelos referidos autores sob o nome de meralgia parestésica. A síndrome manifesta-se por disestesias e dores na face lateral da coxa; a bípede-estação e a marcha incrementam os fenômenos sensitivos, que se tornam particularmente molestos. Entre os fatores determinantes da afecção salientam-se as lesões mecânicas, geradas pelo ligamento inguinal, pela indumentária, pelo ventre adiposo e pêndulo (abdome em avental), pela pelve e pelo útero grávido. Condições estáticas, como pé plano, e esforço exagerado da perna homóloga, em conseqüência a defeitos da perna oposta, estão entre os agentes causadores. Embora pertinaz e incômoda, a afecção é de caráter inócuo.

Scheller H. Enfermedades de los nervios periféricos. In: Altenburger *et al*. Enfermedades del Sistema Nervioso, Tomo 5. Barcelona: Ed. Labor, 1944:1427-1428.

11. Que nervos optar para biópsia?

R. A biópsia de nervos é método invasivo cruento, destinado a proporcionar informações adicionais sobre a natureza e gravidade de uma dada neuropatia periférica, podendo inclusive esclarecer questões ligadas ao sistema nervoso central. Dos condutores, os mais utilizados são o nervo sural e alguns outros, de localização cutânea, como ramos do fibular e do radial, ao nível, respectivamente, da cabeça da fíbula e do punho. Tais filetes nervosos desempenham função supérflua, de modo a não causar dano importante o seu sacrifício.

Hays AP *et al*. Muscle and Nerve Biopsy. In: Rowland LP. Merritt's Textbook of Neurology 9ª Ed. Baltimore: Willians-Wilkins, 1995. p. 99.

12. Quais são os troncos nervosos acessíveis à palpação?

R. São os seguintes, que devem ser comparados com os homólogos: 1. o radial, pesquisado no terço médio da face externa do braço, ao cruzar o canal de torção do úmero; 2. o ulnar, palpável na goteira olecraniana, bem como pouco acima desta; 3. o mediano, na face anterior do punho, entre os tendões do grande e pequeno palmar; 4. o fibular, ao contornar a cabeça do perônio; 5. o tibial, na zona retromaleolar medial. Quando calibrosos, são facilmente abordáveis, como, por exemplo, o auricular. Na acromegalia, ditos condutores são francamente palpáveis, por conta do crescimento exagerado dos tecidos endo e perineurais, promovido pela somatomedina C ou pelo fator de desenvolvimento insulínico. Na hanseníase, o bacilo aloja-se nos septos do endo e perineuro, sobretudo nos ramos nervosos mais periféricos, em áreas mais frias, ideais para multiplicação bacilar.

Ministério da Saúde. Guia para controle da hanseníase. Brasília, 1984. p. 9-16.

13. Em certos casos, deve-se fazer a biópsia do nervo sural, mas que significa sural?

R. Em latim, *sura* designa barriga da perna, o mesmo que panturrilha, bucha ou batata da perna; alguns autores dão ao sural o sentido de perônio ou fíbula, e não o de panturrilha, que é a parte carnosa da perna. No meio neurológico, sura ou sural é o ramo do nervo peroneiro, sujeito à biópsia para diagnóstico de algumas neuropatias crônicas assimétricas (amiloidose, hanseníase, angeíte, sarcoidose etc.), não estando a biópsia livre de complicações, (infecções, pseudoneuroma etc.).

Pinto PA. Termos e Locuções, Tip. Revista dos Tribunais. Rio de Janeiro, 1924. p. 276-277.

Álvaro de Lima Costa.

14. Quais os elementos clínicos da doença por acúmulo de ácido fitânico?

R. Denominada por Sigvald Refsun de heredopatia atáxica polineuritiforme, a doença em questão exibe o seguinte perfil clínico:

- Polineuropatia.
- Ataxia cerebelar.
- Retinose pigmentar.
- Surdez sensorial, anosmia e alterações pupilares.
- Ictiose.
- Displasia epifisária.
- Hiperproteinorraquia.
- Alterações inespecífias do EEG.
- Incidência hereditária autossômica recessiva.

Obs.: O acúmulo de fitol e ácido fitânico é de proveniência exógena, já estando identificado o sítio do bloqueio metabólico, de sorte a facilitar o tratamento por medidas dietéticas.

Steinberg D. Phytanic Acid Storage Desease: Refsum Syndrome. In: Stanburg J. B et al. The Metabolic basis of inherited disease. 3ª ed. New York: McGraw-Hill Co. , 1972. p. 833.

15. Qual a típica estrutura anatômica do nervo?

R. A maior parte do volume do nervo somático é de natureza conjuntiva, com sua borda externa composta por tecido fibroareolar, adventícia, a qual adere frouxamente ao epineuro; este, que circunda cada segmento, representa a parte mais resistente do condutor, sendo pois a base para a técnica de reparo cirúrgico. O perineuro forma uma lamela, composta por camadas de três a 10 células, de índole epitelial, oriundas talvez da pia-aracnóide. No interior de suas camadas dispõem-se os fascículos dos nervos, cada um dos quais com cerca de 10.000 axônios. O endoneuro é o tecido de sustentação para cada axônio, que por sua vez é envolvido por células de Schwann. Estas se interrompem a cada passo, deixando nua a membrana axonal, de sorte a permitir a condução saltatória. O suprimento sangüíneo é de distribuição segmentar, com seus vasos orientados linearmente, com numerosos ramos perfurantes, de modo a prover as partes mais internas do nervo.

Neuropatias periféricas. São Paulo: Ed. Brasileira, Laboratórios Sintofarma, S.A. 1980:111-112.

16. Quais as diferentes denominações da paralisia do radial?

R. Pelo seu comprimento e relação com o úmero (na sua goteira de torção), o nervo radial está exposto a variados agentes traumáticos, de caráter agudo, como na fratura do osso, ou crônico, como na formação do calo ósseo e correspondente aprisionamento do condutor. A paralisia pode resultar da compressão da cabeça sobre o braço, num indivíduo em sono profundo, após libação alcoólica; tal é a denominada *saturday night palsy*, no idioma inglês, ou *mortag morgem*, dos germânicos; os franceses designam-na por *paralisie á la belle etoille*, quando a compressão ocorre à noite, num banco da praça, pelo casal em entretimento amoroso; ou em idílio ou dormindo pesadamente, com a cabeça sobre o braço, tal como no caso da paralisia chamada *tiergaten*, nome de um amplo parque berlinense.

Em tempos idos, havia a denominada *crutch palsy*, ou paralisia das muletas, e a *drummer's palsy*, resultante esta da excessiva energia e freqüência com que se percute o tambor. Em todas estas designações ressalta-se o fator traumático como a *causa causam* da neurotmese.

Álvaro de Lima Costa

17. Qual a conformação clínica da doença de Charcot-Marie-Tooth?

R. De acordo com a genética molecular, a afecção se reparte em quatro tipos. O exemplar 1 é o mais freqüente, com início na infância ou adolescência, marcado sobretudo por alterações musculoesqueléticas (pé cavo, escoliose), pernas delgadas, marcha escarvante e discretas alterações sensitivas. Quanto aos nervos, observam-se desmielinização e remielinização, dando ao conjunto o aspecto em bulbo de cebola. A neuropatia é bilateral e simétrica, poupando os nervos cranianos. O tipo 2 tem semelhança parcial ao anterior, sem evidência de desmielinização, estando portanto normal a velocidade de condução; esta modalidade da afecção é de causa neuronal; o modelo 3 constitui a forma mais grave da neuropatia, com patente hipertrofia dos nervos; o modelo 4, listado como doença de Refsum, representa na verdade uma forma recessiva autonômica da doença em causa. Fala-se ainda num espécime 5, no qual se combinam amiotrofia e paraplegia espástica.

Lovelace RE *et al*. Hereditary neuropathies. In: Merritt's Textbook of Neurology 9th ed. Baltimore: Willians-Wilkins, 1995. p. 652.

18. Cite um exemplo de desconchavo neurológico.

R. Um dos modelos mais citados está na relação paradoxal entre piridoxina e nervos periféricos. A administração de isoniazida ocasiona acentuada excreção de piridoxina e paralela neuropatia, conforme se observa quando do tratamento da tuberculose; a reposição da vitamina restaura a normalidade nervina. Nada obstante, a própria piridoxina, quando administrada em doses elevadas e por longo tempo, é capaz e suficiente para gerar polineuropatia, principalmente por ação tóxica. Com ela e sem ela, eis a neuropatia. A questão se resolve com bom senso: a vitamina sempre na dose justa.

Álvaro de Lima Costa

19. Quais os agentes predominantes com ação tóxica sobre os nervos?

R. Além de produtos terapêuticos (adiante referidos), a neuropatia tóxica resulta da exposição a diversos elementos químicos inorgânicos (arsênico, tálio, chumbo, mercúrio), a fungicidas (dietilditiocarbamatos), a solventes (hexano, dissulfeto de carbono, tricloroetileno), a polímeros, a compostos organofosforados e a diversos fatores biológicos, como vírus e toxinas. O fosfato de triortocresil (TOCP) chegou a causar 20.000 exemplares de neuropatia periférica em 1930, nos Estados Unidos, outro tanto em Marrocos. Envenenamento por pesticidas (mipafox e outros) são registrados a cada passo, bem como pelo uso de adesivos (cola de couro). Agentes antimicrobianos (sulfonamidas), antituberculosos (etambutol, isoniazida), antineoplásicos (vincristina), anticonvulsivantes (fenitoína), sulfonas, dissulfiram, engrossam as estastíticas. O uso de substâncias neurotóxicas segue num crescendo, a mercê dos progressos da era moderna.

Neuropatias Periféricas. *OMS* 1980:77-89.

20. Quais os nervos envolvidos na paralisia dos ciclistas?

R. A pressão continuada sobre a região palmar promove paralisia dos músculos das base do polegar, inervados pelo mediano, conforme aliás observado nos fugitivos ciclistas da Segunda Guerra Mundial. Da mesma forma, verifica-se compressão do nervo pudendo no canal de Alcock.

Álvaro de Lima Costa

21. Como se processa a inervação e a irrigação da região plantar?

R. Os músculos da região plantar estão dispostos em quatro camadas, e são similares àqueles encontrados na região palmar. Os músculos intrínsecos plantares são inervados pelos nervos plantar medial e plantar lateral, que são ramos do nervo tibial posterior. O suprimento arterial é derivado dos ramos plantares medial e lateral da artéria tibial posterior. A região plantar possui ainda o ligamento calcaneonavicular, que suporta a cabeça do tálus, o qual contribui para o arco medial do pé.

Berman S, Orell S. The Organ Systems: volume Two. Kaplan Medical, USA. 1997. p. 500.

22. Há nervos sensitivos?

R. Rigorosamente, não. A via sensitiva ou sensorial só possui esta característica no seu extremo periférico ou distal, onde se acumulam receptores destinados a receber informações, como tato, calor, dor etc.; no outro extremo, a fibra nervosa entrega a informação, mediante sinal elétrico, aos neurônios a que se destinam, mediante um transmissor de natureza motora, muito embora não sejam motores os efeitos registrados.

Eyzguirre C *et al*. Fisiologia do Sistema Nervoso 2ª ed. Rio de Janeiro: Guanabara-Koogan, 1977. p. 34.

23. Onde se localizam os grânulos de Reich?

R. Tais grânulos metacromáticos dispõem-se na região perinuclear das células de Schwann. Também designados por protagon ou grânulos pi, são eles uniformemente observados a partir dos 12 anos, estando ausentes nos nervos simpáticos e nas células tumorais de Schwann (neurilenoma). Ainda não se conhece a biologia das formações pi de Reich, acreditando-se que sejam elas resultantes da fragmentação da mielina.

Luse S. The Schwann cell. In: Minckler J. Pathology of the Nervous System Vol. 1 New York: McGraw-Hill, 1968. p. 596-597.

24. Como aquilatar o desenvolvimento dos nervos no que respeita à espessura da mielina e ao calibre de suas fibras?

R. Para tal desiderato elege-se o nervo sural, de todos o mais freqüentado pelos histopatologistas. Sabe-se que desde as etapas iniciais da vida, o histograma do diâmetro das fibras mielínicas é de aspeto unimodal, com cerca de 4 a 5 mm, raramente chegando a 7 mm no primeiro mês. Já ao final de um ano, o total da mielogênese alcança valores próximos do adulto, culminando o desenvolvimento do segundo ao terceiro ano. A formação da camada de mielina principia na 18ª semana da gestação, aumentando de calibre cerca de duas a três vezes nos últimos quatro meses da gestação, sem porém alcançar o número de lamelas mielínicas próprias do adulto, lá pelo segundo ou terceiro ano de vida.

Chineli L. Neuropatias periféricas na infância. *Arq Neuropsiquiatr* 1996;54(3): 510-518.

25. É absolutamente nociva a degeneração axonal?

R. Nem tanto. Existe comprovada evidência de que a desagregação axonal acompanha-se da produção de substâncias quimiotáxicas destinadas a provocar brotamentos axonais nas fibras adjacentes à área comprometida. Weddel e os Guttmann comprovaram a invasão de fibras sensitivas em zonas cutâneas desnervadas. Brotamento similar ocorre igualmente por conta de fibras vegetativas. O mesmo processo se observa no sistema nervoso central, conforme testemunho de von Monakow a respeito da hipertrofia do feixe corticoespinal por lesão da via homóloga.

McCouch GP. Degeneration and Regeneration in the Central Nervous System. In: Minckler J. Pathology of the Nervous System Vol. One. New York: McGraw-Hill Co., 1968. p. 401.

26. Existe diferença entre a mielina do SNC e do SNP?

R. Estojos de mielina são camadas multilaminares de complexos proteolipídeos empacotados espiralmente em torno dos axônios, tanto no SNC quanto no SNP. Neste, as células de Schwann formam a mielina. Naquele, a mesma é formada pelos oligodendrócitos. Uma célula de Schwann geralmente mieliniza somente um axônio, enquanto um oligodendrócito pode mielinizar acima de 50 axônios. Existe também diferença na composição química da mielina central *versus* mielina periférica. A central contém cinco proteínas maiores – proteolipídeos, proteína básica da mielina, 2'-3' fosfo-hidrolase cíclica nucleotídea, e a mielina-associada e mielina oligodendrócito glicoproteína. A mielina torna a condução saltatória possível. Despolarização axonal ocorre nos nodos de Ranvier (espaços de sucessivas bainhas de mielina), permitindo mais rápida condução do sinal, e onde os canais iônicos estão mais concentrados.

Goodman JC. Contemporary Neurophatology. American Academy of Neurology 2000 Syllabi-On-CD-ROM. (7FC.006)71-174.

27. Síndrome do túnel do carpo em grávidas, deve-se indicar cirurgia?

R. A síndrome em questão é mais freqüente em grávidas. Algumas séries estimam incidência de até 50%. Conduta conservativa é quase sempre a mais indicada, uma vez que a resolução após o período de gravidez costuma ser a regra. Embora a síndrome possa recidivar em outras gestações, o tratamento cirúrgico é a exceção. Vale lembrar que nem toda dor na mão durante a gravidez ocorre devido à síndrome do túnel do carpo; tenossinovite de Quervain é também condição freqüente.

Wand JS. Carpal tunnel syndrome in pregnancy and lactation. *J Hand Surgery* 1990;15:93-95.

28. Que se entende por amiotrofia monomélica benigna?

R. Trata-se de amiotrofia neurogência restrita a um membro, superior ou inferior, no todo ou em parte. Se a alteração se limita ao segmento distal do apêndice superior, toma a condição o nome de doença de Hirayama. São dados característicos do mal a monomielia de início e progressão lentos, num prazo de quatro anos, quando então o processo se estabiliza. O exame eletromiográfico evidencia dano do II neurônio motor. Nos casos relatados pelos autores, num total de 21 exemplares, não se registraram sinais piramidais nem incidência familiar.

Freitas MRG *et al*. Benign Monomelic Amyotrophy. *Arq Neuropsiquiatr* 2000; 58(3B):808-813.

NERVOS CRANIAIS

29. Que se sabe a respeito de olfação?

R. Olfato é a capacidade sensorial destinada a registrar o cheiro das coisas, mediante a estimulação de células específicas, dispostas na mucosa nasal do terço superior do septo, no assoalho do nariz e na sua parede lateral superior, inclusive o corneto. Ditas células se articulam com as mitrais do bulbo olfatório, através de numerosas fibras para a mesma célula mitral, de sorte que muitos sinais, para poucos componentes mitrais, justificam a relativa insensibilidade da olfação na espécie humana. Há pois necessidade de um aumento de 30% na intensidade odorífica para que a sensação seja perceptível, enquanto para a visão basta uma elevação de 1% para se detectar a percepção. Além disso, os receptores olfatórios ocupam área bem restrita, de 500 mm², de sorte que a inspiração tranqüila não os alcança. As células mitrais do bulbo olfatório emitem seus axônios para o córtex piriforme do unco e para o núcleo talâmico anterior, para o giro cingular, hipotálamo e hipocampo. Erra quem disser que o fenômeno olfatório ignora o tálamo nas suas conexões.

Brazier MAB. The eletrical activity of the Nervous System. London: Isaac Pitman, 1951. p. 135.

Nota: dois cientistas americanos, Richard Axel e Linda Buck, utilizando técnicas de biologia molecular, descobriram e descreveram os códigos genéticos de centenas de diferentes genes codificadores de moléculas receptoras odoríferas. Proteínas expressas somente no epitélio olfativo. Hoje, sabemos que estes genes representam cerca de 3% do número total de genes nos mamíferos. Este estudo rendeu aos dois pesquisadores o Prêmio Nobel de Medicina ou Neurofisiologia de 2004.

30. Que é olfatia?

R. A simples percepção do odor revela o limiar da pessoa para olfação, medindo-se o resultado em unidades conhecidas por olfatias. O menor volume de ar carregado de odor, capaz de ser reconhecido, chama-se coeficiente olfativo ou odor mínimo identificável.

Best CH et al. As bases fisiológicas da prática médica Vol. 2. Rio de Janeiro: Casa do Livro, 1942. p. 924-925.

31. Como se exterioriza a doença de Leber?

R. Por atrofia óptica de herança materna, com início entre a segunda ou terceira década. A amaurose interessa ambos os lados, não porém simultaneamente, com maior incidência no sexo masculino. Na fase aguda do processo, observam-se microangiopatia peripapilar, saliência não-edematosa dos discos ópticos e ausência de extravasamento de fluoresceína à angiografia. Trata-se de afecção mitocondriopática correlacionada a defeito no DNA mitocondrial.

Araújo A Q-C et al. Mitocôndrias e doenças neurológicas. Rev Bras Neurol 1993; 29(6):193-201.

32. O que é "pupila prostituta"?

R. A pupila sifilítica de Argyll-Robertson, cujo reflexo de acomodação se encontra presente, porém o reflexo à luz (reflexo fotomotor direto) ausente devido a provável lesão na área pré-tectal. Tal associação de reflexos recebeu o nome de "pupila prostituta" (acomoda mais não reage!).

Dra. Ana Lúcia Z. Rosso (comunicação pessoal).

33. Mas, no que se constitui a pupila de Argyll-Robertson?

R. A base anatômica exata da pupila em questão continua sendo um mistério; admite-se que sejam a substância cinzenta periaquedutal e a comissura posterior as regiões mais suspeitas. Foi por muito tempo considerada quase que exclusiva da neurossífilis. Outras condições, como encefalites, esclerose múltipla, neoplasias e trauma podem provocar alguns destes sinais, mas raramente, se nunca, todos os sinais, principalmente a discoria. Daí a importância da discoria neste tipo de pupila. Dentre os antigos critérios para o diagnóstico da pupila de Argyll-Robertson temos:

1. Miose.
2. Bilateralidade, apesar de que ocasionalmente possa ser unilateral.
3. Perda da constrição à luz.
4. Preservação da constrição na visão de perto.
5. Reacomodação para a visão de longe.
6. Irregularidade da circunferência (discoria).
7. Desigualdade dos diâmetros.
8. Atrofia da íris.

Maranhão Filho PA, Álvaro LC. Neurologia. Pingos & Respingos. Rio de Janeiro: Revinter, 2000.

34. Qual o perfil semiológico da pupila de Addie?

R. Trata-se de pupila unilateral midriática, insensível à breve incidência luminosa, porém com alguma resposta tardia se o estímulo luminar persistir por 30 a 40 segundos. Ao olhar próximo ou convergente, a reação constritora é normal. A pupila tônica de Adie se associa à abolição de reflexos profundos, no todo ou em parte, sem qualquer alteração motora ou sensitiva. O selo anatômico do processo consiste na degeneração gradual, ponto por ponto, dos nervos ciliares curtos, acabando por gerar paralisia do esfíncter da íris.

Goodwin J. Adie's Pupil. In: CG Goetz, EJ Pappert. Textbook of Clinical Neurology. Philadelphia: Saunders Co., 1999. p. 144.

35. Quais as características essenciais da trigeminoalgia?

R. À luz da descrição do médico e filósofo John Locke, destacam-se as seguintes peculiaridades: 1. dores paroxísticas, lancinantes, por segundos a minutos, com intervalo de trégua completa entre os ataques ou simples persistência de dolorimento; 2. dor limitada no território anatômico do trigêmeo, usualmente na segunda ou terceira divisão do nervo; 3. prevalência do mal nas mulheres, máximo no lado direito; 4. a dor é de surgimento espontâneo ou resultante de leve toque na face ou de movimentos, como bocejo, fala e sucção; 5. ausência de sinais objetivos ao exame neurológico circunstanciado; este item não foi referido por Locke. Em raros exemplares, a zona que provoca disparo doloroso extrapola os limites do sistema trigeminal.

Ross GS et al. The Neuralgias. In: Baker AB, Baker LH. Clinical Neurology. Hagerstown: Harper-Row, 1974. Vol. 3, Cap. 39:3.

36. Qual a inervação da glândula lacrimal?

R. Fibras simpáticas e parassimpáticas municiam a glândula, seus vasos e seu funcionamento; as primeiras emanam do gânglio cervical superior, procedendo as outras do sétimo nervo craniano. A sensibilidade do órgão provém do nervo lacrimal, oriundo do trigêmeo; muitas condições interferem na atividade da glândula, ora exaltando, ora abreviando ou abolindo a secreção. A maneira de se avaliar funcionalmente o aparelho lacrimal consiste em medir a quantidade da lágrima produzida por unidade de tempo; tal é o teste de Skirmer, que não só avalia a secreção básica como também a reflexa.

Álvaro de Lima Costa

37. Qual a patogenia da neuralgia trigeminal?

R. Dada a semelhança da neuralgia com alguns tipos de epilepsia, foi ela alcunhada por Trousseau de neuralgia epileptiforme; e como tal medicada com drogas antiepilépticas (fenitoína, carbamazepina). Nada obstante, numerosos trabalhos sugerem uma causa periférica (p. ex., alça vascular anômala) e uma patogenia central, resultante da irritação nervina e consecutiva alteração da eficiência dos mecanismos inibitórios que controlam os estímulos aferentes sobre o núcleo trigeminal. Há, pois, bloqueio da inibição, desaferentação do núcleo e correlata reatividade aos estímulos periféricos.

Fromm GH et al. Trigeminal neuralgia. Arch Neurol 1984;41:1204-1207.

38. Cite cinco características da neuralgia trigeminal associadas ao número cinco.

R. 1. Incidência de 15 mil novos casos por ano (EUA).

2. Dor bilateral: 5% dos casos.

3. Dor no ramo oftálmico: 5% dos casos.

4. Dor na hemiface direita: 1:5 casos.

5. Neuralgia abaixo dos 40 anos: < 5% dos casos.

Péricles Maranhão Filho

39. Quais as opções de tratamento da neuralgia do trigêmeo?

R. No que se refere ao tratamento farmacológico, temos as seguintes opções: carbamazepina; gabapentina; baclofen; ácido valpróico; fenitoína; clonazepam; lamotrigina e topiramato. Quanto a abordagem armada, contamos com: gangliólise trigeminal percutânea por radiofreqüência; rizotomia retrogasseriana percutânea com glicerol; microcompressão percutânea com balão sobre o gânglio de Gasser e finalmente a descompressão microvascular (Fig. 12-1).

Péricles Maranhão Filho

40. Cite seis características do nervo abducente.

R. O nervo crânico (NC) em questão inerva só um músculo (reto lateral); é o único NC cujo núcleo está envolvido por fibras de outro NC (fibras oriundas do núcleo do facial e que vão formar o joelho do facial); é exclusivamente motor; é o NC que mais freqüentemente promove falsos sinais de localização; suas raízes (diferente dos outros nervos oculomotores), permanecem individualizadas, com fascículos separados, por um longo trajeto intrapontino, antes de emergirem como um tronco único comum. E, finalmente, é o único NC no qual as alterações relacionadas com sua lesão diferem (em decorrência do núcleo para-abducente), sejam elas em suas raízes ou em seu núcleo motor (Fig. 12-2).

Maranhão Filho PA, Costa AL. Neurologia. Pingos & Respingos. Rio de Janeiro: Revinter, 2000.

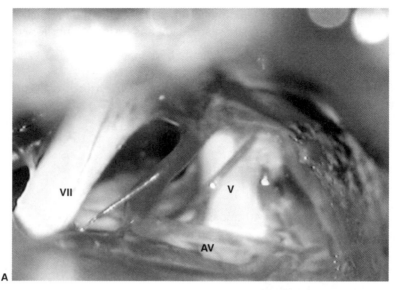

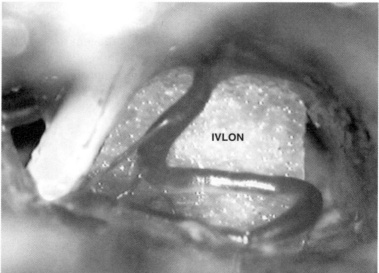

Fig. 12-1. Microdescompressão neurovascular do V nervo. (**A**) Nervo facial (VII), nervo trigêmeo (V) comprimido pela alça vascular (AV). (**B**) Tela de ivlon interposta entre o V nervo e a alça vascular (fotos gentilmente cedidas pelo Dr. Hélio Ferreira Lopes).

NERVOS PERIFÉRICOS & CRANIAIS

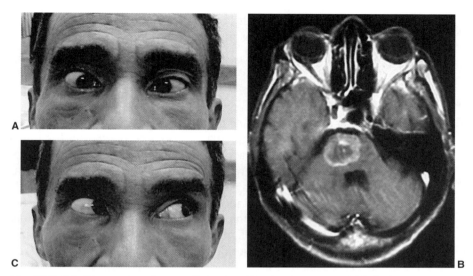

Fig. 12-2. (**A**) Olhar conjugado para direita. Paralisia do VI nervo cranial à direita, (**B**) Secundária a metástase na ponte. (**C**) Olhar conjugado normal para esquerda (PAMF).

41. Como evoluíram nossos conhecimentos sobre a paralisia facial periférica?

R. Até a comprovação irrefutável de Charles Bell, erroneamente questionada por Magendie, aceitava-se que fossem estímulos motores e sensitivos da face guiados pela mesma via, embora se admitisse que houvesse dois nervos distintos, mas estranhamente com a mesma função. Ao seccionar um dos nervos, num jumento, por sorte o facial, Bell demonstrou que a este cabia a movimentação dos músculos faciais, competindo ao trigêmeo o resguardo da sensibilidade. Pouco depois, examinando um doente ferido por chifrada na região pré-auricular, pôde Charles Bell estabelecer as características da paralisia facial periférica, inclusive o sinal que leva seu nome. A Trousseau coube o mérito de caracterizar a paralisia facial central pela capacidade de limitar-se o processo ao andar inferior da face, favorecendo assim a oclusão do olho no lado comprometido. Foi Trousseau quem, nobremente, designou de paralisia de Bell ao dano periférico do nervo. A lesão que tem sob sua dependência o sétimo nervo compromete distintamente o núcleo ou o tronco, em qualquer parte do seu trajeto, da protuberância aos músculos da face e a alguns mais, extrafaciais, como o estapédio, o ventre posterior do digástrico e o platisma. Não cabe, nesta altura, esmiuçar a semiologia e a patologia da prosopoplegia, mas tão só lembrar que foi Romberg quem considerou dita afecção como o melhor dos cosméticos, por conta da anulação das rugas. O nervo em questão não é exclusivamente motor, cabendo-lhe ainda a inervação gustativa e sensitiva em parte da língua, bem como numa área cônica da orelha, além de função trófica e vasomotora.

Froment J. Paralysie facial type périphérique. In: Froment J. Pathologie des nerfs craniens, s/d. p. 298-333.

42. Quais as funções do nervo facial?

R. Erra quem se limitar apenas à atividade motora do condutor em apreço. Ao facial, juntamente com o nervo intermediário, compete ocupar-se dos movimentos da face, presidir a secreção lacrimal e de glândulas salivares, responsabilizar-se pela gustação nos dois terços anteriores da língua, bem como dar sensibilidade a segmento da concha e canal auditivo, além de responder pela proprioceptividade da região que inerva. Dentre os nervos periféricos, é o único capaz de gerar espasmos clônicos e contratura. Qualquer neófito em neurologia reconhece de pronto a paralisia unilateral do nervo, mesmo com a face em repouso: do lado comprometido as rugas cutâneas desaparecem, ou se atenuam, a fenda palpebral se amplia e não se fecha (lagoftalmo – sinal de Bell), há lacrimejamento (epífora), a comissura labial se abaixa ou se desloca para o lado oposto, reduz-se a fenda nasal; finalmente, a mucosa visível dos lábios se retrai. Pela exploração funcional, os sinais referidos se robustecem e outros se revelam, tornando flagrante a dissimetria facial (Fig. 12-3).

Dos Manuais de Semiologia Neurológica.

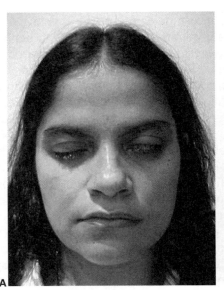 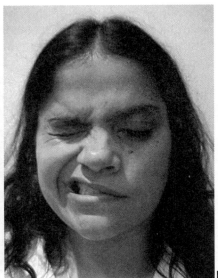

Fig. 12-3. Paralisia facial periférica esquerda. (**A**) Sinal de Bell. (**B**) Ausência de contração muscular no esforço máximo. Sinal dos cílios (PAMF).

43. Quais as insólitas peculiaridades na recuperação da prosopoplegia?

R. A contratura muscular e o espasmo são de observação habitual na fase de resolução incompleta da paralisia facial periférica. Nenhum outro nervo, craniano ou de qualquer outra parte do corpo humano, nenhum deles oferece estas duas curiosas manifestações, para as quais não se tem ainda explicação exeqüível. Há, na verdade, dois tipos de espasmo hemifacial: o criptogênico, que se desenvolve sem aparente dano prévio ao nervo, e o pós-paralítico, subseqüente à recuperação parcial do sétimo par, conforme ocorre, por exemplo, na paralisia de Bell. Não havendo informação preliminar, ambos os espasmos – criptogênico e sintomático – são clinicamente indistinguíveis. O hemiespasmo se revela por contrações clônicas e tônicas, a partir da musculatura periocular, com ou sem extensão aos músculos restantes. Tensões emocionais agravam a situação. Ocasionalmente, pode sobrevir remissão espontânea, por dias ou semanas, mas a regra é a permanência da hipercinesia. Entre as hipóteses patogênicas, alude-se à interação das fibras do nervo no local da lesão, de sorte a criar falsas sinapses (efase), com o que se perturba o trânsito do fluxo nervoso. Alças vasculares anômalas podem ser uma das causas do espasmo.

Ferguson JH. Hemifacial Spasm and the facial nucleus. *Ann Neurol* 1978; 4:97-103.

44. *Pot pourri* da prosopoplegia periférica.

R. O sétimo nervo craniano é predominante motor, cabendo-lhe a inervação dos músculos da expressão emocional, mas igualmente parte da sensibilidade e das funções autonômicas, carreadas estas pelo nervo intermédio de Wrisberg, considerado por algumas autoridades como estrutura distinta. Além das peças participantes do jogo emotivo, inerva o facial outros músculos, alheios às variações fisionômicas, como o occipital, o auricular posterior, o transverso e o oblíquo. O nervo intermédio, cujos neurônios sensoriais se localizam no gânglio geniculado, destina-se à gustação (com o nome de corda do tímpano), cumprindo-lhe igualmente o papel parassimpático de salivação, lacrimejo e secreção mucosa. Numa palavra, o nervo facial é mais da fisionomia do que da face. Como dizia Machado de Assis: "Em tudo, se o rosto é igual, a fisionomia é diferente". Os reflexos do facial, pela sua abundância, fazem a fortuna dos semiólogos: o cocleopalpebral, o corneopalpebral e o corneoconsensual, o nasal de Bechterew, o visuopalpebral, o supra-orbital, o glabelar, o trigêmino-palpebral, o naso e palmomentoniano, o nasolacrimal etc. Etiologicamente, a paralisia periférica do nervo se reparte em congênita, traumática e não-traumática. As congênitas são geralmente ligadas à genesia do rochedo, tipo Heller. Das traumáticas, citam-se as obstétricas, as resultantes de fraturas do crânio e as operatórias. Das não-traumáticas, a chamada *a frigori*, por Trousseau e Duchenne, as otíticas, a tetânica e as polineuropáticas, como as de Guillain-Barré.

Haerer AF. de Jong's The Neurologic Examination 5th ed. Philadelphia: Lippincott Co., 1992. p. 180-200.

45. Que vem a ser paralisia facial, tipo Heller?

R. Entre os determinantes etiológicos da facioplegia periférica, arrolam-se as ligadas a vícios genéticos do núcleo do sétimo nervo e as concernentes a alterações do neuroduco por onde transita o condutor nervoso em apreço. A espécie é rotulada sob rubrica de paralisia facial congênita, da qual se conhecem duas variedades: a conseqüente à agenesia do núcleo do nervo e a consecutiva a anomalias do rochedo. Coube a Heller o mérito de despertar atenção para o problema das paralisias faciais congênitas por agenesia ou malformação do rochedo, em geral acompanhadas de surdez e aplasia do pavilhão auditivo. Convém lembrar, entretanto, que o desenvolvimento do arcabouço ósseo cranioespinhal está subordinado ao crescimento do sistema nervoso apenas até certa etapa da vida, quando então esta dependência se torna menos íntima, para, finalmente, estabelecer-se relativa autonomia entre o conteúdo nervoso e o continente ósseo. Nem sempre, portanto, pode-se aceitar a patogenia meramente mecânica para distúrbios nervosos decorrentes de defeitos ósseos congênitos.

Lima Costa A *et al*. Paralisia facial congênita (tipo Heller). *J Brasil Neurol* 1994;1:159-165.

46. Qual a conduta terapêutica na facioplegia idiopática?

R. No caso vertente, o uso oral de corticosteróides é a mais efetiva indicação terapêutica, recomendável na dose de 30 mg duas vezes *pro die*, durante cinco dias, com gradual redução da posologia nos outros cinco dias. A droga utilizada deve ser a prednisona.

Austin J R *et al*. Idiopathic facial nerve paralysis: a randomized double blind controlled study of placebo versus prednisone. *Laryngoscope* 1993;103:1326-1333.

47. A paralisia facial (PF) periférica é uma mononeuropatia?

R. Há alguns elementos sintomáticos que sugerem ser a prosopoplegia apenas um dos elementos, posto que principal, de um processo difuso, envolvendo outros nervos, cranianos e raquianos. Os potenciais evocados trigeminais mostram-se comprometidos em 47% dos pacientes com PF, podendo inclusive ser centro-lateral a alteração. O reflexo de pestanejamento apresenta-se restrito na sua via aferente, indicando portanto dano trigeminal. Além disso, observa-se em alguns casos respostas auditivas anormais no tronco cerebral. Em suma, a PF periférica constitui um dos elementos – o dominante – de um espectro neural amplo.

Hanner P et al. Trigeminal dysfunction in patients with Bell's palsy. *Acta Octolaryngol* 1986;101:224-230.

48. Na sensação gustativa, quem é quem?

R. O gosto do sal é transmitido pelos botões gustativos das papilas fungiformes, localizadas na porção anterior da língua. Estes botões gustativos são inervados pelo nervo facial (VII). As papilas valadas, dependentes do nervo glossofaríngeo (IX), transmitem o gosto amargo. As papilas foliatas estão localizadas na superfície lateral da língua e transmitem o gosto azedo, via nervos glossofaríngeo e facial. O trigêmeo (V nervo cranial) transmite a sensibilidade geral e não carreia o paladar.

USMLE Exam Master Corporation. CD-ROM Version 5., Copyright © 2001.

49. A paralisia de Bell pode ser a síndrome de Ramsay Hunt?

R. Comparada com a paralisia de Bell (paralisia facial sem *rash*), pacientes com a síndrome de Ramsay Hunt (SRH) (Fig. 12-4) freqüentemente se apresentam desde do início, com paralisia mais severa, e recuperação mais difícil. Sabe-se hoje que o vírus varicela zoster causa a SRH, e que a paralisia de Bell está significantemente associada com o vírus herpes simples. Num estudo prospectivo de pacientes com a SRH, 14% desenvolveram vesículas herpéticas somente após o início da paralisia facial. Portanto, a SRH pode inicialmente ser indistinguível da paralisia facial de Bell.

Sweeney CJ et al. Ramsay Hunt syndrome. *J Neurol Neurosurg Psychiatry* 2001;71:149-154.

50. O que significa síndrome de Ramsay Hunt *zoster sine herpete*?

R. Caracteriza-se pela presença de paralisia facial periférica sem a existência de *rash* na região auricular, língua, ou boca, e a concomitante elevação das taxas de anticorpos antivírus varicela zoster (VVZ) ou a detecção do DNA VVZ, na pele, células mononucleares, ou secreções do ouvido médio. Num estudo retrospectivo, realizado com 1.705 pacientes com paralisia facial ipsilateral sem vesículas, Hato et al. observaram 42 pacientes (2,4%) com *zoster sine her-*

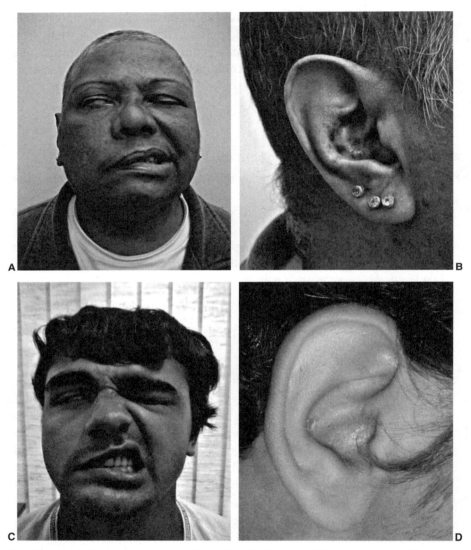

Fig. 12-4. (A-D) Síndrome de Ramsay Hunt. Paralisia facial periférica e lesões herpéticas na orelha homolateral (PAMF).

pete. Dentre muitos outros estudos, Murakami *et al.* considerando a elevação na titulagem de anticorpos VVZ, identificaram 19% de pacientes com esta mesma condição. Podemos concluir portanto, que uma pequena proporção de pacientes com "paralisia de Bell", apresenta-se, na verdade, com a síndrome de Ramsay Hunt *zoster sine herpet.*

Sweeney CJ *et al.* Ramsay Hunt syndrome. *J Neurol Neurosurg Psychiatry* 2001;71:149-154.

51. Dos nervos cranianos, qual o mais freqüentemente comprometido na neurofibromatose?

R. A maioria dos neurólogos atribui ao oitavo par a prevalência. Entretanto, segundo Thompson (*On neuroma and neurofibromatosis*, Edinburg, Turnbul – Spears, 1900), coonestado por outros autores, o vago e o trigêmeo são amiudamente mais atingidos, 29 e 12 vezes, na experiência de Thompson, contra apenas três schwannomas do acústico.

Antunes JA. Tumores múltiplos dos nervos. In: Rowland LP. Merritt Tratado de Neurologia. Rio de Janeiro: Guanabara-Koogan, 1986. p. 284.

52. Qual o significado da sigla NF2?

R. A neurofibromatose (NF) de Recklinghausen se caracteriza clinicamente, na grande maioria dos casos, por hiperpigmentação cutânea, presente desde os primeiros tempos de vida, associada a tumores subcutâneos, a partir da adolescência. Por exceção, a doença pode manifestar-se inicialmente através de neurofibroma espinhal ou craniano. Quando o quadro mórbido se exterioriza por surdez bilateral, com ou sem fenômenos correlatos (vertigens, cefaléia, marcha titubeante), recebe o mal a desinência de neurofibromatose tipo 2 (NF2), condicionada por neuromas dos nervos acústicos.

Adams RD, Victor M, Roper AH. Principles of neurology 5th ed.. EUA, 1993. p. 1032.

53. Qual a relação entre as piscadelas e os músculos do ouvido médio?

R. As piscadelas, assim como a constrição da pupila, são mecanismos de proteção do olho e da retina, tal qual a contração dos músculos tensor do tímpano e do estapédio, no que respeita aos fenômenos acústicos. Segundo Johannes Muller, a ação reflexa dos referidos músculos aurais amortece as vibrações timpânicas e reduz o deslocamento do estribo na janela oval, atenuando conseqüentemente os malefícios das fortes oscilações sonoras. Há pois estreita relação de resguardo entre músculos palpebrais-pupilares e seus análogos auditivos.

Towe AL *et al.* Audition and the Auditory Pathway. In: Ruch TC *et al.* Neurophysiology. Philadelphia: Saunders, 1961. p. 388.

54. Que é vertigem?

R. É a sensação ilusória de que o mundo gira em torno do indivíduo ou que este se desvia no espaço, sem apoio ou segurança. Há pois, no caso, perda de equilíbrio estático-dinâmico, e suas correspondentes perturbações psicológicas, viscerais e somáticas (náuseas, vômitos, nistagmo, palidez, acúfenos, surdez etc.). Topograficamente, as vertigens se repartem em periféricas, centrais e sistêmicas. Na primeira categoria se escalonam a vestibulopatia aguda, a posicional, a traumática, a vestibulotóxica, infecção local etc.; na segunda, a disfunção do nervo vestibular, seu núcleo ou suas conexões centrais; as ditas vertigens sistêmicas incluem as condições comuns que afetam as estruturas periféricas e centrais, como drogas, infecções, hipotensão, endocrinopatias, anemias etc.

Suzana CNM *et al*. Vertigem, Manual de Terapêutica: Clínica Médica, Florianópolis, 1997. p. 185-189.

55. O tubo de Eustáquio amplia o som que você escuta?

R. O tubo de Eustáquio conecta o ouvido médio com a faringe, e serve para equalizar qualquer diferença de pressão entre o ouvido médio e o meio ambiente. Quem amplia o som são os ossículos, que são arrumados para tal. O tamanho da membrana timpânica, a arrumação dos ossículos, e o reduzido tamanho da janela oval ampliam o som em até 20 vezes.

USMLE Exam Master Corporation. CD-ROM Version 5., Copyright © 2001.

56. Quais as funções do nervo glossofaríngeo?

R. Do ponto de vista motor, inerva ele o músculo estilofaríngeo, que recebe igualmente contribuição do nervo vago. Sob o ângulo sensitivo, cabe-lhe presidir a sensibilidade exteroceptiva da face posterior do tímpano e parede posterior do canal auditivo, aí repartindo a função com o V, VII e X pares cranianos. Compete-lhe ainda a gustação do terço posterior da língua. O reflexo do seio carotídeo tem sua aferência sob a responsabilidade simultânea do IX e X nervos cranianos. A forma sinucarotídea da neuralgia do glossofaríngeo foi estudada largamente por Pedro Sampaio (neurocirurgião com praça no Rio de Janeiro), obtendo da literatura americana a designação de "síndrome de Sampaio".

Fraga Filho C. Idéias e Ideais. Rio de Janeiro: Olímpio Ed., 1983. p. 141.
Álvaro de Lima Costa

57. Indique as causas extracraniais da lesão do nervo acessório.

R. A principal e mais freqüente dimana da biópsia de linfonodos, seguindo-se a excisão de tumores da região, endarterectomia da carótida, compressão por carregadores, ferimento por arma branca ou de fogo, doença de Hansen e radioterapia. Lesão iatrogênica, conforme visto, está entre as causas determinantes.

Donner TR *et al*. Lesão extracraniana do nervo acessório espinhal.
Neurosurgery 1993;32:907-911.

58. Qual a conseqüência inesperada da secção do hipoglosso?

R. O nervo corda do tímpano assume propriedades motoras, embora as contrações linguais sejam algo diferente das geradas pelo hipoglosso. Pela excitação do nervo, o tétano provocado é de instalação e cessação lentas, ao contrário da resposta do nervo titular. Heidenhain deu ao fenômeno a designação de pseudomotores, embora na realidade existam movimentos autênticos, e não pseudos. Este curioso fenômeno é de difícil explicação; como pode um nervo, tal como o corda do tímpano, sem qualquer relação direta com os elementos musculares da língua, como pode ele determinar contrações em tal órgão?

Álvaro de Lima Costa

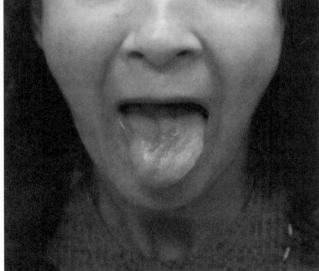

Fig. 12-5. Paralisia e atrofia da hemilíngua direita com desvio inverso de Babinski (PAMF).

59. Aonde e quando ocorre o desvio inverso de Babinski?

R. Na língua. Havendo paralisia ou paresia unilateral dos músculos da língua, quando da protrusão, a mesma se desvia para o lado envolvido (desvio inverso), seguindo a ação de **impulsão** do músculo genioglosso normal, muito mais potente que os demais músculos da língua (Fig. 12-5).

Assim que a língua retorna à sua posição de repouso, desvia-se levemente na direção do lado sadio, seguindo a ação – sem oposição – do músculo estiloglosso, que traciona o órgão para cima e para trás.

Maranhão Filho PA, Álvaro LC. Neurologia. Pingos & Respingos. Rio de Janeiro: Revinter, 2000.

13

DOENÇAS MUSCULARES & DA PLACA MOTORA

1. **Em que consiste a síndrome da pessoa rígida?**

R. A síndrome da pessoa rígida constitui estado patológico imunodeterminado por auto-anticorpos circulantes, cujo efeito básico consiste no decremento do teor de Gaba, em virtude da ação anticórpica sobre a enzima sintetizadora gabaérgica. Daí resultam impulsos facilitatórios sobre motoneurônios medulares e consecutivo aumento do tono muscular. Os espasmos são contínuos, dolorosos, exacerbados por ruídos e por movimentação voluntária ou passiva. O mal predomina nas mulheres e freqüentemente se associa ao diabete, tireoidite e vitiligo. O diagnóstico diferencial inclui tétano, síndrome de Isaac e encefalomielite progressiva. Com respeito ao aspecto terapêutico, merecem indicação o diazepan, bacoflen, ácido valpróico, toxina botulínica, corticosteróides e plamaférese.

Jankovic J *et al.* Movement Disorders. In: Goetz CG, Papert EJ. Textbook of Clinical Neurology. Philadelphia: Saunders, 1999. p. 663.

2. **Quais os tipos de fibras musculares esqueléticas que você conhece?**

R. Na maioria dos músculos esqueléticos, dois são os tipos de fibras musculares que ocorrem interpassadas. As fibras de contração rápida – ou brancas – e as fibras de contração lenta – ou vermelhas. Geralmente, em qualquer músculo, um dos tipos predomina.

Berman S, Orell S. The Organ Systems: volume Two. Kaplan Medical, USA. 1997. p. 509.

3. O *filet mignon* é oriundo de que músculo da vaca?

R. O *filet mignon* vem do músculo psoas.

Berman S. Orell S. The Organ Systems: volume Two. Kaplan Medical, USA. 1997. p. 477.

4. Como opera a Ach na placa motora?

R. A função da Ach consiste em aumentar a permeabilidade da membrana subsináptica a todos os íons livres, intracelulares e dos fluidos intersticiais; formam-se assim poros de diâmetro suficiente para o trânsito de vários íons. Numa palavra, a estrutura da membrana é destruída em áreas restritas, onde principia a despolarização. O *quantum* de Ach liberado aumenta diretamente, conforme a concentração de cálcio no meio circundante, e, inversamente, consoante o teor de magnésio. O sarcoplasma da placa motora contém duas espécies de receptores: um deles destinado a formar o complexo reservado à despolarização da membrana, e o outro, representado pela enzima acetilcolinesterase, encarregado da hidrólise colinérgica nos seus produtos terminais, colina e acetato.

Woodbury JW *et al*. Muscle. In: Ruch TC *et al*. Neurophysiology. Philadelphia: Saunders, 1961. p. 112-113.

5. Que vem a ser distrofia muscular hereditária?

R. Refere-se tal tipo de distrofia a um particular grupo de doença muscular, que tem como especial prerrogativa o caráter primário ou miogênico do processo e indisputável cunho genético. Ou, consoante J. N. Walton, afecção degenerativa da fibra muscular estriada, de origem hereditária. Como, porém, é importante a influência neural sobre o estado físico e bioquímico do músculo, admitem alguns Autores a interferência do sistema nervoso na gênese de, pelo menos, algumas miopatias distróficas, a exemplo da doença de Steinert e da oftalmoplegia-plus. A teoria neurogênica das miopatias ampara-se na vital participação dos nervos motores na determinação das propriedades dos músculos esqueléticos, conforme é visto na doença de Duchenne, onde há diminuição das unidades neuromotoras, baixa do quociente intelectual (miopsiquia), heterotopias celulares e alargamento do sistema ventricular. A doutrina vasculogênica inspira-se nas alterações vasomotoras registradas em duchennianos, nas fases adiantadas do mal. A tese de um defeito da membrana sarcolêmica surgiu quando demonstraram elevada atividade de fosforilação no plasmolema de células musculares e de eritrócitos, decréscimo da ação da insulina na membrana muscular, anormal ativação da adenilciclase, alteração estrutural do sarcolema e porose plasmolêmica, por onde se dá evasão enzimática. Está na ordem do dia a questão das distrofinas, destinadas a manter a integridade do sarcolema, sobretudo durante a contração muscular; isto é particularmente demonstrativo nos duchennianos. Enfim, todas as doutrinas comentadas têm sua quota de responsabilidade na devastação da fibra muscular.

Em tempo: à distrofina atribui-se importante papel no resguardo da integridade da fibra muscular; o substantivo distrofina é francamente inadequado, porque composto de uma partícula negativa, *dis*, com o significado de anomalia, e *trofo*, designativo de normalidade; ambos se opõem pelo vértice; melhor seria denominar a membrana protetora de eutrofina.

Costa AL. Distrofias Musculares. *Jornal Brasileiro de Medicina* 1989;57(2):51-60.

6. Que são canelopatias?

R. São distúrbios de trânsito iônico, por diminutos canais, associados à paralela alteração da excitabilidade da membrana celular. A perturbação é mais comum nas membranas musculares, daí resultando hiperexcitabilidade e correspondente miotonia, ou, alternativamente, diminuição da reatividade e simultânea fraqueza muscular, tal como se observa na paralisia periódica. As canelopatias musculares se referem aos íons de sódio, cálcio e cloreto. As afecções ionóforas dividem-se em hereditárias e adquiridas, sendo estas de caráter usualmente auto-imune. Tradicionalmente, as miotonias se dividem em distróficas e não-distróficas, enquanto as paralisias periódicas se repartem em hipercalêmicas e hipocalêmicas, cabendo ressaltar que a variação do teor de potássio é claramente mais conseqüência do que causa da paralisia.

Rose M., *et al*. Channelopathies (Myotonia and Periodic Paralysis. In: Goetz CG, Pappert EJ. Textbook of Clinical Neurology. Philadelphia: Saunders Co., 1999. p. 719.

7. Qual a utilidade terapêutica dos bloqueadores neuromusculares?

R. Durante séculos o curare foi empregado para matar animais selvagens, utilizados então como alimentos. Mais tarde, observou-se que várias espécies botânicas do veneno encerram alcalóides bloqueadores neuromusculares, passando a substância, convenientemente purificada, a ter uso como relaxante muscular, em caso de tétano, condições espásticas e na anestesia geral. A identificação de numerosos subprodutos do curare levou os pesquisadores à identificação da tubocurarina e das toxiferinas, além de uma série de substitutos sintéticos, como a galamina e outros fármacos. As substâncias curare-miméticas competem com a Ach mediante ação sobre os receptores do neurotransmissor, ao nível da membrana muscular. A ação bloqueadora do curare na placa motora está descrita nos trabalhos clássicos de Claude Bernard, lá pelos idos dos anos 1850: o veneno associa-se ao receptor colinérgico-nicotínico, impedindo competitivamente os efeitos bioquímicos do transmissor. Já o efeito da toxina botulínica tem como princípio interferir na liberação da Ach no terminal pré-sináptico, à mercê do bloqueio dos canais cálcio-dependentes. A toxina botulínica foi inicialmente empregada para a correção do estrabismo, estendendo-se depois ao blefaroespasmo e outras anormalidades cinéticas, bem como agente cosmético para correção de rugas faciais. Os mais importantes efeitos colaterais dos citados bloqueadores são a apnéia prolongada e o colapso cardiovascular, bem como os conseqüentes à liberação de histamina.

Andrade LAF et al. Experiência com aplicação da toxina botulínica em 115 pacientes. *Arq neuropsiquiatr* 1997;55(3-9):553-557.

8. Que é miotonia?

R. O vocábulo define anomalia das propriedades contráteis dos músculos estriados, representada por lentidão do relaxamento após contração normal ou provocada (Fig. 13-1). Há, portanto, na miotonia, um fenômeno clínico (retardo no afrouxamento muscular em seguimento à contração voluntária); um fenômeno mecânico (contração anormalmente prolongada por estímulo físico), e um fenômeno elétrico (contração persistente por choque eletrizante). São características gerais do fenômeno a intensidade da contração, a sua indolência, a variação conforme a temperatura e estados emotivos, a topografia (localizada ou difusa) e o imediatismo da resposta, segundo o agente provocador. São as miotonias divididas em distróficas e não-distróficas; no primeiro caso, a amiotrofia e a fraqueza prevalecem; no segundo, a miotonia é o sintoma proeminente, ligado a alterações dos canais iônicos e paralela excitabilidade das membranas musculares (canelopatia). Alternativamente pode a desordem dos canais iônicos redundar em hipoexcitabilidade, gerando fraqueza muscular, tal como se observa nas paralisias periódicas. Há miotonias ditas verdadeiras, como as doenças de Thomsen e Steinert, e as paramiotonias, como a de Eulenburg e a de Gamstorp, sem falar nas pseudomiotonias, como a do hipotireoidismo e a neuromiotonia de Isaac (atividade elétrica contínua da fibra muscular).

Loiseau P. Les Syndromes Myotôniques, *Conférences de Neurologie* Fascicule 8, Paris: Maloine Ed., s/d.

9. Na contração muscular, para que serve a troponina?

R. O aspecto zebrado do músculo se deve ao arranjo dos miofilamentos. Os finos são compostos das proteínas: actina, tropomiosina e troponina. Este último composto de três polipeptídeos: **TnT**, que se liga à tropomiosina em di-

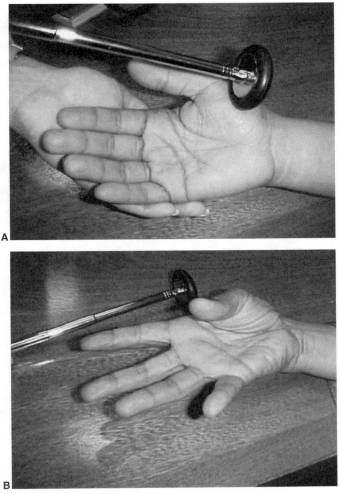

Fig. 13-1. (A, B) Fenômeno miotônico após percussão da região tenar (PAMF).

versos intervalos ao longo do filamento fino; **TnC**, que se liga só aos íons cálcio e **TNI**, que inibe a interação actina-miosina. No mecanismo de contração muscular, o cálcio liberado pelo retículo sarcoplasmático liga-se à subunidade **TnC**, expondo a actina, e permitindo assim que a cabeça da miosina conecte-se a ela. A cabeça da miosina puxa a actina, perpetrando a contração do músculo.

Berman S, Orell S. The Organ Systems: volume Two. Kaplan Medical, USA. 1997. p. 452.

10. Que se entende por apocamnose?

R. É a exaustão da contração muscular por múltiplos fatores, como bloqueio dos receptores sarcolêmicos, insuficiência do neurotransmissor, acúmulo de metabólitos, alterações iônicas transmembranosa e intracelular etc.

Álvaro de Lima Costa

11. Se você fosse um frango, como utilizaria seus músculos brancos e vermelhos?

R. Os músculos brancos são de contração rápida, portanto seriam utilizados no tórax para realizar o bater intermitente das asas. Quanto aos músculos vermelhos, se você fosse um frango normal, utilizaria-os nas coxas, pois seriam – e são – usados para sustentar a postura.

Berman S, Orell S. The Organ Systems: volume Two. Kaplan Medical, USA. 1997. p. 510.

12. Quais as características da paralisia periódica?

R. A síndrome em análise se manifesta por ataques episódicos de fraqueza ou paralisia flácida, por deficiência da excitação e contratibilidade de músculos esqueléticos. As crises freqüentemente envolvem de modo assimétrico as extremidades, sendo rara a participação de músculos bulbares ou craniais. Os esfíncteres e a sensibilidade se mantêm usualmente intocados. O processo é de caráter familiar, sendo comum a remissão espontânea. Devido à alteração do teor de potássio sérico, reconhecem-se três tipos específicos de paralisia periódica primária: a hipo, a hiper e a normocalêmica. Neste tripé incluem os autores a paramiotonia congênita, particularizada por acessos de paralisia pela exposição ao frio, e por sinais de miotonia.

No capítulo das paralisias periódicas secundárias, incluem-se as decorrentes de disfunção tireotóxica, aldosteronismo, acidose tubular renal, acidose diabética, intoxicação pelo alcaçuz e ureterossigmodostomia.

Pearson CM et al. The Periodic Paralyses. In: Stanbury JA, Wyngaarden JB, Fredrickson DS. The Metabolic basis of inherited disease 3rd ed. New York: McGraw-Hill, 1972. p. 1181.

13. Quais as preliminares sobre as mitocondriopatias?

R. O conhecimento sobre as doenças mitocondriais remonta aos estudos pioneiros de Luft et al., em 1962, quando se observou hipermetabolismo numa mulher normotireóidea, em conseqüência de alteração funcional das mitocôndrias musculares (deficiência no acoplamento oxidação-fosforilação). O que há, de essencial, neste grupo de enfermidades, consiste em distúrbios nos tecidos de alta demanda aeróbica, vale dizer, cérebro, músculos esqueléticos e coração. A causa básica das mitocondriopatias concentra-se em defeitos da cadeia respiratória destas organelas, consoante se confirma por análise bioquímica dos tecidos envolvidos, particularmente pela determinação das atividades enzimáticas em músculo esquelético, obtido por biópsia, comparando-se a performance oxidativa das mitocôndrias doentes com as de controle.

Pedroso FC. et al. Caracterização de miopatias mitocondriais através da avaliação das entidades enzimáticas envolvidas no metabolismo energético. *Arq Neuropsiquiatr* 1997;55(2):249-257.

14. Quais os exames complementares úteis na avaliação das mitocondriopatias?

R. 1. Dosagem do pH e níveis séricos e liquóricos do ácido lático. Acidemia lática é freqüente nas afecções mitocondriais.

2. Eletroneuromiografia, reveladora de acometimento muscular ou nervino subclínico.

3. Biópsia muscular, revelando acúmulo de mitocôndrias, a separar o sarcolema das miofibrilas, com o que o tecido se cora intensamente de vermelho pela tintura de Gomori, tomando o músculo curioso aspecto esgarçado.

4. Neuroimagem própria de atrofia cerebrocortical.

5. Avaliação bioquímica da cadeia respiratória e da oxidação do piruvato no tecido muscular.

Araújo AQ-C et al. Mitocôndrias e doenças neurológicas. *Rev Bras Neurol* 1993;29(6):193-201.

15. Quais as principais diferenças morfológicas entre o músculo liso e músculo estriado?

R. O músculo liso (ML) está envolvido na regulação do meio orgânico interno. Geralmente é menor que o músculo esquelético, além de ser uninucleado. As fibras do ML possuem poucas miofibrilas por célula e são morfologicamente menos organizadas. Possuem menos miosina do que o músculo esquelético e somente pequenos agregados de miosina ligam-se aos filamentos de actina. Não possuem sistema T-tubular e esparso retículo sarcoplasmático; a maior parte do Ca^{2+} é oriunda do meio extracelular.

Diferente do músculo esquelético e do músculo cardíaco, o músculo liso não possui troponina. O Ca^{2+} é necessário para ativação da miosinoquinase, que por sua vez medeia a relação excitação-contração.

Berman S, Orell S. The Organ Systems: volume Two. Kaplan Medical, USA. 1997. p. 515.

16. Como tratar as miopatias mitocondriais?

R. A terapêutica das miopatias consentâneas à deficiência do complexo I foi por muito tempo ineficaz ou pelo menos limitada. Nesta última década, entretanto, têm-se obtido encorajadora ou pelo menos resposta paliativa com o uso de um *cocktail* composto por riboflavina, vitamina C e K, tiamina, co-enzima Q10 e carnitina. Este programa terapêutico tem causado significativos benefícios aos pacientes com encefalomiopatias mitocondriais, seja por ativação do sistema enzimático, seja por estimulação da biossíntese ou por redução da quebra do complexo protéico I.

Bersen PLJA *et al*. Treatment of complex I deficiency with riboflavin. *J Neurol Sci* 1993;118:181-187.

17. Como atua o magnésio nas estruturas neuromusculares?

R. Tem Mg^{2+} efeito depressor direto sobre o músculo esquelético, além de diminuir a liberação de acetilcolina na placa motora; daí resultam incapacidade cinética e flacidez, sem qualquer perda significativa da sensibilidade. A hipomagnesemia provoca irritabilidade, desorientação, convulsões e comportamento psicótico.

Goodman e Gilman. As bases farmacológicas da terapêutica 8ª ed. Rio de Janeiro: Guanabara-Koogan, 1991. p. 463.

18. Como se manifesta a síndrome miastênica de Lambert-Eaton?

R. Os aspectos dominantes do mal consistem em fraqueza proximal dos membros crurais, diminuição dos reflexos profundos, com potenciação pós-tetânica, fenômenos autonômicos, em especial sequidão da boca e moderada ptose palpebral. Na grande maioria dos exemplares detecta-se carcinoma pulmonar de elementos avenocelulares. Pela eletromiografia observam-se potenciais de repouso de baixa amplitude, os quais se incrementam progressivamente pela estimulação repetitiva supramáxima dos nervos, ou após certo período de contração voluntária máxima. Pela biópsia de músculo intercostal verifica-se progressivo decréscimo dos *quanta* liberados a cada estimulação neural. A associação da síndrome a doenças auto-imunes e a melhora temporária pela plasmaférese põem de manifesto o caráter imunitário do processo, em cuja patogênese há bloqueio por anticorpos dos canais cálcio-dependentes.

O'Neil JH et al. The Lambert-Eaton Myasthenic Sindrome.
Brain 1998;111:577-596.

19. Que são fusos musculares?

R. O fuso muscular é considerado um instrumento sensor, segundo os princípios do servomecanismo, ativado pelo estiramento. O fuso é capaz de detectar tanto o seu comprimento, graças à distensão ou alongamento, como a velocidade com que se opera o fenômeno. No jargão técnico, a resposta fusal é simultaneamente estática (o alongamento) e dinâmica (a velocidade de estiramento). Donde se conclui que o fuso é um detector da distensão e da velocidade nele incidindo.

Para o entendimento pleno da neurofisiologia do fuso, impõe-se o conhecimento da sua estrutura anatômica e suas conexões nervosas aferentes e eferentes.

O fuso é composto por fibras musculares especializadas, imersas, em paralelismo, na massa muscular e dela separado por cápsula conectiva. Cada sistema fusal dispõe, em suas extremidades ou pólos, de tecido muscular estriado, inervado por fibras fusimotoras gama, oriundas das colunas anteriores da medula e correspondentes estruturas no tronco cerebral. O segmento equatorial do fuso, região ânuloespiral, tem caráter sensitivo; aí se concentram receptores sensíveis ao estiramento fusal, os quais se conectam com a medula através das raízes posteriores, fechando assim o arco reflexo fusárico.

É de Charcot a recomendação de que em neurologia se deve pensar anatomicamente. A anatomia do fuso está exposta; seu funcionamento virá mais adiante.

Dos Manuais de Neurologia.

20. Como atuam os fusos musculares?

R. O fuso neuromuscular é a estrutura responsável pela detecção do comprimento muscular e da velocidade de variação deste comprimento durante o movimento. Isto ocorre através da deformação dos receptores das fibras sensitivas, resultante do estiramento fusal, o que acarreta a ativação de canais iônicos e a deflagração de um potencial de ação receptor. Quanto maior o estiramento, maior a descarga de potenciais de ação na fibra sensitiva e maior a amplitude do potencial receptor. Desta forma, o fuso informa ao sistema nervoso o grau de estiramento da musculatura que o envolve e a velocidade em que tal deformação acontece.

Assim sendo, de pronto, algumas dúvidas surgem: 1. Ora, se o fuso ativa as fibras aferentes Ia durante o estiramento muscular, como se comportará durante a situação inversa – a contração muscular? 2. Não sendo estendido pela musculatura adjacente, a diminuição da tensão sobre suas fibras não fará com que permaneça "frouxo", incapaz de deflagrar potenciais de ação nas fibras sensitivas?

Não demora, e logo aparecem os acertos: para evitar que a atividade do fuso seja diminuída ou até mesmo abolida na contração de fibras extrafusais, ele é ativado por neurônios motores específicos, que mantêm certa tensão em suas fibras. Tal inervação é fornecida pelos chamados neurônios motores gama, que promovem a ativação da fibra intrafusal concomitantemente à estimulação por neurônios alfa da fibra extrafusal, estirando a região central da primeira. Desta maneira, os receptores das fibras sensoriais permanecem mais sensibilizados e a atividade do fuso não será anulada, de modo que este possa ainda sinalizar o grau de estiramento muscular.

A partir da aferência inicial pelo neurônio sensorial Ia, informações são enviadas ao sistema nervoso medular, cerebelar e cortical. Portanto, o fuso neuromuscular colabora significativamente para a manutenção da postura correta do indivíduo, além de participar de ajustes rápidos e dinâmicos do tono muscular e da moderação de movimentos, possibilitando a realização dos mesmos com precisão.

Lídia Conforto – Graduanda do Curso de Medicina da UFRJ.

21. Porque os músculos de contração lenta são lentos?

R. Músculos com pouco retículo sarcoplasmático – músculos vermelhos – contraem-se lentamente porque menos Ca^{2+} é liberado para esta atividade, e numa taxa mais lenta. A contração dura mais tempo devido à lenta remoção deste mesmo Ca^{2+}.

Berman S, Orell S. The Organ Systems: volume Two. Kaplan Medical, USA. 1997. p. 510.

22. Quais as formas clínicas de miotonia humana?

R. Por miotonia entende-se o retardo no relaxamento de um músculo ou parte dele após forte contração voluntária ou simples percussão; explica-se o prolongamento contrátil pela repetitiva despolarização do sarcolema. Na espécie humana são as seguintes as formas do mal:

1. Distrofia miotônica.
2. Miotonia congênita.
3. Paramiotonia congênita, com ou sem paralisia periódica.
4. Doença de Schwartz-Jampel ou condrodistrofia miotônica.
5. Miotonia droga-induzida.

Álvaro de Lima Costa

23. Qual a contribuição do laboratório nas distrofias musculares?

R. A elevação da CPK, aldolase e transaminases sugere dano muscular amplo, particularmente na forma de Duchenne, durante a fase evolutiva, reduzindo-se os diversos teores enzimáticos no estádio terminal do processo. A mioglobina, mensurada por técnicas imunológicas, mantém-se majorada nas condições distróficas de marcha rápida, bem como nos casos da rabdomiólise por necrose polimiopática, conforme se observa no esmagamento muscular, infarto, polimiosite e outras situações semelhantes. Do ponto de vista eletromiográfico, registram-se anormalidades nos potenciais de ação durante a atividade muscular voluntária ou no curso de descargas miotônicas. Miofibrilações são percebidas, eventualmente. Por fim, a biópsia muscular concorre para selar o diagnóstico.

Adams RD et al. Principles of Neurology 5th ed. New York: McGraw-Hill, 1993. p. 1226.

24. Como se revela a miopatia diabética?

R. Pelo desarranjo funcional e anatômico dos músculos esqueléticos de localização proximal, uni ou bilateralmente, sem sujeição à simetria. A fraqueza e a amiotrofia representam os aspectos clínicos dominantes, intimamente ligados à persistente alteração do metabolismo do carboidrato. Qualquer músculo pode ser afetado, ainda que em grau mínimo. A característica básica do processo miogênico consiste na rápida instalação da fraqueza e atrofia, sobretudo na região pelviana (sinal do tamborete), sem maiores conseqüências sobre os reflexos, nem aparente fasciculação. A pronta resposta favorável pelo controle do diabete constitui prova irrefutável da etiologia da afecção. O exame histológico demonstra desde variações mínimas da fibra muscular até graves alterações, revelando a microscopia eletrônica importante lesão capilar (espessamento concêntrico da membrana), havendo ou não amiotrofia, associada à presença de grânulos eletrodensos nas mitocôndrias.

Hamilton CR et al. Diabetic amyotrophy: clinical and electronmicroscopic studies in six patients. *Am J of Med Sciences* 1968;256:81-90.

25. Quais os aspectos clínicos que sugerem doença mitocondrial?

R. Em várias enfermidades humanas observa-se aumento exponencial do número de anormalidades do DNA mitocondrial (DNAM). Apesar do predomínio num só órgão, as mitocondriopatias desenvolvem complicações que afetam diversos sistemas, de forma a requerer do técnico enfoque interdisciplinar. São comprometidos, em essência, tecidos dependentes de elevado metabolismo oxidativo, conforme a demanda bioenergética, como neurônios centrais e periféricos, musculoesqueléticos, miocárdio, células betapancreáticas, túbulos renais, hepatócitos, glândulas endócrinas e trato gastrointestinal. As alterações neurológicas exibem manifestações bem definidas, como as síndromes de Kearns-Sayre, a epilepsia mioclônica com fibras musculares esgarçadas, a encefalopatia com acidose lática e sintomas *stroke-símiles*, a atrofia óptica de Leber. Mais de 50% dos pacientes com doença mitocondrial (DM) apresentam cefaléia enxaquecosa. Há evidências de que o *diabetes mellitus* é fenótipo de DM, bem como o hipoparatireoidismo, hipotireoidismo, miocardiopatias dilatadas, hipertróficas, com bloqueio da condução, hipoventilação crônica, aminoacidúria, fadiga crônica, complicações psiquiátricas, encefalomiopatia recorrente, DM de início pediátrico etc.

Chinnery PN *et al*. Mitochondrial medicine. *QJM* 1997 Nov;90(11):657-67..

26. Como se manifesta a hipertermia maligna?

R. Como síndrome clínica, sistematicamente se exprime por hipertermia, rigidez muscular, alterações mentais e instabilidade autonômica. Geralmente induzida por medicamentos, a hipertermia neuroléptica é produto da rutura precipitada por fármacos nos mecanismos reguladores do hipotálamo e dos gânglios basais, daí resultando bloqueio ou incapacidade de resguardar a atividade metabólica endógena e a normal produção de calor. Tanto a maior ação metabólica quanto a falha na termorregulação dependem da dopamina; ambas as condições são afetadas pelo emprego de neurolépticos. A hipertermia extrema leva evidentemente a várias complicações, a rigidez se associa à mionecrose, há embotamento da consciência, angústia respiratória, acidose metabólica, pneumonia e parada respiratória. Tal é, com algumas outras alterações, o quadro clínico da hipertermia, por isso mesmo denominada maligna.

Caroff SN *et al*. Síndrome Maligna Neuroléptica. Clínicas Médicas da América do Norte. Rio de Janeiro: Interlivros 1993;1:207-228.

27. Como se exteriorizam as alterações neurais do diafragma?

R. Espasmo clônico de uma ou ambas as cúpulas, como no caso do singulto. Contrações tônicas nos casos de tétano, tetania, raiva, intoxicação pela estricnina e na fase inicial da convulsão; *flutter* ou tremulações onduladas, de causa ignota; redução da mobilidade nas peritonites, pancreatites, pleurisia e pneumoperitônio. Paralisia uni ou bilateral.

Filho AJN *et al*. Patologia do Diafragma. In: Silveira IC. O Pulmão na Prática Médica 4ª ed. Vol. 2. Epub, 2000. p. 743.

28. Qual a função do Dantrolene?

R. O dantrolene é um derivado da hidantoína, com ação de relaxante muscular. É usado no tratamento da espasticidade e da hipertonia maligna consecutiva a procedimentos anestésicos. Atua o fármaco através do seqüestro do cálcio no retículo sarcoplásmico, reduzindo assim a rigidez, o metabolismo muscular e a geração de calor. O principal efeito colateral do produto é a hepatotoxicidade, máxime com doses elevadas ou prolongadas.

Caroff SN *et al*. Síndrome maligna neuroléptica. Clínicas Med Am do Norte Rio de Janeiro: Interlivros 1993;1:207-228.

29. Nos adultos com dermatomiosite, quais os tumores mais freqüentemente associados?

R. Adultos com dermatomiosite apresentam grande risco de exibirem tumores malignos, particularmente de: estômago, cólon, pulmão e mama; a freqüência da associação encontra-se entre 10% e 40%.

Berman S, Orell S. The Organ Systems: volume Two. Kaplan Medical, USA. 1997. p. 322.

30. Qual o perfil das paralisias periódicas?

R. Idênticas à cataplexia estão as paralisias periódicas, pontuadas por crises de fraqueza muscular aguda e reversível, de caráter genético ou consecutivas a outras causas, principalmente as relacionadas à tireóide. Entre elas destaca-se a forma hipocalêmica, sobrevinda à noite e precipitada por refeições ou exercícios físicos. Nos pacientes mais afetados pelos episódios mioplégicos, pode desenvolver-se miopatia crônica. As de índole secundária ou esporádica estão ligadas ao hipertireoidismo ou ao uso abusivo de diuréticos, bem como a doenças digestivas e metabólicas. Ao contrário da modalidade hipocalêmica, a forma periódica hipercalêmica acompanha-se de miotonia ou paramiotonia, sendo matinais os ataques, antes do desjejum.

André C. O Guia Prático de Neurologia. Rio de Janeiro: Guanabara-Koogan, 1999. p. 159.

31. Qual o significado do acrônimo MEERF?

R. Trata-se de mitocondriopatia exteriorizada por epilepsia mioclônica associada a fibras musculares esgarçadas. Além de epilepsia e fraqueza muscular, observam-se ainda ataxia cerebelar e, por vezes, insuficiência ventilatória central. A afecção tem caráter hereditário maternal. (MERRF = *Myoclonic Epilepsy with Ragged Red Fibers*).

Dos Manuais de Neurologia.

32. Quais as propriedades mecânicas dos músculos estriados?

R. A contração isotônica, manifestada pelo encurtamento do músculo contra carga constante, que é deslocada, havendo, portanto, trabalho visível. A contração isométrica, na qual não há encurtamento muscular nem trabalho perceptível, mas há desenvolvimento de tensão e produção de energia calórica.

Álvaro de Lima Costa

33. Que são músculos brancos?

R. As fibras de contração rápida são brancas na sua aparência (daí o termo músculo branco), largas no seu diâmetro, e geralmente arranjadas com poucas fibras por unidade motora. A cor clara se dá devido à ausência de mioglobina vermelha. Estas fibras utilizam-se da glicólise para gerar energia, e habitualmente funcionam sob condições anaeróbicas. Possuem extensos sistemas reticulares sarcoplasmáticos e túbulos T, além de grande atividade ATPase. Fibras brancas são capazes de realizar movimentos finos e delicados como, por exemplo, os da contração dos músculos extra-oculares.

Berman S, Orell S. The Organ Systems: volume Two. Kaplan Medical, USA. 1997. p. 510.

34. Que são músculos vermelhos?

R. As fibras de contração lenta ou fibras vermelhas – músculo vermelho – têm esta tonalidade devido à presença de mioglobina. São pequenas no seu diâmetro e possuem menos reticulossarcoplasmático e túbulos T, se comparadas com as fibras brancas. Utilizam-se do metabolismo oxidativo para criar energia. A grande quantidade de mitocôndrias, presente nestes músculos, permite contração lenta e sustentada, como a que ocorre com os músculos da região lombar. São fibras fartamente irrigadas.

Berman S, Orell S. The Organ Systems: volume Two. Kaplan Medical, USA. 1997. p. 510.

35. O sistema nervoso se destina, em última análise, a movimentar os musculoesqueléticos. Que sabe você a respeito da neuropatologia muscular?

R. As miopatias se repartem em primárias, consecutivas a processos musculares intrínsecos, e secundárias ou neurogênicas, resultantes de afecções centrais ou periféricas do SN.

As neuromiopatias decorrentes de transecção do nervo motor se exprimem clinicamente por paralisia flácida, amiotrófica e arreflexa. Num prazo de 60 dias, observa-se a redução de cerca de 70% da massa muscular e correspondente proliferação de tecido fibroadiposo. Havendo porventura persistência da estriação, a reinervação por axônios vizinhos possibilita a regeneração do músculo. O brotamento de filetes neurais circunjacentes depende de estímulos oriundos das miofibrilas em degeneração. A biópsia no ponto motor evidencia fibras com numerosos núcleos sarcolêmicos e imagens de axônios em crescimento.

Duas são as categorias de neuromiopatias genéticas, todas por herança autossômica recessiva: 1. doença de Werdnig-Hoffman, caracterizada por fraqueza muscular logo ao nascer, evolução inexorável e óbito precoce, por comprometimento respiratório; à degeneração dos músculos, juntam-se atrofia das raízes anteriores, necrobiose dos alfamotoneurônios e gliose reativa; 2. doença de Kugelberg-Welander, de início na infância e evolução lenta, sendo o acometimento muscular de topografia rizomélica. A estas acrescentem-se a polimielopatia anterior crônica e escápulo-peroneira, de Stark-Kaeser.

Buxton PH. Pathology of muscle. *Br J Anaesth* 1980;52:139-151.

36. Como delimitar as polimiosites?

R. Os critérios que as distinguem são os seguintes:

1. Fraqueza muscular simétrica nos segmentos rizomélicos, particularmente dos membros inferiores, com evolução em semanas ou meses, associada à debilidade, à disfagia, disfonia e dolorimento das massas musculares comprometidas. Ocasionalmente, o processo restringe-se a músculos cervicais.
2. Incidência maior no sexo feminino, na fase adulta.
3. Aumento das enzimas musculares, não relacionado a exercícios ou traumas.
4. Alterações eletromiográficas: potenciais de curta duração, atividade espontânea e recrutamento precoce.

5. Ausência de exposição a toxinas, deficiências enzimáticas e sem história familiar.

6. Etiologia auto-imune: anticorpos contra vários antígenos, como o antígeno-1, linfócitos auto-reativos.

7. Infiltrado inflamatório proeminente (linfócitos CD8 e macrófagos).

8. Anormalidades cardíacas (arritmias e necrose de fibras).

Álvaro de Lima Costa

37. Como o músculo se apresenta na atrofia?

R. O músculo pode ficar atrófico como o resultado de: imobilização; idade; isquemia; desnervação e má nutrição. Macroscopicamente, todo músculo atrófico parece encolhido e flácido. Microscopicamente, observa-se redução do tamanho das miofibrilas e aumento do tamanho do núcleo. Num estágio mais tardio, ocorre perda da estriação, depósito de lipofuscina e fibrose.

Berman S, Orell S. The Organ Systems: volume Two. Kaplan Medical, USA. 1997. p. 534.

38. Como diferenciar a polimiosite da miopatia por corpos de exclusão?

R. A polimiosite se manifesta pela instalação subaguda de fraqueza aguda bilateral, simétrica e rizomélica, sem preferência por idade ou sexo, embora predomine nas mulheres. Patologicamente, trata-se de processo inflamatório, não necessariamente confinado aos músculos, mas envolvendo, por igual, estruturas conectivas. Já a miopatia por corpúsculos de inclusão afeta músculos acromélicos, predomina no sexo masculino, tem curso insidioso, comprometendo pessoas de idade. Anatomicamente observam-se vacúolos e inclusões filamentosas no citosol das células musculares. Dado marcante a diferençá-los consiste na boa resposta da polimiosite aos esteróides corticais e o nenhum benefício na miosite por corpúsculos.

Adams RD et al. Principles of neurology 5th ed. N.Y.: McGraw Hill, 1993. p. 1202-1207.

39. O que é músculo epímero e hipómero?

R. No final da quinta semana de gestação, a musculatura da parede do corpo divide-se em dorsal (epímero), suprida pelos ramos primários dorsais do nervo espinhal, e ventral (hipómero), suprida pelo ramo ventral primário. Músculos epímeros vão formar os músculos extensores da coluna vertebral, enquanto os hipómeros dão origem à musculatura flexora anterior e lateral.

Berman S, Orell S. The Organ Systems: volume Two. Kaplan Medical, USA. 1997. p. 424.

40. A miopatia pelo uso do AZT é dose-dependente?

R. A literatura pertinente registra diferentes tipos de miopatias ocasionadas direta ou indiretamente pelo vírus da Aids, predominando aquela atribuída à ação viral e outras consecutivas aos efeitos tóxicos da zidovudina sobre o sistema mitocondrial. Clinicamente, ambas são indistinguíveis. Na forma AZT-dependente, a percentagem de fibras musculares esgarçadas é diretamente proporcional à dose do medicamento.

Grau JM et al. Human immunodeficiency vírus tipo 1 infection and myopathy: clinical relevance of Zidovudine therapy. *Bnn. Neurol* 1993;34:206-211.

41. Qual o aspecto microscópico do músculo na polimiosite?

R. A eleição do músculo para biópsia depende da eletromiografia, a qual seleciona a peça muscular mais comprometida. A biópsia deve ser generosa. O exame microscópico evidencia conspícuos sinais de degeneração das fibras, com alterações vasculares e granulares, associadas a processo inflamatório, cujas células contêm material necrótico fagocitado. Observa-se igualmente proliferação intersticial fibrosa nos casos crônicos. Fibras musculares em regeneração se denunciam pelo citoplasma basófilo, com núcleo centralmente disposto. Na polimiosite crônica, a reação inflamatória é mínima, levando o técnico à confusão com distrofia muscular. A presença de inflamação e fibras em regeneração distingue francamente a polimiosite das distrofias musculares.

Howard Jr. et al. Polymyositis and Dermatomyositis. *The Medical Clinics of North America* 1960;44(4):1005-1006.

42. Há comprometimento muscular específico na hanseníase?

R. Werneck, Teive e Scola testemunham que sim, à luz de investigação em 40 pacientes com lepra, nas suas diversas modalidades. Além das manifestações histopatológicas clássicas de desnervação, registraram os autores processo inflamatório intersticial miopático em 45% dos casos observados, sobretudo nos enfermos com a forma lepromatosa do mal. A reação inflamatória, conhecida por miosite intersticial lepromatosa, localiza-se no perimísio, junto aos vasos sangüíneos, acompanhando-os nas suas ramificações entre as fibras musculares estriadas, sendo, pois, perivascular, intersticial e perineural o ubi do processo lesivo. A reação infamatória não tem expressão eletromiográfica, revelando apenas sinais de desnervação.

Werneck LC et al. Muscle involvement in leprosy. *Arq Neuropsiquiat* 1999;57(3-B):723-734.

43. Há distrofia muscular na menopausa?

R. Certamente, segundo testemunham os autores abaixo relacionados. No seu aspecto típico, a distrofia envolve principalmente os músculos das cinturas pélvica e braquial, com as correspondentes dificuldades motoras, como se levantar da cadeira, subir escada e elevar os braços. Sob o ponto de vista microscópico, os músculos exibem degeneração e fagocitose de fibras, ou perda da estriação, com migração central dos núcleos, tal como se vê em animais com deficiência de vitamina E. O tratamento com doses elevadas de corticosteróides oferece resposta por vezes dramática, conforme demonstrado pela eletroneuromiografia e avaliação da força muscular a cada dois dias.

Mc Eachern D et al. Menopausal muscular dystrophy. Clinical features and response to cortisone therapy. *A Am Physicians* 1951;64:204-209.

44. Que se sabe sobre a distrofia miotônica?

R. A distrofia miotônica (DM) é uma doença hereditária do sistema neuromuscular, mais comum em adultos. Trata-se de um transtorno multissistêmico, herdado de forma autossômica dominante, com penetrância quase completa e com comprometimento pan-muscular, músculos esqueléticos, músculo cardíaco e músculo liso, embora as manifestações clínicas mais evidentes sejam a fraqueza distal e o fenômeno miotônico. A miotonia é um sinal clínico fácil de identificar, seja após percussão da língua, do músculo tenar ou como a incapacidade para relaxar a musculatura da mão após apertar os dedos fechados, e com força. Associa-se também a cataratas, calvície precoce, alterações endócrinas (atrofia testicular e ovariana), e por vezes certo apoucamento mental (Fig. 13-2). As enzimas musculares estão discretamente aumentadas. A DM é uma das doenças produzidas por expansão de "tripletes"; neste caso ocorre a expansão de um triplete CTG em um gene do cromossomo 19, que codifica uma proteinocinase (miotonina). Como na maioria das enfermidades produzidas por expansão de tripletes, o número de repetições condiciona a idade de acometimento e a gravidade dos sintomas.

Bueno CF et al. Insuficiência cardíaca como manifestación cardiológica de la miotóica de Steinert. *Rev Esp Cardiol* 2001;54:917-919.

DOENÇAS MUSCULARES & DA PLACA MOTORA — 449

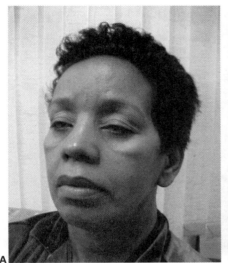 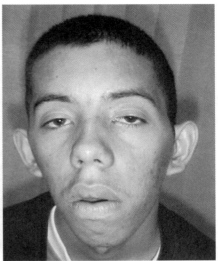

Fig. 13-2. Distrofia Miotônica: mãe (**A**) e filho (**B**). Observe em ambos ptose palpebral parcial bilateral, além da atrofia dos músculos temporais e masseteres *"Facies* em machadinha" (PAMF).

45. Na síndrome de Lambert-Eaton, qual o sinal de Lambert?

R. *Lambert's sign* – o paciente mantém fortemente apreendida, com sua mão, a mão do examinador – vários segundos após, a "pegada" gradualmente se torna mais forte. Não faz parte deste sinal, mas vale observar que o estímulo repetido da pesquisa do reflexo patelar torna sua resposta progressivamente mais viva. Tais sinais, embora sutis, auxiliam na diferenciação entre síndrome e doença miastênica.

Péricles Maranhão Filho

46. Na doença miastênica, cite alguns percentuais significativos.

R. A doença miastênica (DM), cujo quadro clínico se caracteriza pela fraqueza fatigável flutuante, abre seu cortejo com sintomas oculares em 25% dos casos (diplopia e ptose), sendo que em um mês, 80% dos acometidos apresentam algum grau de envolvimento ocular. Sintomas bulbares e das extremidades inferiores ocorrem, inicialmente, em 10% dos casos, e falência respiratória em somente 1%. A doença ocorre duas vezes mais nas mulheres, com pico de prevalência na segunda e terceira década (quinta e sexta década nos homens). Dez por cento dos acometidos apresentam doença da tireóide, 5%

outra doença auto-imune, 10% a 15% possuem timomas, ao passo que 50% a 70% exibem hiperplasia tímica.

Pascuzzi RM et al. Bedside Neurology. Syllabi CD-ROM 55th AAN Annual Meeting. 2003.

47. Na doença miastênica, qual exame complementar mais sensível?

R. Auxiliam na validação do seu diagnóstico os seguintes testes:

A) Teste do edrofônio (Tensilon©): 80% de sensibilidade.

B) Anticorpos anti-receptores de acetilcolina: 80% de sensibilidade.

C) ENMG com estimulação repetitiva: cerca de 50% de sensibilidade.

D) EMG de fibra única: 90% de sensibilidade.

Outros testes que podem ser utilizados para auxílio diagnóstico:

A) Anticorpo antiestriatal (musculoesquelético).

B) *Ice pack test*.

C) Anticorpo anti-MuSK (dito detectável em 50% a 70% dos pacientes soronegativos).

Pascuzzi RM et al. Bedside Neurology. Syllabi CD-ROM 55th AAN Annual Meeting. 2003.

48. Como utilizar corticóides no tratamento da distrofia muscular de Duchenne?

R. A distrofia muscular de Duchenne (DMD) é a doença recessiva letal mais freqüente. Sua incidência é de 1:3.500 (homens). Tem posição única dentre as distrofias, uma vez que, comprovadamente, de acordo com estudos prospectivos, randomizados e controlados, responde ao uso de corticóides.

Com prednisona (0,75 mg/kg/dia), as melhoras objetivas da função pulmonar e do caminhar já podem ser notadas com apenas dez dias de tratamento. Tais benefícios podem ser evidenciados até 3-4 anos após o início da terapia. O uso de doses em dias alternados não se mostra tão efetivo quanto a terapia diária.

O Deflazacort (DFZ), na dose de 0,9-1,2 mg/kg/dia, mostrou a mesma eficácia igual à prednisona, promovendo menos ganho ponderal e aparência cushingóide, e possivelmente menos osteoporose e fraturas.

O mecanismo de ação do corticóide na DMD ainda não foi esclarecido. Supõem-se que ele possa: diminuir a degradação muscular; estimular a proliferação dos mioblastos; acelerar o reparo muscular e provocar a expressão de moléculas substitutas e/ou inibir dano imune ao músculo.

John T. Kissel. Treatment of Muscular Dystrophies. Syllabi CD-ROM 55th AAN Annual Meeting. 2003.

49. Cãibras, quais as causas?

R. Cãibras são um tipo específico de dor devido à contração muscular involuntária. Podem durar de segundos a minutos e habitualmente estão localizadas numa região muscular particular. Quando avaliadas eletromiograficamente, caracterizam-se por um rápido disparo das unidades motoras. Cãibras surgem freqüentemente nos indivíduos normais, e dificilmente fazem parte das miopatias primárias. Por outro lado, podem ocorrer na desidratação, hiponatremia, mixedema e nas doenças do neurônio motor (especialmente na esclerose lateral amiotrófica).

Jackson CE. Myopathy made ridiculously simple: a pattern-recognition apprach. Syllabi CD-ROM 55th AAN Annual Meeting. 2003.

50. Na doença de Steinert, quais as alterações cardíacas?

R. Freqüentemente se observam alterações cardíacas, não existindo, porém, correlação entre a gravidade da doença muscular esquelética e o comprometimento cardíaco. O indicador mais sensível para este último é o eletrocardiograma, que se mostra alterado em 85% a 90% dos casos, predominando a falência nos feixes de His-Purkinge, com defeitos na condução auriculoventricular e intra-auricular. Apesar de freqüentes, a maioria das alterações cardíacas são leves e muitas vezes subclínicas. Assim sendo, menos de 10% dos pacientes com DS apresentam-se com insuficiência cardíaca.

Bueno CF et al. Insuficiência cardíaca como manifestación cardiológica de la miotóica de Steinert. *Rev Esp Cardiol* 2001;54:917-919.

51. Por que o músculo quadríceps tem este nome?

R. Exatamente porque é composto de quatro músculos (vastolateral, medial, intermédio e reto femoral), terminados todos num tendão único, que se insere no bordo superior da patela. A potência contrátil do quadríceps é três vezes superior a dos antagonistas.

Haerer AF. The Neurologic Examination 5th ed. Philadelphia: Lippincott, 1992:369.

52. Como diagnosticar sinais de fraqueza muscular localizada?

R. • *Na face:* inabilidade de ocluir as pálpebras, riso horizontal, inabilidade de fazer bico.
- *Ocular:* visão dupla, ptose palpebral, movimento desconjugado dos olhos.
- *Bulbar:* palavra nasalada, choro fraco, regurgitação nasal de líquidos, sucção fraca, dificuldade na deglutição, pneumonias recorrentes por aspiração, tosse durante alimentação.
- *No pescoço:* ptose cefálica, controle fraco da cabeça.
- *No tronco:* escoliose, lordose lombar, abdome protuberante, dificuldade de levantar-se.
- *Na cintura escapular:* dificuldade de pegar objetos sobre a cabeça, escápula alada.
- *No antebraço e mão:* inabilidade de fazer o sinal de positivo com o polegar, dedos e mão caídos, inabilidade de apreender objetos com os dedos.
- *Na cintura pélvica:* inabilidade de subir escadas, inabilidade em descer escadas – fraqueza do músculo glúteo médio, marcha anserina (bamboleante), sinal do levantar de Gower's (levantar-se escalando o próprio corpo).
- *Na perna/pés:* pé caído, inabilidade de caminhar sobre os calcanhares ou na ponta dos pododáctilos.
- *Respiratória:* uso de músculos acessórios.

Jackson CE. Myopathy made ridiculously simple: a pattern-recognition apprach. Syllabi CD-ROM 55th AAN Annual Meeting. 2003.

14

NEUROONCOLOGIA

1. Que significa a expressão: "tumores pouco diferenciados"?

R. Tumores são denominados de acordo com a similaridade da célula tumoral com a arquitetura do tecido normal durante o desenvolvimento. Tumores que lembram tecido embrionário extremamente primitivo são denominados de "pouco diferenciados". Tumores do SNC podem nascer do neuroepitélio, dando origem aos astrócitos, oligodendrócitos, células ependimárias e neurônios. Outros tumores nascem de outros tecidos normalmente existentes na caixa cranial, incluindo-se a dura-máter, os vasos sangüíneos, a glândula pineal, a hipófise e o próprio crânio. Restos embrionários também podem dar origem a uma variedade de tumores do SNC. Finalmente, tumores originados de qualquer local do organismo podem metastatizar ao sistema nervoso.

Goodman JC. Contemporary Neurophatology. American Academy of Neurology 2000 Syllabi-On-CD-ROM. (7FC.006) 71-174.

2. Grávida e com glioblastoma! O que fazer?

R. Decisões a respeito de pacientes grávidas e com glioma cerebral são difíceis. Nos tumores de baixo grau, é possível protelar todo tratamento até após o parto, enquanto as lesões de alto grau freqüentemente requerem ressecção cirúrgica durante a gravidez. Nesta situação (gravidez), tanto a radioterapia quanto a quimioterapia podem provocar aborto, retardo mental e defeitos congênitos. Por tanto, se indicadas, devem ser proteladas até após o parto. Os esteróides podem ser empregados quando necessário.

Sawle GV *et al*. The neurology of pregnancy. *J Neurol Neurosurg Psychiatry* 1998;64:711-725.

3. O que é retinoblastoma?

R. Retinoblastoma é um PNET (tumor primitivo neuroectodérmico), que nasce da retina. Estes tumores são esporádicos (60%) ou autossômicos-dominantes (40%), herdados com penetrância de 90%. O surgimento deste tumor requer a inativação do gene Rb, de supressão tumoral. Este antioncogene reside no braço longo do cromossomo 13 (região q14), no estado diplóico normal. Na forma familiar, um dos *locus* é inativado na linhagem de células germinativas, para produção do tumor. Na forma familiar, retinoblastomas bilaterais ocorrem freqüentemente e há um aumento na incidência de osteossarcomas e outros sarcomas de tecidos moles.

Goodman JC. Contemporary Neurophatology. American Academy of Neurology 2000 Syllabi-On-CD-ROM. (7FC.006) 71-174.

4. O que é encefalite límbica paraneoplásica (ELP)?

R. Doença caracterizada clinicamente por depressão, irritabilidade, crise convulsiva e perda da memória recente. Os sintomas geralmente antecedem a descoberta do tumor (carcinoma de pequenas células do pulmão, tumor de células germinativas do testículo, câncer de mama, linfoma de Hodgkin, timoma e teratoma de ovário. Vários anticorpos antineurais já foram associados a ELP. Estudo de ressonância magnética pode demonstrar anormalidade temporal mesial uni ou bilateral, mais bem vista em T2, que por vezes se ressalta por meio de contraste. O exame eletroencefalográfico pode revelar alterações irritativas temporais.

Os achados patológicos incluem infiltrado inflamatório perivascular e intersticial, perda neuronal, proliferação microglial, que predomina no sistema límbico (hipocampo, amígdala, hipotálamo, e córtex insular e cingulado). A maioria dos pacientes apresenta envolvimento de outras áreas do sistema nervoso, principalmente do tronco cerebral. Em contraste com outras SPN do SNC, a ELP melhora com o tratamento do tumor.

Dalmau J. Paraneoplastic Neurologic Syndromes. American Academy of Neurology 2001 Syllabi-On-CD-ROM. 2PC.002.

5. Estesioneuroblastoma, do que se trata?

R. O estesioneuroblastoma é um PNET que nasce do neuroepitélio olfatório; este tumor é também conhecido como neuroblastoma olfatório. Pode envolver os seios paranasais e a fossa frontal dos adultos jovens, e tem o sangramento nasal como um dos sintomas mais freqüentes (Fig. 14-1).

Goodman JC. Contemporary Neurophatology. American Academy of Neurology 2000 Syllabi-On-CD-ROM. (7FC.006) 71-174.

6. Que são astrocitomas de baixo grau?

R. Também conhecidos como astrocitomas graus 1-2, são tumores caracterizados pelo aumento da celularidade, sem proliferação vascular, e com média de sobrevida de 36 a 48 meses (Fig. 14-2).

Goodman JC. Contemporary Neurophatology. American Academy of Neurology 2000 Syllabi-On-CD-ROM. (7FC.006) 71-174.

NEUROONCOLOGIA

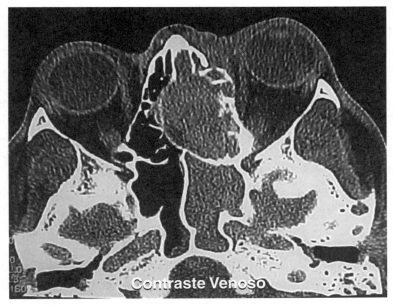

Fig. 14-1. Estesioneuroblastoma (PAMF).

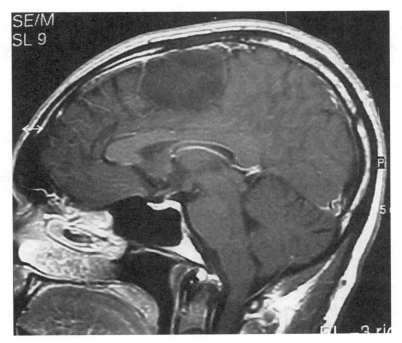

Fig. 14-2. Astrocitoma de baixo grau (PAMF).

7. Quanto às síndromes paraneoplásicas (SPN), qual o impacto do timoma na qualidade de vida?

R. Sintomas neurológicos leves e anormalidades eletrofisiológicas não relacionadas aos efeitos iatrogênicos da terapia do câncer, perda de peso ou anormalidades metabólicas têm sido descritos em 10% a 15% dos pacientes com câncer. Muitos desses sintomas promovem mínimo impacto na qualidade de vida dos pacientes ou são obstruídos pelos sintomas tumor-relacionados ou efeitos colaterais da terapia antineoplásica. Afere-se a incidência da SPN com maior impacto na qualidade de vida em menos de 3% para todos os tipos de câncer, e 30% para os pacientes com timoma.

Dalmau J. Paraneoplastic Neurologic Syndromes. American Academy of Neurology 2001 Syllabi-On-CD-ROM. 2PC.002.

8. Que são oligodendrogliomas anaplásicos?

R. Oligodendrogliomas são tumores formados por células com aspecto de "ovo frito" (citoplasma claro, com um pequeno e suave núcleo hipercromático). Possuem comportamento clínico imprevisível, porém com alterações microcísticas, baixa taxa de mitoses, baixa celularidade e pleomorfismo limitado, indicando melhor prognóstico. Por outro lado, alto grau de mitose e pleomorfismo são indicadores de agressividade, justificando a denominação de oligodendrogliomas anaplásicos. Neste caso podem degenerar em glioblastomas multiformes.

Goodman JC. Contemporary Neurophatology. American Academy of Neurology 2000 Syllabi-On-CD-ROM. (7FC.006) 71-174.

9. Quais os quatro tipos histológicos principais de meningeomas?

R. Meningeomas (Fig. 14-3) são tumores que nascem da capa de células aracnóides da dura. Ocorrem principalmente em adultos jovens, com predomínio nas mulheres, especialmente os que surgem na medula espinhal. Cerca de 90% dos meningeomas encontram-se numa destas categorias histológicas:

1. Meningoteliomatoso: sincicial; benigno.
2. Fibroso: fibroblástico; benigno.
3. Transicional: (misto sincicial e fibroso); benigno.
4. Psamomatoso: benigno.

Goodman JC. Contemporary Neurophatology. American Academy of Neurology 2000 Syllabi-On-CD-ROM. (7FC.006)71-174.

NEUROONCOLOGIA

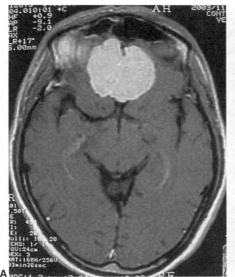
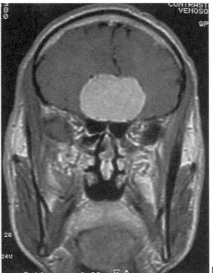
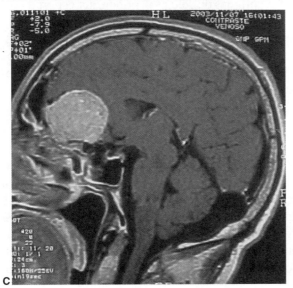

Fig. 14-3. Meningeoma da goteira do nervo olfatório. RMI ponderada em T1 com contraste. (**A**) Corte axial. (**B**) Corte coronal. (**C**) Corte sagital (PAMF).

10. Além dos meningeomas, quais os outros tumores da dura?

R. Outros tumores da dura são incomuns e incluem: metástases, principalmente oriundas da próstata ou da mama. Sarcomas: fibrossarcoma, sarcoma polimórfico ou sarcoma meningeal primário. Tumores xantomatosos; fibroxantoma ou xantossarcoma. Tumores melanóticos primários; melanoma primário e melanomatose meníngea.

Goodman JC. Contemporary Neurophatology. American Academy of Neurology 2000 Syllabi-On-CD-ROM. (7FC.006) 71-174.

11. Em que tumor do SNC se utiliza a regra dos quatro c's?

R. Craniofaringeomas em crianças são calcificados e císticos.

Goodman JC. Contemporary Neurophatology. American Academy of Neurology 2000 Syllabi-On-CD-ROM. (7FC.006) 71-174.

12. Defina em poucas palavras os linfomas primários do SNC.

R. Estes tumores são usualmente linfomas de células B; podem ser esporádicos, ou – mais comumente – acometer os imunocomprometidos iatrogenicamente e aidéticos. Sua presença é considerada como indicador de AIDS. Caracterizam-se inicialmente por apresentar dramática resposta ao uso dos corticosteróides ou à irradiação *(ghost tumor)*, mas tendem a recorrer. Podem ser multifocal ou periventricular.

Goodman JC. Contemporary Neurophatology. American Academy of Neurology 2000 Syllabi-On-CD-ROM. (7FC.006) 71-174.

13. Que são incidentalomas pituitários?

R. São os tumores da região pituitária, descobertos ao acaso. Cerca de 20% a 30% de todos os adenomas são inativos e incluem "os silenciosos" adenomas ACTH, tumores do hormônio do crescimento, gonadotrofinomas, *null cell* adenomas (não-secretores), e oncocitomas. De 5% a 27% dos estudos de necrópsia encontram-se adenomas que se comportaram subclinicamente. Destes, somente alguns poucos chegaram atingir 5 mm no seu maior diâmetro, com desvio da haste e/ou alargamento assimétrico da hipófise.

Anderson JR et al. Neurology of the pituitary gland. *J Neurol Neurosurg Psychiatry* 1999;66:703-721.

14. O que são antioncogenes?

R. Existe um conjunto de genes que aparece para inibir a proliferação celular. São chamados de "freios" do ciclo celular. Perda destes genes leva ao crescimento tumoral. Uma vez que inibem este crescimento, são denominados antioncogenes (A-O). No estado diplóico normal, cada célula possui duas cópias destes A-O e uma cópia é usualmente suficiente para inibir a tumorogênese; a perda das duas cópias é necessária para a produção do tumor.

Goodman JC. Contemporary Neurophatology. American Academy of Neurology 2000 Syllabi-On-CD-ROM. (7FC.006) 71-174.

15. Quais os tumores cerebrais primários que mais freqüentemente sangram?

R. Hemorragias podem complicar ainda mais os tumores cerebrais primários, particularmente o ependimoma, o glioblastoma multiforme, o oligodendroglioma e mais raramente o meningeoma, apesar de ricamente vascularizado.

Kidd D et al. Metastatic choriocarcinoma presenting as múltiple intracerebral haemorrhages: the role of imaging in the elucidation of the pathology. *J Neurol Neurosurg Psychiatry* 1999;65:939-941.

16. Quais os tumores cerebrais metastáticos que mais freqüentemente sangram?

R. Hemorragia cerebral é particularmente freqüente no coriocarcinoma – devido à capacidade inata das células trofoblásticas em invadir e erodir a parede do vaso – melanoma, carcinoma bronquial e hipernefroma. Além da hemorragia intratumoral, o sangramento pode ser coletado, formando um agregado subdural ou manifestar-se sob a forma de hemorragia subaracnóide, com ou sem envolvimento intraventricular.

Kidd D et al. Metastatic choriocarcinoma presenting as múltiple intracerebral haemorrhages: the role of imaging in the elucidation of the pathology. *J Neurol Neurosurg Psychiatry* 1999;65:939-941.

17. Como explicar a hemianopsia bitemporal provocada pelos tumores hipofisários?

R. Permanece incerto o mecanismo pelo qual adenomas pituitários e outras lesões danificam seletivamente as fibras ópticas nasais que decussam. Uma vez que os axônios de todo campo visual superior transitam na porção inferior do quiasma, era de se esperar que uma compressão vinda da porção inferior do quiasma retratar-se-ia em todo campo visual superior; no entanto, hemianopsia altitudinal é extremamente rara nos casos de lesões hipofisárias com extenção supra-selar. Portanto, a menos que as fibras decussáveis sejam mais vulneráveis à compressão do que as não-cruzadas, simples compressão não fornece explicação completa para o defeito campimétrico bitemporal.

Anderson JR et al. Neurology of the pituitary gland. *J Neurol Neurosurg Psychiatry* 1999;66:703-721.

18. Algumas dicas morfológicas que sugerem o diagnóstico do tumor.

R. 1. *Padrão organóide aninhado:* adenoma pituitário, oligodendroglioma, paraganglioma.
2. *Células claras:* carcinoma de células renais, hemangioblastoma, ependimoma de células claras.
3. *Papilar:* papiloma de plexo coróide, ependimoma, meningeoma, ependimoma mixopapilar, adenoma pituitário papilar, carcinoma papilar metastático.
4. *"Oligodendroglioma" intraventricular:* neurocitoma central.
5. *Tumor pouco diferenciado:* glioblastoma, PNET, gliossarcoma, metástase, linfoma.

Goodman JC. Contemporary Neurophatology. American Academy of Neurology 2000 Syllabi-On-CD-ROM. (7FC.006) 71-174.

19. Quais são os sinais e sintomas de extensão extra-selar dos tumores hipofisários?

R. Os sintomas e sinais vão depender da direção do crescimento:
- *Para baixo:* obstrução nasal ou epistaxe; fístula liquórica.
- *Para cima:* alteração visual; disfunção hipotalâmica, obstrução do III ventrículo com hidrocefalia aguda (sintomas e sinais de aumento da pressão intracranial), ou hidrocefalia crônica (apraxia da marcha, bradipsiquismo, e incontinência).
- *Lateralmente:* síndrome do seio cavernoso; crise parcial complexa (Fig. 14-4).

Anderson JR et al. Neurology of the pituitary gland. *J Neurol Neurosurg Psychiatry* 1999;66:703-721.

20. Qual a clínica do meningeoma da asa do esfenóide?

R. Num caso hipotético, os sinais mais freqüentes recaem em mulher de idade meã, com perda unilateral progressiva da visão, defeito campimétrico do tipo pré-quiasmático, exoftalmo homolateral e palidez do disco óptico. De certa forma contingentes são o edema papilar, dilatação da pupila, paralisia dos músculos oculomotores e dor. Exames complementares revelam hiperostose dos ossos, da órbita e da asa do esfenóide.

Payne F. Neuro-opthalmology. *Irish Opthalmology Soc* 1957:16-18.

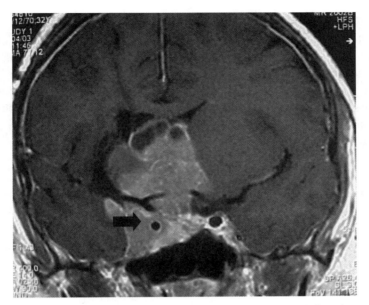

Fig. 14-4. Adenoma pituitário com extensão supra, látero e infra-selar. Carótida direita totalmente envolvida pelo tumor (seta) (PAMF).

21. Quais as paraneoplasias próprias do SN?

R. Com respeito ao encéfalo, arrolam-se as seguintes: degeneração pancerebelar subaguda, *opsoclonus-mioclonus*, encefalite límbica e do tronco, neurite óptica e retinopatia. No que tange à medula, citam-se mielopatia necrotizante, mielite e neuropatia motora e sensitiva. Encefalomielite, quando diversos níveis do neuroeixo são comprometidos.

Maranhão Filho PA. Síndromes Paraneoplásicas e Sistema Nervoso Central. In: Neurologia e Medicina Interna. Rio de Janeiro: UFF., 1998. p. 45.

22. Como identificar o retinoblastoma?

R. Usualmente mediante o "reflexo ocular do gato", isto é, a detecção do tumor através da pupila francamente dilatada. O retinoblastoma é tumor maligno da infância, com tendência à metástase por via sangüínea e liquórica ou propagação contígua para o nervo óptico e outros tecidos orbitais. É a mais frequente neoplasia da infância e adolescência.

Álvaro de Lima Costa

23. Como se manifesta a apoplexia pituitária?

R. O contorno clínico da apoplexia hipofisária se expressa por diminuição súbita da visão, cefaléia intensa, paralisia óculo-motora, insuficiência da glândula, redução da consciência e sinais de irritação meníngea. A causa determinante do processo reside na hemorragia ou infarto do órgão e sua conseqüente expansão para além dos limites da sela turca. A RM e a TC são métodos valiosos para a confirmação diagnóstica (Fig. 14-5).

Pinheiro M et al. Apoplexia Subclínica em Tumores Pituitários.
Arq Neuropsiquiatr 1999,57(1):74-77.

24. Granulomatose linfomatóide (GL), do que se trata?

R. Trata-se de doença neoplásica linfoproliferativa, com potencial de malignidade variável. Estudos imunofenotípicos revelam que a GL é um linfoma angiocêntrico de célula T, contrastando com o linfoma primário, de células B. A distinção entre GL e angeíte granulomatosa ou linfoma primário do SNC é impossível pela microscopia óptica. Porém, com fenotipagem por imunoistoquímica dos elementos linfóides, a distinção se torna clara.

Goodman JC. Contemporary Neurophatology. American Academy of Neurology 2000 Syllabi-On-CD-ROM. (7FC.006) 71-174.

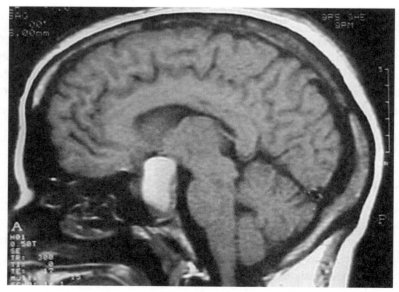

Fig. 14-5. RM ponderada em T1 sem contraste. Hemorragia pituitária (PAMF).

25. Na coluna vertebral, como um tumor progride?

R. Células tumorais tipicamente penetram no espaço medular dos corpos vertebrais e ali proliferam, por vezes destruindo osso e em outras oportunidades causando a produção de osso novo esclerótico. Para a maioria dos tumores, atravessar o espaço discal avascular é virtualmente impossível, presumivelmente porque o disco não suporta atividade angiogenética. Os tumores mais comumente encontrados na coluna são metástases. Tumores primários da coluna são muito mais raros que tumores secundários, porém alguns têm a capacidade de envolver mais do que um corpo vertebral contíguo. Tumores primários podem nascer de qualquer tecido da coluna, incluindo: a medula óssea; o osso; vasos sangüíneos; cartilagem e remanescentes do notocorda (Fig. 14-6).

Case Records of the Massachusetts General Hospital. Case 16-1992. *N Engl J Med* 1992;326:1070-1076.

26. Nas lesões solitárias da coluna vertebral, qual a importância da velocidade de hemossedimentação?

R. Simon *et al.* realizaram estudo prospectivo de lesões ósseas isoladas da coluna vertebral *versus* a velocidade de hemossedimentação e concluíram, com grau de confiabilidade de 90%, que pacientes com taxa de hemossedimentação acima de 30 mm por hora eram sofredores de metástase de origem des-

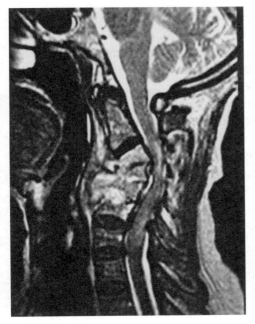

Fig. 14-6. RMI ponderada em T2. Corte sagital da coluna cervical. Metástase para os corpos vertebrais C2-C3, com compressão medular. Tumor primário desconhecido (PAMF).

conhecida, tumores de medula óssea ou infecção. Em contraste, aqueles com taxa de sedimentação abaixo de 30 mm por hora eram sofredores de neoplasia óssea primária benigna ou maligna.

Simon MA et al. Clinical utility of the erytocyte sedimentation rate in preoperative evaluation of solitary skeletal lesions. *J Orthop Res* 1984;2:262-268.

27. Quais as substâncias geradas pelas glândulas adrenais?

R. A adrenais são glândulas pareadas, que medem cerca de 4-6 cm cada, localizadas nos pólos superiores dos rins. O parênquima glandular é dividido em: córtex, que secreta esteróides, e medula, que secreta catecolaminas. O córtex adrenal é composto por células derivadas do mesoderma e subdivide-se de fora para dentro em:

- *Zona glomerular:* que secreta mineralocorticóide (aldosterona).
- *Zona fascicular:* que secreta glicocorticóides (cortizol).
- *Zona reticular:* que secreta andrógenos (diidroepiandrosterona).

A medula adrenal, composta por células derivadas da crista neural, produz e secreta epinefrina e norepinefrina.

USMLE. STEP 1. The Organ Systems: Vol. III. Ed. Kaplan Medical, 1997.

28. De onde provêem os tumores dos nervos?

R. Procedem eles das bainhas neurais, e muito raramente das próprias fibras condutoras de estímulos. Oriundos do peri e endonervo, são conseqüentemente de origem mesenquimatosa, mas também os há de proveniência ectodérmica, emanados das células de Schwann. Na primeira categoria alinham-se os fibromas perineurais, solitários ou múltiplos, e os sarcomas, subdivididos em fibro e mixossarcomas; no segundo grupo incluem-se os neurinomas, em cuja estrutura intervêm as células de Schwann; estes assentam-se de preferência nas raízes espinhais. No capítulo do sistema nervoso autônomo se contemplam os simpaticogoniomas e os simpaticoblastomas, além dos gânglios neuromas, localizados nos condutores vegetativos ou na supra-renal.

Sheller H. Enfermidades de los nervios periféricos. In: Altenburger H. et al. Enfermedades del Sistema Nervioso, Tomo Quinto. Ed. Labor, 1944. p. 1497-1498.

29. Quem primeiro associou a trombose venosa ao carcinoma latente?

R. Foi Armand Trousseau, autor da obra Clínicas Médicas do Hôtel – Dieu. Para ele, a trombose venosa recorrente deveria ser considerada como indicação de carcinoma oculto. Posteriormente, comprovou-se que microangiopatias estão freqüentemente aliadas à vegetação das valvas cardíacas. Ambas as condições podem estar relacionadas ao carcinoma dissimulado.

Smith W. Cerebral lesions due to the thombotic syndrome associated with carcinoma. *IV International Congress of Neuropathology* 1961; 4(8):73.

30. Qual a patofisiologia da síndrome de Lambert-Eaton?

R. A essência fisiopatogênica do processo estriba-se na reação auto-imune mediada por anticorpos voltage-dependentes, direcionados contra os canais de cálcio existentes nos terminais dos nervos periféricos. A gênese dos anticorpos resulta da reação imunitária contra células tumorais, particularmente contra antígenos do carcinoma pulmonar. A ação anticórpica, relacionada aos canais de cálcio, impede a liberação de acetilcolina em seus terminais neuríticos, tanto os nicotínicos como os muscarínicos.

As conseqüências clínicas do processo imunológico exprimem-se por fraqueza rizomélica, abolição dos reflexos, mialgia e sequidão da boca. O selo diagnóstico reside no incremento da resposta muscular à estimulação repetitiva dos nervos.

Pen A S *et al*. Lambert- Eaton Syndrome. In: Rowland LP. Merritt's Textbook of Neurology 9th ed. Baltimore: Williams-Wilkins, 1995. p. 761-762.

31. Qual o contorno anatomoclínico dos adenomas hipofisários?

R. Consideram-se microadenomas quando são exclusivamente intra-selares, com menos de 10 mm. No seu diâmetro maior, macroadenomas, quando se alargam e invadem áreas perisselares, sobrelevando 10 mm de diâmetro. Em cerca de 75% dos casos são tidos por funcionantes (prolactinoma, doença de Cushing, acromegalia etc.), sendo o restante caracterizado pela ausência da hipersecreção hormonal. São chamados "incidentalomas" quando reconhecidos casualmente através de imagens de crânio, tomografia computadorizada, ressonância magnética ou no exame de necrópsia. Formulado o diagnóstico, impõem-se o tratamento cirúrgico consistente na ressecção da neoplasia, com acesso transesfenoidal.

Violante AHD *et al*. Complicações das cirurgias hipofisárias. *Arq Neuropsiquiat* 1999;57:820-826.

32. Qual a relação entre hormônios sexuais e meningeoma?

R. Dados epidemiológicos sugerem associação entre meningeomas e hormônios sexuais. O tumor predomina no sexo feminino, na faixa etária entre 35 e

55 anos, sendo estatisticamente definida a conexão entre câncer de mama e ou obesidade com o tumor meníngeo. Demais disso, a gestação acelera a evolução do citado processo neoplásico. A existência de receptores progestogênicos na estrutura em questão explica o efeito biológico do hormônio feminino na evolução tumoral, sendo lícito então o emprego de antagonistas da progesterona nos casos inoperáveis ou reincidentes.

Álvaro de Lima Costa

33. Quando e como são os momentos patológicos da neuroorganogênese?

R. Segundo Jakob, Pedace e Moyano, as displasias que afetam o neuroeixo do concepto estariam ligadas à carência, no todo ou em parte, de um determinado agente organizador. Para aqueles citados autores, há oito etapas ou períodos, denominados patocríticos, nos quais ocorrem alterações do desenvolvimento neural, em maior ou menor grau. São os momentos patogênicos de W. Maffeí. O primeiro momento sobrevém na época de formação da placa neural, daí redundando na inexistência do encéfalo e da medula (anencefalia e amielia), bem como do estojo ósseo correspondente. A segunda ocasião patocrítica ocorre quando a goteira neural não se fecha corretamente, o que resultará arrafia ou disrafia, com ou sem encefalocele ou mielocele. No segundo mês da vida embrionária existem três momentos críticos: o terceiro, relacionado à produção liquórica, o da penetração vascular do neuraxe e o da formação das raízes medulares; a espinha bífida oculta pertence a esta quinta fase. No terceiro mês registram-se dois momentos patogênicos: o sexto, da diferenciação e migração dos neuroblastos, e o sétimo, da constituição do corpo caloso; no quarto e quinto mês da gestação completa-se a neurotização e continua a gliogênese (oitavo momento), época propícia ao aparecimento da esclerose tuberosa, da estenose do aqueduto de Sylvius, da siringomielia e gliose cortical. A constituição dos núcleos e circunvoluções cerebrais pertence ao sétimo mês gestacional, quando então podem aparecer a paquigiria, a microgiria, a lissencefalia e a microcefalia. Por fim, no oitavo e nono mês, a mielinização ou suas anormalidades, como o *status dismyelinisatus*.

Austregésilo AM. Neurodisplasia e Esclerose Tuberosa (tese). Rio de Janeiro: Irmãos Di Giorgio Ed., 1944.

34. Que é margaritoma?

R. Nome incomum dado aos colesteatomas. Compreendem eles malformações císticas, procedentes de tecido epitelial embrionário, ectopicamente localizado na cavidade craniana, como no ângulo pontocerebelar e no ouvido médio. Na verdade, não se trata de tumor, mas de tecido de granulação. Foi inicialmente mencionado por Cruveilhier, que o chamou de "tumor perlado", e por admiti-lo formado de massas de colesterol, acabou por designá-lo por colesteatoma. Enfim, não são tumores, porém cistos epidermóides.

O autor dessas linhas não encontrou a razão da desinência de margaritoma a tais formações.

Sandritter W et al. Macropatologia. Barcelona: Ed. Científico–Médico, 1972. p. 323.

35. Qual a patogênese das neurossíndromes paraneoplásicas?

R. Admite-se que o material protéico elaborado pelo sistema nervoso também o seja pelo tumor; ocorre então que o sistema imunitário toma por estranha ditas proteínas, atacando simultaneamente o tumor e o tecido nervoso, daí resultando dano sincrônico para o parênquima nervoso e para a neoformação. Alguns anticorpos dessa natureza já estão plenamente identificados no sangue e no liquor, como o anti-HU, indicativo de carcinoma pulmonar de células pequenas, e o anti-Yo, sugestivo de câncer ginecológico ou mamário. Qualquer segmento neural pode ser afetado, inclusive grupos celulares específicos, como a degeneração cerebelar paraneoplásica, a retinopatia e a miastenia de Lambert-Eaton. Como foi dito, a resposta imune atinge igualmente o tumor, que então tem a sua evolução lentificada. Os anticorpos, no caso, procedem tal como o ferreiro, que golpeia uma no cravo e outra na ferradura.

Maranhão Filho P. Síndromes Paraneoplásicas e Sistema Nervoso. In: Nascimento OJM et al. Neurologia e Medicina Interna. 1998;45-51.

36. Como interpretar a necrose neural pós-radioterapia?

R. A necrose por radiação envolve preferentemente substância branca do eixo nervoso, interessando células gliais (oligodendrócitos) e endotélio vascular, sem dano neuronal. São três as hipóteses que procuram justificar o processo lesional: a teoria vascular, que atribui a alteração nervosa ao espessamento da parede endotelial dos vasos e consecutiva redução do fluxo sangüíneo; a tese glial, baseada na mutação dos oligócitos, e contemporânea desmielinização; e, por fim, a hipótese imunitária, segundo a qual a irradiação de células da glia libera antígenos, que desencadeiam resposta imune (Fig. 14-7).

Balmaceda CM et al. Radiation injury. In: Merritt's Textbook of Neurology 9th ed. Baltimore: Williams-Wilkins, 1995. p. :488-489.

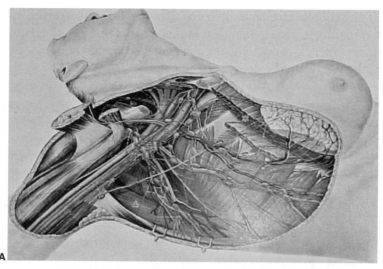
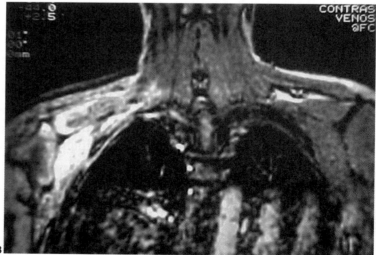

Fig. 14-7. (A) Desenho de parte do plexo braquial, vasos sangüíneos e linfáticos. **(B)** RM ponderada em T1 com adição de contraste em corte sagital do plexo braquial D. Lesão actínica pós-radioterapia (PAMF).

37. Como surgiu o uso de corticóide no combate ao edema do tumor cerebral?

R. Muito do que fazemos clinicamente com os corticóides é empírico. A ausência do entendimento completo do seu mecanismo de ação, até certo ponto, impediu a pesquisa por drogas com benefício similar, porém sem os indesejáveis efeitos adversos dos esteróides. Essa deficiência do nosso entendimento, de como os esteróides funcionam, não bloqueou o tremendo impacto que esta classe de drogas promoveu no tratamento de pacientes com tumor cerebral, desde que foi introduzida – para o controle do edema gerado pelo tumor – há 40 anos. Apesar de desde 1933 existirem idéias fragmentadas acerca da utilização dos esteróides para o edema cerebral, foi somente num artigo de Galicich *et al.*, em 1961, que surgiu verdadeira atenção para a importância do seu uso para tratamento de pacientes com tumor cerebral. Este artigo foi publicado numa obscura revista chamada *The Journal Lance* (nome inicial do Jornal da *Minnesota State Medical Society*), que não é o *The Lancet*, de fama internacional. É de algum interesse histórico o fato de que o racional do trabalho de Galicich não foi o de controlar o edema cerebral, mas sim avaliar a possibilidade de resposta quimioterápica. Eles possuíam algumas evidências laboratoriais de que altas doses de corticosteróides poderiam inibir o crescimento de tumores cerebrais experimentais. Altas doses de corticosteróides foram dadas a 14 pacientes com tumor cerebral e foi prontamente observado que, em 24 horas, os pacientes melhoraram de uma maneira tal que não poderia ser explicada por nenhum efeito quimioterápico conhecido até então. Usaram dexametasona, sintetizada em 1958, porque apresentava baixo índice de retenção de sódio e água, comparado a outro corticóide então avaliável. Esta foi, portanto, a droga favorita da prática neurooncológica. Apesar de não haver estudo prospectivo a respeito da melhor dose a ser empregada, sua utilização foi estandartizada pela prática de aproximadamente quatro décadas.

Nina A. Paleólogos. General Management of the Brain Tumor Patient. American Academy of Neurology 2001 Syllabi-On-CD-ROM. 7AC. 005.

38. Que tumores mais freqüentemente se associam com as facomatoses?

R. • *Na neurofibromatose:* feocromocitoma, astrocitoma de células gigantes, gliomas, gangliogliomas e carcinoma medular da tireóide.

• *Na doença de von Hippel-Lindau:* feocromocitoma, carcinoma de células renais e cistos renais, pancreáticos e hepáticos.

• *Na doença de Sturge-Weber:* neuroblastoma, angiomatose do pulmão, intestino e ovários, além de glaucoma.

• *Na ataxia telangectásica:* tumores no *cavum*.

Berman S, Orell S. The Organ Systems: volume Two. Kaplan Medical, USA. 1997. p. 299.

39. Cerebelo e câncer *in situ*, como relacionar?

R. A degeneração cerebelar, de início tardio, sem qualquer traço familiar ou causa francamente acessível, deve levar o profissional à suspeita de afecção paraneoplásica, cabendo ao carcinoma pulmonar a responsabilidade maior pela situação; seguem-lhe o tumor ovariano e o linfoma, particularmente o de Hodgkin. O processo degenerativo é pan-cerebelar, afetando especialmente as células de Purkinje, havendo em boa proporção anticorpos anti-purkinjeanos, chamados anti-yo; neste caso, o câncer deve ser da mama ou ovário. Se o anticorpo exibir peculiaridades antineuronais nucleoprotéicas (anti-Hu), a suspeita etiológica pende a favor de neoplasma pulmonar de células pequenas. A remoção oportuna do tumor possibilita a desaparição parcial ou completa da síndrome cerebelar.

Adams RD *et al*. Principles of neurology 5th ed. New York: McGraw-Hill, 1993. p. 593.

40. Qual a ação da talidomida no mieloma múltiplo?

R. São escassas as opções terapêuticas para o mieloma múltiplo. A quimioterapia em altas doses não evita recaídas. Um dos sinais funestos da gravidade do tumor reside no aumento da vascularização da medula óssea; como a talidomida tem propriedades redutoras da angiogênese, mostrando-se ativa por esse mecanismo, induz ela respostas acentuadas e persistentes em alguns enfermos mielomatosos, inclusive naqueles com recidiva após quimioterapia de alta dose. Avalia-se a resposta favorável à talidomida pela redução da proteína sérica do mieloma, bem como da proteína Bence Jones na urina. A limitação dos níveis da paraproteína se associa com a redução do número de plasmócitos na medula óssea e aumento do teor da hemoglobina. Com a dose máxima de 800 mg pode haver sonolência, neuropatia e outros efeitos colaterais. A posologia ótima depende ainda de estudos. O mecanismo de ação da talidomida não é ainda plenamente reconhecido, mas sabe-se que tem ela efeito antiangiogênico, além de inibir o crescimento e a sobrevida das células do mieloma e do estroma da medula óssea. Donde se conclui que a talidomida tem como alvo o microambiente medular e suas células.

Singhal S *et al*. *N Engl J Med* 1999;341:1565-1571, Transcrito por Medicina, Conselho Federal, Ano XIV, Nº 112, 99.

41. Quais os tumores cerebrais peculiares à gravidez?

R. O coriocarcinoma é o câncer sistêmico mais comumente associado à gravidez. Pode ocorrer após gestação molar, aborto, gravidez ectópica, ou gravidez a termo. Metástase para o cérebro é situação comum, e, se não tratada, o índice de mortalidade costuma ser elevado. A sobrevida melhora quando o diagnóstico é precoce e há possibilidade de tratamento; rádio e quimioterapia são quase sempre imprescindíveis.

Embora não sejam tão típicos, os meningiomas podem apresentar crescimento explosivo durante a gravidez, assim como os tumores pituitários, previamente existentes e silenciosos, podem crescer e provocar problemas visuais.

Weed JC Jr et al. Choriocarcinoma metastatic to the brain: therapy and prognosis. Semin Oncol 1982;9:208-212.

42. Quais as implicações nervosas da doença de Hodgkin?

R. Fique assinalado, desde já, a indenidade do parênquima neural à proliferação hodgkiniana, visto a extrema pobreza deste tecido em elementos mesenquimais. O aparente paradoxo entre a relativa freqüência de sintomas nervosos e a ausência de dano anatômico específico pode ser explicado pela repetição das localizações vertebrais e epidurais do processo linfogranulomatoso. Assim sendo, as ramificações radiculomedulares dominam a cena. Há, de início, comprometimento vertebral, no plano histológico, vindo, a seguir, invasão do espaço epidural. O epílogo reside na compressão das raízes e medula, além de colapso vascular e correspondente isquemia. Muitas vértebras podem ser envolvidas, mas os discos permanecem intactos.

Nayrac P et al. Les complications nerveuses de la maladie de Hodgkin, Revue du Praticien, VII, 17, 1957:1885-1889.

43. Qual a importância diagnóstica da encefalite límbica?

R. Dita encefalite representa manifestação sintomática paraneoplásica, sobretudo do câncer pulmonar de pequenas células, da doença de Hodgkin e da neoplasia ovariana. A demência e o emagrecimento são os sinais precursores, ainda antes da malignidade se tornar potente. Com o tratamento do tumor, a encefalite se torna reversível, bem como por meio da plamaférese.

Arnold SE et al. Demências Reversíveis. Clínicas Médicas da América do Norte, Interlivros. Rio de Janeiro 1993;1:253.

44. Quais os critérios para o diagnóstico das afecções neurológicas paraneoplásicas?

R. Entende-se por neuropatia paraneoplásica a disfunção neural consecutiva a neoplasias, sem que haja relação direta entre o tumor e o tecido nervoso. Para o diagnóstico do processo utilizam-se os seguintes critérios:

1. Dano neural associado indiretamente a tumor ativo.
2. Identificação de um fator em excesso na célula tumoral.
3. Gradiente arteriovenoso do fator e sua presença na célula tumoral *in vitro*.
4. Identificação do ARNm específico para a síntese do fator.
5. Clonagem do gene responsável pela síntese do fator.
6. Redução do fator circulante pela exérese do tumor.

Maranhão Filho PA. Síndromes paraneoplásicas e Sistema Nervoso. In: Nascimento OJM, Freitas MRG, Moreira Filho PF. Neurologia e Medicina Interna UFF, 1998. p. 45-51.

45. Historicamente, como se classificavam os tumores hipofisários?

R. Tumores pituitários são classificados pelos seus produtos hormonais, mas o sistema antigo, baseado nas propriedades tintoriais, vale pelo interesse histórico:

- Acidófilo – GH +/– prolactina; rara HFS ou HL; acromegalia.
- Basófilo – ACTH > HTS; hiperadrenalismo, doença de Cushing.
- Misto acidófilo-basófilo.
- Cromófobo – Prolactina, não secretor, raramente HFS/HL; amenorréia-galactorréia; impotência no homem.

Goodman JC. Contemporary Neurophatology. American Academy of Neurology 2000 Syllabi-On-CD-ROM. (7FC.006) 71-174.

46. Que são cordomas?

R. São tumores oriundos de remanescentes do notocórdio. Com localização seletiva no esqueleto axial, desenvolvem-se principalmente na região sacrococcígena. Ainda que indolentes, destroem por infiltração a base do crânio ou as estruturas sacrococcígenas. Histologicamente, dividem-se na forma de condroma convencional, constituído por células fisalíferas, vacuoladas, no tipo condroma condróide (o menos agressivo), e a forma maligna predominante para os pulmões. A extirpação cirúrgica total é praticamente impossível, exigindo complementação por radioterapia ou prototerapia fracionada.

Duarte F *et al*. Tumores do Sistema Nervoso. Hospital dos Servidores do Estado, 1983:109.

47. Qual o tumor verde que desaparece quando exposto à luz?

R. Os cloromas, assim denominados por Burns devido sua cor verde, em decorrência de conterem mieloperoxidase. Foi Dock, em 1911, quem pela primeira vez relacionou este tumor com a leucemia. Trata-se de uma complicação rara das leucemias, observada na pele, nos ossos, próximo aos ossos, nos linfonodos ou no fígado. A cor verde desaparece quando exposto à luz.

Walker R. Neurologic complications of leukemia. *Neurologic Clinics* 1991;9:989-999.

48. Que são astrocitomas pilocíticos?

R. Astrocitomas pilocíticos, antigamente chamados de "espongiblastoma polar", contêm processos astrocíticos *hair-like* e fibras de Rosenthal. Ocorrem comumente no cerebelo, nervos ópticos e no hipotálamo. Caracterizam-se por apresentar comportamento indolente; são cirurgicamente curáveis quando há possibilidade de remoção completa (e não parcial).

Goodman JC. Contemporary Neurophatology. American Academy of Neurology 2000 Syllabi-On-CD-ROM. (7FC.006) 71-174.

49. Quando o exame de ultra-sonografia dos testículos deve ser a primeira pedida?

R. Num homem com menos de 45 anos de idade, com sintomas de encefalite límbica ou de tronco cerebral, considere sempre a possibilidade de tumor testicular de células germinativas e síndrome paraneoplásica.

Dalmau J. Paraneoplastic Neurologic Syndromes. American Academy of Neurology 2001 Syllabi-On-CD-ROM. 2PC.2002.

50. Existe "retinoblastoma trilateral"?

R. Trata-se de uma condição rara, caracterizada pela presença de retinoblastoma bilateral associado a um pineoblastoma, numa mesma pessoa.

Goodman JC. Contemporary Neurophatology. American Academy of Neurology 2000 Syllabi-On-CD-ROM. (7FC.006) 71-174.

51. Quais as alterações esqueléticas da hipertensão intracraniana crônica?

R. Nas crianças, separação das suturas cranianas e impressão digital da táboa óssea interna, igualmente observável na oxicefalia. Em qualquer idade, descalcificação do dorso da sela, a qual se torna baloniforme. De acordo com a natureza do tumor ou da sua localização, registram-se calcificação (p. ex., craniofaringeoma), dilatação do forame óptico (glioma), hiperostose (meningeoma), alargamento do meato acústico (neurinoma).

Grinker RR et al. Neurology 4th ed. Springfield: Charles C. Thomas, 1949. p. 422-423.

52. Como classificar os tumores do SNC de acordo com sua localização?

R.

Tumores supratentoriais

Hemisféricos

1. Astrocitomas.
2. Glioblastomas.
3. Metástases.
4. Meningiomas.
5. Linfomas.

Zona selar

1. Adenoma pituitário.
2. Craniofaringeoma.
3. Meningeoma.
4. Glioma óptico e hipotalâmico.

Zona pineal

1. Pineocitoma.
2. Pineoblastoma.
3. Germinoma.
4. Astrocitoma.
5. Metástases.

Tumores infratentoriais

Linha média

Pediátrico

1. Meduloblastoma.
2. Ependimoma.
3. Glioma pontino.

Adulto

1. Glioma pontino.
2. Schwannoma.
3. Metástase.

Hemisfério cerebelar
Pediátrico

1. Astrocitoma juvenil.

Adulto

1. Hemangioblastoma.
2. Astrocitoma.
3. Metástase.
4. Meduloblastoma.

Medula espinal
Metástase extradural

1. Próstata.
2. Mama.
3. Rim.
4. Tireóide.
5. Pulmão.
6. Linfoma.

Diagnóstico diferencial com abscesso, hematoma ou granuloma.
Intradural/extramedular

1. Meningeoma.
2. Schwannoma.
3. Neurofibroma.

Mulheres > Homens
Intramedular

1. Astrocitoma.
2. Ependimoma.
3. Glioblastoma.

Goodman JC. Contemporary Neurophatology. American Academy of Neurology 2000 Syllabi-On-CD-ROM. (7FC.006) 71-174.

53. Ao examinar um paciente com meningeoma envolvendo o seio cavernoso, o que espera encontrar?

R. Nos meningeomas localizados nesta fenda meníngea, espera-se que num determinado momento haja envolvimento dos III, IV e VI nervos craniais, assim como do ramo oftálmico do V nervo. Eventualmente o comprometimento da porção motora do trigêmeo pode ser encontrado (Figs. 14-8 a 14-9F). Nos casos mais avançados, o envolvimento da artéria carótida passa ser sintomático.

Péricles Maranhão Filho

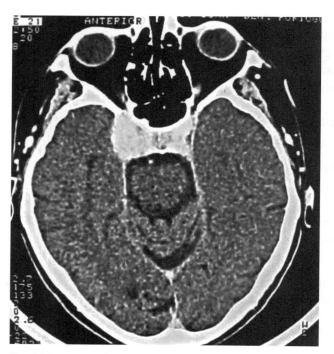

Fig. 14-8. Tomografia computadorizada com contraste. Meningeoma envolvendo o seio cavernoso direito.

NEUROONCOLOGIA

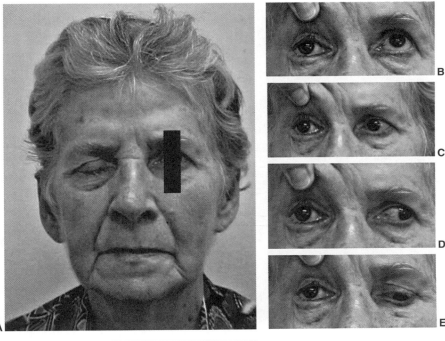

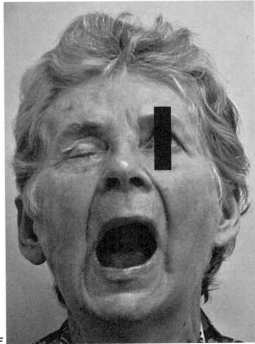

Fig. 14-9. Paralisia do III, V e VI nervos craniais à direita. (**A**) Ptose. (**B**) Paralisia dos músculos reto superior. (**C**) Reto lateral (VI). (**D**) Reto medial. (**E**) Reto inferior. (**F**) Pterigóide (PAMF).

15

DOENÇAS SISTÊMICAS & NEUROLOGIA

DOENÇAS SISTÊMICAS

1. Quais as repercussões neurológicas do transplante renal?

R. À sombra da exitosa providência do implante renal, emergem, por vezes, distúrbios cerebrais de grande porte, como infarto – o mais freqüente – infecções fúngicas e abscesso micótico, estes dois últimos de proveniência pulmonar, tendo como agente principal o fungo do gênero *Aspergillus*, em cerca de 45% dos enfermos. Dentre os tumores prevalece o linfoma.

Raskim NH. Renal Disease. Merritt's Textbook of Neurology 9ª ed. Baltimore: Williams & Wilkins, 1995. p. 929.

2. Quais as causas prevalentes da patologia do túnel carpiano?

R. Pelo túnel do carpo transitam o nervo mediano, tendões, tenossinóvia, pequenos vasos e tecido areolar. Este corredor estreito é limitado por ossos, ligamentos e retináculo flexor, capazes de reduzir os diâmetros da passagem pelo movimento do punho e outros fatores, como a tenossinovite, fasciíte, tumores e infecções; a estenose conseqüente retrata-se na compressão ou isquemia do mediano e suas funestas conseqüências. As causas determinantes da síndrome do túnel carpiano se repartem em locais e gerais. Entre aquelas se destacam a tenossinovite flexora, a estenose congênita da região, pseudo-artrose, fraturas, tumores, infecções de partes moles, hematoma e aumento do calibre do nervo; no grupo dos fatores gerais ou sistêmicos se contemplam amiloidose, diabete, acromegalia, mixedema, artrites, gota, hiperparatireoidismo e gravidez.

André C. O guia prático de neurologia. Rio de Janeiro: Guanabara-Koogan, 1999. p. 142.

3. O que pensar do paciente em coma e sem história?

R. No paciente em coma, a possibilidade de etiologia traumática deve sempre ser aventada. Hematoma intracerebral no hipertenso, descompensação hipertensiva num caso de tumor cerebral ou abscesso, significam, entretanto, que todas as causas possíveis de perda da consciência devem ser aventadas quando nos deparamos com o paciente em coma. Nos casos cuja perda da consciência perdura por mais de cinco ou seis horas, 40% fizeram uso abusivo de sedativo ou álcool, 40% sofreram lesão hipóxica-isquêmica como resultado de parada cardíaca ou acidente anestésico, um terço sofreu algum tipo de *stroke*, isquêmico ou hemorrágico. Um quarto apresenta alteração metabólica-infecção, insuficiência renal, insuficiência hepática, complicações do *diabetes mellitus*. Se considerarmos somente aqueles em "coma de causa desconhecida": 30% correspondem a *overdose*; 34% efeito de massa tumoral e 36% de causa metabólica difusa.

Bates D. The management of medical coma. *J Neurol Neurosur Psychiatry* 1993;56:589-598.

4. Qual a relação entre o EEG e as hepatopatias?

R. Desde as investigações de Adams e Foley, têm-se registrado significativas alterações eletroencefalográficas no curso da insuficiência hepática. Na etapa inicial da síndrome, traduzida por moderada confusão mental, aparecem ondas de 4 a 7 Hertz/s (ritmo teta); com o progresso da falência glandular, mentalmente expressa por desorientação, delírio etc., surgem ondas trifásicas e, por fim, coincidindo com o estupor e coma, manifesta-se o ciclo delta (1 a 3 Hertz), quando então são múltiplas as alterações bioquímicas, sobressaindo hiperamonemia e seus efeitos sobre o lobo límbico

Bickford RG. Eletroencephalographic and Physiologic of Neurologia Disorded Associated with disease of the liver. *Report of the VII International Congress of Neurology* Roma, Sept. 1961;111-112.

5. Qual a única lipidose ligada ao sexo?

R. A doença de Fabry, ou angioqueratose. De início na infância ou adolescência, particulariza-se por alucinantes dores acromélicas (acrodínia), desencadeadas sobretudo pelas variações da temperatura ambiental. Em virtude do acúmulo de ceramídeo, são afetados especialmente os vasos sangüíneos, a pele e os nervos somáticos e autonômicos. A carga dos lipídeos nos glomérulos e túbulos renais leva à proteinúria e à insuficiência renal. Heterozigotos do sexo feminino podem participar da enfermidade, porém em grau atenuado.

Johnson WG. Anomalias lisossômicas e outras terausimoses. In: Rowland LP. Merritt – Tratado de Neurologia 7ª ed. Rio de Janeiro: Guanabara Koogan, 1986. p. 406.

DOENÇAS SISTÊMICAS & NEUROLOGIA

6. Qual a relação entre deficiência da tireóide e sistema nervoso?

R. O hormônio tireóideo é essencial para o desenvolvimento do SNC. A deficiência tireoideana na vida fetal ou pós-natal resulta na manutenção das características cerebrais infantis, com hipoplasia de neurônios corticais, retardo na expansão dos processos celulares, hipomielinização e escassez vascular. Se não houver correção pós-natal imediata, as deficiências persistem e se tornam irrecorríveis. Na idade adulta, as manifestações do hipotireoidismo são menos graves e respondem adequadamente à terapêutica hormonal. Uma das características marcantes do hipotireoidismo retrata-se na lentidão das funções intelectuais, na articulação da palavra, letargia, reações paranóides e agitação (loucura mixedematosa). O frio, a infecção e o trauma podem levar ao coma. Depósitos mucinosos causam compressão do nervo mediano no respectivo túnel. São comuns alterações eletroencefalográficas. Há com freqüência retardamento na contração e relaxamento dos reflexos profundos. Os músculos às vezes têm seu volume aumentado (síndrome de Kocher-Debré-Sémélaigne ou de Hoffman).

Ingbar SH *et al*. The Thyroid Gland. In: Textbook of Endocrinology 4ª ed. Philadelphia: Saunders, 1968. p. 235-236.

7. Como tratar a hiponatremia em pacientes neurocirúrgicos?

R. A hiponatremia e sua correção têm sido objeto de considerável interesse por parte da comunidade neurológica, em razão da eventualidade do desenvolvimento da mielinose pontina. Compete ao profissional determinar, antes de qualquer procedimento terapêutico, se a condição depende da secreção inapropriada do hormônio antidiurético (SIADH) ou da excreção exagerada de sódio (CSWS), conforme observada em pacientes neurocirúrgicos. Neste caso, a restrição de fluido é prejudicial, devendo-se, pelo contrário, ministrar líquidos e sal, associados ou não à transfusão de sangue, conforme o hematócrito, a pressão venosa central e o volume sangüíneo.

Sivakumar V *et al*. Management of Neurosurgical patients with hiponatremia and natriuresis. *Neurosurgery* 1994;34:269-274.

8. Há relação entre o hormônio tireoideano e os nervos periféricos?

R. Durante o desenvolvimento axonal, e correlata mielinização, é necessária e indispensável a cooperação do hormônio da tireóide para a normal maturação dos nervos, particularmente no que toca às células de Schwann. A velocidade do amadurecimento de um nervo, experimentalmente esmagado, torna-se significativamente reduzida em animais hipotireóideos, sendo ativada pela administração do hormônio, até mesmo em espécimes eutireoideanos. Vários tipos de neuropatias periféricas podem ser observados no hipotireoidismo prolongado, sendo mais freqüente o aprisionamento do mediano no túnel do carpo, à mercê do depósito de mucopolissacarídeos ácidos no peri e endonervo, nas bainhas tendinosas e no restante conectivo do túnel. O oitavo nervo craniano é afetado no mixedema, com algum grau de perda auditiva. Formas generalizadas de neuropatias são menos freqüentes. A lentidão da contração e relaxamento muscular é fato corriqueiro na deficiência tireoideana, em conseqüência da transformação das unidades motoras de contração rápida em lenta. A síndrome miastênica também ocorre eventualmente no hipotireoidismo.

Neuropatias Periféricas. Publicação da Organização Mundial de Saúde. São Paulo, 1980;96-98.

9. Quais as repercussões neurológicas das hemopatias?

R. O tema em questão chega a tocar os confins da patologia humana, pois suas manifestações neuropsiquiátricas são amplas e de variado mecanismo, sobrevindas de inopinado ou a *bas-bruit*, agravando, atenuando ou modificando o perfil neuroevolutivo da hemorreticulopatia. No capítulo das poliglobulias, desde o início já se mencionam intensas crises vertiginosas, havendo Osler referido a sinais neurológicos, e Lucas a fenômenos psiquiátricos, como astenia psíquica, distúrbios do humor e do sono ou perturbações neurológicas, a exemplo da hemorragia cérebro-meníngea, comicialidade (ainda que rara), síndrome pseudobulbar e sintomas extrapiramidais, como coreoatetose, espasmo de torção e sinais da série parkinsoniana. No capítulo das trombocitemias, as perturbações neuriátricas não discrepam, em essência, das registradas nas poliglobulias, como cefaléias, vertigens, acidentes paroxísticos às vezes evocando trombose organizada. No capítulo das leucoses, predominam os fenômenos consecutivos à infiltração, a saber: convulsões, hemiplegia, hemicenopsia, perturbações neuroendócrinas por invasão túbero-infundibular, coréia e estado confusional; os nervos cranianos não escapam ao processo infiltrativo, assim como o plexo braquial e a cauda eqüina. O perfil do cloroma é o de pseudotumor intracraniano ou medular. A participação neural no curso da hemofilia corresponde aos hematomas do neuraxe e dos nervos periféricos, estes diretamente comprometidos, ou através de coleção hemorrágica intramuscular e subcutânea. A púrpura trombocitopênica manifesta-se algumas vezes por hemorragias do parênquima nervoso. Entre as reticulopatias, sobressaem a doença de Hodgkin (sofrimento radiculomedular) e a enfermidade de Besnier-Boeck-Schaumann, infiltrante por meio de nódulos sarcoidósicos. No grupo disglobulinemias, citam-se o mieloma múltiplo, a macroglobulinemia e as crioglobulinemias.

Larcan A *et al.* Manifestations neurologiques au cours des affections hématologiques. *Encyc Méd-Chirurgicale* 1966;17162(A 10):1-12.

10. Que é artogripose múltipla congênita?

R. Trata-se de rara entidade mórbida, expressa clinicamente por alterações posturais irredutíveis das articulações ectromélicas, de origem congênita, com simultânea restrição dos movimentos, e de caráter não-evolutivo. É ampla a sinonímia do mal, chamada alternativamente de miodistrofia congênita, amioplasia, miodistrofia fetal deformante, rigidez articular múltipla, todas as denominações adjetivadas pelo cognome de congênito. A maioria dos autores considera de natureza muscular o *primum movens* da desordem articular, ligada a alterações embrionárias dos músculos esqueléticos das extremidades. Nada obstante, certos documentos histopatológicos e eletromiográficos favorecem a hipótese de um distúrbio de natureza primitivamente neural. A existência de formas familiares e a sua identidade com a afecção dos carneiros, onde há evidência de um fator hereditário, fazem com que se admita um elemento genético na determinação do sofrimento neuromuscular. O processo articular interessa as quatro extremidades, havendo às vezes espinha bífida e polidactilia, além de significativa redução dos alfa-motoneurônios.

Lima Costa A. Artogripose múltipla congênita. Medicina Universitária, 1961. p. 139-145.

11. Enumere as causas neurológicas da insuficiência respiratória aguda (IRA).

R. A IRA é a causa mais freqüente de internação em serviços de terapia intensiva, podendo ser a causa primária ou final de enfermidade grave, às vezes não relacionada inicialmente com o aparelho respiratório, segundo ocorre com cirurgias abdominais complicadas, choque e septicemias. Segundo a fisiopatologia predominante, as causas da IRA se dividem em obstrutivas, restritivas, neuromiogênicas, depressivas do centro-respiratório, e outras. No capítulo das doenças neuromusculares incluem-se, não em ordem de freqüência:

1. Poliomielite, em fase de grande erradicação.
2. Síndrome de Guillain-Barré e Strohl.
3. Esclerose lateral amiotrófica e esclerose múltipla.
4. Doença miastênica.
5. Tétano.
6. Depressão do centro respiratório (narcóticos, hematoma, herniação etc.).
7. Botulismo.
8. Acidente vascular encefálico.
9. Trauma cranioencefálico.

10. Antibióticos aminoglicosídeos, quando administrados rapidamente por via endovenosa.
Siqueira HR et al. In: Silveira IC. O Pulmão na Prática Médica 4ª ed. Vol. 2. Rio de Janeiro: Epub, 2000. p. 967-978.

12. Como entender a hipoglicemia?

R. Há hipoglicemia quando a taxa de açúcar, em condições de jejum, está abaixo de 60 mg por 100 mL. Duas são as principais categorias do fenômeno hipoglicêmico: a consecutiva a agentes terapêuticos e a espontânea. A hipoglicemia somente veio a ser conhecida nos diabéticos quando tratados com restrição alimentar. A partir de então, ampliou-se o conhecimento do fenômeno, sobretudo pelo emprego da insulina nos enfermos necessitados. O sintoma de carência sangüínea de glicose reflete-se principalmente nas áreas corticocerebrais mais recentes e no cerebelo, justamente as regiões de maior atividade metabólica; o bulbo e outros segmentos do neuraxe são os últimos a sofrer impacto, dado às suas menores exigências metabólicas. Os sintomas autonômicos do distúrbio são os seguintes: sudorese, fome, parestesias nos lábios e dedos, palidez, palpitações. No encéfalo registram-se: ofuscamento visual e diplopia, cefaléia, tremores, fachos luminosos, bocejos, depressão, irritabilidade, sonolência, incapacidade de concentração; no sistema muscular, fraqueza e fatigabilidade. Graves danos cerebrais podem resultar da hipoglicemia prolongada, como rigidez descerebrada, coma e morte.

Gorman CK. Hypoglycemia: a brief review. *Med Cl North America* 1965;49(4):947-959.

13. Quais os efeitos da hipotermia no sistema nervoso central?

R. Quando a temperatura corporal do indivíduo é artificialmente reduzida a níveis inferiores a 37°C, instalam-se algumas repercussões desiguais em seus órgãos e sistemas, uns mais afetados que outros. O metabolismo basal do cão reduz-se em 55% se a temperatura chegar a 28°C, caindo a 33% a utilização de oxigênio, por conta sobretudo da limitação das necessidades celulares ao gás. A hipotermia decresce as exigências cerebrais ao oxigênio, na proporçao de 6,7% a cada grau C rebaixado; verifica-se igualmente redução em 30% do calibre vacular, associada a elevação da viscosidade sangüínea, com o que aumenta a resistência cerebrovascular e reduz-se o volume cerebral. Tanto a pressão venosa quanto a liquórica decrementam-se. Com a hipotermia, o cérebro pode sobreviver a longos períodos em situações de isquemia, de modo a propiciar operações neurocirúrgicas com relativa segurança. A hipotermia pode ser dividida em global, sem circulação extracorpórea, com circulação extracorpórea ou então apenas hipotermia regional, variando a temperatura de 36 e 16°C.

Nealon TF et al. Hypothermia: physiologie effects and clinical application.
Med Clin North America 1965;49:1181-1195.

14. Que vasculite pode provocar "nariz em sela"?

R. A **granulomatose de Wegener**, que se caracteriza por vasculite necrotizante aguda do trato respiratório superior e inferior, glomerulonefrite e vasculite de pequenos vasos. Muitos padecentes se queixam de otite, epistaxe, rinorréia ou sinusite. A destruição do septo cartilaginoso nasal causa deformidade característica do "nariz em sela".

Moore PM et al. Neurology of the vasculitides and connective tissue diseases.
J Neurol Neurosur Psychiatry 1998;65:10-23.

15. Que é morféia?

R. É a forma localizada da esclerodermia, disposta na fronte e parte anterior do couro cabeludo, de sorte a dar impressão de lesão produzida por "golpe de sabre". A esclerodermia existe como entidade autônoma, como manifestação de colagenose ou secundária à siringomielia.

Haerer AF. De Jong's The Neurologic Examination 5Th ed. Philadelphia: Lippincott Co., 1992. p. 525.

16. Quais as manifestações neurológicas do lúpus eritematoso?

R. O sistema nervoso, mormente o setor central, é poucas vezes comprometido pela doença lúpica, através de convulsões, hemiplegia, afasia, coréia, meningismo e variados distúrbios psiquiátricos. Os nervos, cranianos e periféricos, participam do quadro geral da enfermidade, porém com menor freqüência. Mialgias e polimiosite não constituem raridade, podendo inclusive identificar-se quadros miastênicos. Têm sido demonstrados depósitos de complexo antígeno-anticorpo nos plexos coróides de lúpicos com sintomas encefálicos. Numa palavra, o lúpus eritematoso sistêmico é uma imunopatia com danos teciduais dependentes da deposição, em vários setores, de complexos imunoflogísticos e da ação citotóxica de anticorpos.

Verztman L et al. Lúpus eritematoso sistêmico. Medicina de Hoje.
1977;III:396-397.

17. Que se conhece por pênfigo leproso?

R. Esta foi a primeira denominação dada à porfiria, baseada na longa história de um paciente com fotossensibilidade e excreção de urina com tonalidade vermelha; desta urina isolaram-se dois pigmentos, um deles com características espectroscópicas e solubilidade próprias do composto designado por croporfirina. Três fatores concorreram para despertar interesse pelo metabolismo da porfirina:

1. A variedade das manifestações clínicas da porfiria.
2. A relativa facilidade para identificação da substância.
3. A importância da porfiria como modelo de defeito genético de cunho enzimático.

A conversão do estado genético latente numa crise de porfiria aguda (polineuropatia, cólicas abdominais, hipertensão, distúrbios psiquiátricos etc.) pode se manifestar pelo uso de reduzida quantidade de certos sedativos, como barbitúricos e sulfonal. De acordo com o vezo habitual dos médicos, de tudo classificar, eis aqui um catálogo ou ficha das porfirias: porfiria hepática: aguda, intermitente, variegada, coproporfiria, cutânea tarda, tóxica eritropoiética ou protoporfiria.

Marver H et al. The Porphyrias. In: Stanbury JB et al. The metabolic basis of inherited desease 3th ed. New York: McGraw-Hill, 1972. p. 1087-1088.

18. Podem ser de causa neural as ulcerações do tubo digestivo?

R. Sabe-se desde Cushing que a irritação de algumas zonas do encéfalo pode determinar ulcerações e hemorragias do aparelho gastrointestinal. A secreção de ácido clorídrico depende de duplo mecanismo, um neural e outro humoral. A secreção do ácido vincula-se ao hipotálamo anterior, por via vagal, e ao posterior, através do eixo hipófise-supra-renal. Lesões do hipotálamo anterior, com liberação de áreas posteriores ortossimpáticas, provocam sobretudo hemorragias, enquanto as ulcerações e erosões correspondem à hiperatividade das partes anteriores, de índole parassimpática. Donde se conclui que a úlcera tem algo a ver com o hipotálamo. Na verdade, há um mundo de disfunções vegetativas de proveniência neural.

Bordas LB. Neurologia fundamental 2ª ed. Barcelona: Ed. Toray, 1968. p. 397.

19. Quais as repercussões neurológicas da carência da vitamina D?

R. O raquitismo e a osteomalacia constituem o carro chefe da avitaminose D, aí incluso o crânio – tabes infantil. A tetania é a nota neuromuscular da deficiência vitamínica, observável quando o teor de cálcio sérico é inferior a 7 mg/100 mL. Nos casos discretos de tetania, os sinais de Chvostek e Trousseau são os únicos sintomas da avitaminose; quando esta se acentua, a irritabilidade neuromuscular se manifesta por espasmo carpo-pedal, laringoespasmo (A traqueotomia é medida salvadora), convulsões e contrações fácio-linguais.

Farmer TW. Neurologic Complications of Vitamin and Mineral Disorders. In: Backer AB, Backer LM. Clinical Neurology Vol. 3. Hagerstown: Harper e Row, 1974. p. 42:16.

20. Qual a doença conhecida pelo "mal dos quatro D"?

R. Inicialmente chamado *Mal de la Rosa*, logo teve o nome trocado por *pelle agro* e, por fim, o derivado pelagra, indicativo das manifestações cutâneas – horríveis placas crostosas – envolvendo principalmente o dorso das mãos e o pescoço. Além das lesões em áreas simétricas da pele, são comprometidas as mucosas, principalmente na boca. Sintomas intestinais (diarréia), psíquicos (mania) e neurológicos completam o quadro mórbido. Daí a razão de três D (dermatite, diarréia e demência); o quarto D (ou *death*) resultaria do agravamento terminal da enfermidade. Os sinais neurológicos se exprimem por fraqueza, parestesias, dores nos membros e arreflexia. A pelagra resulta da deficiência alimentar do aminoácido triptofano ou do seu provindo, o ácido nicotínico, de sorte que a cura ou a prevenção do mal podem ser obtidas por singelas providências dietéticas.

Follis RH et al. Pellagra. In: Harrinson's Principles of Internal Medicine 6th ed. New York: McGraw-Hill, 1970. p. 403-406.

21. Quais as enfermidades geradoras da avitaminose B12?

R. Para ser absorvida, a vitamina B12 deve ligar-se ao fator intrínseco, elaborado pelas células gástricas parietais; o complexo assim formado é captado pelas células das mucosas do íleo parietal. A cianocobalamina é onipresente na natureza e existem depósitos no fígado humano válidos para vários anos. Logo, a deficiência dietética deste princípio é extremamente rara, mas pode ocorrer devido à ausência do fator intrínseco, como na anemia megaloblástica, e após gastrectomia total, assim também nas doenças do intestino delgado; neste último caso a deficiência da vitamina resulta de dois mecanismos: 1. desenvolvimento excessivo de bactérias (e parasitas), que se utilizam da vitamina, como acontece na síndrome da alça cega, nos distúrbios da motilidade intestinal, nos divertículos jejunais e na infestação da tênia do peixe. A ileíte e a ressecção ileal são outras tantas causas da carência, sendo a anemia perniciosa a causa magna da deficiência. Fenômenos imunológicos e genéticos são fatores operantes.

Blacklow RS. Mac Bryde Sinais e Sintomas 6ª ed. Rio de Janeiro: Guanabara Koogan, 1986. p. 547.

22. Qual a repercussão neurológica da anestesia pelo óxido nitroso?

R. Há clara evidência que o óxido nitroso inativa a vitamina B12 em seres humanos e em animais de experimentação, gerando degeneração da medula espinhal. Donde se conclui que os cirurgiões devem evitar a dita substância anestésica em pacientes com provada deficiência da cianocobalamina.

Flippo TS et al. Degeneração neurológica associada com anestesia com óxido nitros em pacientes com deficiência de vitamina B12. Arch Surg 1993;128:1391-1395.

23. Que é kernicterus?

R. Foi Schmorl quem sugeriu o termo para definir a impregnação bilirubínica de certas massas cerebrais, no curso de grave icterícia neonatal. Literalmente, significa icterícia nuclear. A lesão neurocitotóxica restringe-se a certas áreas cinzentas do cérebro, notadamente o globo pálido e a zona reticular da substância negra, em ambos os lados. Há indicações, in anima villi, que estados anóxicos observáveis durante o parto possam alterar a barreira hematocerebral, favorecendo o acesso de bilirrubina não-conjugada, nos casos de icterícia neonatal. Segundo Greenfield, os neurônios maduros são mais sensíveis a lesões nesses casos.

Osterberg K. Kernicterus. In: Minckler. Vol. II.N.Y.: McGraw-Hill, 1971. p. 1338-1342.

24. Em que o beribéri se distingue das outras polineuropatias?

R. São peculiaridades da síndrome os seguintes elementos sintomáticos:

1. Evolução rápida, máxime na forma perniciosa.
2. Presença de hidropsia.
3. Sensação de aperto torácico (cinta beribérica).
4. Perturbações vegetativas.
5. Dispnéia permanente.
6. Alterações no aparelho respiratório. No quadro geral, sobressaem os distúrbios vegetativos.

Couto M. Lições de Clínica Médica. Rio de Janeiro: Ed. Jacinto R. dos Santos, 1916. p. 42-48.

25. Que se entende por mioglobinúria (Mgl)?

R. O termo se aplica à presença de mioglobina livre na urina. Classicamente, as Mgl se dividem em hereditárias e esporádicas, ou pós-esforço físico e espontâneas. Na primeira categoria se contemplam a doença de McArdle (deficiência da fosforilase), a de Engel (distúrbios na oxidação dos ácidos graxos), a hipertermia maligna, e a doença de Tarni (carência da fosfofrutocinase). No grupo das formas espontâneas arrolam-se a síndrome do canguru e correlatas (após exercícios extenuantes), convulsões, esmagamento, oclusão arterial, tóxicos, depressão metabólica, doença muscular progressiva, infecção sistêmica etc. Havendo pigmentúria, há que se fazer o diagnóstico diferencial entre mioglobinúria, porfiria e hemoglobinúria.

Rowland LP et al. Mioglobinúria. Clínica Médica da América do Norte. Rio de Janeiro: Guanabara-Koogan, 1972. p. 1234.

26. Com respeito à vitamina B6, que há mais a dizer?

R. A deficiência da piridoxina se retrata na pele, no sistema nervoso e na eritropoiese. Quanto à pele, observa-se seborréia facial, glossite e estomatite. No que tange à eritropoiese, apenas anemia. O sistema nervoso responde à carência do composto por crises convulsivas, polineuropatia, degeneração do gânglios raquianos e concomitante esclerose dos cordões espinhais posteriores. Cita-se edema e hipersensibilidade da sinóvia do túnel do carpo, embora o uso generoso da vitamina não reverta a síndrome. Assinale-se, por fim, a redução de neurotransmissores.

Goodman e Gilman. As bases farmacológicas da terapêutica 8ª ed. Rio de Janeiro: Guanabara-Koogan, 1990. p. 1023.

27. Há edema pulmonar de origem hipotalâmica?

R. São inúmeras as observações experimentais que documentam a existência de edema e hemorragia pulmonar de origem hipotalâmica, mais propriamente por lesão pré-óptica. O processo se manifesta de modo explosivo, cerca de uma a 24 horas após a indução lesional no hipotálamo anterior, sucumbindo o animal por asfixia. O edema é consecutivo a fenômeno de liberação, já que lesões do hipotálamo caudal, da medula e dos nervos esplâncnicos resguardam o animal dos efeitos edematosos gerados pelo dano pré-óptico. Admite-se a existência de centros no hipotálamo posterior, responsáveis pelo controle dos reservatórios venosos, os quais, liberados do comando pré-óptico, determinam constrição venosa, de sorte a expulsar volume excessivo de sangue para o circuito pulmonar, causando edema, hemorragia e morte.

Patton HD. Higher Control of Autonomic Outflows: The Hypothalamus. In: Ruch TC. Neurophysiology. Philadelphia: Saunders, 1961. p. 247.

28. Que vem a ser síndrome obesidade-hipoventilação?

R. Vulgarmente conhecida como síndrome de Pikwick, manifesta-se clinicamente por sonolência diurna, obesidade, redução dos movimentos toracoabdominais, cefaléia, policitemia e, às vezes, apnéia do sono. A designação de Pikwick é incorreta, pois Samuel Pikwick, criação de Charles Dickens, não era gordo, mas corpulento e nem sequer sonolento; quem na verdade preenchia o perfil mórbido registrado pelo novelista inglês era *Joe, The fat boy*, rosado, gordinho, glutão e dorminhoco. Melhor seria nomear a condição de síndrome de Dickens, pois este autor descreveu em seus romances várias enfermidades, entre elas a leucemia aguda e a doença de Menière. Dickens sofreu sucessivos ataques isquêmicos, falecendo durante uma das crises, aos 68 anos.

Silveira JC. O pulmão na prática médica 4ª ed. Vol. 2. Rio de Janeiro: Epub, 2000. p. 775-776.

29. Síndrome de Pickwick ou de Joe?

R. Nem uma, nem outra, mas na verdade síndrome de Dickens-Joe. A erroneamente denominada síndrome pickwikiniana exterioriza-se por sonolência diurna, obesidade, redução da amplitude da respiração, policitemia, edema papilar, rubicundez e mais outros sinais de menor expressão. São inadequadas as designações de "Pickwick" e de "Joe": primeiro, porque Samuel Pickwick não era sonolento nem preenchia os outros caracteres da síndrome; segundo, porque Joe, *the fat boy*, glutão, sonolento e rosado, é personagem nascido na imaginação do novelista Charles Dickens, em cuja obra literária encontram-se menções sobre doenças orgânicas e mentais, ele próprio sofredor de crises de isquemia cerebral, morrendo de uma delas. Dickens é o pai intelectual de Joe, e este o sofredor do complexo obesidade-hipoventilação pulmonar. Portanto, nada mais legítimo do que falar em síndrome de Dickens-Joe ao processo mórbido já registrado.

Silveira IC. O Pulmão na prática médica 4ª ed. Vol. 2. Rio de Janeiro: Epub, 2000. p. 775-776.

30. De modo geral, como advém o estado comatoso?

R. Geralmente o coma sobrevém de uma das três maneiras: 1. Como progressão do curso de determinada enfermidade conhecida; 2. como evento imprevisível no curso de determinada doença conhecida, ou, 3. como evento imprevisível sem doença conhecida. Para adequada distinção entre estas formas de apresentação, é fundamental a obtenção da história – alcançando o máximo possível – do acompanhante ou da pessoa que presenciou as circunstâncias nas quais houve a perda da consciência.

Bates D. The management of medical coma. *Journal of Neurology, Neurosurgery, and Psychiatry* 1993;56:589-598.

31. Cite alguns dados estatísticos da avaliação preditiva do paciente em coma.

R. 1. Somente 15% dos pacientes em coma não-traumático por mais de seis horas evoluirão de modo moderado ou bom. Os outros 85% morrem, mantêm-se em estado vegetativo persistente ou em grave e dependente disabilidade. Somente 3% dos pacientes conseguem se recuperar satisfatoriamente do coma que perdurou por uma semana.

2. Pacientes cujo coma seja de origem metabólica (infecção, falência de órgão, distúrbio bioquímico), 35% evoluem de modo moderado ou bom.

3. Coma secundário a distúrbio hipóxico-isquêmico, somente 11% têm boa evolução, 20% evoluem para estado vegetativo persistente, devido ao dano bi-hemisférico, sem envolvimento do tronco cerebral.

4. Coma secundário a AVE somente 7% têm boa evolução.

Comas secundários ao uso abusivo de drogas sedativas ou álcool geralmente têm bom prognóstico, uma vez que a respiração e a circulação estejam controladas. Nos comas não-traumáticos e não induzidos por drogas, alguns parâmetros, tais como a etiologia, profundidade, duração e alguns sinais clínicos, principalmente do tronco cerebral, podem determinar algo da evolução. A previsão do coma pode ser alcançada através de sinais clínicos e não laboratoriais. Na primeira semana é possível prever aqueles pacientes que não vão se recuperar satisfatoriamente, os que vão morrer, ou os que vão evoluir para estado vegetativo persistente.

Bates D. The management of medical coma. *Journal of Neurology, Neurosurgery, and Psychiatry* 1993;56:589-598.

32. Quais as manifestações nervosas da doença do soro (DS)?

R. Para Rich, a hipersensibilidade se bifurca em reação tuberculínica e anafilática, exemplificada esta última pela doença do soro. Os sintomas usuais da DS consistem em febre, urticária, artralgias, cefaléia e mal-estar, declarados alguns dias após a aplicação do soro. A participação do sistema nervoso no quadro geral interessa tanto o segmento periférico como o central. A neurite serosa é a marca registrada do processo periférico, podendo ser troncular ou radicular, sobretudo braquial, com envolvimento especial em C5-C6. Pode-se registrar participação de nervos cranianos, como o facial, oculomotor, palatal, faríngeo e recorrente. A polineurite do tipo Guillain-Barré, inclusive na forma ascendente, de Landry, representa o modelo periférico generalizado do mal. A presença de sintomas piramidais associados a perturbações sensitivas sugere participação medular. Não raro, o liquor se mostra alterado, sem evidência de comprometimento central. Ocasionalmente, observam-se meningismo, convulsões, sonolência e coma, indicativos de encefalite.

Park AM *et al.* Cerebral complications of serum sickness. *Neurology* 1953;3(4):277-279.

33. Que é síncope?

R. Simplesmente significa a abolição temporária da consciência e do tono postural, por diminuição do fluxo sangüíneo cerebral. O processo é de instalação mais ou menos aguda, persiste por breve tempo e finda espontaneamente, sem deixar seqüelas. Várias são as causas determinantes da síndrome, desde a inadequação dos mecanismos vasoconstritores (p. ex., hipotensão postural) até os distúrbios emocionais, sem falar nas arritmias cardíacas e na hipersensibilidade do seio carotídeo.

Adams R *et al.* Principles of neurology 5th ed. New York: McGraw–Hill, 1993. p. 319-320.

34. Que é síncope defecatória?

R. A palavra síncope designa literalmente cessação ou pausa, mas em linguagem médica significa a perda transitória da consciência, por motivo da interrupção parcial do suprimento sangüíneo cerebral. Entre as determinantes sincopais, cita-se aquela resultante da suspensão do retorno nervoso ao coração, como a síncope tussípara, pós-prandial, mictória e defecatória. A exoneração abundante e rápida do cólon abre inesperado espaço, no baixo ventre, de pronto preenchido por vasos sangüíneos túrgidos, com paralelo prejuízo da circulação cerebral, por conta de hipotensão arterial. O ataque sincopal exprime, portanto, déficit circulatório no segmento superior do istmo do encéfalo.

Adams R *et al.* Principles of neurology 5th ed. New York: McGraw-Hill 1993:319-330.

NEUROENDOCRINOLOGIA

35. Quais as manifestações da puberdade precoce neurogênica?

R. Os efeitos gonadais precoces se patenteiam sobre os tecidos sexuais e sobre o esqueleto, usualmente a partir dos três anos de idade, mas há curiosidades médicas, como a de desenvolvimento das mamas, pêlos pubianos e pênis já ao nascer. A evolução dentária e mental não corre concomitante com os órgãos sexuais. Lina Medina, famoso exemplar de puberdade precoce idiopática, grávida com 4 anos e 10 meses e parturição, por cesárea, de um menino com 2,9 kg de peso. Lina, de nacionalidade peruana, menstruou aos 8 meses de idade, e deu à luz aos cinco anos, segundo depoimento do autor abaixo referido. A puberdade precoce é mais freqüente no sexo feminino, não sendo reveladora de afecção importante, pois 80% dos casos não exibem anormalidades cerebrais, da pituitária nem do ovário. A literatura menciona um menino que se tornou pai aos 7 anos.

Reichlin S. Neuroendocrinology. In: Williams RH. Textbook of Endocrinology. Philadelphia: WB. Saunders, 1968. p. 1000.

36. Qual a função da prolactina nas mulheres?

R. Sabemos que altos níveis plasmáticos do produto levam à hipofunção gonadal, talvez por inibição do hormônio ativador da gonadotrofina (GnRH); no ovário, tem a prolactina ação facilitadora, pois mantém atuante o corpo lúteo. É franco o desempenho do hormônio na glândula mamária, especialmente na época da lactação, a partir da segunda metade da gravidez, quando o epitélio mamário cresce sob a influência do estrogênio e da progesterona, além da prolactina. Daí a produção de leite, cabendo à oxitocina e ao estímulo do mamilo o fluxo lactogênico.

Álvaro de Lima Costa

37. Qual a função da melatonina?

R. A melatonina deriva-se da serotonina, a partir de ações enzimáticas que têm como palco a glândula pineal. Em ambiente obscurecido, a substância induz ao sono, habitualmente tranqüilo. A luminosidade estimula, por via simpática, o bloqueio da formação do hormônio, por força da inatividade da enzima HIOMT. É relevante a ação do hormônio no ciclo estral, visto que tumores da pineal podem gerar puberdade retardada por carência da enzima melanocítica.

Reichlin S. Neuroendocrinology. In: William RH. Textbook of endocrinology 4th ed. Philadelphia: Saunders, 1968. p. 991.

38. Qual a atividade da dopamina infundibular?

R. A dopamina, elaborada por neurônios tuberoinfundibulares, tem ação inibitória, através de capilares do sistema porta, sobre as células lactotrópicas, além de importante influência na modulagem secretória dos hormônios do crescimento, da luteinização e do adrenocorticotropismo. A função mais patente da dopamina tuberal consiste na regulagem da produção de prolactina, a qual é segregada de maneira pulsátil, bem como em resposta a fatores estressantes, sexuais e de sucção mamária. A inibição tônica intermitente da produção de prolactina tem origem hipotalâmica, de sorte que lesões hipotálamo-pituitárias ou da haste geram hiperprolactinemia e, em conseqüência, galactorréia-amenorréa.

Thorner MO et al. Clinical aspects of dopamina in regulation of human anterior pituitary function, Basic and Clinical aspects of Neuroscience Vol. 3. Berlin: Springer Sandoz, 1989. p. 19-20.

39. Como se processa a lactação?

R. Após o parto e correspondente eliminação da placenta (secundinas), inicia-se a lactação, cuja manutenção depende da prolactina, elaborada pela adeno-hipófise, devido ao estímulo mecânico de sucção do mamilo; a desnervação deste ou lesão da medula e tronco cerebral abolem a descarga reflexa de prolactina e suspendem a lactação. Nos primeiros meses de amamentação, o estímulo do mamilo inibe a produção dos hormônios folículo-estimulantes e luteinizantes, daí resultando amenorréia temporária. O hipotálamo tem ação inibitória sobre a segregação de prolactina. Certos agentes psicofarmacológicos são capazes de promover lactação através da excessiva produção de hormônio galactóforo (prolactina).

Reichlin S. Neuroendocrinologia. In: Williams RH. Textbook of Endocrinology 4th ed. Philadelphia: Saunders Co., 1968. p. 986.

40. Qual a causa do espessamento neural na acromegalia?

R. O aumento do diâmetro neural depende da hipertrofia do conectivo endo e perineural pela ação estimuladora da somatomedina C ou fator de crescimento insulina-símile.

Dos Tratados de Endocrinologia.

41. Como se efetua a regulação da prolactina?

R. A regulagem da segregação da prolactina subordina-se à inibição tônica do hipotálamo pela dopamina produzida nos neurônios tuberoinfundibulares e daí às células lactotrópicas, onde atuam os receptores D2. Outro fator empenhado na produção da prolactina é a tireotrofina liberadora. A prolactina é elaborada de modo pulsátil ou em resposta a estímulos estressantes, como no intercurso sexual ou em resposta a estímulos do mamilo. Talvez a mais freqüente causa de hiperprolactinemia seja a ingestão de certas drogas, como os antipsicóticos, antidepressivos, contraceptivos e bloqueadores dos receptores dopamínicos.

Thorner MO et al. Clinical aspects of dopamina in regulation of human anterior pituitary function, The role of brain dopamine. Berlin–Heidelberg: Springer-Verlag, 1987. p. 20-21.

42. Quais os critérios para a diagnose da anorexia nervosa?
R. Em essência, são os seguintes: 1. prevalência substancial no sexo feminino; 2. recusa do paciente a alimentar-se; 3. emagrecimento acentuado; 4. amenorréia de pelo menos três meses de duração; 5. atividade psicomotora aumentada; 6. ausência de depressão, esquizofrenia ou moléstia orgânica.

Dally PJ et al. Anorexia Nervosa. Brit Med Journal Nº 5.188, junho, 1960:1770-1773.

43. Qual o nexo entre amamentação e lactação?
R. A amamentação determina liberação de prolactina através da via neural mamilo-hipotalâmica. O grau do pique de prolactina é proporcional à intensidade do estímulo mamilar e à duração do intervalo de amamentação. O hormônio lactogênico será mais abundante se ambos os mamilos forem estimulados simultaneamente. A anestesia tópica reduz esta resposta. A distensão dos ductos mamários e a oxitocina suscitam contrações do mioepitélio canalicular, promovendo ejeção do leite.

Tyson JE. Mecanismos da lactação puerperal. Clínicas Médicas da América do Norte. Rio de Janeiro: Interamericana, 1977. p. 153.

44. Qual a relação entre prolactina e crise epiléptica?
R. A elevação sérica da prolactina é um bom marcador pós-ictal da convulsão tônico-clônica generalizada ou da crise parcial complexa. Nada obstante, o nível normal do hormônio não exclui a eventualidade do ataque epiléptico. A hiperprolactinemia das crises temporais é mais evidente nos indivíduos com manifestações psicopatológicas. Assinale-se, por fim, que a estimulação elétrica da amídala, em humanos, pode elevar o teor da prolactina plasmática.

Álvaro de Lima Costa

45. Qual a patogenia da galactorréia-amenorréia?
R. A secreção de prolactina depende de mecanismos hipotalâmicos, mediados pela dopamina e ou pelo fator inibitório de hormônio galactóforo (PIF). Ex-

cesso de prolactina causa amenorréia, à mercê do bloqueio da secreção de gonadotrofina RH (GnRH) e correlata abolição dos hormônios folículo-estimulante e luteinizante. Ou então obstando sua ação sobre as gônadas; eis aí a razão da amenorréia. Quanto à galactorréia, corre ela à conta da estimulação das glândulas mamárias pela prolactina, livre e desimpedida por carência do PIF.

Álvaro de Lima Costa. Nota de Aula.

46. De onde vem e para que serve a vasopressina (VP)?

R. Este nonapeptídeo emana do sistema magno celular do núcleo supra-óptico, alojando-se no sistema neurovascular da hipófise posterior, através do qual ganha a circulação geral. Neurônios parvocelulares são também aptos a elaborar o peptídeo, cuja função capital reside na permeabilização da membra tubular renal e correspondente reabsorção aquosa. Outrossim, atua a VP sobre os músculos dos vasos, modulando-lhe o tono, bem como sobre os hepatócitos, induzindo a glicogenólise, e sobre a pituitária, potencializando a liberação da corticotrofina. Graças a De Wied *et al.*, sabe-se hoje que o hormônio em causa participa dos mecanismos do aprendizado e da memória, embora sua função cognitiva dependa ainda de maiores informações.

Mazurek MF et al. Neuropeptides in Alzheimer's disease. Clinical implications. *Neurol Clin* 1986 Nov;4(4):753-68.

47. Como se comporta o hormônio do crescimento no período nictemeral?

R. Tendo o sono funções anabólicas, contribuindo para a restauração dos tecidos, necessário se torna admitir que é durante este período que ocorre a elaboração do hormônio do crescimento; a sua produção depende do sono de ondas lentas, quando então há captação de aminoácidos e correspondente síntese de proteínas e RNA, eritropoiese e aumento da taxa de ácidos graxos. É portanto durante o sono delta que se eleva o teor sangüíneo do hormônio em questão.

Scaff M *et al.* Mecanismos do ciclo vigília – sono. In: Canelas HM, Assis JL, Scaff M. Fisiopatologia do Sistema Nervoso. São Paulo: Sarvier, 1983. p. 289.

48. Que se deduz por "sela vazia"?

R. É assim chamado o alargamento patológico da sela túrcica e correspondente adelgaçamento do estojo ósseo, associado à franca restrição do seu normal conteúdo hipofisário, limitado então a uma tênue lâmina do tecido glandular. Persistindo a pituitária, ainda que em condições precárias, não se observa disfunção endócrina, senão eventual galactorréia e distúrbio menstrual, mesmo assim por distorção da haste hipofisária. O esvaziamento da sela decorre da herniação do espaço subaracnóide sobre o diafragma selar, que cede, invade e comprime a glândula subjacente, podendo inclusive romper indiretamente parte do piso selar, provocando liquorréia nasal. Em caso de alteração visual progressiva, impõe-se correção cirúrgica.

André C. O guia prático da neurologia. Rio de Janeiro: Guanabara-Koogan, 1999. p. 59.

49. Na ressonância magnética do crânio, qual a importância do "sinal alto" na neuro-hipófise?

R. Ocitocina e vasopressina são produzidas nos núcleos hipotalâmicos e transportadas por seus axônios para serem estocadas, como grânulos secretórios, na pituitária posterior, que aparece com sinal de alta intensidade no exame de ressonância magnética. Este alto sinal (normal) está ausente em quase todos os pacientes com *diabetes insipidus* central ou nefrogênico. A ausência do sinal, entretanto, necessita ser interpretada com cautela, uma vez que pode ser encontrado em cerca de 15% a 20% da população normal. A presença do alto sinal indica estoques normais de vasopressina, implicando num sistema neuro-hipofisário normal, o que elimina *diabetes insipidus* de origem central como possibilidade diagnóstica.

Anderson JR *et al*. Neurology of the pituitary gland. *J Neurol Neurosurg Psychiatry* 1999;66:703-721.

50. Quais são as implicações neurológicas da gravidez?

R. Há quem diga, carregando nas tintas, que a gravidez é doença de nove meses de duração. O certo é que existem liames entre gestação e distúrbios neurológicos, preexistentes ou aptos a se desenvolver na fase gestacional. A influência da gravidez na epilepsia idiopática oscila entre 45% de aumento na freqüência das crises, a 5% de declínio, mantendo-se inalterada nos 50% restantes. A repetição dos ataques é mais comum no primeiro trimestre. A eventualidade de eclâmpsia ou trombose venosa deve ser considerada na ausência de convulsões. O aumento da suscetibilidade aos acessos deve ser atribuído a perturbações hormonais, metabólicas ou cérebro-edematosas, impondo elevação do teor dos anticonvulsivantes e do ácido fólico. O estado epiléptico algumas vezes complica a gestação. Convém frisar a associação entre a terapêutica antiepiléptica e as malformações, como a cardiopatia congênita e lábio e palato leporíneo. São também de natureza teratogênica anormalidades cromossômicas. Desordens cerebrovasculares, sobretudo trombose venosa, podem se declarar durante a gestação aparentemente normal, bem como a hemorragia subaracnóide. A enxaqueca melhora substancialmente no primeiro trimestre, mas noutros pacientes dá-se o oposto. O estado gestacional pode ser nocivo às malformações angiomatosas, precipitando sintomas de isquemia. A gravidez predispõe ao prolapso discal, ocorrente durante o período gestacional, no parto ou no puerpério. Lesões plexuais são observadas durante o parto. Com respeito aos nervos periféricos, sobressai o dano no nervo femoral por pressão no ligamento de Poupart, mas por igual a síndrome do canal carpiano e a do nervo femorocutâneo. A gravidez pode agravar a paralisia periódica e a miotonia de Thomsen. Não há evidência de prejuízo da esclerose múltipla durante o estado gestacional. Por fim, mencionem-se a *coreia gravidarum*, mais comum nas primíparas, a paralisia de Bell e a síndrome das pernas inquietas.

Aminoff MJ. Neurological disorders and pregnancy. *Am J Obstet Gynecol* 1978;1:325-333.

51. Quais as manifestações patológicas dos contraceptivos orais?

R. Mulheres em período fértil estão predispostas a acidentes vasculares quando em uso de drogas anticoncepcionais, máxime se a elas associarem o tabaco. A pílula de Pincus predispõe a importantes situações mórbidas, como o infarto cerebral tromboembólico, a hemorragia subaracnóide e cerebral, a enxaqueca, ao reaparecimento da coréia de Sydenham, agora intitulada de gravídica, os adenomas pituitários, meningeomas, porfiria e ciática catamenial. A disforia e o decréscimo da libido são fenômenos adversos menores.

Schipper HM. Neurology of Sex steroids and oral contraceptives. *Neurol Clin* 1986 Nov;4(4):721-51.

NEUROPSIQUIATRIA

52. Os clínicos de modo geral diagnosticam depressão?

R. Estudo clínico comparativo do diagnóstico de depressão feito pelo clínico e por testagem formal e estandartizada provou que a média de acurácia diagnóstica, por parte dos clínicos, gira em torno de somente 30% a 40%. A explicação para este fato é complexa e relacionada a numerosos fatores relativos ao paciente, ao médico que o examina e ao ambiente onde o paciente é atendido (consultório × hospital). Os pacientes, de modo geral, quando visitam um especialista tendem a relatar suas queixas de modo focal e referir somente os sintomas que consideram pertinentes ao especialista procurado. Por outro lado, alguns médicos, atuando no restrito tempo de consulta (15 minutos), muitas vezes relutam em "abrir a caixa de Pandora" de alterações emocionais, onde seu paciente mantém escondida a necessidade de ser ouvido, aconselhado e confortado.

Shulman LM et al. The diagnostic accuracy of neurologists for ansiety, depression, fatigue and sleep disorders in Parkinson's disease. *Movement Disorders* 1997;12(Suppl 1):127.

53. Como detectar sinais de alarme na depressão?

R. Um alto índice de suspeição diagnóstica é necessário para detectar depressão quando o paciente nega qualquer sentimento de tristeza. No entanto, além de ampliar suas queixas crônicas e sentir-se mais fatigado, alguns sinais funcionam como "bandeira vermelha":

1. Exagerar na somatização (pressupondo-se que algum grau de somatização deve sempre ser permitido).
2. Aumentar o número de visitas médicas.
3. O novo paciente com múltiplos exames complementares negativos.

Além de:

1. Idade elevada.
2. Baixo nível educacional e socioeconômico.
3. Desemprego.
4. Separação ou divórcio.

Schwenk TL et al. Differences between detected and undetected patients in primary care and depressed psychiatric patients. *General Hospital Psychiatry* 1996;18:407-415.

54. Há doenças neurológicas sujeitas à eletrochoque-terapia (ECT)?

R. Contrariamente ao rumor, ECT é procedimento seguro, especialmente para o tratamento de depressão secundária. Alguns estudiosos consideram que a utilização da ECT é tão segura quanto o uso de medicamentos antidepressivos orais, principalmente devido à ausência de efeitos adversos anticolinérgicos ou antiadrenérgicos, que acompanham muitas medicações antidepressivas. Evidências empíricas sustentam sua utilização para o tratamento da depressão na doença de Huntington (Ranen, 1994), doença de Parkinson (Krystal, 1997) e no *stroke* (Murray, 1986).

Resultados menos claros foram obtidos quando da sua aplicação em pacientes com esclerose múltipla (Mattingly, 1992). Para os pacientes com doença de Parkinson, há um bônus adicional, qual seja, além do efeito positivo no humor, a ECT melhora também os sintomas parkinsonianos (Moellentine, 1998).

A indicação mais importante para ECT continua sendo no paciente com depressão grave e que não responde à medicação. Muito freqüentemente, os médicos desprezam (ou mesmo desconhecem) esta alternativa de minorar o sofrimento extremo de pacientes que correm risco até mesmo de auto-eliminação.

Sevush S. Treatment of Depression. In: Neurological Disease. Syllabi On-CD-ROM. AAN. 52nd. Annual Meeting. San Diego 2000.

55. A que corresponde a palavra inteligência?

R. Vem ela do latim "inter", "entre", e "legere", "colher", sugerindo assim a idéia de escolher, reunir o que se acha relacionado, por comparação. Tudo depende da percepção da informação e da velocidade em trabalhar com ela, isto é, da capacidade de processamento.

Luiz Machado. O cérebro do cérebro. Rio de Janeiro, 1991. p. 58.

56. O que é inteligência?

R. Difícil a definição. Harold Bretch observou que a palavra "inteligência" é substantivo e que, como tal, designa coisa concreta, e inteligência não é coisa, mas sim uma abstração sofisticada, indicadora, por exemplo, do comportamento das pessoas. A inteligência tem vários atributos, que os indivíduos possuem em graus diferentes. Assim, alguém pode ter capacidade para perceber três dimensões, e tornar-se arquiteto, enquanto outro exibe grande fluência verbal, mas é um desastre na escrita. A inteligência, como a eletricidade, é mais fácil de ser medida do que definida; daí os testes de QI, de enganadora simplicidade. Muitos fatores estão envolvidos na problemática da inteligência, como raça, ambiente, nutrição, os primeiros meses de vida etc. Inteligência não se define. Percebe-se até pelo chispado do olhar.

Sheneour EA. O cérebro faminto. O Correio (Unesco), março, 1976:25.

57. Que significa estupidez?

R. Característica do indivíduo minguado de inteligência, árido e apoucado, isto é, mentalmente inerte ou, como diz Sanvito, incapaz de associar a *gnosis* com a *praxis*, vale dizer, inapto para se adequar no mundo em que vive. Para Gustave Flaubert, a estultice rege o mundo desde a pré-história. A pessoa isenta de reflexão e dúvidas aceita de pronto esdrúxulas informações e com elas se eterniza. Para Schiller, contra a estupidez os deuses lutam em vão.

Sanvito WL. O nó do mundo. São Paulo: Ed. Atheneu Cultural, 1994. p. 223-226.

58. Que são drogas psicoativas?

R. Conforme se depreende pelo nome, são agentes químicos com ação estimulante ou depressora do sistema nervoso. O uso reiterado de substâncias psicogênicas, seja para fins recreativos ou terapêuticos, acaba por redundar em hábito ou dependência, a qual se dicotomiza em psíquica e física. No primeiro caso, o abuso de droga visa transmitir ao indivíduo sensação de alento, consolo ou segurança, indispensáveis ao seu bem-estar; a dependência física, sujeitando o organismo aos efeitos da droga, acaba por escravizar o paciente, ou seus órgãos, gerando reações somáticas e viscerais a qualquer tentativa de suspensão da droga. Sob o aspecto biopsicológico, há testes e demonstrações moleculares e por neuroimagem comprobatórias da participação genética no desenvolvimento dos estados de sujeição a certas drogas, sendo que a vulnerabilidade para o abuso de psicotrópicos depende também das influências poligênicas, sociais, econômicas, religiosas e circunstanciais.

Alves SV. Complicações neurológicas decorrentes do uso de cocaína. In: Nascimento OIM, Freitas MRG, Moreira Filho P. Neurologia e Medicina interna. UFF, 1998. p. 80-82.

59. Quais as 20 queixas mais freqüentes do paciente deprimido?

R. Queixas abdominais; alteração do apetite; agitação; fadiga; alteração do peso; dor nas costas, dor torácica; dor crônica; cefaléia; vertigem; sonolência; insônia; falta de concentração; nervosismo; palpitação; transpiração; polimenorréia; disfunção sexual; respiração curta; gagueira.

Shulman L. The diversity of depression in neurologic disorders. Syllabi On-CD-ROM. AAN. 52nd. Annual meeting. San Diego 2000.

60. Qual a relação entre estresse e volume cerebral?

R. Para investigadores da Universidade de McGill, de Montreal, Canadá, o excesso de cortisol, produzido em condições estressantes, pode levar à redução da dimensão cerebral e alterar a memória, particularmente em idosos. A tese de que o citado hormônio causa danos à mente ampara-se nos estudos do mal de Alzheimer e Cushing, nos quais o corticoesteróide existe em grande quantidade. Pessoas com baixo teor do hormônio exibem hipocampo maior e boa capacidade mneumônica.

JBM 1999;77(1):72.

61. Que você pensa sobre psicanálise?

R. Quanto a você, não sabemos. Mas nenhum dos filósofos merecedores deste título – nenhum – ocupou-se dela ou do freudismo. Bergson, dos maiores do nosso século, irmão étnico de Freud, ignorou olimpicamente a psicanálise e seu criador. Alheios também ao surto da psicanálise se mostraram Lacroix, Valéry, Maritain e outros. William James desprezou simplesmente o freudismo. Em o Dilema do Doutor, Shaw alude à credulidade dos médicos às doutrinas modernas, como na crença sobre água vegetomineral, que hoje sabemos inútil e tóxica; seria tal água pertencente aos três reinos da natureza: o vegetal, o mineral e o animal, este representado pelo médico simplório. O único filósofo contemporâneo que se atreveu a se ocupar com o freudismo foi Hermann Keyserling, mas para lhe atirar farpas hervadas. Alceu Amoroso Lima diz que Nietzsche é o filósofo do super-homem, e que Freud é o psicólogo do sub-homem. Enfim, a psicanálise segue as pegadas do pensamento do ínfer-homem. Segue as pegadas de Buechner, que afirmou ser uma secreção do cérebro.

Garcia JA. Psicanálise e psiquiatria 2ª ed. Rio de Janeiro: Livraria Boffoni, 1948. p. 45-61.

62. Que se entende por síndrome de Munchausen?

R. Munchausen celebrizou-se por suas fanfarronadas e aventuras imaginárias, de que foi personagem, na guerra dos russos contra as forças armadas turcas. Pacientes com relatos dramáticos, hiperbólicos e fictícios lembram o nome do lendário Barão, pois se comportam de maneira falsamente dramática, com lamentações ilógicas, patéticas e incoerentes, perambulando por vários hospitais. No capítulo neurológico, salientam-se as queixas referentes à convulsão, apraxia, meningite, encefalite e hemorragias. São estes os critérios para a formulação da síndrome de Munchausen, isto é, o interesse patente em assumir a condição de enfermo, sem qualquer outro ganho ou vantagem.

Arteaga-Rodriguez A et al. Síndrome de Munchausen e Pseudoparaplegia. *Arq Neuropsiquiat* 1999;57:881-885.

63. Que doenças neurológicas instigam propensão ao suicídio?

R. Há de haver várias, com certeza, mas a literatura neurológica não contempla o problema com a largueza necessária. Segundo Durkheim, três são os tipos de suicídio: o egoísta, quando o indivíduo convence-se de que sua vida perdeu a razão de ser; o altruísta, quando a pessoa sucumbe diante da coação social do seu meio; e o anômico, resultante do conflito entre as regras da sociedade e os valores que a criatura considera como próprios e intocáveis. Não é todavia o que se verifica no âmbito médico. Na doença de Fabry, por exemplo, a dor nas extremidades é de tal modo excruciante e tenaz que o paciente considera a eventualidade do rapto suicida. Na enfermidade de Huntington há desordens da personalidade, ansiedade e alta freqüência de suicídios, conforme mencionado pelo próprio George Huntington, não comprovado, porém por contemporâneos, como Minski e Guttmann (Denny Brown,

Diseases of the basal ganglia and subthalamic nuclei, Oxford Publications, New York, 1946). Kinnier Wilson cita família holandesa com vários casos, referindo-se ainda à publicação de Davenport, com 20 exemplares. A pulsão ao suicídio ocorre em várias situações, máxime nas depressões. A freqüência da autodestruição em pessoas com psicose ou sem anormalidades mentais é de oito para um. Admite-se uma predisposição endógena auto-agressiva antes de qualquer surto psicótico. O suicídio é o clímax de um drama ligado a circunstâncias existentes e claramente percebidas como insolúveis (J A Garcia, Princípios de Psicologia, 4ª Ed., FG Vargas, Rio de Janeiro, 1973).

Álvaro de Lima Costa

64. Como a Igreja considerava a histeria?

R. As idéias de Galeno sobre histeria foram aceitas até a Idade Média (500 d. C. a 1500 d. C.), quando então a Igreja ofereceu uma explicação alternativa para a doença, considerando que o comportamento anormal seria devido a um lapso na fé. Nada obstante, tanto os padres quanto o fervor religioso rapidamente evoluíram, considerando tratar-se na verdade de possessão demoníaca. Esta premissa, de a histeria ser inspirada em demônios, foi arquitetada por Santo Agostinho (354-430 a. C.), cujas idéias estimularam um poderoso movimento, que resultou na perseguição de muitas vítimas inocentes. O entrevero organizado contra a histeria na verdade começou no século IX, quando Carlos Magno baniu cidadãs suspeitas de bruxaria. Esta atitude excessivamente violenta contra mulheres histéricas culminou quando o Papa Inocente VIII comissionou Heinrich Kramer e James Sprenger a viajarem pela Alemanha, reforçando a visão de seu novo livro, intitulado "*Malleus Maleficarum, The Withes Hammer*". Como resultado, no final do século XV, aproximadamente 600 pessoas por ano, sofrendo sintomas histéricos, foram executadas na Alemanha.

Okun MS. Integrating Histeria in to the Neurological Examination. Syllabi-On-CD-Rom. AAN. 53rd Annual Meeting. Philadelphia, May 2001.

65. Há diferença entre ansiedade e angústia?

R. Ambos os termos derivam do latim *anxietas* e *angor*, sendo o primeiro, – ansiedade – manifestação exclusivamente psíquica, cabendo à angústia um sentimento acompanhado de fenômenos clínicos, como opressão precordial, dispnéia e inquietação. Nem todos fazem tal distinção, que na realidade é artificiosa e enganadora. Para a maioria, o verbete ansiedade cobre as duas condições, sendo especiosa a dicotomização.

Andrade LHSG *et al.* Classificação e diagnóstico dos transtornos ansiosos. In: Valentin Gentil *et al.* Pânico, fobias e obsessões. São Paulo: Ed. USP, 1997. p. 37.

66. Por que as drogas antipsicóticas são chamadas neurolépticas?

R. Porque geram, até mesmo em doses terapêuticas, várias modalidades de movimentos anormais, como distonia (espasmo da língua, face, pescoço e dorso), ou convulsão; igualmente, suscitam tremor, inclusive perioral, acatisia, coreoatetose e discinesia tardia.

Fischbach GD. Mind and Brain. *Scientific American* September, 1992:31.

67. Que é pitiatismo?

R. Constitui o pitiatismo uma das formas clínicas da histeria, dela se discrepando porque, no caso, há um substrato orgânico inaparente. O termo foi criado por Babinski, que enfatizou a teatralização clínica do processo, calcado em alguma lesão orgânica subjacente. Daí ter afirmado Babinski ser o pitiatismo puro bastante raro, preferindo denominá-lo de *pithiatisme d'appoint*, isto é, uma máscara pitiática superposta à lesão real, mas silenciosa ou ignorada. O conflito afetivo é a causa mais freqüente do disparo do fenômeno pitiático.

Resenha Clínico-científica. maio-junho, 1957:151.

68. Que é sinal de Mannkopf?

R. Em breves palavras, manifesta-se pela aceleração do pulso, na média de 10 a 30 batimentos, quando se comprimem pontos ditos dolorosos, em pessoas histéricas, ao passo que, nos simuladores, a estimulação de áreas dolorosas tende a manter normal o ritmo cardíaco.

Vincent M. Cefaléia cervicogênica. *Migrâneas e Cefaléias* 1999;II(3):100.

69. Que é instinto?

R. É toda e qualquer atividade biológica ou mental, adaptada a um fim, independentemente da experiência, da educação ou da reflexão. Enfim, é impulso interno, ou, como diz Cuvier, uma visão sábia da espécie, a memória hereditária. De todos os fenômenos biológicos, o instinto da reprodução – no qual as manifestações sexuais são apenas uma pequena parte – dito instinto sobreleva a todos em complexidade e importância. Freud tomou o instinto sexual para núcleo de sua teoria, pela qual a libido é a força e a manifestação dominante, dela derivando, por assim dizer, todos os atos instintivos.

Garcia JA. Psicanálise e Psiquiatria 2ª ed. Rio de Janeiro: Livraria Boffoni, 1948. p. 85-87.

70. Que sabe você sobre a mente humana?

R. O magno enigma da mente humana tem afrontado, através dos séculos, pensadores, filósofos e cientistas, chegando, agora, aos técnicos de informática.

A mais antiga teoria sobre a mente, estabelecida pelos hindus, remonta há milênios, antes do advento da cristandade. Segundo eles, a mente representa o elo entre o "eu real" ou *atman* (alma) e o mundo físico. Só que o nosso mundo corporal, materializado pelos órgãos sensoriais, ilude o *atman*, impedindo-o de se expressar e de governar-nos livremente.

Na época de Moisés, os conceitos sobre a mente não discrepavam da tese hindustânica: o coração seria o centro da razão, cabendo aos rins o local dos sentimentos. Salomão sempre questionou esta concepção, indagando onde se alojariam a sabedoria e a inteligência. Na Grécia antiga avultou-se Platão, para quem o cérebro era a sede da razão, o peito, das emoções, e as vísceras, dos instintos. Para Aristóteles, a alma encarnaria o princípio vital. Com o Renascimento, Descartes identificou a glândula pineal, centrada entre os hemisférios cerebrais, como o albergue da mente. Laboraram neste tema Spinoza, Hobbes, Locke, Hume etc., vindo a seguir o anatomista Gall, a quem coube pela primeira vez, localizar, em certas áreas corticais, definidas funções mentais. Após Freud, McCulloch e Pitts, Hebb lançou a teoria do aprendizado em nível sináptico, vindo depois, com Norbert Winsky, o estudo do processamento da informação, criando-se então a cibernética e daí o advento do computador, que pode gerar comportamento idêntico à memória dos seres vivos superiores. A mente, a inteligência, os processos racionais seriam conseqüências de mecanismos conexistas entre neurônios próximos e remotos.

O estudo da mente acompanha o homem em seu giro infindável, mas, como nos milênios passados, milênios futuros subsistirão até a solução redentora.

Silveira IC. A mente humana. *JBM* 1999;76(4):48-50.

71. Qual a relação entre dopamina e esquizofrenia?

R. Imagens positrônicas (PET) de esquizofrênicos tratados e não-tratados com drogas neurolépticas comprovam a substancial elevação dos receptores D2 em pacientes isentos de terapêutica neuroléptica, evidenciando assim a elevação endógena do transmissor em tal grupo de enfermos.

Wong DF *et al.* Positron Emission Tomography reveals elevated D2 dopamina receptors in drug – naive schizophrenics. *Science* 1986;234:1558-1563.

72. Que é mnemotécnica?

R. É a arte de usar os ensinamentos da psicologia na consolidação da memória. Decorar significa literalmente tocar o coração, de modo a que as sensações tenham repercussões afetivas, daí resultando fixações mais sólidas e evocações mais fáceis e rápidas. Para aprender-de-cor é necessário adornar as imagens e idéias com tons emocionais positivos. As qualidades negativas inibem a evocação. É um erro sobrecarregar a mente com noções abundantes, um luxo que redunda em lixo. O aprendizado deve ser multissensorial, cercado de halo afetivo.

Garcia JA. Princípios de psicologia 4ª ed. Rio de Janeiro: Fund. Getúlio Vargas, 1974. p. 124.

73. Qual o autor da publicação "Psychologia miúda do *flirt*"?

R. A crônica em questão define como *flirt* a galanteria, o namorico ou qualquer inclinação amorosa de pequena dura, alígera e volátil, com palco no jardim florido, onde se exala o perfume do amor e onde tudo estimula a conjugação do verbo amar. Mas, afinal, quem é o autor de tão gracioso trabalho, alígero e volátil? Nada menos do que o Professor Antônio Austregésilo, fundador da Neurologia brasileira, com busto no frontespício da ANM e cabeça visível da especialidade da qual foi mestre por anos.

Torres A. Pasquinadas cariocas. Rio de Janeiro: Liv. Castilho, 1921. p. 229-236.

74. Qual o conceito de neurose?

R. Seria o verbete sinônimo de histeria? Sobre o tema não há nenhuma precisão científica e conceitual. Para Hipócrates, a condição designada por histeria depende do deslocamento do útero, rumo ao fígado, e suas conseqüentes perturbações. Platão opina seja o mal consecutivo ao desejo ardente da cópula, para engendrar frutos (um tanto ingênuo o velho sábio, dado que no coito busca-se principalmente o deleite carnal). Desde Charles Lepois, a histeria está descrita nos humanos adultos, crianças e velhos, todos sujeitos à possessão demoníaca, havendo quem dissesse ser a neuralgia intercostal resultado da tentativa do demônio em arrancar o coração da vítima, e a epilepsia mera luta entre o padecente e satanás.

A conclusão a tirar dessa história é a de que neurose e histeria constituem simples processo de sugestão.

Garcia JA. Psicanálise e psiquiatria. 2 ed. Rio de Janeiro: Liv. Bomfim, 1948. p. 99-110.

75. Que se entende por crise vital?

R. Ao estado de perplexidade do ser ao dar-se conta da própria finitude. Ao estado perturbador para a razão quando se chega à intuição do absurdo da existência. Albert Camus, no seu livro "O Mito de Sísifo", usa a alegoria para simbolizar o ser humano, condenado pelos deuses à pena eterna do esforço vão. O vazio da vida está claramente expresso no "tudo é nada", de Schopenhauer, e no "Do sentimento trágico da vida", de Unamuno. A crise vital, enfim, é o presságio em surdina da fatalidade.

Kaiser S. Crises vitais. *An Acad Bras Med* 1994;154 (3):152.

76. Qual o perfil psicológico do sofredor de cefaléia em salvas?

R. Os aspectos psicológicos dos indivíduos com cefaléia em salvas têm sido menos estudados do que nos enxaquecosos. Naqueles, existe grande dificuldade em obter satisfação, e o preço que pagam pela tentativa é a crise de dor intensa. O homem com neuralgia migranosa é descrito como tímido, com forte tendência histérica, grande necessidade de dependência e de se mostrar viril. São extremamente subordinados às suas esposas.

Friedman and Mikropoulos descreveram seus pacientes afetados por *cluster headache* como eficientes, ambiciosos, perfeccionistas, com forte tendência ao comportamento obsessivo compulsivo, todavia inseguros.

Kudrow, por outro lado, considerou que o quadro psíquico era o seguinte: eles são rígidos, reservados, obstinados, moralistas, auto-suficientes, ricos em expedientes, preferem seguir suas próprias decisões e autocontrolados. Porém, também são obsessivos, tensos, frustrados etc.

A característica mais encontrada nestes pacientes é que eles não possuem grandes opiniões a respeito de si próprios. Autodescrevem-se como ansiosos, tensos, vulneráveis e deprimidos, ou seja, mais neuróticos. Outras características incluem perfeccionismo, obsessão, moralismo e rigidez. Segundo Kudrow, os dois últimos sintomas são os mais prevalentes.

Domini P et al. Personality profiles in recurrent and chronic headache patients. personality patterns of headache sufferers. *Cephalalgia* 1983;Suppl 1:192.

77. Quais sintomas compõem a síndrome de Briquet?

R. Um grupo particular de pacientes, com sintomas hipocondríacos ou histéricos, foi identificado como sofredor da síndrome de Briquet. Os critérios para esta síndrome foram os seguintes: primeiro, o paciente necessita demonstrar história médica complexa e que tenha se iniciado antes dos 35 anos. Em segundo lugar, admitir 25 sintomas em 9 dos 10 grupos de sintomas que compõem a lista a seguir. E finalmente, não possuir outro diagnóstico que possa explicar suas manifestações.

Woodruff RA. Grupos de sintomas de histeria, de acordo com a *St. Louis School. Br J Psychiatry* 1968;114:1115-19, e que posteriormente passaram a ser denominados de síndrome de Briquet.

> *Cefaléias; sentir-se doente a maior parte da vida.*
> *Cegueira; paralisia; anestesia; afonia; convulsões; inconsciência; amnésia; surdez; alucinação; retenção urinária; ataxia; outros sintomas conversivos.*
> *Fadiga, bolo na garganta, desmaios, visão embaçada; fraqueza; disúria.*
> *Dificuldade respiratória, palpitação, crise de ansiedade, dor torácica, vertigem.*
> *Anorexia, perda de peso, marcada flutuação do peso, náusea, indigestão, intolerância alimentar, diarréia, constipação.*
> *Dor abdominal, vômitos.*
> *Dismenorréia, irregularidade menstrual, amenorréia, sangramento excessivo.*
> *Indiferença sexual, frigidez, dispaureunia, outras dificuldades sexuais, vômitos.*
> *Dor lombar, dor articular, dor nos membros, queimação nos órgãos sexuais, boca ou reto, dor em outras partes do corpo.*
> *Nervosismo, medo, depressão, receio de adoecer, choro fácil, pensar na morte como solução, sensação de morte iminente, pensamento suicida, tentativa de suicídio.*

Merskey H. Headache and hysteria. *Cephalalgia* 1981;1:109-19.

78. Que é cleptomania?

R. O que há de essencial na cleptomania é o impulso mórbido para o furto de objetos desnecessários e sem valor econômico. De regra, o cleptômano experimenta grande tensão emocional antes de cometer o ato, aliviando-se após. Segundo dado da psiquiatria forense, a condição é rara, predomina no sexo feminino, com incidência na infância e adolescência, atenuando-se ou extinguindo-se na adultidade. Catalogada como entidade nosológica, vizinha a estado depressivo ou desordem afetiva, a cleptomania responde à terapêutica com lítio.

A literatura brasileira contempla a anormalidade no seguinte lanço de Jorge Amado, em os Velhos Marinheiros: "... relanceou o olhar pelas circunvizinhanças, não viu ninguém. O cinzeiro desapareceu no bolso direito da túnica. E... outro cinzeiro foi parar no bolso esquerdo".

Rocha FL et al. Kleptomania, Mood Disorder and Liithium. Arq Neuropsiquiat 1981;50(4):543-546.

79. É pudica a relação entre Jacobsen e o casal Beckey e Lucy?

R. Sem dúvida. É genuína e legítima a ligação entre o pesquisador e seus animais de experimentação. Num dos pólos, o neurofisiologista, de Yale CF Jacobsen; no outro, dois ferozes chipanzés, Beckey e Lucy, macho e fêmea. Submetidos à lobotomia, tornaram-se dóceis, obedientes e submissos. Inteirando-se desse resultado experimental, Egas Moniz decide aplicar idêntico procedimento a seus pacientes agitados e violentos. Nasceu daí a leucotomia.

Restak RM. The Brain. Toronto: Bontan Books, 1942. p. 151.

Nota: Sobre Moniz, ver Maranhão Filho PA e Lima Costa A. Neurologia Pingos & Respingos. Mais de 1.000 questões comentadas. Revinter, Rio de Janeiro, 2000 28-29.

80. Que vem a ser fadiga?

R. Para boa definição do fenômeno convém, inicialmente, enumerar os atributos principais do cansaço, digamos assim. Se restringirmos a questão aos músculos, o problema simplifica-se e resolve-se quase de pronto. Mas o problema da fadiga é mais amplo, não se limitando apenas aos músculos. Em tese, a fadiga se divide em geral, também chamada crônica ou central, e a confinada a uma área. A primeira delas se exprime por debilitamento global, isto é, um estado permanente de fraqueza psicossomática, acompanhada de mal-estar, depressão, preguiça, que não se extinguem com o repouso e o sono; esta condição é também conhecida por neurastenia, timastenia ou psicastenia. Há quem postule seja a fadiga geral consecutiva à deficiência de dopamina em certas zonas cerebrais, como a região túbero-infundibular, o núcleo *accubens* e o tubérculo olfatório, conforme demonstrado pela tomografia positrônica. Já a fadiga focal ou episódica provém do esforço muscular excessivo e prolongado, ou decorrente de fatores ambientais estressantes, monótonos ou estereotipados; neste caso, o exame clínico revela debilidade da contração muscular, e a bioquímica por deficiência de glicogênio e de creatinocinase, associada à elevação do ácido láctico.

Fernando Pessoa descreve bem o perfil clínico da fadiga a que chamamos de endógena:

*"O que há em mim é sobretudo cansaço,
Não disto, nem daquilo,
Nem sequer de tudo ou nada. Cansaço, assim mesmo, Ele mesmo,
Cansaço".*

Álvaro de Lima Costa

81. De novo, como definir inteligência?

R. Acordam os dicionaristas de que a inteligência é a capacidade do indivíduo em resolver situações problemáticas inéditas, mediante a reestruturação dos dados perceptivos. Ou a habilidade na extração das qualidades e atributos do mundo real, de modo a empregar harmoniosa e deliberadamente, os meios necessários a um fim vantajoso. Numa palavra, a resolver problemas e ter pensamentos abstratos. O primeiro teste para avaliação da inteligência foi elaborado por Binet e Simon, estabelecendo Terman a quantificação da mentalidade através do quociente de inteligência ou QI. A inteligência desenvolve-se até aos 16 anos de idade, e neste platô mantém-se até os 35 anos, quando então começa o declínio. O intelecto da pessoa depende de fatores hereditários, ambientais e de circunstâncias motivacionais, ligadas ao interesse do indivíduo em desenvolver suas aptidões cognitivas.

Adams RD *et al.* Principles of neurology 5th ed. New York: McGraw-Hill, Inc., 1993. p. 464-465.

82. Sei que penso, mas acho que não existo! Isso tem nome?

R. Tem. Chama-se delírio de negação ou síndrome de Cotard. Condição observada primariamente nas psicoses, esquizofrenia ou desordem bipolar, a síndrome em questão também já foi notada em lesões orgânicas do córtex temporoparietal não-dominante e na migrânea. A falsa percepção apresenta-se de diversas maneiras. O indivíduo pode acreditar que perdeu todo seu sangue, algum órgão, parte do corpo, sua alma, ou até mesmo que está morto e que portanto, não existe. Delírio de negação já foi descrito em sofredores de esclerose múltipla, com grande placa de desmielinização envolvendo o lobo temporoparietal não-dominante.

Pearn J *et al.* Jules Cotard (1840-1889). *Neurology* 2002;58:1400-1403.

83. Docilidade e sociabilidade podem ser traços de doença neurológica?

R. O comportamento amigável e social pode ser traço marcante em pelo menos duas doenças neurológicas; a síndrome de Down e a de Williams. A primeira, descrita por Langdon em 1866, é uma conhecida disgenesia cromossomal, na qual seus sofredores, além do fenótipo característico, possuem comportamento dócil e extremamente amigável. A segunda síndrome, descrita por um australiano que cedeu seu nome ao mal, é menos freqüente e seus pacientes caracterizam-se fenotipicamente por apresentarem: boca larga, lábios grossos, nariz empinado e baixa estatura. Além do retardo mental, sempre presente, são dóceis e extremamente amigáveis socialmente. Chama atenção ainda a incrível sensibilidade auditiva e aptidão para música. Podem memorizar uma sinfonia completa ouvindo-a somente uma vez...

Jones KL. Smith's recognizable patterns of human malformation 5th. ed. Philadelphia: W.B. Saunders Company, 1997.

84. Que é vigorexia?

R. Trata-se de neologismo destinado a caracterizar a excessiva modelagem dos músculos, a fim de dar ao corpo imagem de robustez ou vigor físico. Os vigorexos nunca se acham bastante musculosos, assim como os anorexos não se contentam com a extrema magreza. Na verdade, ambas as condições integram o que o psiquiatra Henrique Garcia Bernardo chama de "patologia do narcisismo". Aqueles se extenuam nos exercícios de musculação, estes nunca se satisfazem com as magras dietas. Ambos são enfermos. Os vigorexos, além da abundante alimentação, principalmente proteínas e carboidratos, usam complemento vitamínico, hormônios e anabolizantes. A cultura narcisista deste fim de século é a causa das citadas condições.

Álvaro de Lima Costa

85. Quais as regiões encefálicas associadas à dependência a drogas?

R. As áreas ditas de recompensa, agregadas aos mecanismos de subordinação a drogas, incluem a região tegmentar ventral, o núcleo *accumbens*, a região hipotalâmica lateral, a substância cinzenta periaquedutal e o hipocampo. Em tais segmentos predominam os terminais dopamínicos, ligados a fenômenos de estimulação e sexualidade.

Vieira Alves S. Complicações neurológicas decorrentes do uso de cocaína. Neurologia e Medicina Interna. UFF, 1998. p. 80.

86. Que é imaginação?

R. Faculdade de representar objeto ausente. Na denominada imaginação reprodutora, elaboramos imagem de alguma coisa já conhecida, e na criadora, o homem é capaz de produzir obras de arte; nesta variedade imaginativa fazemos as ciências e técnicas progredirem. As perturbações deste estado de espírito podem ser por excesso (alucinações, mitomania) ou por carência (atraso mental).

Julia D. Dicionário da Filosofia. Rio de Janeiro: Ed. Larousse do Brasil, 1969. p. 155.

87. Mais uma vez, que é instinto?

R. Considera-se instinto a toda atividade biológica ou mental adaptada a um fim, todavia independente da experiência, da instrução e ou da reflexão. Literalmente, significa impulso interno, isto é, a visão sábia das espécies, enfim, a memória hereditária, capaz de atingir o objetivo desejado sem necessidade de instrução. Trata-se de fenômeno que precede à consciência, e que dispensa educação, aprendizado ou experiência.

Álvaro de Lima Costa e J. Alves Garcia

88. Onde fica o centro neural das emoções?

R. O neurologista-antropólogo-político e excepcional anatomista francês Paul Broca, cunhou a denominação "límbico" (que significa margem ou borda), para um grupo de estruturas localizadas na região inter-hemisférica e que margeia o tronco cerebral. Considerou ser essa estrutura comum a todos os mamíferos.

Em 1937, o anatomista americano James Wenceslas Papez (1883-1958), de seu isolado laboratório na Universidade de Cornel, em Ithaca, Nova York, publica magistral artigo, no qual descreve o circuito que levaria seu nome, e cuidadosamente sugere que o mesmo possa constituir o substrato neural para emoção. Talvez pela timidez do próprio Papez, tal fato não tenha despertado grande interesse na comunidade científica internacional daquela época.

Marshall LH, Magoun HW. Discoveries in the human brain. Totowa: Humana Press, 1998. Cap. 12.

89. Que se entende por depressão invernal?

R. Sabe-se que os estados depressivos exibem modificações cíclicas, em termos diurnos (manhã, tarde, noite), o denominado período circadiano, épocas estacionais (primavera, verão etc.). As manhãs e os invernos registram mais desfechos suicidas, como o de Ernest Hemingway, morto numa fria madrugada. Esta circunstância temporal foi realçada no longínquo ano de 1621 por Robert Burton, no seu livro "Anatomia da Melancolia".

Numa palavra, a influência ambiental sobre o nosso humor está diretamente ligada à rotação da terra, e sua estreita ação sobre núcleos hipotalâmicos, sobre os quais sobressai o supraquiasmático, nosso atento relógio biológico. Dito núcleo recebe informações visuais sobre as condições de luminosidade solar e seu reverso, escuridade. Outras estruturas cerebrais são igualmente informadas sobre as situações corporais e ambientais, como temperatura, sono, fome e sede, além de dois soberanos, que a natureza pôs à nossa disposição: a dor e o prazer (Benthan).

Exemplo ilustrativo sobre a influência sazonal encontra-se no caso de Pat Moore, sujeito a crises depressivas. Nos invernos, quando as noites são longas e os dias sombrios, Pat entra em grave depressão e sonolência, numa espécie de hibernação. Sobrevindo a primavera-verão, eis que a garota se transmuda, de urso-branco em borboleta colorida. Como justificar tal conduta? Em parte pode-se incriminar à ação rotacional da terra: na época invernal, há maior produção de melatonina, devida a estímulos da pineal pelo ambiente penumbroso; sobrevindo a primavera-luminosidade, eis que baixa o teor de melatonina e Pat ganha asas.

Richard Restak. The Brain. Toronto: Bantan Books, 1984. p. 101-145.

90. Como definir estresse?

R. Estresse pode ser definido como o despertar físico ou emocional que ocorre quando demandas do meio ambiente (estressores) cobram pela capacidade adaptativa individual. Alterações psicológicas e emocionais evocadas durante o processo de estresse podem, com o tempo, determinar a saúde física e mental. O estresse já se mostrou capaz de influenciar a saúde através de mecanismos biológicos ou comportamentais. Biologicamente, estresse está associado a respostas cardiovasculares; alterações neuroendócrinas incluindo atividade das catecolaminas e aumento dos níveis de colesterol, além de prejuízo da função imune.

Williams K et al. The social structure stress and women's health. *Clinical Obstetrics and Gynecology* 2002;45:1099-1118.

91. Qual o mais comum estresse da espécie humana?

R. A mais universal forma de estresse é a dor. Ninguém se esquiva ao acicate desta temível sensação, que nos apequena, mortifica e flagela. Nas palavras do poeta inglês Francis Thompson:

"Nothing begins, and nothing ends,
That in not paid with moan;
For we are born in others'pain,
And perish in our own."

É curioso observar que o estresse de que falamos pode induzir analgesia, conforme se observou nos cossacos russos, à época da invasão napoleônica, e em Anzio, durante a Segunda Guerra Mundial. Provavelmente, tal fenômeno advém da liberação de endofirnas, devido ao calor dos combates.

Restak R. The Brain. Toronto: Bantam Books, 1984. p. 155-156.

Palavra & Linguagem

1. Qual a origem da palavra Ecolalia?

R. A palavra tem origem mitológica, e a história é bem triste. Zeus, querendo se ver livre da vigilância constante de sua esposa Hera, e poder "viajar" ao mundo dos mortais, a fim de ter seus encontros amorosos, lembrou-se de Eco, ninfa de tagarelice invencível. A esposa (Hera) seria distraída pela ninfa e ele, Zeus, poderia dar seus passeios pelo hábitat das atraentes e encantadoras mortais...

A princípio, tudo correu bem, mas a ciumenta Hera, "a defensora dos amores legítimos", por fim desconfiou, e sabedora do porquê da loquacidade de Eco, condenou-a a não mais falar: repetiria tão-somente os últimos sons das palavras que ouvisse.

Para piorar sua situação, Eco apaixonou-se perdidamente por Narciso, não sendo correspondida. A partir de então, isolou-se na mais completa e imensa solidão. Enfim, deixou de se alimentar e definhou, transformando-se num rochedo, capaz apenas de repetir os derradeiros sons do que se diz.

Brandão JSouza. Mitologia grega Vol. II. Rio de Janeiro: Editora Vozes, 1987. p. 179.

2. Como evoluiu a expressão "afasia"?

R. Numa leitura sobre afasias, Trousseau expressou de modo conciso a evolução histórica do nome:

"A aflição sobre a qual vou descrever foi denominada, em 1841, pelo Professor Lordan,[1] de alalia; e em 1861 Mr. Broca trocou seu nome para aphemia. O grego Mr. Chrysaphis, apesar de aceitar o termo alalia, propôs um termo melhor: aphasia. Mr Littré, com toda sua autoridade, e Dr. Briau preferiram também a palavra aphasia, e os três concordaram em rejeitar aphemia. Eu (Trousse-

---
[1] Lordan era vítima de afasia.

au), adotei inicialmente o nome aphemia, após Mr. Broca. Mas, tenho-o agora, sob a autoridade dos sábios que mencionei, substituído o termo por aphasia".

Pearse JMS. Aphasia or Aphemia. *J Neurol Neurosur Psychiatry* 2001;70:802-805.

3. Que é alexia?

R. Conforme Déjerine, é a cegueira cerebral pura, já que somente a leitura encontra-se prejudicada, mantendo-se inalteradas a palavra e a linguagem interior. Além do autor referido, Alajouanine, Lhermitte e outros consideram dois tipos básicos de alexia: a agnóstica ou óptica e a afásica. A primeira se define por alterações no reconhecimento visual dos símbolos gráficos; a segunda, por perda do valor semântico dos símbolos impressos. Na alexia-agrafia, além da incapacidade da leitura, existe inoperância na formação de figuras gráficas. Global ou mista seria a condição em que todos os fenômenos citados estariam presentes.

Barbosa ER *et al.* Agnosias. In: Martins Canelas H *et al.* Fisiopatologia do Sistema Nervoso. São Paulo: Sarvier, 1983. p. 360-361.

4. Que se entende por "alexia pura"?

R. A denominada "alexia pura" constitui desordem da leitura, consecutiva a lesões do lobo occipital esquerdo. Trata-se de alteração caracterizada por perda da capacidade em ler palavras na sua globalidade, forçando o paciente a discriminar letra por letra; esta estratégia, entretanto, não logra o êxito desejado, porquanto há erros na identificação das letras. Chama-se a esta perturbação de pura alexia, porque a escrita e o falar não são afetados. Na maioria dos casos, há extenso infarto no território tributário da artéria cerebral posterior, incluindo a região occipital mediana, parte do *Splenium* e do *Tapetum*.

Legaard OF *et al.* "Pure alexia" Without hemiopatia or color anomia. *Acta Neurol Scand* 1988;78:501-505.

5. Quais as funções que participam da expressão oral?

R. 1. Respiração, através do fluxo aéreo necessário à elaboração de sons.

2. Fonação, representada pelo componente laríngeo.

3. Ressonância, ou modificação específica do som.

4. Articulação, ou interferência sobre o fluxo respiratório vocalizado e a vocalizar, mediante ação dos segmentos articuladores (língua, dentes, lábios).

5. Pronúncia, ou acentuação das sílabas.

6. Compreensão da linguagem.

7. Comunicação, ou disposição, facilidade e capacidade para se exprimir oralmente.

Mc Bryde CM. Sinais e Sintomas 6ª ed. Rio de Janeiro: Guanabara-Koogan, 1986. p. 111.

6. Por que não reconhecemos nossa própria voz?

R. Ao falarmos, ouvimos e identificamos nossa voz, mas é possível ouvi-la de outra fonte e não reconhecê-la; basta gravarmos nosso discurso e depois escutá-lo; os outros o confirmam como nosso; menos nós. Explica-se o fenômeno pelo simples fato de que nossa voz é o resultado da integração de mensagens acústicas e proprioceptivas, oriundas estas da nossa boca, língua, lábios; quando ouvimos nossa voz no gravador, as mensagens proprioceptivas estão ausentes. Vai daí, não assimilarmos nossas próprias sílabas, embora seja a comunicação acústica a mesma.

Buscaino VM. Fondements neurologiques des phénomênes de consciense, Premier Congrès International des Sciences Neurologiques, Bruxelles, 1957:227.

7. Que é psitacismo?

R. A expressão tem origem grega, com significado de papagaio. A repetição de sons, palavras e até mesmo frases é natural nas crianças; aqui, o psitacismo é momento importante e necessário à formação da personalidade. No adulto, repisar mecanicamente noções não-assimiladas revela perturbação psíquica.

Álvaro Lima Costa

8. A propósito da fala, o que dizer?

R. Alguns têm falas nobres (altiloqüência, grandiloqüência), outros são vulgares (bradíloquo, ventríloquo, soníloquo). Uns falam mansinho – cuidado com eles; outros dormindo, havendo também os que falam fazendo dormir. Segundo o Padre Manoel Bernardes, se nas mulheres se juntar a loquacidade do sexo com bebidas, não há segredo em casa que não passe toda vizinhança, com o agravante de que elas falam também com os gestos e até com os olhos, como os de Sofia, do Quincas Borba (Machado de Assis). Apesar da loqüela feminina, não há grandes oradoras, isto porque o falar na mulher é rotina.

Bernardinelli W. Coletânea Organizada por Affonso Tarantino, s/d.

9. Que se entende por linguagem?

R. Que é o processo de comunicação através de sinais e símbolos. Com efeito, a convivência inter-humana se manifesta por meio de signos vocais, gestos, notações gráficas, imagens etc., a cuja totalidade se dá o nome de Linguagem. Deste complexo sobressai a comunicação verbal ou vocal, elaborada no nível cerebral e executada pelo aparelho bucofonatório; segue-se o sistema de relacionamento por meio de gestos, mímica facial e posturas, conforme se observa em surdos-mudos e sub-humanos. Antes de alcançar a sabedoria, e com ela a hegemonia, o homem já era um animal loquaz, podendo-se dizer que o *Homo loquens* precedeu por longo tempo o *sapiens*. A linguagem humana constitui instrumento inseparável do ato de pensar. O pensamento precede a linguagem, que sequer tem órgão próprio para se manifestar. O bom senso nos mostra que inicialmente pensamos, para depois falarmos, revestindo com vocábulos o que antes era um pensar. A palavra pode subexistir sozinha, mas "como um corpo sem alma", vazia, oca, sem conteúdo. A palavra só vale num contexto. Para Paul Claudel, as palavras são fragmentos de um conjunto anterior a elas. De acordo com o depoimento dos zoopsicologistas, os animais manifestam-se por gestos, sons e odores, isto é, formas primitivas de comportamento, tradutoras de estado de atração, repulsa, ira e contentamento. A exalação de odores (feromônios) representa apelo comunicativo até em insetos, durante a época do acasalamento. O homem paleolítico não dispunha de linguagem fluente; esta se desenvolveu gradualmente à medida que esse homem primitivo se socializava. Os primeiros foram de caráter interjectivo ou de imitação da expressividade animal ou de reprodução dos sons da natureza (o marulho das águas, o sibilo dos ventos e o ronco das tempestades).

Álvaro de Lima Costa

10. Que é dislexia?

R. É a dificuldade específica para a leitura, de causa endógena; ficam assim eliminados, como fatores causais, as condições sociais, culturais ou intelectuais. A palavra dislexia foi empregada inicialmente por Morgan, no sentido de perturbação na aprendizagem da leitura e da escrita, em razão do retardo na maturação cerebral. Não há, no caso, lesão cerebral concreta nas áreas prepostas à função da linguagem. A disortografia ou incapacidade para escrita está habitualmente associada à dislexia e a erros na interpretação de outros símbolos. Segundo Boder, as crianças com dislexia de evolução se repartem em disfonéticas (distúrbios na elocução da letra – fonema e do símbolo escrita – grafema), deseidética (não percebem palavras inteiras) e mistas, englobando as alterações pré-citadas.

Rotta NT. Aspectos neurológicos dos problemas de aprendizado. In: Lefèvre AB, Diament AJ. Neurologia Infantil. São Paulo: Sarvier, 1980. p. 503-513.

11. Que é palilalia?

R. Trata-se de perturbação foniátrica, consistente na repetição compulsiva e célere da mesma palavra ou frase, até ao esgotamento, persistindo entretanto os movimentos labiais (palilalia muda ou afônica). O vocábulo provém do grego palim (de novo) e lalein (falar).

Álvaro de Lima Costa

12. Por que escrever ou ler?

R. Porque, de um ou de outro jeito, ausentamo-nos deste mundo sombrio e da realidade das ruas e seus estrépitos. O escrevinhador ou o que lê é prisioneiro de si próprio, e, como diz Augusto Meyer, está suspenso numa outra dimensão, sonhando. Quando volve à realidade, deixa a fantasia e traz no seu bornal as sementes que colheu, as quais irão florir, alegrando, aromando e ensinando os que vêm após.

Álvaro de Lima Costa

13. O que é anartria?

R. É fenômeno elocutório da linguagem, pela qual a palavra se altera, não porém a sua formulação simbólica. Trata-se, na verdade, de distúrbio articular, cuja variação vai de mera disartria até plena anartria. Três são os tipos reconhecidos do processo: o paralítico, o distônico e o apráxico. As disartrias paralíticas são de origem bulbar, pseudobulbar ou miastênicas; as distônicas ligam-se a condições espasmódicas e de incoordenação; as apráxicas têm sua justificação na fórmula de Pierre-Marie: é a afasia de Broca ou a anartria associada à afasia de Wernicke (apraxia fonatória?).

Alajouanine et Lhermitte. Les désorganisations des activités expressives du langage dans l'aphasie. Atti del VII Congresso Internazionale di Neurologia. Roma, 1961. p. 487.

14. O que é prosódia?

R. Além do teor gramatical e semântico, na comunicação é importante a melodia e a entonação da voz, ao que chamamos de prosódia. Nas lesões do hemisfério cerebral D perde-se a compreensão da tonalidade afetiva e emocional da sentença, fenômeno a que chamamos de aprosoidia, tanto para quem fala quanto para quem ouve.

Álvaro de Lima Costa

15. Que é klazomania?

R. Expressão criada por Benedek, indicativa de crises compulsivas de gritos ou guinchos agudos, inarticulados, tanto na espécie humana, como nos animais.

Wilson K. Neurology 2ª ed. London: Butterworth, 1954. p. 138.

17

SONO & SEXO

SONO

1. Como definir o sono?

R. Não há para o sono outro verbete ou sinônimo perfeito. Melhor será caracterizá-lo como fenômeno periódico, reversível, associado à diminuição da atividade orgânica. A sua predominância noturna foi ressaltada por La Fontaine, que aludiu a vantagem da ausência do sol para a sua realização, não só para o homem, como também para animais e certos vegetais. Semiologicamente, o sono se reparte em comportamental e eletroencefalográfico. Na primeira categoria sobressaem a hipotonia muscular, com oclusão do orbicular nas pálpebras, masseteres e músculos esfincterianos, a depressão dos reflexos profundos, movimentos sem periodicidade, lentidão do ritmo respiratório e cardíaco. Redução progressiva da vigilância. Por conta dos neurônios serotoninérgicos, tem-se o aspecto eletroencefalográfico do sono lento (desaparecimento das ondas alfa, substituídas pelas teta); no sono rápido ou noradrenérgico, observam-se movimentos oculares rápidos, com ritmo elétrico acelerado, análogos aos dentes da serra. Convém notar que existe certa relação entre sonho e movimentos oculares rápidos.

Álvaro de Lima Costa

2. Quando ocorre a fase REM do sono?

R. A fase de *rapid eye movement* (REM), ou sono paradoxal, ocorre inicialmente cerca de 90 minutos após a instalação do sono. Durante uma noite de sono, tipicamente ocorrem cerca de cinco períodos de REM.

Berman S, Orell S. The Organ Systems: volume Two. USA: Kaplan Medical, 1997. p. 270.

3. Que alterações ocorrem na fase REM do sono?

R. A fase REM do sono, que também é denominada sono paradoxal, pois nela o cérebro está muito ativo, apesar da inconsciência. As ondas beta que surgem nesta fase são rápidas, de baixa voltagem e assincrônicas, similares àquelas observadas durante o estado de vigília.

No sono normal, um indivíduo progride do estágio 1 ao estágio 4 de modo seqüencial e ordenado, volta ao estágio 1 na ordem reversa e atinge o REM. Aí então o ciclo se repete.

A fase REM além disso caracteriza-se por:

- Dessincronização do EEG (baixa voltagem e atividade rápida).
- Aumento da temperatura cerebral.
- Relaxamento dos músculos da cabeça e do pescoço.
- Elevação da freqüência cardíaca.
- Elevação da pressão sangüínea.
- Elevação da freqüência respiratória.

Berman S, Orell S. The Organ Systems: volume Two. USA: Kaplan Medical, 1997. p. 271.

4. O sono e suas perturbações.

R. Estreita é a relação entre o sono e a noite, o que levou Théophile Gautier a dizer: "sono, filho da noite, irmão da morte", e Machado de Assis a comparar o sono a uma espécie de morte interina. Na mitologia grega, *Hypnos* é o deus do sono, filho de *Nyx*, a deusa da noite e irmão de *Tanatos*, a morte. Sobre esta questão, Hipócrates cunhou vários aforismos, entre os quais, se o sono provoca danos, sempre é mortal, se não, passa a ser benéfico. Desde os tempos bíblicos já se suspeitava do caráter dinâmico e salutar do ato de dormir, atuando como válvula de segurança da mente, sobretudo quando ao sono se acrescenta o sonho. Com a introdução da EEG pôde-se dividir o dormir em dois tipos de ondas cerebrais: as sincronizadas (não-REM) e as dessincronizadas (REM). A vigília e a fase um do sono estão ligadas ao funcionamento maior e menor do sistema reticular e à atuação da noradrenalina e serotonina (*locus* cerúleo, núcleo gigantocelular e sistema da rafe pontina). Segundo P. Hauri, o sono de ondas lentas destina-se à recuperação musculoesquelética do indivíduo, e o sono REM à sua restauração psicológica. Os distúrbios hípnicos dividem-se em insônia, hipersonia e parassonias. Pode haver, durante o sono, acontecimentos patológicos, como a paralisia noturna, descrita aliás pelo novelista inglês Charles Dickens, como a glutonaria, convulsões, enuresia, sonolóquios e mioclonias.

Gomes MM. Marcos Históricos da Neurologia. Rio de Janeiro: Ed. Científica Nacional, 1997. p. 81.

5. Que se entende por parassonias?

R. São os distúrbios sobrevindos no decurso do sono, nas suas diferentes fases. Revelam-se durante o sono lento como os episódios de terror e o sonambulismo, ou no período REM, como os pesadelos. Podem, outrossim, manifestar-se indiferentemente, com a enurese, o bruxismo e os movimentos periódicos dos membros.

André C. O guia prático da neurologia. Rio de Janeiro: Guanabara-Koogan, 1999. p. 105.

6. Como se caracteriza a narcolepsia?

R. Pelo conjunto sintomático de sonolência diurna, alucinações hipnagógicas, sono noturno com freqüentes interrupções, fraqueza muscular, cataplexia e a chamada paralisia do sono. Os picos diurnos de sono são às vezes incontroláveis, assaltando o indivíduo em situações de risco, como no trânsito e nas operações de tráfico aéreo. A cataplexia define-se pela perda súbita do tono postural, devido a estímulos emocionais, como medo, riso franco e susto; conforme a intensidade da crise, pode haver queda e incontinência dos esfíncteres. A paralisia do sono – melhor dizendo, a acinesia – consiste na incapacidade transitória de movimentos, na fase inicial do adormecer ou ao despertar. As alucinações são sentimentos e percepções visuais. O tratamento farmacológico da narcolepsia utiliza psicoestimulantes, com o propósito de elevar o teor da dopamina e noradrenalina na fenda sináptica (metilfenidato ou pemoline).

Piana ER. Narcolepsia. In: Reimão R. Medicina do sono. São Paulo: Lemos, 1999. p. 81-87.

7. Existe relação entre narcolepsia e o antígeno de histocompatibilidade (HLA)?

R. Narcolepsia, na sua forma clássica, consiste numa tétrade de sintomas que não necessitam estar presentes no seu total para que se faça o diagnóstico. Estes incluem: sonolência diurna excessiva, cataplexia (perda do tono muscular, causando queda súbita do paciente, usualmente após estímulo emocional, como o medo), "paralisia do sono" e alucinação hipnagógica, *dreamlike state*, que ocorrem na fase inicial ou final do sono. Na maioria dos pacientes, a narcolepsia associa-se a certos haplótipos HLA (HLA DR2). O diagnóstico é feito com o estudo eletrográfico do sono, além da medida do teste da latência do sono. O tratamento inclui a utilização de substâncias estimulantes, como o metilfenidato (Ritalina) e derivados anfetamínicos.

USMLE Exam Master Corporation. CD-ROM Version 5., Copyright © 2001.

8. Que é apnéia do sono?

R. É a interrupção do ato respiratório, por cerca de dez segundos, durante o sono. A síndrome em questão caracteriza-se por roncos, sonolência diurna, paradas da ventilação pulmonar, distúrbios do comportamento, do humor e da esfera sexual. Os padecentes são em geral obesos e hipertensos, mas não necessariamente. São das mais perversas as conseqüências dos distúrbios respiratórios durante o sono, com desdobramentos nas áreas profissional, familiar e afetiva.

Silva B et al. Sonolência excessiva e suas conseqüências. *Neurociências* 1997;5(1):20-26.

9. Há sono elétrico?

R. Sim. Fracas correntes de baixa freqüência atuam sobre o córtex cerebral através de um complexo de eletrodos fixados no couro cabeludo. O aparelho induz sono normal ou estado de relaxamento, úteis em casos de insônia, tensão ou fadiga. Pode ser igualmente vantajoso nas sessões de psicoterapia.

Rassegna Médica e Cultural 1964;II(2):4.

10. Durante a fase não-REM do sono, o que ocorre com a motilidade intestinal?

R. A fase não-REM é caracterizada por progressiva atividade eletroencefalográfica de baixa freqüência e alta voltagem. Esta fase é dividida em estágios de 1 a 4, sendo o último de sono mais profundo. Durante o estágio 4, o débito cardíaco, a pressão sangüínea e o ritmo respiratório declinam, o tono muscular é mantido, enquanto a motilidade gastrointestinal aumenta.

Berman S. The Organ Systems: volume two. USA: Kaplan Medical, 1997. p. 270.

11. Quais as perturbações motoras ligadas ao sono?

R. Comuns são os movimentos intermitentes dos membros inferiores, como flecti-los, puxar, chutar etc., rotulados de síndrome das pernas inquietas. Há, por igual, oscilações ritmadas da cabeça e membros, rolamento do corpo e vocalizações, mais freqüentes na infância, com predomínio no período vigília-sono; neste mesmo estágio aparecem os abalos mioclônicos. O bruxismo e os eventos epilépticos pertencem a outra categoria de distúrbio motor.

Silva MIT *et al.* Epilepsia e transtorno do sono. *Rev Bras Neurol* 1999;35(4):71-74.

12. Os movimentos oculares do sono refletem as imagens do sonho?

R. Não se sabe se este fenômeno ocular exprime realmente as imagens corporificadas do sonho, próprias do sono paradoxal, mas é certo que gatinhos recém-nascidos, e que ainda não abriram os olhos apresentam movimentos oculares rápidos (MOR); o mesmo ocorre em cegos de nascença.

Eyzaguirre C *et al.* Fisiologia do sistema nervoso 2ª ed. Rio de Janeiro: Guanabara-Koogan, 1977. p. 349.

13. Quais as manifestações neurológicas da insônia prolongada?

R. Os fenômenos neurológicos registrados incluem nistagmo, limitação dos movimentos oculares sacádicos, perda da acomodação visual, hemiptose palpebral e disartria; capitulam-se ainda episódios psicóticos nos predispostos e decremento da atividade alfa.

Adams RD *et al.* Sleep and its abnormalities. In: Principles of Neurology. New York: McGraw-Hill, 1993. p. 337-338.

14. Cefaléia hípnica, do que se trata?

R. A expressão cefaléia hípnica (CH) foi cunhada por Raskin, em 1988, a propósito de um tipo raro e benigno de cefaléia, cujo mecanismo etiopatogênico é ainda desconhecido. Caracteriza-se dita cefaléia por crises que ocorrem somente durante o sono. Tipicamente, os episódios de dor ocorrem em horários fixos, freqüentemente mais de uma vez por noite, desacompanhados de alterações autonômicas, acordando o paciente. Geralmente ocorre extinção espontânea da dor no intervalo de mais ou menos uma hora. A CH costuma ser responsiva ao emprego profilático do carbonato de lítio, acomete habitualmente pessoas idosas (> 60 anos), não havendo predominância quanto ao sexo. Trata-se de dor que deveria constar no capítulo das cefaléias de curta duração ou mais especificamente associar-se ao grupo da cefaléia em salvas; ou das cefaléias paroxísticas e crônicas (Grupo 3); ou ao grupo das migrâneas (Grupo 1); ou ao grupo das cefaléias não associadas a lesões estruturais (Grupo 4).

Centonze V *et al.* First Italian case of hypnic headache, with literature review and discission of nososlogy. *Cephalalgia* 2001;21:71-74.

15. Quais as alterações hípnicas dos sofredores de cefaléia em salvas?

R. A cefaléia em salvas (CS) é caracterizada por crises de cefaléia unilateral excruciante, que ocorrem predominantemente durante o sono, associadas a lacrimejamento, eritema conjuntival, congestão nasal, rinorréia e miose homolaterais.

Considerando-se que, em determinados casos, sintomas ocultos de desordens respiratórias durante o sono poderiam ser o fator deflagrador da CS, vale a pena o estudo polissonográfico dos sofredores desta condição. E isto efetivamente foi realizado em 25 adultos (22 homens). Adicionalmente, monitoraram o volume de dióxido de carbono expirado e a medida da pressão esofagiana. Evidenciou-se que as taxas de apnéias e hipopnéias por hora de sono foram > 5 em 20 pacientes. A saturação mínima de oxigênio foi de < 90% em 10 pacientes, a pressão esofagiana negativa máxima variou de –13 a – 65 mmH_2O, e o volume máximo de CO_2 expirado foi maior ou igual a 50 mmH_2O em oito pacientes com CS ativa.

A associação entre tais distúrbios respiratórios e a CS pode refletir uma relação causal unidirecional. Enquanto não houver uma explicação de como a CS pode causar distúrbios respiratórios durante o sono, podemos imaginar que diversos aspectos destes distúrbios respiratórios – incluindo hipoxemia, hipercapnia, variações da pressão intratorácica, e variações abruptas da função simpática – podem agir como deflagradores de alterações vasculares subjacentes à CS.

Chervin RD *et al.* Sleep disordered breathing in patients with cluster headache. *Neurology* 2000;54:2302-06.

16. Qual a causa mais freqüente de sono diurno excessivo?

R. A apnéia obstrutiva do sono (AOS) é a etiologia mais comum de sonolência excessiva durante o dia. Duas são as formas mais freqüentes da sua apresentação: a periférica e a central. A forma periférica ou obstrutiva é mais encontrada que a central e envolve falha na manutenção da abertura da via aérea superior durante estágios profundos do sono. Estes pacientes freqüentemente roncam muito alto, são obesos e emitem ruídos (roncos) característicos do esforço que fazem para respirar após um período de apnéia. São indivíduos que apresentam alto risco de arritmia cardíaca, ataque cardíaco, acidente vascular cerebral, hipertensão arterial, e morte súbita, usualmente devido à falência cardíaca. O diagnóstico é obtido por meio do estudo do sono, que monitoriza a respiração, a saturação de O_2 (oximetria), e o registro do EEG para identificar a ocorrência de despertar, que pode ser registrada centenas de vezes numa mesma noite, e que impedem atingir estágios mais profundos do sono, incluindo a fase REM. O tratamento consiste em perder peso, e dormir com sistema de pressão respiratória positiva e contínua (*continuous positive airway pressure* – CPAP).

O tipo central está associado a doenças que envolvem o tronco cerebral e ocorre em situações tais como: esclerose múltipla, degeneração olivopontocerebelar e acidente vascular cerebral. Existem outras causas de sonolência excessiva e diurna, mas estas são mais raras que AOS.

USMLE Exam Master Corporation. CD-ROM Version 5. Copyright © 2001.

17. O que acontece com seus hormônios durante o sono?

R. Tanto nos adultos, quanto nas crianças, durante as três primeiras horas do sono, o que mais chama atenção, em termos hormonais, é o grande aumento dos níveis séricos do hormônio de crescimento (relacionados ao estágio 4 do sono). Este aumento por sinal é o mais expressivo, durante todo o período de 24 horas. Os valores séricos de serotonina e prolactina também se elevam, sendo a elevação do último mais rápida que a do primeiro. Ainda nesta primeira fase do sono, tanto a dopamina quanto o hormônio tireoestimulante estão em baixa. Quanto à melatonina, produzida pela pineal, e inibida durante a luz do dia, eleva-se drasticamente à noite.

USMLE Kaplan medical, Behavior Science. Kaplan, Inc. 2002:124.

18. Você aprende mais dormindo?

R. O sono REM é essencial para fixar a maior parte da sua aprendizagem. É quando a maior parte das *long-term memories* consolidam-se no hipocampo.

Contribui para isto o fato de que a quantidade de sono REM aumenta, tanto em crianças quanto em adultos, após um dia de intenso aprendizado, principalmente de matérias complexas.

USMLE Kaplan medical, Behavior Science. Kaplan, Inc. 2002:124.

19. Variações sobre o sono.

R. A matéria viva obriga-se, periodicamente, a colocar-se num estado a que podemos qualificar de especial tipo de repouso ou inatividade, de certa forma ligado a influências cósmicas, particularmente representadas pela sucessão dia-noite ou ritmo circadiano. Se o fenômeno é inerente à vida, não há porque excluir das plantas algo semelhante, conforme se observa à noite, quando folhas e flores pendem de seus galhos, como se estivessem a dormir, ou pelo menos em posturas de singular sossego. A esta situação dá-se o qualificativo de *nictinasia*, de certo modo comparável ao sono dos animais. Estes, quando dormem, aninham-se sobre si mesmos, relaxados, porém com certa tonicidade em alguns músculos, como masseteres, oculares e nucais. Nada é mais inconstante, na duração e nos sintomas, do que o adormecimento humano. A maioria se amolda ao sistema vigília diurna e sono noturno; este, para Augusto Frederico Schmidt, é um ato de confiança, sim, porque o indivíduo se entrega, baixando todas as suas guardas. Quanto a Bérgson, dormir é desinteressar-se. O dormir não é um estado passivo, mas um todo dinâmico, com neurotransmissores em plena atuação, predominando mecanismos serotoninérgicos ou noradrenérgicos, consoante seja o dormir lento ou rápido, respectivamente. Como já mencionado em algumas questões anteriores, o sono REM participa da consolidação da memória, enquanto o lento associa-se à reparação musculoesquelética.

Álvaro de Lima Costa

20. Como a depressão maior atua no sono?

R. Diminuindo o período de latência da fase REM (de 90 para 45 minutos), e aumentado a duração do sono REM, assim como a freqüência (múltiplos períodos) de sono durante o dia. Curiosamente, pessoas que possuem muito sono REM são mais suscetíveis à depressão.

USMLE Kaplan medical, Behavior Science. Kaplan, Inc. 2002:129.

21. Qual o marcador bioquímico do sono REM?

R. O marcador bioquímico do sono REM pode ser representado pela taxa de acetilcolina, que se encontra elevada, relativa à de norepinefrina, que está reduzida.

USMLE Kaplan medical, Behavior Science. Kaplan, Inc. 2002: 129.

22. Como evitar a síndrome da morte súbita infantil (SMSI)?

R. A SMSI é responsável por cerca de 3.000 mortes anualmente nos EUA, muitas vidas podem ser salvas, desde que algumas medidas profiláticas, bem simples, sejam adotadas, quais sejam:
- A incidência de SMSI reduz-se a mais de 50% se o bebê for colocado no berço em decúbito dorsal, em vez de ventral.
- Não colocar no berço brinquedos acolchoados ou travesseiros muito macios.
- A taxa de SMSI é três vezes mais elevada nas famílias de fumantes, principalmente quando a mãe é a tabagista, portanto...

USMLE Kaplan medical, Behavior Science. Kaplan, Inc. 2002:127.

SEXO

23. Que é pompoar?

R. Segundo o dicionário de Michaelis, pompoar é contrair voluntariamente os músculos circunvaginais, a fim de induzir sensações eróticas no pênis durante – é claro – o ato sexual. Pelos depoimentos de quem viveu a experiência, a pompoarista tem vários orgasmos intensos, levando seu parceiro, pela massagem que a vagina faz no pênis, a obter sensações edênicas de prazer. Pompoar é prática comum na Tailândia, país muito distante do Brasil. Há milênios, as orientais praticam essa técnica, passando-a às filhas, e assim sucessivamente. Anatomicamente, a musculatura vaginal tem um feixe de anéis, da entrada às profundezas do canal vaginal, e cujo feixe pode ser movimentado em conjunto ou separadamente, conseguindo assim ordenhar, sugar, expelir, torcer e apertar. Convém frisar, para tranqüilidade do leitor, que não importa o tamanho do pênis, pois a orgia é a mesma. Tudo bem, mas a Tailândia fica muito longe...

Silveira IC. *JBM* 79(1):131.

24. Qual a relação entre olfato e testículo?

R. Esta curiosa ligação despertou interesse por causa da presença de hábito eunucóide em indivíduos com agenesia olfativa. Admite-se para justificação do fenômeno, a importância do olfato na esfera reprodutiva, visto que, em muitos invertebrados e vertebrados, o acasalamento e a cópula são condicionados por estímulos olfatórios, os feromônios; demais, a relação do aparelho olfativo com o reprodutor pode ser comprovada em muitos insetos, cuja ovodeposição depende do odor do parceiro, assim como o ciclo estral da camundonga associa-se ao cheiro do macho ou dos seus excrementos. A demonstração experimental do vínculo entre olfação e sexualidade é abundante nos fastos da fisiologia, bastando lembrar que a ablação cirúrgica dos bulbos olfativos de porcas acompanha-se de anestro e de involução do trato genital, tomando os ovários aspecto impúbere. Na espécie humana já se verificou, por necrópsia, agenesia dos lobos olfatórios e eunucoidismo, bem como, clinicamente, amenorréia primária e anosmia.

Sussekind Filho A *et al.* Eunucoidismo hipogonadotrópio idiopático e anosmia. *O Hospital* 1967;71(1):99-107.

25. Quanto ao ato sexual, que diz Bertrand Russel?

R. Segundo Russel, Prêmio Nobel, o ato sexual só é legítimo dentro do matrimônio, e, além disso, passa a ser pecado, mesmo no matrimônio, se não houver esperança de provocar gravidez. E acrescenta: segundo a Igreja Católica, o único motivo que pode justificar o ato sexual é o desejo de procriar. Consoante Gustavo Corsão, jamais a Igreja defendeu tal proposição. Não há pecado algum no ato entre casais estéreis, ou entre cônjuges durante a gravidez. Ao contrário do que diz o filósofo, a Igreja só proíbe os atos que contrariam o curso da natureza...

Corsão G. Claro Escuro. Rio de Janeiro: Liv. Agir, 1958. p. 157.

26. Como era o sexo no passado?

R. Quando Thomas Henry Huxley escreveu suas Lições Elementares de Fisiologia (1866), foi obrigado a omitir o fato de que o corpo humano possuia órgãos sexuais, porque tais atributos existiam apenas em gente baixa, prostitutas e pessoas do campo. Nada obstante, foi nesta atmosfera que Havellock Ellis empreendeu sua obra magna, começando pelo estudo da inversão sexual, publicado em 1893. Imediatamente, o editor do livro profano foi preso e acusado de ter exposto e vendido uma obra perversa, indecente, escandalosa e obscena, sendo obrigado a destruir o estoque e nada mais falar. Por isso, Ellis editou sua coleção em Filadélfia, mas com venda limitada a médicos, educadores e advogados. O trabalho de Ellis foi uma coletânea honesta e completa sobre sexo, com defesa a uma filosofia hedonística e temperada, associada ao combate ao tabu do sexo e a preparar os nubentes. E hoje, como estão as coisas? A sodomia lavra solta, o gayismo é exaltado até com arco-iris, há sexo com animais e objetos especificamente preparados.
Aonde iremos nesta marcha?

Downs RB. Fundamentos do pensamento moderno. Rio de Janeiro: Ed. Renes, 1969. p. 246-247.

27. Que é masoquismo?

R. Perversão sexual traduzida pela procura do prazer na dor, na flagelação, tortura e humilhação. O masoquista interioriza as suas tendências agressivas e o sentimento de culpabilidade, punindo-se através do sofrimento, encontrando então felicidade e gozo nas penas e padecimentos que inflige em si.

Dicionário da Filosofia. Rio de Janeiro: Ed. Larousse do Brasil, 1969.

28. Quais as bases neurológicas da hipersexualidade?

R. Há lesões neurológicas que bem documentam o impulso sexual exagerado, direta ou indiretamente. O dano anatômico da região órbito-frontal, por exemplo, exalta indiretamente a conduta sexual, mediante a supressão dos ditames éticos, morais e religiosos, ao passo que o comprometimento das áreas frontais superiores reduz todos os aspectos impulsivos do indivíduo, inclusive o sexual. Nas encefalites, a sexualidade pode chegar a graus extremos, enquanto lesões temporais de evolução remorada suscitam apetite genésico mais por desinibição comportamental do que por mecanismo excitatório. MacLean e Ploog obtiveram experimentalmente ereção peniana e orgasmo por ativação elétrica da região septal pré-óptica e médio-dorsal do tálamo, enquanto Heath evocava em humanos, por estimulação ventro-septal, sensações de prazer e concupiscência. O despertar do desejo sexual tem sido registrado como fenômeno ictal nos casos de epilepsia do lobo temporal mesial, porém curiosamente observam-se hipo e hipersexualidade nas epilepsias temporais, e às vezes incremento transitório do apetite sexual após lobectomia temporal.

Adams RD *et al.* Principles of Neurology 5th ed. New York: McGraw-Hill Inc., 1993. p. 452.

29. Camões, medicina, seios, coxas e vagina.

R. O "provedor de defuntos e ausentes", em Macau, faleceu miserável, mas sua obra e seu gênio constituem uma das glórias da Humanidade. Versou sobre todos aspectos da cultura universal. Há pois um Camões-médico, que fala da medicina em seus dois sentidos: a arte de curar e o meio que cura, o remédio.

Falando de Apolo, classifica-o de "inventor da medicina", e, noutra passagem, declara: "Não tínhamos ali médico astuto, cirurgião sutil menos se achava". Seio, para Camões, é golfo, enseada; para os outros é mama; para Camões, ao citar o limão fala em: "andando, as lácteas tetas lhe tremiam" e "estão virgíneas tetas imitando". Não poupa Camões o coração: "Pouco vale astúcia e siso se do céu não vem celeste aviso"; vai depois ao estômago, fala nas coxas ("pelas lisas colunas lhe trepavam" e chega à vagina, que compara a "lírios roxos". E por aí vai Camões fescenino...

Peixoto A. Medicina dos Lusíadas. Rio de Janeiro: Livraria Francisco Alves, 1924.

30. Havia interferência médica nas sentenças da inquisição?

R. Provar, no Tribunal do Santo Ofício, que o acusado tem pacto com o demônio ou relações carnais com mulheres de "insaciável luxúria", evidenciar enfim tais crimes consumia tempo e trabalho; daí o recurso processual à opinião do médico, que atestaria se a questão era devida a causas naturais ou a *morbus maleficialis*; baseava-se o exame em recursos científicos, como cravar uma agulha no corpo do acusado, numa mancha qualquer; o resultado teria a mesma eficiência do presente exame genital. Conforme a reação, cozinhava-se vivo o suspeito.

Fernandez OL. diplomata, em artigo s/d.

31. Há relação entre minotauros e apetite sexual feminino?

R. Minos, na disputa com seus dois irmãos sobre a posse de Creta, alegou que, de direito, esta lhe pertencia, pois tal era a vontade dos deuses. Para prová-lo, afirmou que os deuses lhe concederiam o bem que desejasse. Um dia, solicitou a Poseidon (deus dos mares) que lhe fizesse sair um touro do mar, prometendo sacrificar, em seguida, o animal. O deus dos mares atendeu-lhe o pedido, o que valeu ao rei o poder sem mais contestações por parte de seus irmãos. Minos, no entanto, dado a beleza extraordinária da rês, e desejando conservar-lhe a raça, enviou-a para junto de seu rebanho, não cumprindo o prometido. O deus, irritado, enfureceu o animal, e para vingar-se mais ainda do rei perjuro, fez com que a esposa de Minos concebesse uma paixão fatal e irresistível pelo touro. Sem saber como entregar-se ao animal, Pasífae recorreu às artes de Dédalo, que fabricou uma novilha de bronze tão perfeita, que conseguiu enganar o animal. A rainha colocou-se dentro do simulacro e concebeu um ser monstruoso, metade homem, metade touro, o Minotauro.

Junito de Souza Brandão JS . Mitologia grega. Vol. I. Rio de Janeiro: Editora Vozes, 1987. p. 61.

32. "Crise histérica é falta de sexo!" Quem primeiro afirmou isso?

R. A palavra histeria deriva do grego *histera*, que significa útero. O sintoma histérico foi reconhecido inicialmente só na mulher, e por isso relacionado ao útero.

> "...Quando insatisfeito com seu desejo corporal de ter uma criança, o útero vaga pelo corpo como um animal inquieto..."

Fazia sentido, portanto, que um dos primeiros tratamentos tenha sido engravidar. Esta teoria não foi desafiada até que Galeno, nascido 129 d. C., modificou o entendimento da histeria, ensinando que isto não era o resultado de falta de ocupação uterina, mas sim a falta de atividade sexual. E o tratamento preconizado, matrimônio!

Okun MS. Integrating Histeria in to the Neurological Examination. Syllabi-On-CD-Rom. AAN. 53rd Annual Meeting. Philadelphia, May 2001.

33. Qual a diferença entre homossexualismo e transexualismo?

R. A distinção pode ser posta nos seguintes termos: o homossexual, mesmo entregando-se emocional e fisicamente com indivíduos de sexo idêntico ao seu, mantém sempre a exata consciência da sua identidade sexual; tem ele absoluta noção da sua autenticidade, e não pretende mudá-la, pois ambiciona continuar com a sua morfologia masculina ou feminina. Mesmo ao executar a farsa travesti, isto não passa de engodo para atrair parceiros de cama. Já com o transexual, as coisas ficam de modo diverso. Sendo homem, usa roupas femininas, pois se acha psicologicamente invertido e julga sua genitália externa e demais características secundárias como erro inconcebível da natureza, que urge correção. Emascula-se, usa hormônios femininos e cria vagina cirúrgica. O feminino, por outro lado, faz mastectomia e toma hormônios masculinos. Uns têm fantasias de menstruação e gravidez, posturas de fêmea. Do outro lado, a pantomima da masculinidade, a percepção quase delirante de pertencer a outro sexo.

Poggi CF. Lideranças Históricas: A transexual. Rio de Janeiro: Hatxepsu, Antares, 1984. p. 29-40.

34. Na mitologia, que vem a ser hímen?

R. Hímen significa membrana ou pele fina, contida na vagina, com um orifício central, de diâmetro variado. Na mitologia grega, representa o Deus que preside o casamento, então chamado *himeneu*. Venerado pelos atenienses, era sempre invocado nas cerimônias nupciais. Os códigos penais consideram o estupro (conjugação carnal, não consentida, por meio violento) como crime grave e infamante.

Commelin P. Nova Mitologia Grega e Romana 9 ed. Briguet Cia, 1955. p. 187-188.

35. Que devemos a Gregory Pincus?

R. O principal desempenho no desenvolvimento da pílula contraceptiva oral. A sua influência sobre a humanidade supera em muitos graus várias outras personagens de fama mundial. Por dois motivos Pincus alcançou reputação universal: atenuou os perigos da superpopulação e influiu na mudança dos hábitos e da moral sexual. Antes do Enovid, os métodos contraceptivos eram precários e praticamente limitados ao diafragma. O desenvolvimento final da pílula contou com a cooperação de Margaret Sanger, no capítulo do planejamento familiar, das investigações de Min-Chang, do ginecologista John Rock e do químico Russel Marker, mas, sobretudo, do teste, em grande escala, das melhores mulheres de Porto Rico. Hoje, poucas enciclopédias mencionam o nome de Pincus, na verdade o principal arquiteto de um dos mais significativos avanços na história da humanidade.

Hart MH. As 100 Maiores Personalidades da História. Rio de Janeiro: BCD União de Editoras S.A., 1992. p. 453-457.

36. Nos EUA, adolescente utiliza preservativo?

R. De acordo com pesquisa recente, realizada entre adolescentes americanos, 57% dos questionados afirmaram ter usado preservativo na última vez que fizeram sexo. Outra pesquisa, realizada logo após, sugere que mais da metade mentiu!

Nota: Nos EUA, aproximadamente 70% de todas mulheres solteiras não são virgens aos 19 anos (80% dos homens). Cerca de 1 milhão de adolescentes americanas (10% de todas adolescentes), engravidam a cada ano. Trinta e três por cento das meninas entre 15 e 19 anos já engravidaram pelo menos uma vez.

USMLE Step 1. Behavioral Science. Kaplan, Inc., USA. 2002:59.

15. Como definir algumas parafilias?

R. • *Pedofilia:* sexualidade representada por desejo forte e repetido de práticas e fantasias sexuais com crianças pré-púberes. Considerado um dos mais freqüentes crimes sexuais.
- *Exibicionismo:* desejo irresistível e recorrente de expor a genitália a estranhos.
- *Voyerismo:* prazer sexual de ver outros que estejam nus ou praticando sexo. Começa cedo, na infância.
- *Sadismo:* prazer sexual derivado da dor. A satisfação erótica advém de atos de violência ou crueldade física ou moral infligidos ao parceiro sexual; algolagnia ativa. Prazer com o sofrimento alheio.
- *Masoquismo:* prazer que se sente com o próprio sofrimento, em sentir-se abusado ou dominado. A pessoa só tem prazer ao ser maltratada física ou moralmente; algolagnia passiva.
- *Fetichismo:* foco sexual em objetos, p. ex., sapatos, meias etc. O indivíduo adora um objeto que simboliza a pessoa amada, ou localiza em um fetiche o desejo erótico.
- *Froteurismo:* homem que esfrega genitália na mulher vestida para atingir o orgasmo. Muito freqüente nos transportes públicos lotados.
- *Zoofilia:* preferência sexual por animais, tanto como fantasias como para prática sexual. Situação em que o carinho por outro animal que não o homem produz prazer sexual. Vale tudo. Do porco ao cavalo.

- *Coprofilia:* misto de sexo e defecação. Atração patológica por sujeira, especificamente por fezes e pelo ato de defecação.
- *Urofilia:* combinação de sexo com o ato de urinar.
- *Necrofilia:* preferência sexual mórbida por cadáveres.
- *Hipoxifilia:* ter mais prazer quando no estado de consciência alterado, secundário à hipoxia, enquanto experimenta o orgasmo. Pode ser auto-infringida.

USMLE Step 1. Behavioral Science. USA: Kaplan, Inc., 2002. p. 61.

38. Cite alguns efeitos farmacológicos na esfera sexual.

R. Neurolépticos: podem provocar disfunção erétil devido ao bloqueio dopaminérgico. Agonistas dopaminérgicos: aumentam a ereção e a libido. Trazodona (bloqueador α-1 e 5-HT): promove priapismo (ereção prolongada na ausência de estímulo sexual). Bloqueador α-1 pode levar ao impedimento da ejaculação. Beta-bloqueadores e tricíclicos: disfunção erétil. Inibidores seletivos de recaptação da serotonina (ISRS): Inibem o orgasmo em cerca de 15% a 20% dos usuários, além de retardar a ejaculação.

USMLE Step 1. Behavioral Science. USA: Kaplan, Inc., 2002. p. 62.

39. Masturbação. Qual o limite da normalidade?

R. Durante o século XIX, a masturbação era considerada uma doença com muitas seqüelas neurológicas, incluindo epilepsia, cegueira, vertigem, perda da audição, cefaléia e perda da memória. Ocasionalmente era considerada como doença virulenta!

Hoje sabemos que é uma atividade normal desde a infância até adulta idade. Na criança, pelo simples fato de dar prazer, sentir-se bem. Nos adultos, a prática pode ser devido à solidão, estresse, cansaço ou até mesmo para ajudar o sono. De acordo com os conceitos mais modernos de sexualidade, a prática masturbatória tem seus limites de normalidade. Freqüência de 3 a 4 vezes por semana para os adolescentes; uma a duas vezes por semana para os adultos; somente uma vez ao mês para os casados. Tais critérios são válidos para ambos os sexos. Passa a ser atividade anormal quando a freqüência com que é executada interfere com o bom funcionamento ocupacional ou sexual, além de poder levar à ejaculação precoce nos homens que se utilizam desta prática a fim de reduzir suas tensões.

Maranhão-Filho PA, Lima-Costa A. Neurologia Pingos & Respingos. Mais de 1.000 questões comentadas. Rio de Janeiro: Revinter, 2000. p. 293.
USMLE Step 1. Behavioral Science. USA: Kaplan, Inc., 2002. p. 62.

40. O que se entende por inseminação artificial?

R. Consiste no processo da introdução do esperma nos órgãos sexuais da mulher, sem que haja comércio sexual. Trata-se, portanto, da técnica de inserir o sêmen, previamente coletado, no órgão sexual feminino, visando à fecundação. Artificial, no caso, é a inseminação, sendo natural a fecundação, que representa o conluio espermatozóide-óvulo, no interior da trompa. De acordo com as circunstâncias que rodeam os participantes do ato, a inseminação artificial se divide em dois complexos: o conjugal ou homólogo (matrimonial) e o extraconjugal ou heterólogo. Este último é realizado com sêmen de doador, conhecido ou não, misturado ao do marido. A "contranatura" da inseminação (insem) foi denominada espermoimissão instrumental, entre outras designações. A grande razão para o insem conjugal reside nas anomalias somáticas de um ou de ambos os cônjuges, ou na inviabilidade de ascenção do espermatozóide (astenospermia), bem como toxidade das secreções vaginais.

Há bancos de sêmen do marido incapaz com o do fornecedor cuidadosamente escolhido e categoricamente anônimo.

São as seguintes as causas da esterilidade: no homem, impotência *coeundi*, ejaculação precoce e malformação congênita (hipospádia, uretra no dorso do pênis); na mulher, estenose do istmo vaginal, vaginismo, dispareunia invencível, perversão sexual etc.

A captação do esperma é feita depois da cópula normal, mediante o nanismo, massagem das vesículas seminais, punção testicular epididimária, ejaculação elétrica, cateterização da bexiga após o coito, colheita da poluição noturna e extração de cadáver fresco. A masturbação é o método mais indicado, pela sua gratuidade, facilidade, e efeito duplamente recompensador.

Luiz Chemin Guimarães. Inseminação Artificial Criminosa. Editora Rio, 1978. p. 11-15.
Álvaro de Lima Costa

41. Como diferenciar dispaurenia e vaginismo?

R. Tais condições fazem parte das disfunções sexuais da mulher. Na dispareunia a mulher experimenta dor antes, durante, ou após a atividade sexual; algumas definições de dispareunia incluem dor relacionada somente ao intercurso sexual. Dispaurenia temporária é queixa comum; muitas mulheres a apresentam ocasionalmente. A causa mais freqüente relaciona-se com lubrificação insuficiente, podendo ser resultado de estímulo sexual reduzido.

Vaginismo é a contração ou espasmo involuntário dos músculos perineais do intróito. Contração e dor podem ocorrer com a penetração ou tentativa de penetração na vagina; num caso extremo, a penetração torna-se impossível. Algumas mulheres que sofrem vaginismo adotam atividades sexuais não-penetrativas na obtenção do prazer sexual, e procuram ajuda somente quando almejam engravidar.

É questionável se as dores provocadas por disfunções tais como vulvodinia ou cistite intersticial – condições que provocam dor persistente e não relacionadas ao intercurso sexual – possam ser consideradas disfunções sexuais ou problemas dolorosos primários.

Bernhard AL. Sexuality and sexual health care for women. *Clinical Obstetrics and Ginecology* 2002;45:1089-1098.

42. Quais os pródromos da fecundação humana?

R. A inteligência do processo baseia-se na pulsão vital do homem. Para Freud, este impulso seria o prazer sexual. Adler admite seja o poder o *leit-motiv* da espécie humana, isto é, o sentimento de domínio e soberania, roçando até ao nível do insaciável. Para Leonardo Boff, em sintonia com Hobbes, não basta apenas o poder, mas por igual a capacidade de alargá-lo, fortificá-lo e perpetuá-lo.

Por que não considerar a convergência destes dois sentimentos, o prazer e o poder? A nosso juízo, ambos se completam, como na poligamia, aliás presente até em botânica, como nas flores hermafroditas.

Retornando a Freud, a busca do prazer leva o indivíduo à exasperação dos sentimentos, transformando o outro em objeto de volúpia e gozo. Portanto, posse e deleite são as duas pulsões magnas do animal humano. Por fim, para o psicanalista, todo ser vital é, por definição, um ente sexual. A mais inocente criancinha não passaria de algo "jubilante de sexualidade", com três etapas evolutivas: na primeira, o órgão erogênico é bucal; depois, sádico-anal; enfim, orientado para um terceiro.

Para os freudianos, a sexualidade colore todos os gestos da vida humana.

Álvaro de Lima Costa
Garcia JA. Psicanálise e Psiquiatria 2ª ed, Rio de Janeiro: Liv. Boffoni, 1948.

43. Sexo no aparelho de ressonância. Existe esta possibilidade?

R. Schultz *et al.* empreenderam cuidadosa análise anatomofuncional dos órgãos sexuais de ambos os parceiros, durante plena cópula, com final orgásmico. Realizaram, na verdade, o que Leonardo da Vinci imaginara e desenhara nos idos da Renascença, época em que se supunha viesse o sêmen do cérebro, vertendo pelo canal ependimário, e descessem as secreções vaginais a partir da mama direita (Fig. 17-1). Entre os colegas de outrora e os prógonos de agora, interpõem-se nada menos do que o instrumental de ressonância nuclear magnética, testemunha "ocular" do funcionamento e do *status quo* de nossas vísceras. Através de imagem por ressonância, Schultz e seus amigos registraram o coito em bom número de casais, inclusive o acme do

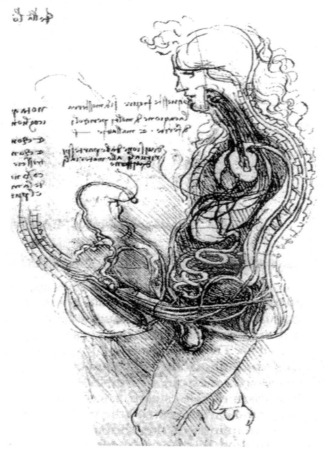

Fig. 17-1. Segundo Richard Gordon[1], Leonardo da Vinci (1452-1519) foi um anatomista casual. A rainha da Inglaterra conserva em Windsor seu desenho, de um casal cortado ao meio, fazendo sexo. Estão em pé, e o desenho apresenta um corte longitudinal com o pênis firmemente inserido na vagina, com nervos vigorosos transmitindo prazer para medula espinhal do homem. O pênis cortado como uma lingüiça, mostra corretamente os corpos esponjosos, inundados de sangue durante a ereção. A representação da genitália feninina faz lembrar a robustez da entrada de uma catedral.

---

[1]Gordon R. A assustadora história da medicina. 7ª ed. Rio de Janeiro: Ediouro Publicações S.A., 1996.

orgasmo, compensador em oito experimentos e superficial ou negativo em cinco, de um total de 13 mulheres. Após tomada de imagens preliminares, visando ao posicionamento da pelve feminina, solicitava-se ao homem que entrasse no tubo e iniciasse o coito face a face na posição superior. Após uma segunda imagem, ele saía e solicitava-se à mulher que estimulasse o seu clitóris manualmente e informasse aos pesquisadores, por um intercomunicador, quando atingisse o estádio pré-orgásmico. Então, ela parava a auto-estimulação e uma terceira imagem era obtida. Após esta terceira tomada, retomava a auto-estimulação até atingir, ou não, o orgasmo. Em caso positivo, 20 minutos após, uma quarta imagem era obtida. No final do experimento e na presença dos participantes, as imagens eram estudadas e discutidas. Todos os componentes ou órgãos interessados mecanicamente no intercurso foram responsavelmente investigados nos seus perfis anatômico e funcional. Cumpre assinalar que também foram cumpridas todas as indispensáveis medidas éticas que este tipo de experimento exigiu.

Schultz WW *et al.* Magnetic Resonance Imaging of male and female genitals during coitos and female sexual arousal. *BMJ* 1999;319:1596-1602.

Nota: Neste trabalho realizado na Holanda, os participantes (casais de homens e mulheres), foram recrutados através de convite feito num programa científico de televisão. Os critérios de seleção foram: idade maior que 18 anos, útero e ovários intactos, altura e peso menor do que a média geral. Para aumentar o espaço no tubo, a mesa de exame foi removida e o espaço interno passou a ser de 50 cm.

18

MISCELÂNEA

1. **Quais as estruturas ou situações neurológicas com nomes provindos do substantivo cavalo?**

R. *Pé eqüino*, por paralisia do nervo fibular ou espasmo do gastrocnêmio; *marcha escarvante*, lembrando a andadura dos cavalos fogosos (Charcot). *Cauda eqüina*, compreendendo o somatório de raízes lombossacrococcígenas, reunidas em feixe, ao qual se incorpora o *filum terminale* (a expressão hipuropatia, criada por Pansini, designa as afecções orgânicas deste conjunto radicular); *hippus*, instabilidade exagerada do diâmetro pupilar, motivada pela alternância motora entre simpático e parassimpático; exprime a irriquietude espontânea do animal. *Hipocampo*, área ou circunvolução temporal com aspeto de cavalo-marinho.

Álvaro de Lima Costa

2. **Raquiano ou raquidiano?**

R. Alegam os doutos que a forma raquiana é condenável porque o sufixo ano não é de origem grega, mas esquecem que crânio é de raiz helênica; contudo, a ninguém repugna dizer craniano; micróbio vem da mesma paróquia, mas dá francamente em microbiano... Cumpre observar que o termo raque, grafado em grego por *rache*, não pode gerar raquidiano porque o substantivo grego *rakis* não faz o genitivo em *idos* (upa!), indo em português para raqueano. Pedro Pinto registra raquiano e raquial. A intromissão da letra d, gerando raquidiano, é mera questão de eufonia. Como somos musicais, valem os dois termos.

Pinto P. Língua materna. Rio de Janeiro, 1934.

3. **Vale a pena estudar mascando chiclete?**

R. De acordo com pesquisa empreendida na Escola de Medicina da Universidade de Gifu, no Japão, e estampado no periódico *New Scientist*, sim, vale a pena! Dito estudo revela que o ato interativo de mastigar estimula a área hipocampal, destinada à importante função nos mecanismos da memória e aprendizado, favorecendo deste modo à consolidação das reminiscências. Quem sabe se não vem daí os sinônimos nobres de: ruminar, isto é, refletir, meditar, considerar...

Silveira JC. Mastigação e memória. *J Bras Med* 2000;79(4):32.

4. Homocronia, anteposição, homologia, homotipia. Qual a acepção desses vocábulos?

R. Sabe-se que a genética humana destina-se ao estudo das variações herdadas em humanos, ao passo que a genética médica cuida da aplicação dos princípios genéticos na prática médica corrente. Antes da era mendeliana, já se admitia herdassem as crianças semelhanças diretamente dos pais, e que algumas doenças se transmitiam em famílias. Nessa altura das investigações, Haeckel, depois Sutton, Boveri, Fleming e outros chegaram à conclusão que os cromossomas carreavam os elementos hereditários, os genes, os quais foram então mapeados e reconhecidos como veículos das características herdadas, para o bem ou para o mal. O verbete homocronia significa o aparecimento de uma dada alteração mórbida na mesma idade dos seus progenitores ou antecessores afetados. Anteposição indica o surgimento precoce da mesma doença, à medida que sucedem as gerações. Homologia é a repetição familiar do mesmo estado patológico. Por homotipia entende-se a reincidência familiar do mesmo cortejo de sintomas. Cabe acrescentar a heterofenia, que singulariza herança dissimilar. As diversas leis genéticas acima mencionadas comportam entretanto poucas exceções.

Lanari A. Miotonias. Buenos Aires: El Ateneo Ed., 1942. p. 17.

5. Qual a classificação atual da doença de Arnold-Chiari?

R. Modernamente, quatro tipos são considerados. O **tipo 1**, com ectopia das tonsilas, eventualmente com deformidade menor da medula no foramem magno. O **tipo 2**, quase sempre acompanhado por hidrocéfalo e meningocele, inclui alongamento do *vermis* e tonsilas, e em alguns casos alongamento do IV ventrículo e seu deslocamento abaixo do forame magno. A parte dorsal do bulbo desvia-se caudalmente e ocupa o foramem estreitado. A fossa posterior é freqüentemente ampla e rasa, com um tentório que pode ser rudimentar e pequeno. Hidromielia, siringomielia e medula bífida são alterações concomitantes freqüentes. O **tipo 3** corresponde à espinha bífida cervical, todo cerebelo encontra-se herniado no forame magno, formando uma mielocerebelomeningocele. O **tipo 4** é a hipoplasia cerebelar.

Pearce JMS. Historical note. *J Neurol Neurosurg Pschiatry* 2000;68:13.

6. Existe diferença entre o didata e o experimentador?

R. As duas funções são diversas e, às vezes, até antagônicas. Ao didata pode-se dispensar, dentro de certos limites, o que chamamos de imaginação, mas não ao experimentador; este, sem imaginação, não levará seu espírito por novos trilhos, e há de girar sempre em um só círculo, a fazer os mesmos experimentos, a repetir os mesmos raciocínios. Ao didata exige-se linguagem límpida, postura, clareza expositiva e voz. Ambos têm a obrigação de cultivar a crítica. É difícil e pouco produtivo exercer sincronicamente um e outro ofício. O experimentador passa longo tempo à volta com questões de aparência pequenina, enquanto o didata é só um repetidor, mas ambos fundamentais na ciência e na sua divulgação.

Pinto PA. Língua materna. Rio de Janeiro: Tip. São Benedito, 1934:33.

7. Há drogas inteligentes?

R. Em si, nem uma nem outra coisa, isto é, nem inteligentes, nem estúpidas, quando muito, apenas a capacidade geradora de algum atributo cognitivo, como facilitar a aprendizagem ou estimular a memória, pois nosso nível de inteligência é fixo e imutável até o umbral da velhice, época em que, então, reduz-se a capacidade intelectual. As chamadas *smart drugs* servem apenas para aumentar a energia mental e o poder de concentração, tornando o indivíduo mais alerta e, portanto, mais apto a aprender e memorizar. Para os técnicos, o gene da inteligência situa-se no cromossoma X, de sorte que as mulheres têm a mente vinculada à inteligência de ambos os genitores, cabendo aos homens apenas a herança materna. Em louvor à didática, citam-se as seguintes substâncias como essenciais ao desenvolvimento mental:

1. Acetilcolina, elaborada nos núcleos basais de Meynert, no septal e no da faixa diagonal de Broca.

2. O dimetil-amino-etanol, elemento energizante.

3. Os alcalóides extraídos do fungo *claviceps purpúrea* (suprimento sangüíneo, antioxidante e estimulante).

4. Vasopressina (aquisição de novas informações e atividade evocadora).

5. Colecistocinina (conservação das tarefas aprendidas).

6. Nootrópicos (acelerador das transmissões neurais); gingko biloba (consolidador da memória a curto prazo).

Se o indivíduo se mantiver ativo, física e mentalmente, com hábitos de vida sadios, dieta equilibrada e absoluta desambição a bens terrenos, terá chances de se manter lúcido até a hora inexorável em que principia a devastação neuronal.

Oliveira JM et al. Princípios de neurociência. São Paulo: TecnoPress, 1997. p. 217-228.

8. Que vem a ser prognóstico?

R. Em termos simplificados, é a predição do curso de uma doença e do seu desfecho clínico. As várias questões que o prognóstico impõe estão latinamente expressas pelos termos *anceps* (duvidoso), *bona, mala, infausta, pessima, letalis, quoad tempus, quoad viatam*. Atualmente a conjectura sobre doença pode ser definida por taxas, remissão, recorrência, resposta terapêutica etc. Há que se considerar, neste capítulo, os fatores de risco, baseados em estudos de massa, isto é, o número de pessoas com a mesma doença e as perspectivas da evolução. Das indagações que o enfermo faz ao médico, sobressai principalmente o quesito: vou ficar bom? Donde se conclui que o importante é o futuro, não só do enfermo, mas de todos nós.

Gomes MM. Medicina baseada em evidências. Rio de Janeiro: Reichmann e Affonso, Ed., 2001. p. 109-118.

9. Qual a causa da diplegia cerebral infantil?

R. Neurólogos ingleses e americanos, entre os quais Osler e Gowers, afirmam seja a diplegia cerebral infantil conseqüência invariável de traumatismo craniano intraparto e correlata hemorragia meníngea, sublinhando os autores citados os riscos oferecidos à cabeça do concepto no seu trânsito pelo canal de parturição, seja por malformação da pelve ou apresentação anormal, uso de fórceps, parto rápido ou laborioso, primeiro nascituro etc. Freud e Collier, em importantes trabalhos, oferecem abundante evidência de que a diplegia é sempre resultante de processos pré-natais, congênitos portanto, sendo a eventual distocia mera conseqüência de anomalias preexistentes. O técnico abaixo referido, de quem colhemos a presente nota, inclina-se a favor da tese de Freud e Collier.

Ford FR. Diseases of the Nervous System in Infancy, Childhood and Adolescence. Springfield: Thomas Books, 1937. p. 767.

10. Qual o efeito do Riluzole na esclerose lateral amiotrófica?

> "*Such a diagnosis...means helplessness, despair, and ultimate death... therefore, let this diagnosis not be given without long obervation, fre-*

quent consultation...and above all let there be that ever-present question given to ourselves. Could this be something else?"

Paker

R. A Charcot deve-se a primeira descrição da enfermidade e concomitante debuxo dos seus aspectos anatômicos. A doença interessa ao sistema motor voluntário, comprometendo de início o primeiro neurônio (esclerose lateral), indo empós ao segundo, o alfa-motor-neurônio (fasciculação e amiotrofia), mantendo-se em ritmo progressivo até ao óbito. O mal se exterioriza em quatro subgrupos: o familiar, o secundário, o esporádico e o guaminiano. Em estudo prospectivo, observa-se, no caso, acúmulo de glutamato, em níveis tóxicos, nas sinápses motoras, daí resultando morte neuronal por mecanismo excitotóxico cálcio-dependente. A doutrina patogênica prevalente consiste, portanto, numa atividade glutamatérgica, de caráter venenoso, sobre neurônios motores voluntários. Como o Riluzole modula, de certa forma, os efeitos excitotóxicos do glutamato, o medicamento em questão pode refrear a evolução do mal, o que de fato tem-se observado, principalmente nas formas de início bulbar. A dúvida subsistente reside na relativa eficácia do produto num subgrupo, mas não nos restantes exemplares.

Bensimon G *et al.* Um estudo controlado do Riluzole na esclerose Latoral amiotrófica. *N Engl J Méd* 1994;330:585-591.

11. Que é heteroplasmia?

R. Na pessoa que herda mtDNA mutante, nem todas as células se mostram comprometidas, havendo portanto, num dado órgão ou mesmo numa única célula, mtDNA normal, permeio com genoma mutante: a tal condição dá-se o nome de heteroplasmia. A título de complemento, lembre-se que a expressão fenotípica da mutação depende do *quantum* de mutantes existentes na célula ou órgão considerado.

Di Mauro S *et al.* Mitochondrial DNA. In: Merritt's Textbook of Neurology 9ª ed. Baltimore: Williams & Wilkins, 1995. p. 616-618.

12. Que é eqüinoterapia?

R. Processo terapêutico de reabilitação, tendo o cavalo como instrumento hábil. O eqüino movimenta-se constantemente, em todas as direções, proporcionando ao paciente que o cavalga ajustes musculares tônicos, técnicas de equilíbrio e atenção concentrada, sem prejuízo dos aspectos recreativos e desportivos do método. A eqüio e helioterapia fizeram de Hipócrates o primeiro fisioterapeuta da história da medicina.

Álvaro de Lima Costa

13. Como nos contaminamos pelo glutamato monossódico?

R. O ácido glutâmico atua em todo organismo, especialmente no SNC. É um aminoácido excitatório e, portanto, pode comportar-se como um transmissor natural. O glutamato monossódico (GMS) é um sal monossódico largamente utilizado para aumentar o sabor da cozinha oriental, sopas em conservas, especiarias em conserva, nozes torradas e secas, certos alimentos processados, e molhos de carne instantâneo. Cerca de 4-6 gramas por alimento podem ser ingeridos.

Seltzer S. Foods, and rood and drug combinations, responsible for head and neck pain. *Cephalalgia* 1982;2:111-24.

14. Qual a utilidade da hibernação na neurologia?

R. Na lista dos candidatos à hibernoterapia sobressaem o tétano, os estados de mal epiléptico, a raiva e as encefalites hipertérmicas. A terapêutica hibernal se propõe, mediante certas drogas, como a clorpromazina, a abolir ou amortecer as intensas reações vegetativas que acompanham, *pari-passu*, diversas agressões ao sistema nervoso, além de potencializar a anestesia, de reduzir a posologia dos agentes depressores e de atenuar o metabolismo basal, sem contudo restringir de modo importante a temperatura interna. A mortalidade dos casos submetidos à hibernoterapia é inferior a dos pacientes hospitalares, de gravidade igual, tratados pelos métodos clássicos.

Chesni J. Hibernothérapie et grans dérèglements Neuro-végetatifs non chirurgicaux. *Rev. Neurologique* 1953;89(6):491-503.

15. Em nosso organismo, quais as áreas imunologicamente privilegiadas?

R. O cérebro e câmara anterior do olho. Vários argumentos convergem no sentido de comprovar a intocabilidade do sistema nervoso central às auto-agressões imunológicas: 1. A barreira hematoencefálica, composta por células endoteliais específicas, prepostas a impedir o acesso de macromoléculas e elementos celulares para o âmbito do SNC; 2. nas células do SNC não há proteínas com propriedades imunológicas; 3. inexistência de circulação linfática. Nada obstante, o SNC tem capacidade de iniciar e regular resposta imune efetiva, visto que linfócitos T ativados trafegam pelo neuraxe e as células da glia podem ser ativadas.

Almeida SM. O Sistema Nervoso Central é um sítio imunologicamente privilegiado? *Rev Bras Neurol* 1999;35(4):71-104.

16. Há relação mórbida entre dentes e sistema nervoso?

R. Sim, além de trigeminalgia. Não são excepcionais as manifestações neurológicas ligadas a afecções dentárias, particularmente nos casos de abscesso apical e osteíte. Em 1911, John Hunter (Lancet 1911;89(1):79) afirmava que certos trabalhos dentários, como obturações, pontes e coroas de ouro formavam verdadeiros mausoléus, encobrindo e protegendo lesões sépticas, que mais tarde iriam minar as resistências orgânicas através de sintomas renais, artríticos e outros, inclusive nervosos. Bom número de odontólogos e neurologistas não emprestam grande importância ao foco dentário, como causa de distúrbios neurológicos. Em contraposição, Stortebecker verificou, numa casuística de 600 adultos com osteíte apical, 60 casos de epilepsia, 200 com cefaléia e mais outros com vertigem, neurite óptica, cerebrite, paralisia ocular e facial; em todos estes doentes foram praticadas amplas investigações (dosagem da antiestreptolisina, da antiestafilolisina, exame radiológico completo da arcada dentária e bacteriológico do abscesso apical). Em casos que tais, o germe ou toxinas alcançaram o parênquima nervoso espontaneamente ou mercê os microtraumas da mastigação, seguindo rota vascular, axonal ou por contigüidade. Ainda de acordo com o testemunho de Stortebecker, 29 dos seus epilépticos exibiam alterações EEG no hemisfério cerebral homólogo ao foco apical, o mesmo ocorrendo com os casos de cefaléia e oftalmoplegia, todos eles curados com a remoção do processo focal. Acrescente-se, por fim, que na era em que imperava a doença de Heine-Medin (poliomielite anterior aguda), a rombencefalite viral podia ser o funesto atributo resultante de extração dentária.

Álvaro de Lima Costa

17. Que são comorientes?

R. Associação de pessoas que festejam a morte com banquetes, como Petrônio e Tigilino, em Roma; estes e outros empenhavam-se voluptuosamente nos preparos, sem nenhuma frase de consolo, nenhuma afetação de coragem, nenhum discurso, apenas facécias, músicas e versos.

Montaigne M. Sobre a vaidade. São Paulo: Martins Fontes Ed., 1998. p. 64.

18. Quando indicar biópsia em neurologia?

R. Por se tratar de medida expensiva, invasora e até mutilante, a biópsia só deve ser efetivada após amplo escrutínio médico, laboratorial, elétrico etc., inclusive análise de DNA. Nada obstante, pode ela se tornar necessária em músculos e nervos, em estrutura mais ou menos supérfluas, como o músculo *gracilis* e o nervo sural. Em neuropediatria, a biópsia retal está indicada nos processos cerebrais degenerativos, conforme demonstrou Globus ao verificar alterações similares entre neurônios encefálicos e do plexo mioentérico, num caso de doença de Tay-Sachs. Investigadores outros registraram similitude de lesão cérebro – mioentérica na doença de Niemann – Pick, de Hurler, na leucodistrofia metacromática, nas neurolipidoses, enfim. No adulto, são as doenças musculares e neuríticas as que reclamam biópsia, desde que outros métodos investigatórios redundem inconclusivos.

Brett EM *et al.* Value of rectal biopsy in paediatric neurology: report of 165 biopsies. *Brit Med Journal* 1967;12(3):400-403.

19. A que corresponde o verbete *alopex*?

R. *Alopex* é termo que designa raposa, a qual exibe queda geral dos pêlos, à certa altura de sua astuta vida. Daí resultou a expressão alopécia, popularmente conhecida por calvície, assim consignada por Littré, Bluteau *et al*. A queda dos pêlos é fenômeno comum entre os homens: caem os cabelos, as sobrancelhas e até as barbas. Na distrofia miotônica de Steinert, a calva é sinal freqüente. Na hanseníase, caem as sobrancelhas (madarose) e os cílios, mas a barba subsiste, posto que rala; a queda das barbas não é fenômeno comum em medicina, porém francamente registrada nas barbearias. No mundo feminino, a depilação é ato voluntário resultante da faceirice, compreensível em qualquer quadra da vida feminil.

Álvaro de Lima Costa

20. Como distinguir a doença de Tay-Sachs da de Sandhoff?

R. A anormalidade básica da enfermidade de Tay-Sachs patenteia-se pela deficiência da hexosaminidase A e consecutivo acúmulo de gangliosídeo GM2 nas células nervosas. No que respeita a doença de Sandhoff, a deficiência enzimática interessa simultaneamente as hexosaminidases A e B, sendo idêntica a expressão clínica de ambos os males, excetuando-se a sobrecarga visceral de lipídeos no caso da moléstia de Sandhoff.

Adams RD *et al.* Principles of Neurology 5ª ed. New York: McGraw-Hill, 1993. p. 806-808.

21. Que é porose cerebral?

R. Raras palavras são tão expressivas como porose, para designar orifícios, crateras ou cavidades, conforme se observa no queijo suíço, no miolo do pão, nas esponjas e no território afegão. E também macroscopicamente no cérebro, principalmente na substância branca, no cerebelo e na ponte, não porém no bulbo e na medula espinhal. Para Pièrre Marie *et al*, tais cavitações cadavéricas são, na verdade, lacunas resultantes da putrefação oriunda de bacilos produtores de gases, os quais invadem o corpo, intravitam, e proliferam após o óbito.

Hassim GB. Histopathology of the peripheral and central nervous systems 2ª ed. New York: Hoeber Ed., 1940. p. 328-9.

22. Que é efeito Doppler?

R. Didaticamente, é a diferença entre a freqüência emitida e a refletida. Ao se incidir um feixe de ultra-som na direção de um vaso sangüíneo, este feixe será refletido pelos elementos figurados do sangue, inclusive os eritrócitos. De acordo com o fluxo sangüíneo em relação ao transdutor, haverá aumento ou diminuição da freqüência; se o fluxo estiver se aproximando do transdutor, ter-se-á aumento de freqüência; em caso contrário, diminuição. Doppler é o aparelho que mede a velocidade do sangue, e não a quantidade do fluxo. O ultra-som é gerado por cristais que possuem a propriedade piezoelétrica. Foi o físico austríaco Christian Johan Doppler quem descreveu o efeito que ora comentamos. Em síntese, a angiografia retrata a árvore vascular, enquanto a dopplerometria calcula a velocidade da seiva que nela circula. Entre as principais indicações do método destaca-se o comprometimento carotídeo na presença de sopro assintomático e no diagnóstico não-invasivo do roubo da subclávia.

Brum OF *et al*. O diagnóstico não invasivo através da dopplerometria ultra-sônica. Clínica e Terapêutica. junho 1980, Edição Suplementar.

23. Qual o conceito da doença de Menière?

R. Trata-se de crise hipertensiva endolinfática, vinculada ao excessivo acúmulo de endolinfa no interior do labirinto membranoso, do ducto coclear, sáculo utrículo, canais semicirculares membranosos, ducto e saco endolinfáticos. A tríade sintomática do mal consiste em vertigem rotatória, zumbidos e disacusia neurossensorial, sendo esta última flutuante, como se diz. Os acessos, quando intensos, provocam excitação vagal (náuseas, vômitos e suores). Queixa freqüente é a sensação de plenitude auricular, de ouvido cheio, como se aí houvesse água. A vertigem pode ser o único componente do processo, sem participação coclear; casos há de zumbidos e surdez súbita, sem o sintoma vestibular de vertigem; às vezes a crise vertiginosa cessa de súbito e não mais retorna.

Hungria H. Doença de Menière. Diagnóstico. *Tribuna Médica* 1967 maio:22.

24. Que há de novo sobre aterosclerose?

R. Não consiste a aterosclerose apenas no depósito de lipídeos (LDL) nas paredes arteriais. O processo é mais complexo, incluindo reação inflamatória. Segundo Russel Ross, as lesões da aterosclerose representam uma série de respostas moleculares altamente específicas, que podem ser consideradas como reação ou doença inflamatória. As lesões escleróticas localizam-se sobretudo em artérias musculares e elásticas de grande e médio calibre, causando isquemia e infarto em vários órgãos. Entre os fatores que estimulam e promovem a inflamação ou aterogênese, estão o desnudamento endotelial, a hipercolesterolemia, lipoproteínas e lipídeos modificados, homocisteína, infecção (herpesvírus e *Chlamydia pneumonial*, ambos já identificados, com certa freqüência em lesões ateromatosas de várias artérias. Segundo Ross, a aterosclerose é claramente uma doença inflamatória, e não resulta apenas do acúmulo de lipídeos.

Ross R. Atheroesclerosis – an inflamatory disease. *New Engl J Med* 1999;340 (2):115-126. *Apud* Silveira IC. *JBM* 1999;77(2).

25. Que é eucrasia?

R. Trata-se de termo médico desusado, indicativo de boa constituição física, de organização plena, robusta, e saudável aparência.

Dos dicionários.

26. Qual a atividade da beta-endorfina?

R. Dos peptídeos opiáceos, a beta-endorfina concentra sua atuação particularmente nas regiões límbicas, gerando discreta sensação de euforia e bem-estar. Diferentes fatores concorrem para liberação do peptídeo, como esforço físico, sensações gustativas agradáveis, orgasmo. A beta-endorfina possui, como precursor polipeptídeo, o pró-opiomelanocortina (POMC), com distribuição em zonas cerebrais distintas, principalmente nas áreas onde a estimulação elétrica provoca alívio da dor. Os peptídeos oriundos do POMC estão presentes na hipófise e nas células das ilhotas do pâncreas. Em síntese, a beta endorfina exerce importante função como neurotransmissor ou neuro-hormônio.

Oliveira JM *et al.* Princípios de Neurociência. São Paulo: TecnoPress, 1997. p. 101.

27. Que se conhece por amiloidose?

R. Trata-se de um conjunto heterogêneo de afecções, pontuadas por depósito extracelular de material proteináceo, por Virchow denominado de amilóide (de Amulon, Amilo, e lidos, semelhante). Duas estruturas distantes compõem o amilóide: o componente fibrilar, protéico e a vitamina A e B, além de carboidratos. O depósito amilóide ocorre *à la diable*, gerando diferentes manifestações clínicas. Do ponto de vista da nomenclatura, adota-se o critério de definir o processo pela letra do próprio amilóide (A) seguida pela designação da proteína (AA); no caso da transtirretina, simplifica-se o problema: TTR; se o material for a cistatina, nada mais natural do que designá-la Cis. Existem outras formas menos comuns registradas em tabelas complexas. A amiloidose é um estado mórbido resultante da conversão de proteínas solúveis em agregados fibrilares insolúveis e paralela precipitação nos interstícios celulares, podendo a condição ser primária (AL), secundária (AA), familiar, senil e localizada. Embora não haja terapêutica específica para prevenir o depósito ou facilitar a reabsorção das fibrilas, há medidas intervencionistas que podem diminuir a progressão do mal, como o uso de antiinflamatórios, de substâncias citotóxicas, cirurgia e transplante hepático.

Annes M et al. Amiloidose. *Rev Neurociências* 1997;5(1):7-13.

28. Que se entende por radiocirurgia?

R. Trata-se de procedimento técnico baseado na irradiação ionizante, para tratamento de certas lesões intracranianas, como malformações arteriovenosas, metástases e outros tumores. A essência do processo reside na emissão condensada de milhares de fótons orientados para alvos delimitados por estereotaxia. A energia de cada feixe de fótons é inócua nos tecidos por onde transita, mas letal no isocentro colimado, isto é, na área de convergência, por força das altas taxas de energia ionizante.

Álvaro de Lima Costa

29. Que é ruído biológico?

R. A liberação quântica da Ach se realiza em pacotes, no terminal nervoso; no local exato da descarga o eletródio registrador capta um sonido, chamado "ruído biológico", havendo boa evidência de que tal fenômeno acústico é gerado por breves jatos de acetilcolina em ação na membrana muscular da placa motora. O uso do curare atenua o ruído, provando assim que este resulta da atividade do neurotransmissor.

Eccles JC. O conhecimento do cérebro. São Paulo: Atheneu Ed.,1997. p. 46-47.

30. Quais são as causas prevalentes da hipertensão intracraniana benigna?

R. Podemos chamá-la também de hipertensão idiopática, dado que o termo benigno não casa bem com o processo, que ameaça seriamente a visão. Entre as causas endócrinas e metabólicas compendiam-se a obesidade associada a desordens menstruais, a gravidez e o pós-parto, a doença de Adison, acromegalia, hiperadrenalismo e retirada intempestiva da medicação por esteróides; algumas substâncias medicamentosas são inculpadas, como a vitamina A, a tetraciclina, o ácido retinóico, amiodarone, carbonato de lítio e nitrofurantoina; no capítulo hematológico cita-se a anemia ferropriva, cabendo ainda referência à síndrome da sela vazia, à hiperproteinorraquia, à mononucleose infecciosa e à síndrome pickwickiana. O duo patológico da hipertensão consiste em cefaléia e perda gradual da visão, caso não haja intervenção terapêutica.

Fishman RA. Brain Edema and Disorders of Intercranial Pressure. In: Merritt's Textbook of Neurology 9th ed. Baltimore: Williams & Wilkins, 1995. p. 306-307.

31. Seriam corretas as expressões anoxia e hipoxia?

R. Não, certamente não. O efeito danoso consecutivo ao deficiente suprimento energético dos tecidos deveria chamar-se hipoxidose, visto que hipo e anoxia referem-se à questão física (teor de oxigênio) e não às condições biológicas do tecido privado do gás. Até mesmo hipoxidose não é o termo ideal, incapaz que é de exprimir a lesão biológica dos tecidos. Melhor será, conforme propõe Strughold, aplicar no caso a expressão disergose (*dis*, perturbação, carência, e *ergon*, trabalho), visto que este verbete enfatiza a inadequada oferta de energia, em vez do decréscimo da tensão de oxigênio.

Pentschew A. Instruction to intoxications. In: Minckler J. Patology of the Nervous System. N.Y.: McGraw-Hill, 1979. p. 1619.

32. Cite duas aplicações clínicas da maconha.

R. Canabinóides ligam-se a receptores específicos no SNC e possuem aplicação terapêutica potencial, como antiemético – útil em alguns pacientes com câncer, em uso de quimioterapia – e no tratamento do glaucoma, por efetivamente reduzirem a pressão intra-ocular.

Berman S, Orell S.The Organ Systems: volume Two. USA: Kaplan Medical, 1997. p. 390.

MISCELÂNEA

33. Estabeleça, nas colunas abaixo, a relação correta entre o glossário e o seu significativo.

1. Sidero	A) Animal (biotério, teriatria: medicina veterinária)
2. Ulo	B) Membro (melotomia: amputação de membro)
3. Limo	C) Nuvem, turvação (nefelopia: visão turva)
4. Hebe	D) Gengiva (ulorragia: sangramento gengival)
5. Élitro	E) Imagem gráfica (encefalograma)
6. Tério	F) Puberdade (hebetação: embotamento intelectual nos púberes)
7. Grama	G) Ferro (sideropenia: carência de ferro)
8. Melo	H) Ovo, ovário (oosfera: óvulo)
9. Oo	I) Fome (bulimia, limoterapia: tratamento pelo jejum)
10. Nefelo	J) Vagina (elitrorrafia: sutura vaginal)

R. 1 – G; 2 – D; 3 – I; 4 – F; 5 – J; 6 – A; 7 – E; 8 – B; 9 – H; 10 – C.
Álvaro de Lima Costa

34. Qual a função da transtirretina (TTR)?

R. Também chamada de pré-albumina, a TTR, elaborada no fígado e no plexo coróide, destina-se ao transporte dos hormônios da tireóide, bem assim da vitamina A. Modificações genéticas da molécula transtirreana, envolvendo a substituição de apenas um único aminoácido, são a causa mais freqüente da amiloidose hereditária, como na polineuropatia familiar portuguesa, na cardiomiopatia familiar dinamarquesa e na amiloidose senil generalizada. Em aditamento, o vocábulo amiloidose caracteriza o depósito extracelular de material proteináceo, de forma localizada ou sistêmica.
Anes M *et al.* Amiloidose. *Revista Neurociências* 1997;5 (1):7-13.

35. Que doenças neurológicas estão candidatas a enxerto neural?

R. Cumpridas algumas exigências básicas, entre as quais a carência ou a insuficiência de elementos neuronais críticos, o transplante neural tem sido cogitado, como na doença de Parkinson, a qual serviu de modelo para a maioria das estratégias empregadas para o enxerto em outras afecções nervosas. Aos exemplos: a doença de Alzheimer, com aspectos bioquímicos e histológicos justapostos ao parkinsonismo, por conta de deficiência colinérgica e perda celular no núcleo de Meynert; a enfermidade de Huntington, com deficit estriatal, a ser corrigido por implante; a epilepsia, em geral, mediante a restauração de circuitos e acréscimo de interneurônios inibitórios; a mielopatia transversa, mediante a restauração neuronal por vários procedimentos; estados dolorosos, com adição de células opiódes; uso de fibroblastos ou de células modificadas para elaboração da tirosino-hidroxilase e outras enzimas, fatores de crescimento etc. Até linhagem de células cancerosas, como fontes de secreção, mas encapsuladas, fazem parte dos experimentos de enxertia. A substituição de grupos neuronais perdidos é viável, mas ainda estamos nos primórdios deste importante capítulo da terapêutica neurológica restauradora.

Turner DA. Enxerto Neural: evolução clínica de um conceito laboratorial. Year Book de Neurologia e Neurocirurgia, 1995.

36. Que relação existe entre a mosca e o sistema nervoso?

R. As moscas do gênero *Drosophila* sso insetos dípteros, dos quais se conhece cerca de 300 espécies, desenvolvidas em áreas neotropicais, junto à matéria orgânica fermentada ou em decomposição, principalmente frutas podres. A espécie *Melanogaster* é de grande utilidade em estudos de genética, por ter células dotadas de cromossomas gigantes e ciclo evolutivo de 15 dias. É, portanto, fácil a manipulação do seu genoma, que favorece mutações em ampla escala; a *Drosophila melanogaster* constitui modelo de estudo em diversas doenças humanas, entre as quais os processos neurodegenerativos, sobretudo porque nestes insetos a deterioração das estruturas neurais é vagarosa, com alta taxa de apoptose cerebral. Além disso, a desintegração no córtice cerebral da *Drosophila* exibe morfologia semelhante às do cérebro humano, com formação de placas amilóides extracelulares e organização de filamentos intraneuronais, tal como se observa na doença de Alzheimer. Com esse modelo em mãos, pode-se utilizar a genética da *Drosophila* para saber mais sobre as afecções neurodegenerativas humanas e destarte encontrar meios e modos de preveni-las e até mesmo curá-las.

Fortini ME *et al.* Modeling human neurodegenerative diseases in Drosophila. On a wing and prayer. Alzheimer hoje, Novartis 2000;1(1):10.

37. Dos infortúnios do homem, qual o principal?

R. O Eclesiastes cita a idade avançada, entre os principais. E sua descrição da decrepitude é de uma crueldade amarga. Nos dias maus que vão chegando, dirás: não experimento mais nenhum prazer; antes que obscureçam o sol, a lua e as estrelas, já me extinguem a visão e as forças intelectuais; os guardiões da minha casa (os braços) já tremem, as pernas se curvam, e os que moem (os dentes), já não os há; os batentes da porta (micção, defecção) emperrados estão; os barulhos da mó levantam os passarinhos, mas a mim nada me afetam (surdez); nem mais trauteio (perturbação da palavra) e tudo que é alto me ofega. A pele já fenece e o tempo nela cava sulcos. Vou morrer desgostoso porque durei além da conta.

Adaptado de Simone de Beauvoir. A Velhice. Ed. Gallimard, 1970. p. 117 e seguintes.

Apêndice: Platão insiste nas obrigações dos filhos para com os pais: "Não podemos possuir nenhum objeto de culto mais digno de respeito do que um pai, a mãe ou a avó, todos oprimidos pela velhice".

Álvaro de Lima Costa, o próprio.

38. Quantos e quais são os tipos de agnosia visual?

R. Consecutiva à lesão do córtice occipital, comprometendo a área estriada esquerda, verificam-se três modalidades de agnosia visual: 1. agnosia para os objetos, que evidentemente não são visualmente reconhecidos; 2. agnosia verbal ou alexia, coincidente com o não reconhecimento de números; 3. agnosia para as cores, e 4. agnosia visual espacial ou incapacidade absoluta ou relativa de localização dos objetos vistos.

Morin G. Phisiologie du Système Nerveux Central. Paris: Masson Ed., 1948. p. 194.

39. Que se entende por distrofia neural?

R. São as alterações cutâneas, musculares, ósseas e articulares que acompanham uma afecção neurológica. O exemplo clássico de neurodistrofia foi retratado inicialmente por Charcot ao dissertar sobre as artropatias tábidas. Algumas lesões neurológicas incorporam distúrbios do trofismo como parte da sua semiologia, a exemplo da pré-citada tabes dorsal, da acropatia úlcero-mutilante e da siringomielia. Ao lado das artropatias clássicas, contemplam-se ainda as acro-osteólises, como na polineuropatia familiar amiloidótica, as paraosteoartropatias, neurógenas, e as fraturas espontâneas, sendo de citar, outrotanto, a hemiatrofia facial de Parry-Romberg, a acropatia úlcero-mutilante e certas doenças chamadas tróficas, exemplificadas nas síndromes ombro-mão e osteoporose álgica pós-traumática.

Gil R et al. Troubles trophiques. *Encyc. Med. Chirug.* (Paris) 1970;17014–A1º:1-8.

40. Que são abstêmios?

R. Assim são considerados os indivíduos que não consomem bebidas alcoólicas. A denominação "bebedores moderados e de risco" designa o nível de consumo com base no ônus à saúde. O débito de risco, ou *Hazardous use*, segundo o critério da OMS, exprime-se pela ingestão de mais de 14 doses por semana ou quatro por vez. Há evidência de que a ingestão moderada de álcool se associa a alguns benefícios à saúde, desde que o uso seja baixo e não rotineiro. O abuso do álcool se retrata pela presença dos seguintes fatores: deterioração significativa das obrigações profissionais, criação de problemas legais, interpessoais e sociais, abandono das atividades comunitárias, incontinência verbal etc. Conseguir a abstinência, isto é, recuperar o alcoólatra exige ciência, arte e determinação, além de grupos de auto-ajuda, vale dizer, um enfoque multidisciplinar. A prevenção farmacológica da recaída dispõe de poucas drogas, como o dissulfiran e a naltrexona, aprovadas pela FDA.

O'Connor PG et al. Pacientes com problemas relacionados ao álcool. *N Eng J Med* 1998;338(9):592-601.

41. Quais as principais alterações do desenvolvimento cerebral?

R. Das anomalias com maior substrato anatômico citam-se as seguintes:

- *Porencefalia,* relacionada à vascularização do cérebro e caracterizada pela ausência de substância nervosa, habitualmente bilateral e com ampla comunicação com os ventrículos laterais.
- *Heterotopia* da substância cinzenta, de tamanho e forma variável, disseminada no centro oval e corpo caloso, formando ilhotas pardas, com estratificação celular desordenada.
- *Status Marmoratus* do estriado, resultante de hipermielinização das vias em trânsito pelos núcleos basais. A doença de Little às vezes tem como substrato patológico o aspecto marmóreo do complexo estriário.
- *Megaloencefalia* ou crescimento exagerado do tecido cerebral. Na falsa macroencefalia predomina a astroglia, elevando o peso do cérebro até aos 2.850 g, como no caso publicado de um idiota de 21 anos.
- *Esclerose tuberosa,* com nódulos disseminados pela substância cinzenta, constituídos pelo acúmulo de elementos gliais.
- *Hidrocefalia,* condicionada pela estenose do aqueduto (excesso de proliferação glial periependimária).
- Agenesia de nervos cranianos.
- Agenesia de comissuras cerebrais, como o corpo caloso.
- *Paquigiria:* circunvoluções espessadas.
- *Lissencefalia:* ausência de circunvoluções.
- *Microencefalia:* cérebro de tamanho reduzido.

Maffei WE. As bases anatomopatológicas da neuriatria e psiquiatria. São Paulo. 1915;1:100-150.

42. Qual o autor do livro "Epilepsia e Crime"?

R. Um jovem doutorando, Afrânio Peixoto, em substanciosa tese, na qual desfilam os gênios da humanidade, marcados pela aura trágica. O trabalho de Afrânio teve ressonâncias além-mar, dele se ocupando Benedicket, Tolouse, Enrico Ferri, Chaslin e outros.

Menezes G. Notícia de Afrânio Peixoto. Rio de Janeiro: Ed. Nobre Gráfica, 1970:21-22.

43. Como definir esquizoencefalia?

R. Entende-se como tal a presença de fendas cerebrais constituídas durante a fase do desenvolvimento pré-natal. Uni ou bilateralmente localizadas, ditas fendas se repartem em dois grupos; fechadas nos seus bordos ou francamente abertas. Clinicamente, a esquizoencefalia se exterioriza por convulsões, disfunção motora, déficit intelectual e episódios psicóticos, associados estes à grandeza da malformação.

Alexander RC et al. Schizencephaly associated with psycosis. *J Neurol Neurosurg Psychiatry* 1997;63:373-375.

44. Como se retrata a embolia periférica?

R. O sintoma dominante é a dor, embora ausente em cerca de 30% dos casos. Ao lado da dor aparecem as disestesias (dormência, alfinetadas, formigamento), frialdade e palidez da pele. É comum a hipoestesia cutânea e às vezes completa anestesia da região conflagrada. Se a isquemia consecutiva à embolia não se corrige em breve prazo, surgem impotência e contratura muscular, alterações tissulares irreversíveis, cianose negra e gangrena. O sinal mais importante para o diagnóstico de obstrução vascular periférica é a ausência de pulsações, máxime quando se sabe presente anteriormente.

Medeiros A. Oclusões arteriais agudas. Urgências Roche, s/d.

45. Quais os *Estatus disraficus* mais comuns?

R. *Estatus disraficus* são malformações que resultam da oclusão neural incompleta ou de seus envoltórios. As mais freqüentes são:
- *Anencefalia:* não-formação do cérebro, resultado da falha na oclusão do tubo neural ao nível do encéfalo. O feto é sempre inviável.
- *Espinha bífida oculta:* disrafismo dos ossos da coluna vertebral. Diagnóstico radiológico e suspeita clínica pela presença de tufo piloso lombossacro.
- *Meningocele:* malformação sacular, resultando protrusão das meninges.

- *Meningomielocele:* o mesmo que meningocele acrescido do conteúdo medular dentro do saco. Lesão freqüentemente associada à malformação de Arnold-Chiari.
- *Encefalocele:* malformação sacular que resulta da protrusão das meninges e do tecido cerebral, através de um defeito do crânio.

Berman S, Orell S. The Organ Systems: volume Two. USA: Kaplan Medical, 1997. p. 300.

46. Anatole France e as Academias.

R. Para Anatole France, os velhos se apegam demais às próprias idéias, sendo por isso obstáculo ao progresso. E para garantir o dito progresso, os povos primitivos faziam churrasco dos velhos. Ou então os mandavam para as Academias, o que é uma forma cristã de embalsamá-los. O canibalismo dos velhos era costume, por exemplo, entre os nativos da ilha de Fidji.

Melo ALN. Psiquiatria. Civilização Brasileira, 1979;II:318.

47. Que pensa Eurípedes sobre a mulher?

R. É um flagelo desmedido. Para se livrar de tamanha praga, o genitor oferece dote a quem a leva. A mulher não deve ter à sua volta nenhuma serva, mas sim viver no meio de mudos animais, não tendo nada a quem dizer e de quem ouvir palavras. Há também outros defeitos, mas estes bastam. Assim pensam os talibãs, lá no Afeganistão.

Ronai P. Dicionário Universal de Citações 2ª ed. Rio de Janeiro: Ed. Nova Fronteira, 1985. p. 650.

48. O som tem cor?

R. A cor do som, freqüentemente mencionada pelos roqueiros e outros atormentadores musicais, é manifesta realidade científica, denominada sinopsia musical. Isaac Newton foi dos primeiros a estudar o problema, no qual o som se corporifica e passa a ser interpretado visualmente. Cada som possui a sua correspondente cor, a ponto do pianista Lazso diagramar uma escala musical colorida. Há como que uma relação recíproca entre audição colorida e cor audível, de sorte que cada cor tem o seu apropriado som. Para o poeta Rimbaud, o a é negro, o é branco, e o i, vermelho, o o, verde, e o u, azul. O filme *Fantasia*, de Walt Disney, baseia-se em boa parte neste curioso fenômeno do som colorido. Estudando a atividade elétrica cerebral, Gerard, Marshall e Saul verificaram que a resposta elétrica a um estímulo auditivo exacerba-se quando se projeta um foco luminoso na retina, embora não haja conexões entre vias auditivas e luminosas. Na intoxicação pela mescalina, o indivíduo sente, vê, degusta e cheira o som.

Dufre-Elder WS. Text-book of Ophthalmology. London: Henry Kimpton. 1949; IV:3.700.

49. Quais são os efeitos colaterais da terapêutica pela imunoglobulina?

R. Consistem eles, predominantemente, em reações febris, hematúria microscópica e meningite asséptica. Em dose elevada, pode este imunomodulador aumentar a viscosidade sangüínea e gerar situações de tromboembolismo cardíaco e cerebral em pacientes submetidos a infusões mensais. O aumento significativo da viscosidade sérica exige cautela e monitorização prévia, concomitante no decurso da terapêutica.

Dalakas MC. Imunoglobulina intravenosa em dosagem elevada e viscosidade sérica. *Neurology* 1994;44:223-226.

50. Existe gravidez masculina?

R. Apesar de escassos relatos a respeito, alguns homens apresentam sintomas como: ganho de peso, náusea e dor de dente durante a gravidez de suas parceiras (síndrome de Couvade). Além disso, muitos homens procuram menos por cuidados médicos, durante o período gestacional de suas esposas, do que em outras épocas.

Quill TE *et al*. Health-care seeking by men in their spouse's pregnancy. *Psychosom Med* 1984;46:277-283.

51. Qual a causa predominante da síndrome de Reye?

R. Há significativa associação entre a síndrome de Reye e a ingestão de silicilatos, como medicação para a varicela e infecções respiratórias. A conexão entre os dois parceiros – silicilatos e síndrome de Reye – levou a FDA a estabelecer campanha contra o uso da aspirina em crianças e adolescentes com infecções próprias desta quadra da vida.

FDA *Drug Bull* 1985;15:40-41.

52. Quais as principias malformações intra-uterinas e perinatais que podem ser observadas no neonato?

R. • *Estatus disraficus*: malformações que resultam da oclusão neural incompleta ou de seus envoltórios.

- *Malformação de Arnold-Chiari*: sempre associada a amígdalas cerebelares glióticas, que herniam através do forame magno.
- *Síndrome de Dandy-Walker:* trata-se de uma constelação de malformações, incluindo hipoplasia ou aplasia do *vermis* cerebelar, e um grande cisto do IV ventrículo.
- *Siringomielia:* desenvolvimento progressivo de uma cavidade cística intramedular, usualmente na medula cervical. Pode ser idiopática, secundária a um trauma, hemorragia, infarto ou estar relacionada com neoplasia intramedular.
- *Agenesia do corpo caloso:* resulta num ventrículo cerebral único. Associa-se a retardo mental e outras malformações.
- *Hidranencefalia:* condição na qual um fino saco gliótico repleto de liquor substitui os hemisfério cerebrais. O tronco cerebral e o cerebelo estão relativamente preservados. Isto possivelmente é causado pela obstrução ao fluxo sangüíneo carotídeo durante o desenvolvimento fetal.
- *Porencefalia:* cisto intracranial que comunica o espaço subaracnóide e intraventricular.
- *Holoprosencefalia:* é uma falha da divisão do cérebro anterior, resultando num único, grande hemisfério com um único ventrículo. Pode estar associada a trissomia 13.
- *Arquinencefalia:* falha no desenvolvimento da região olfatória e da porção nasal da face.
- *Leucomalácia periventricular:* é o achado mais comum após prematuridade, com resultante hemorragia intraventricular, hipoxia-isquemia ou ambos.

Berman S, Orell S. The Organ Systems: volume Two. USA: Kaplan Medical, 1997. p. 301.

53. Em que consiste a lei de Bell e Magendie?

R. Esta lei determina que a raiz espinhal anterior ou ventral conduz os influxos das partes centrais do sistema nervoso aos músculos esqueléticos, sendo portanto eferente e motora; e a raiz posterior ou dorsal leva os sinais periféricos aos centros do neuraxe, sendo assim aferente e sensitiva.

Dos Compêndios de Neurofisiologia.

54. Quais são as propriedades do gene?

R. A primeira é a reprodução: um gene deve reproduzir-se em idêntica forma a cada divisão celular; e mesmo quando a sua estrutura é alterada, por mutação, a nova forma, ainda assim, deve ser capaz de reprodução. A segunda propriedade é a recombinação: cada gene deve ser capaz de emparelhar,

ponto por ponto, com um outro exemplar do mesmo gene, de modo que se permitam trocas materiais entre eles e dentro deles. A terceira propriedade é a função: cada gene deve ser apto a influenciar o funcionamento da célula.
Luria SE. Vida: experiência inacabada, Ed. Itatiaia, Belo Horizonte, 1999:41.

55. Quais as alterações cerebelares da embriaguez alcoólica?

R. A embriaguez alcoólica representa um paradigma de afecção pancerebelar transitória. A marcha do indivíduo embriagado é titubeante ou, com mais forte razão, marcha ebriosa, insegura, oscilante; o equilíbrio, conseqüentemente, está afetado, tanto o estático como o dinâmico; a elocução é escandida, silabada, balbuciante; os gestos, amplos, dismétricos e trêmulos. Tais são, no conjunto, os sinais cerebelares do etilismo agudo.
Hallen O. Neurologia prática. São Paulo: EPU, 1978. p. 71.

56. Quais as condições em que o cromossoma Y está ausente?

R. Modelos da espécie são a síndrome de Turner, de Bonnevie – Werich e a disgenesia gonadal. Os indivíduos XO são cromatina-negativos e têm constituição cromossômica 45/XO. Criados como meninas, possuem baixa estatura, pescoço alado e implantação baixa das orelhas, genitália externa juvenil e ovário limitado apenas a uma faixa de tecido conjuntivo. Em alguns casos há coartação da aorta e deficiência mental. Mulheres XXX (superfêmeas) exibem dois corpúsculos de Barr em muitas de suas células; são habitualmente retardadas, mas seu aspecto físico é comumente normal.
Thompson JS et al. Genética Médica. Rio de Janeiro: Liv. Atheneu, 1970. p. 115-116.

57. Depois da vida, o que o Direito deve assegurar?

R. A incolumidade corporal trata-se de bem fundamental, protegidos pelo Direito Penal, que entende por lesão corporal qualquer alteração desfavorável produzida no organismo de outrem, anatômica ou funcional, física ou psíquica. Em todo caso é necessário que o dano ao corpo ou à saúde não seja insignificante. O uso prejudicial de anestésicos ou inebriantes, bem como provocação de perturbação nervosa entra na categoria de lesão corporal.
Anibal Bruno. 4ª ed. Ed. Rio, 1976. p. 181-184.

58. Quais as alterações medulares congênitas?

R. A questão é de interesse prático limitado, visto que os fetos nascidos com malformações medulares sobrevivem pouco tempo ou são natimortos.

Mencione-se inicialmente a amielia ou ausência de medula espinhal. Com freqüência deparam-se neste caso com profundas anomalias encefálicas, mas persistem as raízes, gânglios e nervos. A diplomielia, ou duplicação da medula, e a diastomielia ou alargamento central se limitam a uma curta extensão, raramente interessando a todo o eixo medular. Os fetos, nestes casos, não são viáveis, por causa de algumas monstruosidades que impedem a sobrevivência.

Carecem de importância outras anomalias embriológicas, como o circuito aberrante da via piramidal, as distopias, assimetrias e heterotopias da coluna de Clarke. As rasquíqueses, por restringirem-se ao estojo vertebral, serão comentadas em outro tópico.

Bodechtel A. Enfermedades de la Médula. In: Altenburger *et al*. Enfermedades del Sistema Nervioso, Tomo Quinto. Barcelona: Ed. Labor, 1944. p. 1144-1145.

59. Qual a primeira doença humana comprovadamente determinada por mutação do DNA?

R. A primazia compete à neuropatia óptica hereditária de Leber, designada pela sigla LHON. Manifesta-se o mal por perda aguda ou subaguda da visão, em adolescentes e jovens masculinos, exteriorizando-se o processo por edema do nervo óptico e microangiopatia teleangectásica. Cerca de um quarto dos enfermos recupera espontaneamente a visão. Outras manifestações neurológicas podem ser rastreadas, como doença multissistêmica, MELAS, esclerose múltipla, sintomas de necrose estriária, além de alteração deletéria do mtDNA e presença de fibras musculares esgarçadas.

Gascon CG et al. Mitochondrial Enzyme Defects. In: Goetz CG *et al*. Text Book of Clinical Neurology. Saunders Co., 1999.

60. Que é propósito?

R. Em nosso idioma, significa intenção, intento ou algo que se pretende fazer. Em genética, é o membro familiar que primeiro chama a atenção do investigador para a eventualidade de uma afecção hereditária. Neste mesmo sentido fala-se em probando ou caso índice. Não é, pois, o propósito o primeiro da série, mas o que primeiro suscitou desconfiança de mal genético numa dada comunidade familiar.

Dos Manuais de Genética.

61. Quais as conseqüências médicas da alvorada do milênio?

R. Num oportuno e extraordinário Editorial, o Redator-chefe do J.B.M. menciona a ameaça de colapso de equipamentos médicos computadorizados, por força do pandemônio resultante da confusão entre os dois dígitos finais do ano 2000 e os de 1900, registrados pelas máquinas. Os mais de 100 mil computadores de grande porte e os 25 milhões de produtos eletroeletrônico estarão certamente expostos ao chamado "*bug* do milênio", no rastro do qual emergirão conflitos de dados sobre os pacientes, mistura de datas e perda de informações inestimáveis e mais outras alterações de funestos resultados. Entre os aparelhos prejudicados pelo "*bug*" figuram os monitores de sinais vitais e os de hemodiálise.

Silveira JC. O bug do milênio. *JBM* 1999;76 (85):3.

62. Como tornar mais proveitosa a relação médico-paciente?

R. 1. O consulente é intuitivo e percebe de pronto a maneira com que é recebido pela enfermeira e pelo médico; cordialidade discreta, sem expansões.

2. Ouvir com atenção o relato do consulente, mesmo que pareça absurdo.

3. Preencher formulário após – e não durante a anamnese.

4. Não consultar o relógio durante a entrevista e o exame físico.

5. Deixar a cargo da atendente qualquer ligação telefônica ou interferência.

6. Praticar a virtude da paciência.

7. No exame físico, considerar a integralidade do ser, composto de corpo e alma, e a ambos cuidar com destreza, segurança, usando todos os meios de exploração regularmente indicados.

8. Exibir o profissional aspecto sadio, apresentação higiênica, discrição, fisionomia tranqüila, comedimento, urbanidade.

9. Preparo técnico e moral, constantemente revigorados.

10. Não se aventurar em técnicas de que é neófito, obedecendo a recomendação de Hipócrates: "não praticarei a operação da talha".

Álvaro de Lima Costa

63. Que é fotoforese?

R. Trata-se de técnica imunorreguladora, baseada na reintrodução de linfócitos, submetidos previamente a composto fotoativo *(methox – salem)* e aos raios ultravioleta A. A associação de imunossupressores à fotoforese reduziu de muito o risco de rejeição cardíaca, sem aumentar a incidência de infecção.

N Engl J Med 1998;339(24):1744-1751.

64. Que é linha espondilía?

R. Correspondente à linha vertebral, que os anatômicos usam em lugar da linha mediana posterior. O substantivo espôndilo provém do grego *Spondilos*, a vértebra.

Pinto PA. Termos e Locuções. Rio: Tip. Rev. dos Tribunais, 1924. p. 32.

65. Que significa ontologia?

R. É a ciência do ser em si, oposta à antropologia, que representa o estudo do homem. A ontologia é a procura do absoluto, isto é, o escopo último de toda filosofia.

Júlia D. Dicionário de Filosofia. Rio: Larousse, 1964. p. 235.

66. Que é *homo ludens*?

R. É aquele que sente necessidade de cultivar o prazer, a brincadeira, o jogo. A vertente lúdica é condição inata da natureza humana, como se constata na criança que esboça sorriso. Como Heráclito, o homem está mais próximo de si quando atinge a seriedade de uma criança brincando.

Sanvito WL. O nó do mundo. São Paulo: Ed. Atheneu Cultura, 1995. p. 115.

67. Quais são os sintomas dominantes da neurossenescência?

R. Como predominam eles no sistema nervoso, dão ao técnico e ao leigo a impressão de que a velhice é mentalmente uma segunda infância. Os idosos, diz Aristophanes, são crianças outra vez. As alterações neurológicas dos octogenários, sobretudo as mais consistentes, são as seguintes: 1. sinais oftalmológicos, como miose e lentidão reativa às variações luminosas, presbiopia, debilidade na convergência, limitação do olhar conjugado para cima e abolição do fenômeno de Bell; 2. progressiva perda auditiva; 3. redução olfatória e gustativa; 4. limitação da atividade motora, da coordenação e da energia muscular; 5. diminuição volumétrica dos músculos, particularmente os interósseos dorsais; 6. alterações na postura e na locomoção; 7. diminuição ou abolição do reflexo Aquileu; 8. alterações das funções cognitivas, da memória e da personalidade.

Adams RD et al. Principles of neurology 5th ed. New York: McGraw-Hill, 1993. p. 528-529.

68. Que é esoterismo?

R. A palavra vem do grego, *esoterikós*, que significa "peculiar aos íntimos", "aos de dentro"; esotérico também se aplica às expressões "eu te abro a porta", "eu te faço entrar", com o sentido de permitir que as pessoas de fora adentrem para conhecer a verdade oculta. Em suma, esoterismo é sinônimo de ocultismo, isto é, de conhecimento transcendente, não reconhecido pela ciência.

Machado L. O Cérebro do cérebro. Rio de Janeiro: Lima Composer, 1991. p. 84.

69. Como explicar a hérnia discal?

R. A ciática e a neuralgia braquial sempre foram havidas como situações mórbidas comuns, porém a gênese discal de tais condições só veio a ser conhecida lá pelos idos de 1916, graças aos trabalhos da escola francesa, a partir de Sicard, para quem a ciatalgia era conseqüência de lesão irritativa radicular. A partir de então, empenharam-se os neurocirurgiões em vasculhar o canal lombar, aí deparando-se com fragmentos soltos de cartilagem, a comprimir raízes da cauda eqüina. Elsberg chamou-os de encondromas, cabendo a Dandy e a Petit Dutaillis o reconhecimento de que se tratava de simples fragmentos luxados dos discos intervertebrais. Mixter e Barr corroboraram as investigações precedentes, mas só a partir de 1945 a lombociática passou a ser apontada como resultante de compressão radicular, pelo disco intervertebral herniado, principalmente os dois últimos (L4-L5), mais volumosos, e sobre os quais gravita o peso todo do corpo. Convém frisar que de todas as estruturas do organismo, o disco intervertebral é uma das formações que mais precocemente padecem da chamada involução senil, dissecando-se e desidratando-se já a partir dos 20 anos de idade. À luz deste processo degenerativo, fisiológico e gradual, formam-se as protrusões do disco e o deslocamento patológico do núcleo pulposo. Em cerca de 60% dos casos, a hérnia discal principia com um esforço, protuberando o disco inteiro ou o seu núcleo, ora centralmente, ora para os lados. A conseqüência fundamental é a dor.

Alberto Lasierra. Hernias discales de la region lumbo-sacra. In: Obrador S *et al.* Monografia 2. Ed. Madrid: Paz Montalvo, 1956. p. 285-328.

70. Vão adiante algumas "perguntas de algibeira", colhidas ao acaso nos manuais de neurologia.

A) Dos bilhões de neurônios, um grupo deles não possui axônio. Quais são eles?

R. São células amácrinas, localizadas na camada plexiforme interna da retina; seus dendritos fazem contato com numerosas células ganglionares; não são descritos axônios nestes neurônios, os quais reagem primariamente às variações súbitas da luminosidade, para mais ou para menos (Curtini B. Visual

System, in An Introduction to the Neurosciences. Philadelphia:S aunders Co., 1972:440-441).

B) Por que fascicula o músculo desnervado?

R. A Ach estimula a fibra muscular se microinjetada na região correspondente à placa motora, isto é, no receptor específico; o resto da fibra é insensível ao transmissor. No músculo ou na fibra desnervada, toda a sua superfície se torna sensível a Ach, ao fim de algumas semanas; daí a reação contrátil, que toma o nome de fibrilação ou fasciculação (Idem: 117).

C) Qual a estrutura nervosa que se hipertrofia após desnervação?

R. A oliva inferior, em conseqüência da lesão do triângulo de Mollaret (mioclonia palatal), havendo assim desaferentação olivar.

D) Por que o fórnice e o giro fornicato têm este nome?

R. Ambas as palavras significam em arquitetura abóbada ou arco; justamente sob estas estruturas se praticava e se pratica o coito, a cópula, a fornicação; no cérebro, as duas estruturas têm perfil de abóbada; daí o nome de fórnice e fornicato, lugar e abrigo dos fornicadores.

E) Qual o significado da palavra beribéri?

R. A palavra é de origem singaleza, significando "eu não posso", dado à fraqueza dos membros.

F) Em que condições o neurônio pode ter dois núcleos?

R. A duplicação do núcleo neuronal pode ser observada no idoso sadio, nas células nígricas da doença de Parkinson, nas células medulares da doença Wernig-Hoffmann, na neurosífile. Já foram assinalados quatro núcleos num neurônio (Buttler – Bentano).

G) Qual o significado do verbete: clínico?

R. A palavra clínico tem como raiz o termo *clin*, que significa pender, inclinar-se sobre o leito do enfermo.

H) Em que se diferencia a imortalidade da eternidade.

R. Imortalidade significa vida perpétua, como a dos nossos ingênuos acadêmicos; eternidade é vocábulo que se aplica àquele que nunca nasceu. Deus é eterno.

I) Quais as sensações exclusivamente transmitidas pelo feixe espinotalâmico?

R. Compete ao feixe espinorreticulotalâmico conduzir as sensações de dor, temperatura, frio, sensações sexuais, prurido, fadiga muscular e cócegas.

J) Qual a diferença entre os reflexos de Rossolimo e de Hoffmann?

R. Em caso de espasticidade, o reflexo de Rossolimo se manifesta por flexão dos pododáctilos à percussão de sua face plantar; e o de Hoffmann pela flexão dos quirodáctilos.

K) Qual o aspecto histológico dos músculos na paralisia periódica?
R. Os músculos comprometidos exibem estriação normal, porém aglomerados de vacúolos com diâmetro variado.

L) Como atuam os benzodiazepínicos na espasticidade?
R. Os benzodiazepínicos apresentam elevada afinidade para os receptores gabaérgicos, favorecem a liberação pré-sináptica de gaba e, paralelamente, deprimem a resposta pós-sináptica do glutamato.

M) Quais os segmentos comprometidos na doença de Takayasu?
R. A doença de Takayassu é uma panarterite oclusiva, de localização segmentar, com incidência prevalente em mulheres jovens, do grupo étnico oriental e latino. Os segmentos vasculares mais comprometidos são os ramos da croça da aorta, pelo que desaparecem os pulsos carotídeos e braquiais. Trata-se, patologicamente, de inflamação granulomatose, com células gigantes e fibrose, envolvendo as três túnicas da parede vascular. Etiogenicamente, é considerada doença auto-imune. (Domingos de Paola. Angeítes necrosantes, Rio de Janeiro 1984;3(2):91.)

N) Por que não se deve falar em febre alta, baixar a febre etc.?
R. Melhor é dizer temperatura alta ou febre em temperatura elevada.

O) Que é geloterapia?
R. Gelassoterapia, ou erroneamente geloterapia, do grego *gelasein* ou pendor pelo riso, é o tratamento realizado mediante à provocação do riso. As lágrimas risonhas são chamadas *da Krya gelasasa*.

P) Se envelhecermos por partes, qual a primeira a decrescer?
R. Já entre os 12 e 14 anos começa a decrescer a elasticidade do cristalino e a comprometer, por conseqüência, a acomodação visual.

Q) Qual o significado da predominância de células de axônio curto no córtex cerebral?
R. Para Cajal, o grande número de células de axônio curto constitui a expressão anatômica da delicadeza da função cerebral no homem.

R) Além do teor gramatical e semântico, o que é também importante na comunicação verbal?
R. A entonação e musicalidade da frase.

S) Qual a razão da palavra influenza para uma das mais devastadoras pragas que assolou o mundo?
R. A devastadora praga que afligiu mais de 20 milhões de pessoas teve o nome de influenza porque se acreditava que a epidemia era conseqüência da má influência climática, gerada por infeliz conjunção de astros.

T) De étimo grego, qual o significado da palavra epilepsia?
R. Fulminar.

U) Cite duas áreas imunologicamente privilegiadas.
R. Cérebro e câmara anterior do olho.

V) Qual o efeito do riluzole na ELA?
R. Há quem admita seja a ELA consecutiva à ação tóxica do glutamato nas sinapses das colunas anteriores da medula e áreas correspondentes no tronco cerebral; o glu atuaria à mercê da ação excitotóxica, cálcio dependente. Entre os medicamentos que modulam a ação glutaminérgica conta-se o riluzole, que parece demonstrar certa eficácia em pacientes com a forma de início bulbar. (Bensimon G. *et al.*, Um estudo controlado do Riluzole na Esclerose Lateral Aminotrófica, N. Engl. J. Med. 330:585-591, 1994).

W) Cabe indicação de enxerto neural na doença de Alzheimer.
R. À doença de Alzheimer tem sido proposto enxerto neural através do implante de células no núcleo basal de Meynert, responsável pela inervação colinérgica do córtex cerebral.

X) Que é leucoaraiose?
R. Por leucoaraiose entende-se as alterações localizadas ou difusas da substância branca cerebral, presentes numa boa proporção de idosos saudáveis. Nada obstante, pode a leucoaraiose representar sinal de risco para perturbações cognitivas futuras.

Y) Que porção da retina enxerga melhor à noite?
R. A periférica.

Z) Por que?
R. Na retina periférica há predomínio de células ditas bastonetes, isto é, neurônios modificados e especializados para visão de ambientes com pouca luminosidade.

De A a Z Álvaro Lima Costa

71. Em que zonas a barreira hematocerebral é permeável?
R. O emprego de certos corantes demonstra tingimento nos processos astrocitários perivasculares. Algumas áreas do parênquima encefálico são franca-

mente acessíveis, como o corpo pineal, a pituitária, a região postrema, o órgão subfornical, os plexos coróides, e o *locus ceruleus,* permeáveis a algumas substâncias, como gases, água, glicose, eletrólitos e aminoácidos que franqueiam a barreira e chegam aos espaços intra e extracelular.

Jacobson S. Neurocytologia. In: Curtis BA, Jacobson S, Marcus EM.
An introduction to the Neurosciences. Philadelphia: Saunders Co., 1972. p. 70.

72. Por que o "bafômetro" funciona?

R. O álcool (álcool etílico) é uma droga com ação sedativa, hipnótica e ansiolítica. É solúvel em água e rapidamente absorvido após ingestão oral; aproximadamente 30% absorvidos pelo estômago e 70% pelo intestino delgado. A taxa de metabolização independe da concentração sérica e mais de 90% da droga ingerida são oxidados no fígado. Cerca de 8% são excretados intacto na urina, ao passo que 2% são excretados também intactos pelos pulmões; esta é a base do "bafômetro" ou *breathalyzer test* para intoxicação.

Berman S, Orell S. The Organ Systems: volume Two. USA: Kaplan Medical, 1997. p. 382.

73. Qual o procedimento terapêutico na hidrocefalia normobárica?

R. A hemorragia subaracnóide e o trauma craniano estão entre as causas mais freqüentes do hidrocéfalo de pressão normal, cujo diagnóstico ampara-se em provas psicométricas, em dados neurossemióticos e na cisternografia com radionuclídeos. A raquicentese lombar constitui medida preditiva de valor, já que a melhora em dois ou mais testes (marcha, psicometria) indica formalmente o uso de derivação ventriculoperitoneal como terapêutica radical do processo.

Wikhelso C *et al.* Normal Pressure Hidrocephalus: predictive value of cerebrospinal fluid tap-test. *Acta Neurol Scand* 1986;73:566-573.

74. Quais os critérios para o diagnóstico da esclerose lateral amiotrófica?

R. Para o reconhecimento da ELA necessitamos de uma seriação de dados, assim escalonados:

1. Sinais de comprometimento do deuteroneurônio.
2. Sinais de dano no protoneurônio.
3. Caráter evolutivo da afecção.
4. Fasciculação.
5. Alterações neurogênicas detectadas pela eletromiografia.
6. Eletroneurocondução motora e sensitiva normais.

7. Ausência de bloqueio da neurocondução.

8. Inexistência de distúrbios sensitivos, autonômicos e esfincterianos.

Teive HAG et al. Atrofias sistêmicas que afetam principalmente o Sistema Nervoso Central. In: Mota Gomes M. Classificações e Critérios Diagnósticos em Neurologia. Rio de Janeiro: UFRJ, 1999. p. 83.

75. Como se exteriorizam as lesões do sistema nervoso central?

R. Havendo lesão destrutiva de parte do SNC, os sintomas dela oriundos se dividem em: 1. Negativos, resultantes diretos da injúria do tecido ou segmento neural; 2. positivos, derivados da liberação das partes conexas ou subordinadas à área comprometida; 3. sintomas de reorganização ou de compensação, proporcionados por mecanismos fisiológicos não afetados. Deve-se ter em vista o fato de que a lesão, não sendo destrutiva, atua como agente irritativo, a exemplo da dor e do espasmo.

Gordon Holmes. Introducion a la Neurologia Clínica. Madrid: Ed. Alhambra, 1950. p. 12.

76. Qual a utilidade da raquicentese?

R. Termo indicativo da punção do espaço raquiano, com propósitos de exploração do canal, administração de medicamentos, introdução de contrastes, retirada de liquor e eventuais outros procedimentos. Foi Cotugno o primeiro a assinalar a presença do líquido em cérebro de peixes e répteis; Valsalva demonstrou a existência do fluido em coelhos, cabendo a Magendie a sua descrição no homem. As primeiras punções raquídeas em humanos vivos foram realizadas por Essex Wymber, em caso de meningite tuberculosa. Widal, Sicard, Ravant e Nonne demonstraram, por fim, a importante utilidade da investigação do líquido cefalorraquiano para o diagnóstico de inúmeras afecções orgânicas do neuraxe. Em nosso meio, Oswaldo Lange e Spina-França lideraram o estudo desta terceira circulação cushingniana. Obtém-se liquor por meio de punção lombar ou cisternal. Na coluna lombar, quatro são os espaços intervertebrais utilizados, pois na região não há mais medula, senão raizes da cauda eqüina. A raquicentese é inócua, exceto quando muito elevada a tensão liquórica. A punção cisternal, em mãos hábeis, é mais fácil de acesso do que a do saco lombar; sua indicação é absoluta no caso de contraste no conduto vertebral e, como antigamente, para repleção gasosa do sistema ventricular. A raquicentese lombar gera, ocasionalmente, cefaléia, vertigem e vômitos, em consequência do extravasamento liquórico pelo orifício dural, que não se fecha de imediato. Outrotanto, pode-se observar paralisia transitória do nervo abducente, o mais frágil dos nervos cranianos (exceção do vago, que vagueia pelo corpo).

Lüthy F. Líquido cefalorraquideo. In: Altenburger H. *et al*. Enfermidades del Sistema Nervioso, Tomo Quinto. Barcelona: Ed. Labor, 1944. p. 477-482.

77. Quantos são os tipos de espinha bífida?

R. Três são eles: 1. A medula espinhal se acha incorporada à parede do saco liquórico; 2. meningocele, caracterizada pela presença de meninge e raízes nervosas na bolsa herniada; 3. espinha bífida oculta, na qual a fenda da lâmina vertebral não favorece a protrusão dos tecidos subjacentes. A pele da região mostra-se pilosa ou ocupada por lipoma.

A título de curiosidade, menciono a azeda crítica de Morgagni aos seus contemporâneos, que consideravam a saliência aquosa da meningocele como proveniente da bexiga urinária.

Russel DS. Obervations on the Pathology of Hidrocephalus. London: His Majesty's Stationary Office, 1949. p. 21.

78. Que se entende por facomatose?

R. A presença de *nevus* cutâneo, o Phakos, quando múltiplo ou de alguma dimensão, constitui o que van der How classificou como facomatose. Este celebrado oftalmologista holandês reuniu sobre tal expressão três síndromes bem individualizadas: a neurofibromatose de Recklinghausen, a esclerose tuberosa cerebral de Bourneville e a angiomatose cerebrorretiniana de Kippel-Lindau. O traço de união que distingue referidas enfermidades está representado pela mancha cutaneomucosa, mais ou menos elevada, o *phacos*, às vezes bem salientes, o phacoma, ou mesmo de aspecto tumoral, o *phakoblastoma*. A neuroangiomatose encefalofacial está integrada no grupo das facomatoses, as quais se repartem em ectodérmicas, mesodérmicas e ectomesodérmicas.

Larmande AM. Neuro-angiomatose encéfalo-facial. Paris: Masson, 1984. p. 93.

79. Como se forma o sistema nervoso (SN)?

R. O SN dos vertebrados provém do segmento externo ou ectoblasto, mas substancialmente sob a ação indutora ou organizadora do mesoblasto. Graças ao organizador mesoblástico, forma-se, na parte central e mediana do ectoblasto, o denominado neuroectoblasto, do qual resultará o SN. Das partes laterais do ectoblasto, agora chamado epiblasto, origina-se a pele. Do neuroectoblasto derivam-se as partes nobres dos órgãos olfatório e auditivo. Entre o epiblasto e o neuroectoblasto, observa-se uma franja de material embrionário, chamada "crista neural", com múltipla potencialidade, pois dela geram-se tecidos e órgãos, como os gânglios raquianos e as envolturas do neuroeixo.

Em suma, o primeiro esboço morfológico do SN reside no espessamento medial do ectoblasto, mercê ação indutora do mesoblasto.

Obrador S et al. Síndromes neurológicas em las malformaciones y lesiones degenerativas del estuche cráneo-vertebral y su tratamiento neuroquirúrgico. Madrid: Ed. Paz Montalvo, 1956. p. 15.

80. Dentre as diversas anormalidades congênitas, o que é meromelia?

R. Meromelia é a ausência de um braço ou de uma perna, porém com a presença da mão ou do pé. Vale lembrar que amelia é a ausência completa de uma extremidade (exceto a cefálica), e que ucrania é ausência completa da abóboda craniana.

Berman S, Orell S. The Organ Systems: volume Two. USA: Kaplan Medical, 1997. p. 425.

81. Como evitar a automutilação nos pacientes com a síndrome de Lesch-Nyhan?

R. As mutilações nas crianças com a síndrome em causa são dolorosas e provocam sofrimentos e gritos ao se morderem. Mas tornam-se felizes quando protegidas com luvas ou imobilizadas de outra forma. Há inclusive cadeiras de rodas, especiais, nas quais se enclausuram as mãos em plástico, permitindo-lhes manipularem os dedos, sem, contudo, possibilitar mordê-los. Existem aparelhos odontológicos contensores, que evitam mutilação labial e língual, mas são sobremodo incômodos. Sob o aspecto odontológico, a melhor orientação é a retirada de todos os dentes. Técnicas de modificação do comportamento compulsivo podem levar o paciente a se controlar, evitando a extração dentária.

Sztajnberg MC. Síndrome de Lesch-Nyhan, Tese. Rio de Janeiro, 1991. p. 71-72.

82. Qual o significado da palavra diagnóstico?

R. O termo é de origem grega, de *dia*, através, e *gnosi*, conhecer. Diagnosticar é o ato pelo qual o médico, agrupando sintomas e sinais, atribui-os a uma enfermidade catalogada ou a incluir no quadro nosológico.

Álvaro de Lima Costa

83. Que é disoria?

R. Para Eppinger, a disoria, isto é, o aumento patológico da permeabilidade dos capilares e das membranas celulares, constitui o primeiro ato da tragédia a que chamamos doença ou enfermidade neural. No grande capítulo das afecções neurológicas crônicas, sejam elas hereditárias, congênitas ou adquiridas, neste vasto tema a disoria representa o eixo em torno do qual se movimenta a doença, do primeiro ao último ato. Os agentes neuropatogênicos não afetam primariamente o sistema nervoso, mas antes golpeiam a barreira hematocerebral, corporificada pela parede capilar e pelas membranas celulares.

Tal é a disoria ou disergose.

Pentschew A. Intoxications. In: Minckler J. Pathology of The Nervous System, Vol. II. New York: McGraw-Hill, 1971. p. 1633.

84. Que se conhece por física quântica?

R. O nome de física quântica nasceu da constatação de que o transporte de energia se processa sob a forma de pacotes, os quais recebem o nome de *quanta*. A teoria quântica desestabilizou a tese mecanicista de Newton, para quem, no universo, tudo é "certinho", regido por leis infalíveis. Pois pela teoria quântica vigora o princípio da incerteza, de sorte que se torna impossível determinar a velocidade e a posição do deslocamento de um elétron, já que na eletrosfera as partículas se movimentam aos saltos. Intrigante é que na área subatômica a multiplicidade espacial se associa à unidade temporal, isto é, um dado fenômeno pode acontecer ao mesmo tempo em muitos lugares. A luz, por exemplo, ora se propaga unidirecionalmente, numa seqüência de fótons, ora difusamente, sob forma de ondas. Pode-se dizer, com exatidão, o momento de um eclipse, porém a mesma convicção não existe em outras circunstâncias, como o deslocamento das nuvens e ventos, evolução das doenças e o sucesso de um ato cirúrgico. Aqui também prevalece, de certa forma, o princípio da incerteza.

Oliveira JM et al. Princípios de Neurociência. São Paulo: TecnoPress, 1997. p. 151-155.

85. Serão todos os neurônios adultos seres amitóticos?

R. Sim, com exceção da neurogênese cortical restrita em aves canoras, na época do acasalamento.

Dos livros especializados.

86. Que pensa você dos currículos, isto é, dos dados pessoais de um candidato?

R. O currículo representa trabalho unilateral, de sutil exaltação do Eu. O candidato a um posto, benesse ou situação – tal é o intuito dos currículos, procura calçar seu desejo preenchendo resmas de papel, onde arrola seus feitos, escamoteando fatos e obras que lhe possam desdourar a imagem. O fundamental é impressionar, a fim de obter dos julgadores, como no símile de Molière, a integral aprovação:

> *Bene, bene respondere.*
> *Dignus est intrare In nostro docto corpore.*
> *Bene, bene respondere.*
>
> *(Bem, boa resposta,*
> *És digno de pertencer a nossa douta associação,*
> *Bem respondeste (tradução livre)).*

Álvaro de Lima Costa

87. Que é clasmatodendrose?

R. Os processos degenerativos que interessam a glia se resumem à hialinização, ao gigantismo astrocitário e à clasmatodendrose; esta, assim denominada por Cajal, caracteriza-se pela fragmentação aguda dos prolongamentos astrocitários (de *clasmato*, partir, romper-se), e entumescimento do corpo celular, que adquire aspecto pulverulento, tomando o conjunto a aparência de ameba, com seus pseudópodos. A clasmatodendrose é reação trivial nas intoxicações e infecções do neuraxe, particularmente no limite entre o córtex cerebral e a substância branca.

Maffei WE. As bases anatomopatológicas da neuriatria e psiquiatria, Vol. 1. São Paulo: Ed. Autor, 1951. p. 201-202.

88. Em que condições neurovasculares indica-se a radiologia intervencionista?

R. A neurorradiologia intervencionista, como procedimento endovascular, é de grande utilidade na identificação e tratamento das doenças cerebrovasculares. São as seguintes as indicações do processo radiológico:

- Aterosclerose obliterante.
- Displasia fibromuscular.
- Dissecção arterial aguda e crônica.
- Estenose por artrite ou radioterapia.
- Vasoespasmo por hemorragia meníngea.

O uso do *stent* é importante para eliminar as complicações advindas da dissecção.

Freitas JMM et al. *Newsletter* 1998;5(3).

89. Que vem a ser terapêutica?

R. De raiz grega, a palavra *therapeutikc* não significa apenas curar, mas quem cuida de algo, alguém obsequioso, que serve. Conseqüentemente, o médico para ser terapeuta, deverá ter apreço pelo paciente, fazer mais do que perguntas, exame e medicação. Importante é ouvi-lo, vê-lo e tocá-lo, conforme o mandamento hipocrático. Dar ao enfermo a sua dimensão humana. Não basta apenas o aspecto técnico. É preciso uma relação transpessoal; todas as atitudes do profissional repercutem sobre o doente e terão significado terapêutico ou antiterapêutico, segundo as vivências que despertarão no enfermo.

Perestrello D. A Medicina da Pessoa. Rio de Janeiro: Livraria Atheneu, 1974.

90. Que vem a ser eutanásia?

R. Introduzida no léxico por Francis Bacon, o vocábulo deriva do grego *eu* (bem) e *thanatos* (morte) ou "morte feliz", isto é, método admitido por certas filosofias, religiões e castas médicas para abreviar agonias dolorosas ou doenças fatais. A eutanásia foi preconizada por Platão em sua famosa República. Convém lembrar, entretanto, que só Deus é senhor da vida e da morte, proclamava Ambroise Paré no século XVI.

Larousse do Brasil. Dicionário de Filosofia. 1964:162-163.

91. Como entender a agnosia visual?

R. Consiste o fenômeno na incapacidade de reconhecer objetos e coisas, embora mantenha-se intacta a captação visual. Para Lissauer, a percepção sensorial envolve duas etapas distintas, a chamada apercepção, isto é, a sinalização cortical da imagem, e a associação, vale dizer, a comparação, análise e reconhecimento do objeto com outro similar, previamente registrado. Na agnosia, o defeito corresponde ao segundo processo, estando inalterada a apercepção. Há três variedades de agnosia óptica: com respeito a objetos, a distâncias e às partes corporais.

Duke-Elder WS. Textbook of opthalmology. London: H. Kimpton, 1949. p. 3654-3656.

92. Quais são os metais em nossos tecidos?

R. Apresentam-se eles em dois grupos: os essenciais e os tóxicos. Na primeira categoria incluem-se o sódio, potássio, cálcio, magnésio, cobalto, cobre, ferro, manganês, zinco, cromo, fósforo, selênio, níquel e silício, algum dos quais em teor vestigial; quanto aos tóxicos, evidentemente sem função de relevância em nossa economia, quanto a estes, desde que em determinado nível, podem causar importantes problemas de intoxicação, conforme acontece com o chumbo, cádmio, arsênico, mercúrio e alumínio. Alguns destes elementos podem ser dosados com precisão no sangue e na urina (sódio, potássio, cálcio e magnésio), o mesmo não ocorrendo com outros elementos, a não ser quando concentrados em órgãos. A análise de metais em cabelos humanos serve para determinação dos essenciais (exceto os quatro primeiros), bem como os tóxicos. Daí a importância dos cabelos para aferir o estado metabólico do indivíduo. Algumas formas de esquizofrenia se caracterizam pelo elevado teor de cobre e baixo nível de zinco. O manganês mostra-se reduzido nas afecções desmielinizantes e o chumbo (nos cosméticos, tintas), capaz de suscitar disfunção cerebral mínima em crianças. Quanto ao cobre e sua relação com a doença de Wilson, veja-se mais adiante.

Notas de Aula, Helion Póvoa, s/d.

93. Como distinguir patologicamente necrose de apoptose?

R. Necrose foi a primeira forma de morte celular reconhecida. Aqui encontramos edema citoplasmático, mitocondrial e nuclear, uma vez que a água penetra na célula através de gradiente osmótico. Patologicamente são visíveis: falha na integridade da membrana celular; intumescência e disfunção mitocondrial; picnose nuclear; degradação randomizada do DNA; edema e hemorragia.

A apoptose é uma forma ordeira e mais discreta de morte celular. Nesta, uma cascata de genes lidera a ativação de proteases intracelulares. A membrana celular mantém sua integridade, não há alteração da mitocôndria, ocorre lateralização da cromatina nuclear, degradação do DNA internucleossomal e ativação da endonuclease.

Por outro lado, em algumas doenças, necrose, apoptose e alterações reativas podem coexistir enquanto em outras doenças necrose ou apoptose pode dominar o quadro.

Goodman JC. Contemporary Neurophatology. American Academy of Neurology 2000 Syllabi-On-CD-ROM. (7FC.006)71-174.

MISCELÂNEA 577

94. Quais os dois maiores agentes causais da injúria celular?

R. Os dois maiores mecanismos de lesão celular, e que trabalham em inúmeras condições neuropatológicas são: a excitotoxicidade e os radicais livres.

Excitotoxicidade resulta da ativação inapropriada de receptores de aminoácidos excitatórios, promovendo a entrada de cátions (cálcio em particular) para o interior da célula. O cálcio ativa proteases intracelulares e atrapalha ou mesmo interrompe a função mitocondrial.

Radicais livres (RL) são gerados pelo mal funcionamento mitocondrial predominantemente, e até certo ponto pela enzima óxido nítrico sintetase. Os RL "quebram" a integridade da membrana celular, reagindo com os lipídeos, degradam enzimas, e reagem com o DNA, levando a genotoxidade. Existem evidências de que os RL são componentes obrigatórios da excitoxidade.

Células danificadas e incapazes de manter a homeostase de seus aminoácidos, ou células necróticas liberam excitoxinas, que por sua vez danificam células vizinhas.

Goodman JC. Contemporary Neurophatology. American Academy of Neurology 2000 Syllabi-On-CD-ROM. (7FC.006)71-174.

95. Como se escalonam os eventos do trauma raquimedular?

R. O dano da medula ocorre quando a intensidade do agente vulnerante supera a resistência oposta pela coluna vertebral, a qual, pelo impacto, deforma-se por súbita flexão, hiperextensão, rotação, deslocamento ou fratura de vértebras. A medula, encarcerada no canal espondíleo, não dispõe de espaço suficiente para escapar à injúria mecânica, sofrendo, em conseqüência, compressão, laceração, secção ou esmagamento, além de hemorragia no parênquima. Se porventura houver estreitamento do espaço vertebral, congênito ou adquirido, traumatismos triviais podem comprometer o nobre órgão, mesmo sem deslocamento ou fratura de vértebras. Outrossim, conforme a natureza do agente mecânico, (projétil, lâmina metálica) e o ponto de penetração, a lesão medular é direta, sem maior comprometimento da estrutura ósseo-cartilagíneo-ligamentar. Os sinais e sintomas do sofrimento mielorradicular dependem diretamente do nível do impacto mecânico e da natureza e intensidade do agente vulnerante.

Marota JP. Spinal Injury. In: Merritt's Text Book of Neurology 9th ed. Baltimore: Willians & Wilkins, 1995. p. 440-446.

96. Como agem os barbitúricos?

R. Barbitúricos atuam aumentando os efeitos do ácido gama aminobutírico (GABA), um neurotransmissor inibitório. GABA liga-se ao receptor $GABA_A$, que é um canal de cloreto, para aumentar o influxo de cloreto, que hiperpolariza a célula. Barbitúricos também se ligam aos receptores $GABA_A$ aumentando a duração da abertura do canal de CL^-.

Berman S, Orell S. The Organ Systems: volume Two. USA: Kaplan Medical, 1997. p. 362.

97. São herdados os caracteres adquiridos?

R. Proposta por Lamarck (Jean Baptiste), e na hora aceita, embora hesitante, por Darwin, a tese da herança dos caracteres adquiridos acabou por ser considerada insustentável. O que se herda é o potencial genético ou genótipo. A circuncisão nas religiões judaica e islâmica é um rito obrigatório, mas não se transmite aos descendentes por via genética.

Luria SE. Vida: experiência inacabada. São Paulo: Ed. Itatiaia, 1912. p. 25.

98. Clinicar é verbo importado da Lusitânia?

R. É verbo correntíssimo no falar e escrever da gente brasileira, mas não usual na Lusitânia, não figurando sequer nos dicionários portugueses até 1924, como os de Figueiredo, Aulete, Morais, Couto, Lacerda, A. Coelho e Vieira.

Pinto PA. Termos e Locuções. Rio de Janeiro: Rev. dos Tribunais, 1924. p. 325.

99. Estabeleça a ligação correta entre as duas colunas abaixo.

1. Escotoma cecocentral
2. Macroorquidismo
3. Aracnodactilia
4. Síndrome de Klippel-Feil
5. 47, XXY

A) Doença de Marfan
B) Pescoço curto
C) Síndrome de Klinefelter
D) Esclerose múltipla
E) Síndrome do X frágil

R. 1-D ; 2-A ; 3-E; 4-B; 5-C.

Connor JM et al. Fundamentos de Genética Médica 3ª ed. Rio de Janeiro: Guanabara-Koogan, 1991.

100. Qual o termo que indica morte ou acidente por descarga elétrica?

R. Eletrocussão, palavra aliás empregada pelos jornais norte-americanos ao anunciar a primeira pena de morte executada por descarga elétrica, numa infeliz pessoa. Mas quem preza a linguagem exata deve dizer eletroplessão, de *electron* e *plessein*, ferir.

Pinto A. Língua Materna. Tip. Rio de Janeiro: São Benedito, 1934. p. 85.

MISCELÂNEA 579

101. Que sabe você sobre proteínas do sistema nervoso?

R. Em tese, as proteínas se distribuem de maneira global nas células, pois estão presentes no núcleo, nucléolo, citoplasma, membranas e partículas intracelulares. Além de formar a estrutura essencial da célula, atuam igualmente como enzimas, hormônios, anticorpos, mioglobulina, substância contrátil, hemoglobina e fatores coagulogênicos. As proteínas cerebrais são mais limitadas em suas funções, dado que estão ausentes as de caráter contrátil, as transportadoras respiratórias e as coagulantes. A inexistência de colágeno é uma peculiaridade histológica do cérebro. Todas as substâncias cerebrais protéicas são sintetizadas *in situ*, sendo quase exclusivamente globulinas, ao passo que a albumina é própria dos nervos. A síntese das proteínas é regulada pelo núcleo e o nucléolo, que num minuto e meio formam um produto contendo 150 aminoácidos. Quanto ao catabolismo protéico, deve-se ele a ação de catepsinas e proteases, presentes nas mitocôndrias. O mais simples peptídeo de importância no tecido cerebral é o glutatião, formado por ácido glutâmico, cisteina e glicina.

Schadê JP et al. Basic Neurologic. Amsterdan: Elsevier Co., 1967. p. 274-278.

102. Como extremar o significado dos verbetes tabagistas e alcoolismo?

R. Defini-se por tabagismo o uso de mais de 11 cigarros por dia, consumidos pelo menos nos seus dois terços; e por alcoolismo a ingestão diária de 80 ou mais gramas de álcool.

Álvarez J et al. Ischemic stroke in young adults. Acta Neurol Scand 1989;80:28-34.

103. Qual a patogênese da hidropsia do parênquima cerebral?

R. Em termos simplificados, trata-se de edema cerebral ou aumento do volume do órgão por acúmulo de água e sódio. Quando o processo é limitado e de grau diminuto, passa despercebido, sem qualquer evidência clínica; em caso contrário, gera disfunção, herniação e até falência respiratória e da circulação. Classifica-se o edema cerebral, conforme o mecanismo, em vasogênico, celular e intersticial. O angiogênico particulariza-se pelo aumento da permeabilidade capilar às macromoléculas plasmáticas, sendo a RM demonstrativa do aumento aquoso do parênquima, na sua porção extracelular. As condições que mais freqüentemente geram dito edema são o tumor, abscesso, hemorragia, infarto e contusão. O edema celular interessa todas as células do cérebro, dos neurônios ao endotélio. A causa fundamental do edema celular reside na osmolaridade plasmática e na hipoxia. O edema celular expressa-se clinicamente por estupor, coma, *asterixis*, mioclonias e crises convulsivas. O edema intersticial traduz-se por deslocamento transependimal do liquor, nos casos de hidrocéfalo obstrutivo. Há que se referir, por fim, ao edema granulocítico, consecutivo ao abscesso cerebral e à meningite purulenta.

Fishman RA. Brain Edema and Disorders of intracranial pressure. In: Merritt's Textbook of Neurology 9th ed. Baltimore: Williams & Wilkins, 1995. p. 302-304.

104. Em que constitui a síndrome fetal alcoólica?

R. Formam uma tríade as alterações fetais induzidas pelo álcool: 1. Malformação facial: olhos pequenos, nariz curto e apontando para cima, ausência da ponte nasal, lábio superior fino e ausência de filtro; 2. deficiência do crescimento pré e pós-natal; 3. retardo mental, microcefalia, hipotonia, irritabilidade e hiperatividade.

Jaber Filho JA *et al*. Alcoolismo. Rio de Janeiro: Revinter, 2002. p. 47.

105. A quanto monta as diferentes teorias da senectude?

R. Não cabe dúvida de que os sistemas de homeostase, do funcionamento endócrino e neural são os principais mordentes do processo a que se convencionou chamar de envelhecimento.

Pela teoria termodinâmica, o fenômeno da entropia leva à deterioração dos sistemas fisiológicos e correspondente falência da orquestra neurovíscero-endócrina. A tese genética atribui o envelhecimento às mutações na seqüência das bases do gene e paralela alteração na síntese das proteínas, enzimas e outros componentes indispensáveis à vida. Para alguns, os radicais livres, afetando proteínas estruturais, enquadram-se entre os vilões do mecanismo da senescência. Perturbações da oxigenação, alterações das membranas biológicas, acúmulo de fucsina, eis alguns fatores idade-dependentes. Por fim, mas não finalmente, teoria imunológica, baseada no malogro do controle da tolerância imunitária, expressa pela involução tímica, pela regressão de clones celulares, produtores de anticorpos, pela diminuição do índice de transformação blástica dos linfócitos T e pelas modificações nos antígenos HLA, de histocompatibilidade. A este conjunto adicionem-se a herança, a raça, o sexo, alimentação, hábitos, ambiente e tudo mais que de nocivo nos envolve.

Miatello VR *et al*. El proceso del envejecimiento. In: Miatello. Geriatria. Buenos Aires: Ed. Lopez, 1978. p. 1-20.

106. Como explicar a vitória de um computador sobre a inteligência humana?

R. O triunfo do supercomputador Deep Blue II contra o maior enxadrista de todos os tempos, Gary Kasparov, deveu-se à maravilhosa, conquanto funesta, situação emocional do campeão russo, então sob o peso da representação, naquele momento, do orgulho da espécie humana. A inteligência emocional, oriunda do lobo límbico, não garantiu o equilíbrio e a calma necessários a Kasparov para enfrentar uma estrutura metálica, fria, anestésica e indiferente a qualquer resultado. Como dizem os autores, abaixo citados, "*The human champion is dead; God save the robot !*"

Oliveira JM et al. Princípios de Neurociência. São Paulo: Tecnopress, 1997. p. 315.

107. Que é efeito pigmalião?

R. No caso do ensino, é a aprendizagem acelerativa dos alunos, em função do bom desempenho do professor. Na sua peça teatral – *Pygmalion* – Bernard Shaw apresenta um professor de fonética, que transformou uma florista rude, com inglês estropiado, numa dama com mais pureza no idioma do que no amor. Eis o efeito pigmalião, um tanto escasso nos meios escolares.

Luiz Machado. O cérebro do cérebro. Rio de Janeiro: Ed. própria, 1991. p. 130.

108. Quais os principais inimigos do médico?

R. Em tese, a ignorância, a negligência, a imprudência, o orgulho e o espírito de suficiência. Duvidar sempre, porque a dúvida é boa companheira no caminho da verdade, já que nutre o entusiasmo, acende o desejo de conhecer e excita a imaginação.

Clementino Fraga. Através da Medicina. Oficina Gráfica da Universidade do Brasil, 1960. p. 170.

109. Dez acertos neurológicos ou neurocirúrgicos

R. 1. Sabe-se que o morcego (do latim *murae*, rato, + cego) é o único mamífero capaz de albergar o vírus da raiva, sem lhe sofrer as conseqüências. A transmissão do germe à espécie humana realiza-se através da inalação da poeira contaminada, oriunda das cavernas e tumbas que servem de habitáculo a esses animais alados. O morcego é um quiróptero frugívoro, havendo também variedade hematófaga.

2. Francisco II, da França, faleceu de abscesso cerebral, de origem otítica; seus médicos assistentes, Ambrosio Paré e Chapelin, indicaram tratamen-

to cirúrgico, como único meio de salvação, mas os conselheiros do egrégio paciente se opuseram à medida. É digno de nota a trágica sina neurocirúrgica desta família real: o pai de Francisco sucumbiu de hematoma subdural, cujo tratamento a sagacidade de Paré prescreveu urgente trepanação. Deve-se à pulsilanimidade de Catarina de Medicis, esposa, a recusa e morte do monarca.

3. Thomas Willis, que se notabilizou por ensaios neurológicos, condensados na memorável obra "*Cerebre Anatome*", tem seu nome relacionado ao sistema arterial da base do cérebro (Polígono de Willis). Quem, todavia, delimitou e desenhou o famoso circuito vascular foi seu jovem companheiro, Cristopher Wren, construtor mais tarde da catedral londrina de Saint Paul.

4. O comprometimento do SNC pelo parasito da doença de Chagas sobrevém na fase aguda ou septicêmica da infecção, alcançando o flagelado, por via sangüínea, as leptomeninges e o parênquima nervoso. Nas lesões, o germe é identificado sob a forma de corpúsculos leishmanióides, alojados em células gliais e macrofágicas. O neurônio não é invadido pelo protozoário, resultando o dano por força de circunstâncias inflamatórias, da circulação regional e da confluência de nódulos flogísticos.

5. A publicação original de James Parkinson, concernente à enfermidade que toma seu nome, registra os sintomas capitais do mal, inclusive a eventualidade da cessação do tremor em conseqüência da paralisia intercorrente. Impõe observar, contudo, que na celebrada comunicação do mestre londrino não há menção direta à rigidez nem à indicação terapêutica da beladona, muito em voga na época. Parkinson era, ao seu tempo, mais conhecido como geólogo, paleontologista e exaltado reformador político. O mestre tinha o pseudônimo de "Old Hubert".

6. Em nosso meio, a primazia da indicação cirúrgica do parkinsonismo pertence a Domingos Guilherme da Costa, prematuramente falecido, e a Renato Barbosa o pioneirismo da intervenção estereotáxica.

7. A unidade histopatológica da neuroesquistossomose é caracterizada pelo granuloma periovicular ou de corpo estranho. Morfologicamente, compõe-se a lesão pelo ovo espiculado, inserido no parênquima ou no lume de uma vênula, tendo a cercá-lo um manguito de células inflamatórias. Com a cronificação do processo lesional, aumenta o número de fibroblastos, que acabam encarcerando o ovo, já agora inviável e calcificado. O verme adulto não invade, de regra, o tecido neural, mas em casos singulares o helminto pode se alojar nas veias e plexos venosos intracranianos, onde ocorre a postura.

8. A drezotomia (não há versão brasileira para o vocábulo) é procedimento neurocirúrgico executado para o tratamento de formas topográficas da dor. Mediante radiofreqüência ou *laser*, executado sobre a raiz ou raízes expostas por laminectomia, amputam-se os condutores finos nociceptivos, participantes da algia, poupando-se as fibras mesiais, calibrosas e estranhas aos fenômenos dolorosos.
9. Mr. Picwick, notório personagem de Charles Dickens, empresta o nome dele a duas condições mórbidas, de cunho neurológico, tendo em comum obesidade e letargia: uma delas se manifesta por hipoventilação alveolar, de acordo com a sobrecarga adiposa e a reatividade do centro respiratório; a outra se retrata por tolerância à glicose, poliúria e sonolência, tendo por "ubi" a região tuberal.
10. O cérebro humano possui cerca de 14 bilhões de neurônio, cada qual com cinco a sete mil sinapses, repartidas em ativas, de reserva e bloqueadoras, havendo células reticulares com mais de 30 mil sinapses. Em meio a esta fantástica organização, causa-nos espanto e assombro o sereno, límpido e harmônico funcionamento do cérebro nas mais inusitadas situações.

Álvaro de Lima Costa

110. Que vem a ser a palavra serendipidade?

R. O vocábulo em questão ainda não recebeu a chancela dos nossos lexicógrafos, aqui, no Brasil, em Portugal e em regiões da África. Apadrinhado, contudo, pelo professor Ismar C. da Silveira, pneumologista de alta categoria e mestre do nosso idioma, o termo serendipidade já tem o seu batismo consolidado, exigindo apenas divulgação, e, por fim, dicionarização. O verbete, de origem inglesa, foi empregado por Horace Walpole no conto "The three princes of Serendip", nome que define a ilha de Ceylão, hoje Sri Lanka. Os três personagens de Serendip se distinguiam pela peculiaridade de descobertas ao acaso, porém já mentalmente preparados para os assombros dos mistérios da natureza. Num caso simples, por exemplo, um dos príncipes reparou que o camelo que o servia só pastava o capim da sua direita, rejeitando a grama que florescia à esquerda. Descobriu de pronto que era cego deste lado o pobre animal. Um caso típico de serendipidade pode ser exemplificado pela descoberta do papel fisiofarmacológico do óxido nítrico, realizado por Robert Furchgott, ganhador do Prêmio Nobel da Medicina, em 1998. A longa caminhada científica de Furchgott foi seguida de perto pelo casal Aron e Neyde Jurkiewicz, que deram importante testemunho sobre a pesquisa, concluindo o relato com a afirmação de que muitas vezes as grandes descobertas estão ao nosso lado, sem que isso seja percebido. É aí, então, que chega o Acaso, isto é, a Serendipidade.

Jurkiewicz A. Uma história emocionante: a pesquisa que leva ao Prêmio Nobel. São Paulo: Cebrid, 1999. p. 36.

111. Para que serve a mecamilamina?

R. A mecamilamina é um antagonista colinérgico que bloqueia receptores nicotínicos. É substância especifica para receptores N1 pós-juncionais. Atua nos gânglios autonômicos, onde antagoniza a ação da acetilcolina.

O bloqueio do gânglio simpático promove claro efeito, reduzindo o tono simpático vascular e a pressão arterial, uma vez que a maior parte do leito vascular é de responsabilidade simpática. A mecamilamina é empregada ocasionalmente para promover hipotensão arterial em cirurgias vasculares. Porém, em decorrência de apresentarem mecanismo de ação não seletivo, os bloqueadores ganglionares são mais utilizados em farmacologia experimental.

USMLE Exam Master Corporation. CD-ROM Version 5. Copyright © 2001.

112. Vinte e quatro horas após determinado evento, Alfredo Carlos sentiu de modo progressivo: irritabilidade, impaciência, inquietude, ansiedade, cefaléia, aumento do apetite, dificuldade na concentração, além de insônia. Qual foi o evento?

R. Parou de fumar!

A síndrome de abstinência da nicotina varia de intensidade entre indivíduos, e usualmente se inicia num período de 24 h, devido sua meia-vida biológica curta.

Poderia ocorrer também: redução da freqüência cardíaca; da pressão arterial e da adrenalina circulante; elevação do fluxo sangüíneo e da temperatura da pele.

Berman S, Orell S. The Organ Systems: volume Two. USA: Kaplan Medical, 1997. p. 389.

113. Que é heterotaxia visceral?

R. De rara ocorrência, é a inversão topográfica de uma ou algumas vísceras. Numa de suas peças teatrais, refere Molière um caso de coração à direita e fígado à esquerda, cabendo a Bouillaud a repetição de antiga e jocosa quadra sobre a questão:

La Nature, peu sage, et sans doute en debauche,
Plaça le foie au côté guauche,
Et de même, vice-versa,
Le coeur à la droite plaça.

Aloysio de Castro cita um curioso exemplar de dextrocardia, com transposição de sede do estômago, fígado e baço, sem inversão do intestino. Em bom número de casos, o *"situs viscerum inversus"* só é reconhecido na mesa da necrópsia.

Castro A. Notas e observações clínicas. Rio de Janeiro: F. Briguiet Ed., 1920. p. 187-197.

114. Como dividir topograficamente as lesões do sistema nervoso?

R. Conforme sua distribuição, as lesões se repartem em focais, difusas, disseminadas e sistematizadas. Ordinariamente, as focais são extraneurais, afetando em princípio o conectivo e os vasos, para só depois vulnerar o parênquima, como no caso da hemorragia, de necrose isquêmica, do tumor e do trauma. As difusas interessam vastas áreas, infiltrando a circunvizinhança, como no exemplo do glioblastoma multiforme. As disseminadas se traduzem por focos múltiplos, interessando amplas regiões do neuraxe, como a esclerose múltipla e a encefalomielite. Por fim, as sistematizadas, com alterações patológicas restritas a sistemas de fibras e de células; dividem-se estas em genuínas, porque afetam primariamente algumas unidades funcionais, como a doença de Friedereich, e as pseudo-sistematizadas, nas quais a degeneração de sistemas funcionais é secundária a outras lesões, como na tabes e mielose funicular.

Gordon Holmes. Introducion a la Neurologia Clínica. Madrid: Ed. Alhambra, 1950. p. 13-16.

115. Qual o nível sérico letal do álcool etílico?

R. Existe forte relação entre a concentração sangüínea de álcool (CAS) e o nível de intoxicação. Uma CAS de 25 mg/dL produz impedimento do controle fino motor e retarda o tempo de reação; Uma CAS de 100 mg/dL é o limite legal para dirigir automóvel na maioria dos estados americanos. Alguns estados querem baixar este limite para 80 mg/dL. CAS de 400 mg/dL pode ser letal.

Berman S, Orell S. The Organ Systems: volume Two. USA: Kaplan Medical, 1997. p. 382.

116. Em heredopatia, que vem a ser antecipação?

R. Significa o vocábulo o aparecimento progressivamente mais precoce de uma dada afecção genética, à medida que as gerações se sucedem. A tendência para o início do mal em idade mais baixa se acompanha também do aumento da gravidade da doença herdada. Em neurologia, o fenômeno pode ser registrado em numerosas enfermidades, como na distrofia miotônica, em algumas ataxias cerebelares e na doença de Huntington. Já foi relatado antecipação na doença de Parkinson familiar, com corpúsculos de Levy. No caso específico da distrofia miotônica, a idade média da manifestação é aos 38 anos, e nos filhos aos 15 anos, uma diferença de 23 anos, não observável em nenhuma outra doença genética (in Thompson J. S. e Thompson, M. V., Genética Médica, Atheneu, Rio, 1970:60).

Maragonore DM et al. Antecipação do diagnóstico na doença de Parkinson familiar: uma reavaliação de 13 famílias no Reino Unido. Neurology 1997;1:67-72.

117. Qual o significado da expressão "erros inatos do metabolismo"?

R. Estabelecida por Garrod, o título em epígrafe designa um grupo de entidades mórbidas incluídas no tripé: anomalia genética, distúrbios enzimáticos, e correlatas alterações clínicas. Neste amplo conjunto de enfermidades catalogam-se as doenças ligadas a alterações dos aminoácidos (p. ex.: fenilcetonúria, homocistinúria etc.), dos hidratos de carbono (galactosemia), dos lipídeos (D. de Gaucher, Niemann-Pick), as glicogenoses, as ligadas às alterações hormonais, à produção do mesênquima, do transporte tubular, das bilirrubinas etc.

Nóbrega FJ. Deficiência mental e erros inatos do metabolismo. In: Krynski St. Deficiência Mental. Rio de Janeiro: Atheneu, 1969. p. 267-299.

118. Doutor Wilson, médico de 54 anos, dois dias após determinado episódio, passou a apresentar: irritação, rinorréia, calafrio, tremor, piloereção, midríase, hiperventilação, hipertermia, mialgia, diarréia e vômitos. Qual foi o episódio?

R. Esta constelação de sinais e sintomas representa a síndrome da retirada de opióides (especialmente heroína e morfina). O cortejo de apresentação varia em cada indivíduo, porém costuma iniciar-se 6-10 horas após a última dose, sendo mais severo no intervalo de 36-48 horas após a última dose.

O tratamento farmacológico deve incluir o uso da metadona, e naltrexone como adjuvante.

Berman S, Orell S. The Organ Systems: volume Two. USA: Kaplan Medical, 1997. p. 387.

119. São os seres vivos máquinas químicas?

R. Já houve quem (Guy Patim) lançasse imprecação contra os químicos: "essa espécie de impostores, mais que merecedores da forca e do garrote". Não obstante, a química, ou melhor, a física química é ciência autônoma, a revolucionar a concepção da vida e a apontar novo rumo aos estudos médicos, pois os seres vivos se compõem de materiais coloidais, sendo a energia necessária ao seu funcionamento resultante de processos e sínteses químicas. Como as ondas hertzianas, que ninguém vê nem sente, mas que cruzam o espaço, passam-se na intimidade do nosso organismo reações sutilíssimas, que só a bioquímica dinâmica surpreende e grava. Mais do que a estrutura anatômica, vale a fase fisiológica, que é química.

Couto M. Lições de Clínica Médica. Rio de Janeiro: Ed. Jacinto Santos, 1916. p. 10-11.

120. Como se caracteriza o cientista?

R. Dois são os traços dominantes do seu comportamento. Primeiro, sua polarização radical ao trabalho que ora realiza, de modo a não resvalar num átimo sequer da sua pesquisa. Segundo, o sentimento lúdico que deve acompanhá-lo em todos os momentos do trabalho, tal como o do artista que se enternece com um toque musical ou um soneto à Casimiro de Abreu.

Chagas Filho C. Conceitos e Contraconceitos. Rio de Janeiro: Fundação Oswaldo Cruz, 1991. p. 53.

121. Para concluir, cite uma prova cabal da complexidade genética.

R. A complexidade genética pode ser exemplificada com este relato curioso.
Foi encontrado, no bolso de um suicida em Maceió, a seguinte carta:

Ilmo. Senhor Delegado de Polícia.

Não culpe ninguém pela minha morte. Deixei esta vida porque, um dia a mais que vivesse, acabaria morrendo louco. Explico-lhe Sr. Delegado: tive a desdita de casar-me com uma viúva, a qual tinha uma filha. Se eu soubesse disso, jamais teria me casado. Meu pai, para maior desgraça, era viúvo, e quis a fatalidade que ele se enamorasse e casasse com a filha da minha mulher. Resultou daí que minha mulher tornou-se sogra de meu pai. Minha enteada ficou sendo minha mãe, e meu pai era, ao mesmo tempo, meu genro. Após algum tempo, minha filha trouxe ao mundo um menino, que veio a ser meu irmão, porém neto de minha mulher. Com o decorrer do tempo, minha mulher deu à luz um menino que, como irmão de minha mãe, era cunhado de meu pai e tio de seu filho, passando minha mulher a ser nora de sua própria filha. Eu, Sr. Delegado, fiquei sendo pai de minha mãe, tornando-me irmão de meu pai e de meus filhos, e minha mulher ficou sendo minha avó, já que é mãe da minha mãe. Assim, acabei sendo avô de mim mesmo. Portanto, Sr. Delegado, antes que a coisa complique mais, resolvi desertar-me deste mundo. Saudações.

Luiz Gonzaga de Lima Costa
Corregedor da Polícia do Rio de Janeiro

ÍNDICE REMISSIVO

A

AAE (Aminoácidos Excitatórios)
   função dos, 143
   patológica, 143
Abadie
   sinal de, 170
Acetilcolina
   emissão de, 155
   fator necessário, 155
Acidente(s)
   cerebrovasculares, 224
   do ciclo grávido-puerperal, 224
Acrodínia, 186
Acromegalia
   espessamento na, 494
   neural, 494
   causa do, 494
Acupuntura
   na evolução terapêutica, 232
   de AVC, 232
   função, 391
Addie
   pupilas de, 417
   perfil da, 417
   semiológico, 417
Adenoma(s)
   hipofisários, 465
   contorno dos, 465
   anatomoclínico, 465
Adolf Wallembergi, 61
Afasia, 515
Afecção(ões)
   parasitárias, 340
   graves, 340
   prevalência, 340
   por vírus, 343
   lento, 343
   critérios básicos, 343
   neurológicas paraneoplásicas, 471
   diagnóstico das, 471
   critérios, 471

Aferência(s)
   talâmicas, 114
   principais, 114
   de retorno, 124
Aferição
   do pulso, 90
   da temperatura, 90
Afrânio Peixoto
   reação de, 25
   a descoberta de Carlos Chagas, 25
Agenda
   de Virchow, 68
   no ápice da carreira, 68
Agonista(s)
   dopaminérgicos, 301
   dopamínicos, 310
   parciais da levodopa, 311
Agripino Grieco, 13
Agulha(s)
   profissionais da, 37
AIDS
   demência na, 250
   patogenia da, 250
   manifestações na, 329
   neurológicas, 329
   tumor da, 336
   mais freqüente, 336
   tratamento da, 341
   principais drogas, 341
Alcmeone, 19
Alexia, 516
Alois Alzheimer, 41, 42
Alzheimer
   doença de, ver DA
   demência de, 243
   dados morfofuncionais, 243
   primários, 243
Amamentação
   e lactação, 495
Amaurose
   por arterite, 84

   de células gigantes, 84
   observação do primeiro caso, 84
Ambliopia, 209
Amiotrofia
   monomélica, 415
   benigna, 415
Amnésia
   global, 240
   transitória, 240
   causas prevalentes, 240
Anartria, 519
Andréas Vesalius, 32
Anel
   do guardanapo, 196
   sinal do, 196
Anestesia
   geral, 392
   local, 401
   fibras nervosas e, 401
   pelo NO, 488
   repercussão da, 488
   neurológica, 488
Aneurisma
   cerebral, 237
   na gravidez, 237
Anfotonia
   lei da, 123
   exteriorizar a, 123
Angioma(s)
   cavernosos, 232
Angústia
   ansiedade e, 503
Anhedonia, 299
Aniseiconia, 206
Anisocoria
   no ambiente, 219
   escuro, 219
   claro, 219
ANM (Academia Nacional de Medicina)
   Miguel Couto na, 1
Anorexia
   nervosa, 495

ÍNDICE REMISSIVO

diagnose da, 495
  critérios, 495
Anosmia
  por lesão, 186
  trigeminal, 186
Ansiedade
  e angústia, 503
Antidepressivo(s)
  inibidores da MAO, 305
Antioncogene(s), 458
Anxietas
  tibiarum, 295
Apocamnose, 436
Apoplexia
  pituitária, 462
  manifestação, 462
Apoptose, 147
Apraxia, 197
Aprender
  estratégia cerebral, 247
  dormindo, 527
Aqueduto
  de Sylvius, 113
  região posterior ao, 113
  anatômica, 113
Aracnóide, 109
Área(s)
  corticais, 111
  definição numeral das, 111
  por K. Brodmann, 111
  frontais, 129
  lesão das, 129
  e síndromes comportamentais, 129
Argyll-Robertson
  pupilas de, 417
Arnold Chiari
  malformação de, 43
Arnold Pick, 85
Artéria
  trigeminal primitiva, 108
  persistência da, 108
  conseqüências da, 108
  meníngea, 115
  ramo de, 115
Arterite
  de células gigantes, 84
  amaurose por, 84
  observação do primeiro caso, 84
Arthus
  reação de, 240
Artogripose
  múltipla, 483
  congênita, 483
Asclepeions, 18

Asclépio, 21, 33
Asterixis, 315
Astrocitoma(s)
  de baixo grau, 454
  pilocíticos, 473
AT (Arterite de Takayasu)
  doença sem pulso, 238
  perfil, 238
  clínico, 238
  laboratorial, 239
Ataque
  isquêmico, 223
  transitório, 230
  perfil clínico, 230
Ataxia, 163
  cerebelar, 197, 270
Atividade
  mnemônica, 243
Atrofia
  do músculo, 446
Aura(s)
  enxaquecosas, 238
Automatismo
  na epileptologia, 262
AVC
  agudo, 231
  evolução terapêutica de, 232
  acupuntura na, 232
Avitaminose
  B12, 487
  enfermidades geradoras, 487
Axônio
  reflexo do, 127
  como explicar, 127
  curto, 134
  células corticais de, 134
  significado das, 134

B

Babinski
  sinal de, 164, 165, 182, 183
  de Hachinski, 164
  espúrio, 165
  sucedâneos do, 166
  origem do, 182
  antes de Babinski, 183
  pseudo-sinal de, 186
  desvio de, 430
  inverso, 430
Bechterev, 82
Beevor
  sinal de, 167
Bell
  paralisia de, 70, 345
Bentham
  contribuição de, 74
  para fisiologia do cérebro, 74

Benzodiazepínico(s)
  nas convulsões, 266
  ação dos, 266
  nas descargas convulsivas, 268
  mecanismo de atuação, 268
Beribéri
  e polineuropatias, 488
Bernhardt
  paralisia de, 409
β-bloqueador(es)
  adrenérgicos, 154
Bezold-Jarish
  reflexo de, 182
Binswanger
  doença de, 244
  características, 244
Biofeedback
  eletroencefalográfico, 268
Biópsia
  de nervos, 409
  sural, 410
Blefaroespasmo
  óculos para, 296
Bloqueador(es)
  neuromusculares, 433
  terapêutica dos, 433
  utilidade, 433
Bradbent
  lei de, 189
  histeria segundo, 75
  síndrome de, 507
  sintomas, 507
Brushfield
  manchas de, 212

C

Cãibra(s)
  ocupacional, 298
  dos escreventes, 309
  causas, 451
Cajal
  postulados de, 126
  sobre neurônios, 126
  e memória, 248
Camões, 11
Campylobacter jejuni
  papel do, 290
  na síndrome de Guillain-Barré, 290
Canal(ais)
  de Guyon, 89
  e próstata, 89
  de íons, 125
  lombar, 162
  estenose de, 162
  marcha na, 162

ÍNDICE REMISSIVO

Canelopatia(s), 433
Carcinoma
  latente, 464
  trombose venosa e, 464
Carlos Chagas
  descoberta de, 25
  reação a, 25
  de Afrânio Peixoto, 25
  e Prêmio Nobel, 30
Cataplexia, 262, 263
Catástrofe(s)
  cerebrovasculares, 227
  causas das, 227
Cauda
  eqüina, 173
    lesões da, 173
      sinais das, 173
      sintomas, 173
Cavernoma, 233
Cefaléia(s), 349-403
  em salvas, 16, 357, 364, 365, 388, 389, 394, 397, 507, 526
    primeira descrição, 16
    autor, 357
    designação de, 357
    sexo predominante, 364
    em mulheres idosas, 365
    diagnóstico da, 388
      critérios, 388
      características, 389
    PET e, 394
    crise de, 397
    sofredor de, 507, 526
  classificação das, 34
    no século XVIII, 34
  paciente com, 198
    exames, 198
  estudo das, 349
    contribuição ao, 349
      de Aretaeus da Cappadocia, 349
  enxaquecas, 349, 353, 357, 359, 362, 364, 370, 376, 379, 389, 390, 398, 402
    cacofonia nas, 349
    distantes da cabeça, 353
    abdominal, 354
      no adulto, 354
      crise de, 355
        atividade sexual na, 355
    MAV e, 357
    patogenia da, 359
    mamas e, 362
    mamilos e, 362
    bananas e, 364
    epilepsia e, 364
    primeira descrição, 364
    exames de imagem nas, 370
    na gravidez, 370
    tratamento, 371
    dopamina e, 376
    conceitos, 379
    sumatriptano na, 389
    zolmitriptano na, 390
      eficácia, 390
    naratriptano, 390
    Pablo Picasso e, 398
    tratamento, 402
      profilático, 402
  sinal da, 351, 381
    patognomônico da, 351
      na língua, 351
    de alarme, 381
  migrânea, 352, 365, 368, 373, 379, 395
    evolução da expressão, 352
    em mulheres idosas, 365
      prevalência, 365
    e menopausa, 368
      tratamento, 368
    menstrual, 373
      tratamento farmacológico, 374
    conceitos, 379
    em crianças, 395
  atendimento na, 352
    ideal, 352
  anamnese das, 353
  analgotimia, 356
  hemicrania coreática, 356
  pós-punção, 359
    sinal de Morki na, 359
  por jejum, 361
  crônicas, 366, 369
    homeopatia nas, 369
    diárias, 366
  zona de gatilho, 367
  tipo-tensão, 369
    fisiopatologia atual, 369
  DA, 371, 375
    recorrênica da, 372
    fatores responsáveis, 372
  TAC's, 374
  SUNCT, 375
  e tumor cerebral, 376
  na síndrome de hipovolemia, 377
    liquórica, 377
  GT, 378
    e NNT, 378
  fisiopatologia das, 379
    Galeno e, 379
  restaurante chinês, 380
    síndrome do, 380
  cervicogênica, 382
    exteriorização da, 382
  garoupa, 382
    mal da, 382
  nos cavernomas, 383
  HA e, 385
  MIDAS, 386, 387
    questionário de, 386, 387
    terapêutica das, 387
      montante pecuniário das, 387
  dor, 388
    mensuração da, 388
  triptano, 390, 402
    farmacocinética, 390
    em crianças, 402
  arterite temporal, 391
    VHS na, 391
      aumentada, 391
  acupuntura, 391
  na mitologia grega, 392
  cafeína, 392
    retirada de, 392
    sintomas de, 392
  anestesia, 392
    geral, 392
  síndrome de hipotensão, 393
    intracranial espontânea, 393
      diagnóstico da, 393
  conhecimento das, 397
    importância do, 397
  queijo e, 402
  hípnica, *ver* CH
Cegueira
  legal, 295
Célula(s)
  gigantes, 84
    arterite de, 84
      amaurose por, 84
  significado, 116
  amácrinas, 131
  corticais, 134
    de axônio curto, 134
      significado das, 134
  do cerebelo, 142
    comportamento das, 142
Cerebelo, 106
  células do, 142
  fibras do, 142
  e câncer, 470
    in situ, 470
Cérebro
  conhecimento do, 8
  entendimento do, 21
    contribuição para, 21
      de Felice Fontana, 21
  pequeno, 29

ÍNDICE REMISSIVO

conhecimento do, 29
   evolução do, 29
substâncias do, 37
   cinzenta, 37
   branca, 37
   fisiologia do, 74
   contribuição para, 74
      do jurista Bentham, 74
   de Einstein, 103
   curiosidade do, 103
   circulação pelo, 139
      de sangue, 139
   progesterona no, 152
      ação da, 152
   região epileptogênica do, 271
      principal, 271
CH (Cefaléia Hípnica), 525
Chaddock
   sinal de, 169
      importância do, 169
Charcot, 54
   como estudou a ELA, 56
   exame de, 57
      nos doentes, 57
   inspiração de, 57
      para cadeira vibratória, 57
      para hipertonia, 57
   doença de, 133
      processo degenerativo da, 133
      por mutação de enzima, 133
   e poliescleróticos, 277
Charcot-Marie-Tooth
   doença de, 412
      conformação da, 412
      clínica, 412
Choque
   espinhal, 173
Christian Kerner, 65
Churrasco
   manobra de, 162
Cibernética, 156
Ciclista(s)
   paralisia dos, 183, 413
      nervos envolvidos, 413
Cinesina
   no transporte, 118
      axonal, 118
Cíngulo
   giro do, 108
      hérnia do, 108
         conseqüências neurológicas da, 108
Circulação
   de sangue, 139
      pelo cérebro, 139

sangüínea, 235
   da fossa craniana, 235
      posterior, 235
Cisticercose, 334
Ciúme
   pecado capital, 40
Cleptomania, 508
Cloroma(s), 472
Coluna
   vertebral, 331, 344, 463
      infecção na, 331, 344
         progressão da, 344
      tumor na, 331, 463
         progressão do, 463
      lesões da, 463
         solitárias, 463
Coma
   escala de, 18
      de Glasgow, 18
   paciente em, 191, 480
      boas notícias, 191
      exame da pele no, 191
      sem história, 480
      avaliação no, 214
         neurooftalmológica, 214
Comissura
   de Gudden, 104
   arquipalidais, 111
Complicação(ões)
   neuroviscerais, 226
   pós-infarto cerebral, 226
Condução
   e transmissão, 127
      em neurofisiologia, 127
   satisfatória, ver CS
Cone
   medular, 173
      lesões do, 173
      sinais das, 173
      sintomas, 173
Contração
   muscular, 434
      troponina na, 434
Contraceptivo(s)
   orais, 498
      manifestações dos, 498
      patológicas, 498
Convulsão(ões)
   benzodiazepínicos nas, 266
      ação dos, 266
Cor
   percepção da, 201
      do som, 558
Cordoma(s), 472
Coréia
   de Huntington, 100
      drogas indutoras, 308

   causas freqüentes de, 316
   de Sydenham, 319
      atributos da, 319
      acepção do termo, 321
Corpo
   caloso, 270
      e epilepsia, 270
Corpúsculo(s)
   de Lewy, 247
Córtex
   occipital, 30
      função visual no, 30
      descoberta da, 30
   cerebral, 106, 110, 121, 145, 148
      seis camadas do, 106
         ordem de formação das, 106
      como repartir, 110
      espessura do, 121
      funções do, 145, 148
         das áreas, 145
         como estudar, 145
         básicas, 148
Cotard
   síndrome de, 510
Creutzfeldt-Jakob
   doença de, 242, 244
      transmissão da, 242
Criança(s)
   e otites, 343
      infecciosas, 343
Crise
   epiléptica, 262, 264, 495
      eventos agressivos na, 262
      fatores precipitantes, 264
      prolactina e, 495
   convulsiva, 269
      na gravidez, 269
      causas, 269
   vital, 507
      definição, 507
Cruveilhier Cleland Chiari, 43
Cruzamento
   de Mistichelli, 121
CS (Condução Satisfatória)
   significado, 130
   na neurofisiologia, 130

D

DA (Doença de Alzheimer)
   quem cunhou a expressão, 42
   ABC da, 241
   tratamento medicamentoso, 242
   dados morfofuncionais, 243
   regiões afetadas, 246

ÍNDICE REMISSIVO

sinal de envelhecimento, 247
anormalidades peptídicas, 248
características, 248
viagem à roda, 249
alterações patológicas, 250
DAE (Drogas Antiepilépticas)
   medição das, 260
      nos fluidos orgânicos, 260
      métodos laboratoriais, 260
   mais recentes, 260
Dale
   lei de, 148
Daltonismo, 215
Dano
   mental, 266
      nas epilepsias, 266
Dante, 33
Dantrolene
   função do, 443
Day dreaming, 264
DC (Dieta Cetogênica)
   vantagens da, 267
      nas epilepsias, 267
Deficiência
   mental, *ver DM*
   da tireóide, 481
   e SN, 481
Degeneração
   transneurônica, 131
   estrionígrica, *ver DEN*
Dèjerine, 189
Dèjerine-Roussy, 190
Delírio
   de negação, 510
Demência(s), 223-251
   diagnóstico, 241
   pugilística, 241
      manifestação dominante, 241
      anatômica, 241
DEN, 309
Depressão
   alastrante, 149, 371, 375
   diagnóstico da, 498
      clínico, 498
   sinais de alarme na, 499
      detecção de, 499
   invernal, 512
   maior, 528
      no sono, 528
Dermatomiosite
   adultos com, 443
      tumores na, 443
         mais freqüentes, 443
Dermátomo
   T1, 179
      no tórax, 179

Desempenho
   influência no, 128
   do meio, 128
Desmielinização
   e dismielinização, 273
Desnervação
   hipersensibilidade por, 134
Devic
   síndrome de, 285
   e EM, 285
Diadococinesia, 180
Diafragma
   alterações do, 442
   neurais, 442
Dieta
   cetogênica, *ver DC*
Difteria
   implicações da, 326
   nervosas, 326
Dinamite
   e Prêmio Nobel, 87
Dineína
   no transporte, 118
   axonal, 118
Discinesia
   tardia, 320
Disfunção
   cognitiva, 246
   e processo cirúrgico, 246
Dislexia, 518
Distonia
   oromandibular, 310
   drogas indutoras, 316
   cervicais, 317
Distrofia(s)
   fascioescapuloumeral, 170
      umbigo na, 170
      importância do, 170
   muscular, 432, 441, 448
      hereditária, 432
      contribuição nas, 441
      do laboratório, 441
      na menopausa, 448
      de Duchenne, *ver DMD*
   miotônica, 448
Distúrbio(s)
   do movimento, 295-321
      tiques, 295
      e menstruação, 295
      anxietas tibiarum, 295
      cegueira legal, 295
      olhos de tigre, 296
      sinal dos, 296
      santo patrono, 296
      blefaroespasmo, 296
      óculos para, 296
      cãibra, 298, 309

      ocupacional, 298
      dos escreventes, 309
   doença de Parkinson, 298, 301, 302, 305, 319
      diagnóstico da, 298
      marcador indubitável, 301
      mitocondriopatia, 302
      sialorréia da, 302
      diagnóstico de co-morbidade, 305
      deficiência cognitiva na, 319
   anhedonia, 299
   doença de Huntington, 299, 307
      prevenção da, 299
      diagnóstico *in utero*, 307
   torcicolo, 299, 300
   levedopa, 300, 303
      e melanoma, 300
      barreiras no organismos, 303
   agonistas, 301, 310, 311
      dopaminérgicos, 301
      dopamínicos, 310
      parciais da levodopa, 311
   paralisia supranuclear, 301
      aspectos patológicos, 301
   doença de Willson, 302, 306, 314
      cobre na, 302
      sinal patognomônico da, 306
   dopamina, 303
      metabolismo da, 303
   parkinsonismo, 303, 304, 307, 312, 314, 317, 318
      dos pungilistas, 303
      idiopático, 303
      essência patogênica, 304
      tabagismo e, 304
      e câncer, 307, 312
      e potassemia, 307
      por MPTP, 314
      patogenia do, 317
      terapêutica do, 317
      algodistonia dos, 318
   antidepressivos, 305
      inibidores da MAO, 305
   mioclonia palatal, 306
   pramipexol, 306
      indicações do, 306
   hemibalismo, 307
      características do, 307
   coréia, 308, 316, 319, 321

ÍNDICE REMISSIVO

drogas indutoras, 308
causas freqüentes de, 316
de Sydenham, 319
acepção do termo, 321
síndrome de Tourette, 309
interpretação da, 309
DEN, 309
distonia, 310, 316, 317
oromandibular, 310
drogas indutoras, 316
cervicais, 317
síndrome de Rett, 311
moldura clínica, 311
tremor, 311, 320
ortostático, 311
essencial, 320
Prechtel-Stremmer, 312
estado coreiforme de, 312
neuroacantocitose, 312
síndrome neuroléptica, 312
maligna, 312
fenotiazinas, 313
atividades das, 313
síndrome de
Steele-Richardson-Olszewski, 313, 320
aspectos clínicos, 313
RM do crânio, 320
selegilina, 314
efeitos adversos da, 314
asterixis, 315
ECP, 315
e divórcio, 315
na gravidez, 315
toxina botulínica, 318
terapêutica com, 318
PSP, 320
RM do crânio, 320
discinesia tardia, 320
tratamento da, 320
Dix-Hallpike
teste de, 161
Doença, 242, 244
de Creutzfeldt-Jakob, 242
transmissão da, 242
de Binswanger, 244
atividade mnemônica, 243
senescência neural, 243
síndrome de Korsakoff, 244
demência coréica, 245
variante Westphal, 245
disfunção cognitiva, 246
corpúsculos de Lewy, 247
estratégia cerebral, 247
Cajal e memória, 248
leucoaraiose, 249
na AIDS, 250

performances mentais, 250
teste do desenho do relógio, 251
DM (Deficiência Mental)
estudo da, 77
etapas históricas, 77
DM (Doença Miastênica)
percentuais na, 449
significativos, 449
exame na, 450
complementar, 450
DMD (Distrofia Muscular de Duchenne)
tratamento da, 450
com corticóides, 450
Docilidade
e doenças, 511
neurológicas, 511
Doença(s)
de, *ver DA*, 42
de Little, 68
primeira mulher e, 83
de Devic, 84
de Charcot, 133
processo degenerativo da, 133
por mutação de enzima, 133
vasculares, 223-251
e demências, 223-251
diagnóstico, 241
pungilística, 241
DA, 241
doença de
Creutzfeldt-Jakob, 242
transmissão da, 242
atividade mnemônica, 243
senescência neural, 243
doença de Binswanger, 244
síndrome de Korsakoff, 244
demência coréica, 245
variante Westphal, 245
disfunção cognitiva, 246
corpúsculos de Lewy, 247
estratégia cerebral, 247
Cajal e memória, 248
leucoaraiose, 249
na AIDS, 250
performances mentais, 250
teste do desenho do relógio, 251
isquemia cerebral, 223, 226
global, 223
repercussão da, 226
ataque isquêmico, 223

transitório, 230
infartos, 224, 232
isquêmicos, 224
cerebral, 232
acidentes cerebrovasculares, 224
do ciclo
grávido-puerperal, 224
sopro carotídeo, 225
complicações neuroviscerais, 226
pós-infarto cerebral, 226
hemorragia, 227, 229, 230, 235, 238
subaracnóide, 227, 230
hipertensiva, 229
de Duret, 230, 235
talâmicas, 238
hipertensiva, 229
áreas encefálicas sujeitas à, 229
estado protrombótico, 227
em jovens, 227
PVM, 227
catástrofes
cerebrovasculares, 227
na infância, 227
na adolescência, 227
hemiplegia dos idosos, 228
causa da, 228
reperfusão, 229
e infarto cerebral, 229
NO, 229
e infarto cerebral, 229
desenvolvimento, 229
das doenças
cerebrovasculares, 229
roubo, 231
da subclávia, 231
pélvico, 231
AVC, 231, 232
agudo, 231
acupuntura no, 232
incapacitação mórbida, 232
causa dominante de, 232
angiomas cavernosos, 232
cavernoma, 233
encéfalo, 234
malformações vasculares do, 234
malformações, 234, 237
corticocerebrais, 234
arteriovenosa, 237
neuroangiomatose, 235
encefalofacial, 235
fossa craniana posterior, 235

ÍNDICE REMISSIVO — 595

circulação sangüínea da, 235
encefalopatia, 236
   hipóxico-isquêmica, 236
   estado, 237
      lacunar, 237
      crivoso, 237
aneurisma cerebral, 237
   na gravidez, 237
trato corticoespinal, 238
   lesão do, 238
doença sem pulso, 238
auras enxaquecosas, 238
   características, 238
AT, 239
   perfil laboratorial, 239
   reação de Arthus, 240
   amnésia global transitória, 240
      causas prevalentes, 240
desmielinizantes, 273-293
   principais, 273
disseminação de, 281, 290
   no tempo, 281, 290
      não no espaço, 281
      e no espaço, 290
   com lesões disseminadas, 282
      no espaço, 282
      não no tempo, 282
de Parkinson, 298, 301, 302, 305, 319
   diagnóstico da, 298
   marcador indubitável, 301
   mitocondriopatia, 302
   sialorréia da, 302
   diagnóstico de co-morbidade, 305
   deficiência cognitiva na, 319
de Huntington, 299, 307
   prevenção da, 299
   diagnóstico *in utero*, 307
de Willson, 302, 306, 314
   cobre na, 302
   sinal patognomônico da, 306
   tratamento da, 314
infectoparasitárias, 323-348
de Heine-Medin, 325
priônicas, 332
por acúmulo, 410
   de ácido fitânico, 410
      elementos clínicos da, 410
de Charcot-Marie-Tooth, 412
   conformação da, 412
   clínica, 412
de Leber, 416
   exteriorização da, 416

musculares, 431-452
   da placa motora, 431-452
   mitocondrial, 442
      aspectos da, 442
      clínicos, 442
miastênica, *ver DM*
de Steinert, 451
   alterações na, 451
      cardíacas, 451
de Hodgkin, 471
   implicações da, 471
      nervosas, 471
   sistêmicas, 479-514
   e neurologia, 479-514
do soro, *ver DS*
neurológicas, 499, 502, 511
   ECT nas, 499
   e suicídio, 502
   docilidade e, 511
   sociabilidade e, 511
Dopamina
   metabolismo da, 303
   infundibular, 494
      atividade da, 494
   e esquizofrenia, 505
Dor(es)
   classificação da, 132
      sherringtoniana, 132
      e demais sensações, 132
   em geral, 349-403
   psicogênioca, 354
      fundamentos da, 354
   analgotimia, 356
   tendinite, 358, 393, 401
      retrofaríngea, 358, 393, 401
         sinal clínico da, 393
         sinais radiológicos da, 401
Eagle, 358
   síndrome de, 358
      manifestação, 358
neuralgia, 361, 375, 378, 383, 394
   do glossofaríngeo, 361, 384
   periocular, 375
      SUNCT, 375
   supra-orbitária, 378
      particularidades, 378
   do IX nervo, 383
      diagnóstico da, 383
      cranial, 384
   pós-herpética, 394
ligamento estilomandibular, 361
   espessamento do, 361
      sintomatologia, 361
estruturas sensíveis, 362

intracranianas, 362
facial, 363
   atípica, 363
trigeminalgia, 365
   termocoagulação na, 365
      vantagens da, 365
zona de gatilho, 367
tatalgia, 375
GT, 378
   NNT e, 378
gravidez, 380
   masculina, 380
síndrome, 380
   da orelha vermelha, 380
   do restaurante chinês, 380
garoupa, 382
   mal da, 382
atrofia de Sudeck, 385
crônica, 386
   de etiologia variada, 386
mensuração, 388
   profunda, 388
      exame da, 388
ponos, 391
   luta contra, 392
      preliminares, 392
anestesia, 392, 401
   geral, 392
   local, 401
      fibras nervosas e, 401
   geração de, 394
      por analgésicos, 394
   em neonatos, 395
      aferição da, 395
   câncer e, 396
      em crianças, 396
   neuropática, 396
      fragmentos sobre, 398
   e rejeição, 399
      na infância, 399
   ergotismo, 401
Dostoievsky
   epilepsia de, 256
Droga(s)
   antiepilépticas, *ver DAE*
   psicoativas, 501
   antipisicóticas, 504
   neurolépticas, 504
   dependência a, 511
      regiões associadas à, 511
      encefálicas, 511
DS (Doença do Soro)
   manifestações da, 491
      nervosas, 491
Duchenne, 70
   distrofia muscular de, *ver DMD*

ÍNDICE REMISSIVO

Duret
  hemorragia de, 230, 235
  hipertensiva, 229
    áreas encefálicas sujeitas à, 229

E

Eagle
  síndrome de, 81
    evolução da, 81
    histórica, 81
Ecolalia
  origem da palavra, 515
ECP (Estimulação Cerebral Profunda)
  e divórcio, 315
ECT (Eletrochoque-Terapia)
  nas doenças, 499
    neurológicas, 499
Edema
  do tumor cerebral, 468
    combate ao, 468
      uso de corticóide no, 468
  pulmonar, 489
    de origem hipotalâmica, 489
Edward Jenner
  contribuição de, 53
    a medicina, 53
Eferência(s)
  talâmicas, 114
  principais, 114
Egas Moniz, 80
Einstein
  cérebro de, 103
    curiosidade do, 103
ELA (Esclerose Lateral Amiotrófica)
  estudo da, 56
    por Charcot, 56
ELP, 454
Elsberg
  síndrome de, 184
    raquimedulares, 184
  sinal de, 184
EM
  etiologia da, 12
    aspectos históricos, 12
  diagnóstico de, 192, 292
    paciente com, 192
    clínicos, 292
      red flags no, 292
  silente, 274
  distribuição, 274
    diferença geográfica na, 274
  formas evolutivas, 275

sinal, 276, 281, 282
  de Lhermitte, 276
    patognomônico da, 276
    mais freqüentes, 281
    cinco, 281
    raros, 282
evolução clínica, 276
e Interferon, 279
e fenômeno de Raynaud, 279
manifestações, 290
  preliminares, 280
  regra dos cinco anos, 280
lesão na, 281
  neurítica, 281
sintomas, 281, 282
  mais freqüentes, 281
  cinco, 281
  raros, 282
HV-6 e, 283
benigna, 283
crise na, 284
exames, 284, 289
  laboratoriais na, 284
  red flags nos, 284
  eletroneuromiográfico, 289
e paraplegia espástica tropical, 285
  diferenciando, 285
e síndrome de Devic, 285
  diferenciando, 285
confundida com, 286
  100 condições, 286
Oppenheim, 291
  mão inútil de, 291
  grave, 291
    marcadores prognósticos, 291
  dor paroxística na, 292
    mais freqüente, 292
    tratamento, 292
  prognóstico desfavorável, 292
    marcadores de, 292
  buracos negros da, 293
    na RM, 293
Emoção(ões)
  centro das, 512
  neural, 512
Encefalite
  de Rasmussen, *ver RE*
  por toxoplasma, 343
  límbica, 454, 471
    paraneoplásica, *ver ELP*
    diagnóstico da, 471
      importância, 471
Encéfalo
  interferência do, 128
    na micção, 128

malformações do, 234
  vasculares, 234
Encefalopatia
  hipóxico-isquêmica, 236
  por *Plasmodium falciparum*, 333
    patogênese da, 333
Endolinfa
  no ouvido, 118
    médio, 118
Enfermidade(s)
  geradoras da avitaminose, 487
  B12, 487
Enxaqueca(s)
  cacofonia nas, 349
  distantes da cabeça, 353
  abdominal, 354
    no adulto, 354
  crise de, 355
    atividade sexual na, 355
  MAV e, 357
  patogenia da, 359
  mamas e, 362
  mamilos e, 362
  bananas e, 364
  epilepsia e, 364
    primeira descrição, 364
  exames de imagem nas, 370
  na gravidez, 370
    tratamento, 371
  dopamina e, 376
  conceitos, 379
  sumatriptano na, 389
  zolmitriptano na, 390
    eficácia, 390
  naratriptano, 390
  Pablo Picasso e, 398
  tratamento, 402
    profilático, 402
Enzima
  mutação da, 133
    processo degenerativo por, 133
      da doença de Charcot, 133
Epilepsia(s), 253-271
  mal caduco, 253
  uma, 253
  múltipla, 253
  estado de mal, 253
    não-convulsivos, 253
  cursiva, 254
  esclerose tuberosa, 254
    epilóia, 254
  mesial temporal, 254
    manifestações, 254
  focos epilépticos, 255
  epileptologia, 255, 262
    RMN, 255

ÍNDICE REMISSIVO — 597

TC, 255
  automatismo na, 262
  de Machado de Assis, 255
  de Dostoievsky, 255
  musicogênica, 257
  da leitura, 258
  RE, 259
    diagnóstico, 259
  Vigabatrim, 259
    tratamento com, 259
  DAE, 260
    nos fluidos orgânicos, 260
      métodos para medição, 260
    mais recentes, 260
  inveterada, 260
    lesões básicas da, 260
  espasmos infantis, 260, 265
    terapêutica, 260
    tratamento, 265
  SW, 261, 263
    manifestação, 261
    terapêutica, 263
  glutamato e, 261
  gestação e, 261
  crise epiléptica, 262, 264
    eventos agressivos na, 262
    fatores precipitantes, 264
  cataplexia, 262, 263
  parcial refratária, 263
    gabapentina na, 263
    eficiência da, 263
  narcolepsia, 263
  criptogênica, 264
  day dreaming, 264
  cirurgia da, 265
    riscos na, 265
  temporal, 265
    manifestação, 265
  tratamento, 265, 270
    médico, 265
      princípios básicos, 265
    cirúrgico, 270
  Lennox-Gastaut, 266, 268
    síndrome de, 266, 268
    perfil clínico, 266
    tratamento cirúrgico, 268
  dano mental, 266
  convulsões, 266, 268, 269
    benzodiazepínicos nas, 266, 268
    ação dos, 266
    mecanismos, 268
    na gravidez, 269
      causas freqüentes, 269
  DC na, 267
    vantagens, 267

PGS, 267
  como evitar, 267
  biofeedback, 268
    eletroencefalográfico, 268
  anatomia da, 269
    patológica, 269
  essencial, 269
    elementos da, 269
      anatomopatológicos, 269
  fenitoína e, 270
  ataxia cerebelar e, 270
  corpo caloso e, 270
  morte súbita e, 271
  região epileptogênica, 271
    do cérebro, 271
    principal, 271
Epitálamo
  função do, 152
Equilíbrio
  corporal, 137
  órgãos do, 137
Escala
  de coma, 18
  de Glasgow, 18
Esclerose
  múltipla, *ver EM*
  lateral amiotrófica, *ver ELA*
  tuberosa, 254
Escola(s)
  médicas, 5
  de Cnidos, 5
    diferença com Cós, 5
  de Salermo, 23, 24
    quais sucederam, 24
Escrever
  por que, 519
Espasmo
  nutans, 205
  infantis, 260, 265
    terapêutica, 260
    tratamento, 265
Espasticidade, 143, 145
Especialização
  médica, 37
Esquinência, 186
Esquistossoma
  sítio de eleição, 332
Esquizofrenia
  dopamina e, 505
Estado
  protrombótico, 227
    em jovens, 227
  lacunar, 237
  crivoso, 237
  de mal não-convulsivo, 253
  coreiforme estado, 312
    de Prechtel-Stremmer, 312

comatoso, 490
  origem, 490
  avaliação preditiva do, 491
    dados estatísticos, 491
Estenose
  de canal lombar, 162
    marcha na, 162
Estereoanestesia
  e estereognosia, 179
Estesioneuroblastoma, 454
Estimulação
  cortical, 153
    resultado da, 153
  cerebral profunda, *ver ECP*
Estresse
  e volume cerebral, 501
  mais comum, 513
    da espécie humana, 513
Estrutura(s)
  cerebral, 103
    mais vascularizada, 103
  do nervo, 104
    emblemático, 104
  neuromusculares, 438
    magnésio nas, 438
Estupidez, 500
Eustáquio, 428
  e ampliação do som, 428
Exame
  neurológico, 159
  eletroneuromiográfico, 289
    na EM, 289
Excitabilidade
  neuronal, 136
    efeito na, 136
    do pH, 136
Exoftalmia
  causas, 212
Experiência única, experiência nula, 43
Expressão
  oral, 516
  funções que participam da, 516

F

Face
  sinal na, 169
    de sal e pimenta, 169
Facioplegia
  idiopática, 424
    conduta terapêutica, 424
Facomatose(s)
  tumores e, 469
Fadiga, 509
  e reflexo pupilar, 219

ÍNDICE REMISSIVO

Fagocitose
  e peixe-estrela, 72
Fala, 517
Felice Fontana
  e entendimento do cérebro, 21
  contribuição de, 21
Fenitoína
  e epilepsia, 270
Fenômeno
  lactacional, 151
  do roubo, 231
    da subclávia, 231
  de Raynaud, 279
    EM e, 279
Fenotiazina(s)
  atividades das, 313
Fibra(s)
  aceleradoras, 135
    na regulação cardíaca, 135
  nervosas, 136
    de condução rápida, 136
  do cerebelo, 142
    comportamento das, 142
  pupilodilatadoras, 220
    zona de origem, 220
  musculares, 431
    esqueléticas, 431
    tipos de, 431
Fisicalistas
  e histeria, 68
    no século XIX, 68
Fissura
  silviana, 26
    descrição da, 26
      Sylvius na, 26
  de Rolando, 48
Fístula
  carotidocavernosa, 211
    manifestação da, 211
Florence Nightingale
  mandamentos de, 10
    para pacientes acamados, 10
Flourens
  lei de, 188
Foco(s)
  epilépticos, 255
    localização, 255
Forame
  oval, 107
    e redondo, 107
      ligação anatômica, 107
Forel
  contribuição de, 109
    para neurociência, 109
  teoria de, 141
    sobre SN, 141

Formação
  reticular, 135, 157
    descoberta da, 135
Fossa
  craniana posterior, 235
    circulação sangüínea da, 235
    anormalidade da, 235
Frenesi, 325
Frenesia, 325
Frenologia, 89
Função(ões)
  visual, 30
    no córtex occipital, 30
    descoberta da, 30
  das áreas, 145
    do córtex cerebral, 145
    como estudar, 145
  básicas, 148
    do córtex cerebral, 148
  retiniana, 207
    essência da, 207
Fundus
  oculis, 162
    sinal no, 162
    da gravata borboleta, 162
Fuso(s)
  musculares, 439

G

Gabapentina
  na epilepsia parcial, 163
    refratária, 263
Galactorréia-Amnorréia
  patogenia da, 495
Galand
  reflexo de, 170
Garioponto de Salermo
  contribuição de, 52
    médica, 52
Gestação
  e epilepsia, 261
Girassol
  e neurologia, 202
Giro
  do cíngulo, 108
    hérnia do, 108
    conseqüências
      neurológicas da, 108
GL, 462
Glândula(s)
  pineal, 106
  lacrimal, 418
  adrenais, 464
Glasgow
  escala de, 18
  de coma, 18

Glia, 147
Glioblastoma
  grávida com, 453
Glutamato
  e epilepsia, 261
Golgi
  neurônio de, 118
    classificação dos, 111
    tipo I, 118
    tipo II, 118
Gower
  sinal de, 167
Gowers
  contribuição de, 50
    na pesquisa, 50
    do sinal de Romberg, 50
Grânulo(s)
  de Reich, 414
    localização dos, 414
Granulomatose
  linfomatóide, *ver GL*
Grávida(s)
  com Guillain-Barré, 286
  STC em, 415
    cirurgia da, 415
  com glioblastoma, 453
Gravidez
  aneurisma na, 237
    cerebral, 237
  crise convulsiva na, 269
    causas, 269
  distúrbios na, 315
    de movimento, 315
  tumores peculiares a, 470
    cerebrais, 470
    implicações da, 497
    neurológicas, 497
Gubernáculo
  patologias do, 405
Gudden
  comissura de, 104
Guillain-Barré-Stroll
  síndrome de, 276
    variantes da, 276
Gunn
  fenômenos de, 171
    e Marin-Amat, 171
Guyon
  canal de, 89
  e próstata, 89

H

Halo, 125
Hans Chiari, 45
Hansen
  bacilo de, 36
  Armauer, 36

ÍNDICE REMISSIVO

Hanseníase
  no final do século XX, 54
    situação da, 54
    epidemiológica, 54
  comprometimento na, 447
    muscular, 447
    específico, 447
Heine-Medin
  doença de, 325
Heller, 424
  paralisia facial de, 424
Hemianopsia
  bitemporal, 459
    por tumores, 459
    hipofisários, 459
Hemibalismo
  características do, 307
Hemiplegia
  cruciata, 188
  dos idosos, 228
    causa da, 228
Hemisfério
  cerebral, 134
    esquerdo, 134
      dominância do, 134
Hemopatia(s)
  repercussões das, 482
    neurológicas das, 482
Hemorragia
  subaracnóide, 227, 230
    complicações, 230
  hipertensiva, 229
    nas áreas encefálicas, 229
  de Duret, 230, 235
  talâmicas, 238
Hemossedimentação
  velocidade de, *ver VHS*
Henry Head, 57
Hepatopatia(s)
  EEG e, 480
Hérnia
  do giro do cíngulo, 108
    neurológicas, 108
  uncal, 116
Herpes
  zoster, 345
    manifestação da, 345
Heterotaxia, 105
Hifema, 202
Hipersensibilidade
  por desnervação, 134
Hipertensão arterial
  cefaléia e, 385
  intracraniana, 473
    crônica, 473
      alterações esqueléticas
      da, 473

Hipertermia
  maligna, 442
    manifestação da, 442
Hipertonia
  atenuar a, 57
    cadeira vibratória para, 57
    inspiração de Charcot, 57
Hipócrates, 3
Hipófise
  medidas da, 106
Hipoglicemia, 484
Hipoglosso
  secção do, 429
    conseqüências da, 429
    inesperada, 429
Hiponatremia
  tratamento da, 481
  de pacientes
    neurocirúrgicos, 481
Hipopion, 202
Hipotálamo, 109
  limites do, 120
    anatômicos, 120
  atingido pela luz, 212
Hipotermia
  no SNC, 484
    efeitos da, 484
Hippus, 218
His
  contribuição de, 109
    para neurociência, 109
  teoria de, 141
    sobre SN, 141
Histeria
  a.C., 2
  tratada por cirurgiões, 12
  e fisicalistas, 68
    no século XIX, 68
  segundo Briquet, 75
  Igreja e, 503
Hitler
  médico de, 11
HIV
  infecção pelo, 338
  músculos na, 338
HIV-1
  avô do, 325
Hodgkin
  doença de, 471
    implicações da, 471
    nervosas, 471
Hoffmann
  sinal de, 196
Homem
  como surgiu, 45
  mitologicamente, 45

Hoover, 60
  como descreveu, 61
  seu sinal, 61
Hormônio(s)
  sexuais, 465
  e meningioma, 465
  tireoideano, 481
  e nervos periféricos, 481
  do crescimento, 496
  comportamento do, 496
    no período nictemeral, 496
Horton, 101
HTLV-1
  infecção pelo, 337
  diagnóstico da, 337
Huntington
  coréia de, 100
  doença de, 299, 307
  prevenção da, 299
  diagnóstico *in utero*, 307
Hutchinson
  pupilas de, 217
HV-6 (Vírus Herpético)
  e EM, 283

I

Ilya Metchinikoff, 72
Imaginação, 512
Imhotep, 19
Inalação
  anestésica, 33
Incapacitação
  mórbida, 232
    causa dominante de, 232
Incidentaloma(s)
  pituitários, 458
Indiferença
  estúpida, 187
    fenômeno da, 187
Inervação
  antagônica, 137
  segmento neural, 137
  patente a, 137
Infarto(s)
  isquêmicos, 224
  cerebral, 229, 232
  e reperfusão, 229
  e NO, 229
  análise do, 232
  prognóstico, 232
Infecção
  lenta, 326
  e crônica, 326
  aidética, 335
  músculos na, 335

ÍNDICE REMISSIVO

pelo HTLV-1, 337
   diagnóstico da, 337
   pelo HIV, 338
   músculos na, 338
   na coluna vertebral, 344
   progressão da, 344
Informação
   nervosa, 141
   essência da, 141
Inibição
   recorrente, 138
   exemplo de, 138
   pré-sináptica, 139
   pós-sináptica, 139
   diferença operacional, 139
Insônia
   familiar fatal, 337
   manifestação da, 337
Instinto, 504, 512
Inteligência, 500, 510
Interferon
   EM e, 279
Interneurônio(s)
   características dos, 145
   funcional, 145
Íon(s)
   canais de, 125
IRA (Insuficiência Respiratória Aguda)
   causas da, 483
   neurológicas, 483
Irritação
   meníngea, 174
   sinais de, 174
   exame dos, 174
Isquemia
   cerebral, 223, 226
   global, 223
   repercussão da, 226

J

Jacobsen
   e Beckey e Lucy, 509
James Parkinson, 95
Janela
   oval, 107
   e redonda, 107
   ligação anatômica, 107
Jendrassik
   manobra de, 191
Joe
   síndrome de, 490
Johann Jakob Wepfer, 48
Josef Polikarp Brudzinski
   sinal de, 348

Joseph Felix Babinski, 52
Julius Arnold, 44

K

Kernicterus, 488
Klazomania, 520
Kols
   teste de, 177
Konrad Röntgen
   e mão de sua esposa, 58
   descoberta de, 60
   saudação a, 60
   do jornal Punch, 60
Korbinian Brodmann
   critério usado por, 111
   na definição numeral, 111
   das áreas corticais, 111
   áreas de, 111
   localização das, 111
Korsakoff
   síndrome de, 244
Kuru, 323

L

Lactação
   processo da, 494
   amamentação e, 495
Lambert-Eaton
   síndrome de, 438, 449, 465
   miastênica, 438
   manifestação da, 438
   sinal de Lambert na, 449
   fisiopatologia da, 465
Lasègue
   interpretação de, 95
   do próprio sinal, 95
   sinal de, 184
Lázaro
   sinal de, 170
LCR
   origem do, 107
   importância do, 117
   fluido idêntico ao, 150
Leber
   doença de, 416
   exteriorização da, 416
Legionelose
   manifestações da, 333
   nervosas, 333
Lennox-Gastaut
   síndrome de, 266
   perfil clínico, 266
   tratamento da, 268
   cirúrgico, 268

Leonard Wood
   contribuição do, 14
   para neurociência, 14
Lepra, 326
   participação muscular na, 329
   primária, 329
   tratamento da, 329
   situação epidemiológica, 340
   peculiaridades da, 344
   contaminação na, 344
   dos nervos, 344
Leptomeningite(s)
   purulentas, 328
   terapêutica das, 328
   normas básicas, 328
Les hommes au papier, 39
Lesão(ões)
   do *vermis*, 118
   cerebelar, 118
   diferenciação clínica, 118
   do cone medular, 173
   da cauda eqüina, 173
   trigeminal, 186
   anosmia por, 186
   do trato corticoespinal, 238
   neurítica, 281
   na EM, 281
   disseminadas, 282
   no espaço, 282
   doenças com, 282
   vertebrais, 331
   infecciosas, 331
   interpretação das, 331
   de raízes motoras, 406
   versus sensitivas, 406
   do nervo acessório, 429
   causas da, 429
   extracraniais, 429
   da coluna vertebral, 463
   solitárias, 463
   importância da VHS na, 463
Leucoaraiose, 249
Levi-Montalcini, 75
Levodopa
   história da, 78
   tout court, 78
   e melanoma, 300
   trânsito no organismos, 303
   barreiras ao, 303
   agonistas da, 311
   parciais, 311
Lewy
   corpúsculos de, 247
Lhermitte
   sinal de, 276
   patognomônico da EM, 276

ÍNDICE REMISSIVO

Ligamento
  tendão e, 191
Linfoma(s)
  do SNC, 458
    primários, 458
Linguagem, 518
  palavra e, 515-520
Lipidose
  ligada ao sexo, 480
Líquido
  cefalorraquidiano, ver LCR
  cerebroespinal, 274
    bandas oligoclonais no, 274
    doenças que apresentam, 274
Liquor
  elaboração do, 114
    suplência na, 114
    fonte de, 114
Little
  doença de, 68
    como delinear, 68
Lobo
  parietal, 113, 182
    dominante, 113
    funções do, 113
    não-dominante, 182
    síndrome do, 182
Localização(ões)
  corticais, 26
    doutrina das, 26
      pontapé inaugural da, 26
  sinais de, 168
    falsos, 168
Locomoção
  interferência na, 171
Luigi Rolando, 49
Lúpus
  eritematoso, 485
    manifestações do, 485
    neurológicas, 485
Luva(s)
  cirúrgicas, 54
  e noiva, 54

M

Machado de Assis, 33
  epilepsia de, 255
Maconha
  contraposto da, 285
  médico, 285
Mal
  venéreo, 323
  grande, 323
  dos quatro D, 487

Malformação(ões)
  de Arnold Chiari, 43
  vasculares, 234
    do encéfalo, 234
    corticocerebrais, 234
    arteriovenosa, 237
    enxaqueca e, 357
Mancha(s)
  de Brushfield, 212
Manipulação
  cervical, 172
  contra-indicação da, 172
Mannkopf
  sinal de, 504
Mão
  músculos intrínsecos da, 111
    inervados, 111
      pelo nervo radial, 111
  descrição da, 177
    por Alajouanine, 177
    por Ackerman, 177
  inútil, 291
    de Oppenheim, 291
Marcha
  na estenose, 162
    de canal lombar, 162
  ignição da, 165, 180
    falência na, 165
    falha na, 180
  escarvante, 179
    característica, 179
  normal no idoso, 192
    normas suecas, 192
Margaritoma, 466
Maturação
  e neurotização, 146
Mavin-Amat
  fenômenos de, 171
  e Gunn, 171
Medicina
  academia nacional de, ver ANM
  pai da, 2, 5, 26
    grego, 2, 5
      como nasceu, 2
      na mitologia grega, 5
      na mitologia romana, 26
    no Império Romano, 3
      como era, 3
  veterinária, ver MV
  faculdades de, 7
    como nasceram, 7
  relações com, 20
    Ruy Barbosa e, 20
  e sobrenatural, 46
  contribuição para, 53
    de Edward Jenner, 53

Médico(s)
  de Hitler, 11
  barbeiros, 15
    como surgiram, 15
  pues hombre muchos equivalente otros, 25
Medula
  substância da, 38
    cinzenta, 38
      quem identificou, 38
Melanoma
  levodopa e, 300
MERRF *(Myoclonic Epilepsy with Ragged Red Fibers)*, 444
Melatonina
  função da, 493
Memorizar
  estratégia cerebral, 247
Meningeoma(s), 458
  conhecimento histórico, 13
    como evoluiu, 13
  da asa do esfenóide, 460
    clínica do, 460
  hormônios e, 465
    sexuais, 465
  tipos histológicos de, 456
    principais, 456
  no seio cavernoso, 476
Meningite
  de Mollaret, 328
  tuberculosa, 341
    diagnóstico da, 341
      precoce, 341
Meningococcia
  aplicabilidade do termo, 327
Mente
  humana, 505
Mesmerismo, 66
MIDAS *(Migraine Disability Assessment)*, 386
Mielina
  proteína básica da, ver PBM
Mieloma
  múltiplo, 470
    talidomida no, 470
    ação da, 470
Migrânea
  evolução da expressão, 352
  em mulheres idosas, ,365
    prevalência, 365
  e menopausa, 368
    tratamento, 368
  menstrual, 373
    características, 373
    considerações, 373
    tratamento farmacológico, 374

ÍNDICE REMISSIVO

conceitos, 379
em crianças, 395
  tratamento, 395
Miguel Pereira, 36
Mioclonia
  palatal, 306
Mioglobinúria, 489
Miopatia(s)
  distróficas, 63
    estudo das, 63
      como se iniciou, 63
  mitocondriais, 438
    tratametno das, 438
  diabética, 441
  por corpos de exclusão, 446
    polimiosite e, 446
  por AZT, 447
    dose-dependente, 447
Miotonia, 434
  humana, 440
    formas clínicas, 440
Miscelânea, 541-562
  pé eqüino, 541
  marcha escarvante, 541
  cauda eqüina, 541
  filum terminale, 541
  hippus, 541
  hipocampo, 541
  raquiano, 541
  raquidiano, 541
  mascando chiclete, 541
    estudar, 541
  vocábulos, 542
    homocronia, 542
    anteposição, 542
    homologia, 542
    homotipia, 542
  Arnold-Chiari, 542
    doença de, 542
      classificação da, 542
  didata, 543
    experimentador, 543
  drogas inteligentes, 543
  prognóstico, 544
  diplegia cerebral, 544
    infantil, 544
      causa da, 544
  ELA, 544
    Riluzole na, 544
      efeito do, 544
  heteroplasmia, 545
  eqüinoterapia, 545
  GMS, 546
    contágio por, 546
  hibernação, 546
    na neurologia, 546
      utilidade da, 546

áreas privilegiadas, 546
  imunologicamente, 546
  no organismo, 546
SN, 547, 554
  dente e, 547
  relação mórbida entre, 547
  mosca e, 554
comorientes, 547
biópsia, 548
  em neurologia, 548
alopex, 548
doença, 548
  de Tay-Sachs, 548
  de Sandhoff, 548
  de Meniére, 549
porose, 549
  cerebral, 549
Doppler, 549
aterosclerose, 550
  atualidades, 550
eucrasia, 550
beta-endorfina, 550
amiloidose, 551
radiocirurgia, 551
ruído biológico, 551
hipertensão intracraniana, 552
  benigna, 552
    causas da, 552
anoxia, 552
hipoxia, 552
maconha, 552
  aplicações da, 552
    clínicas, 552
glossário, 553
transtirretina, 553
enxerto neural, 553
  doenças neurológicas e, 553
infortúnios do homem, 554
  principal, 554
agnosia, 555
  visual, 555
    tipos de, 555
distrofia, 555
  neural, 555
abstêmios, 555
desenvolvimento cerebral, 556
  alterações do, 556
    principais, 556
Afrânio Peixoto, 557
esquizoencefalia, 557
embolia periférica, 557
  sintomas, 557
estatus disraficus, 557
  mais comuns, 557
Anatole France, 558
  e as academias, 558

Eurípedes, 558
  e a mulher, 558
som, 558
  cor do, 558
imunoglobulina, 559
  terapêutica da, 559
    efeitos colaterais da, 559
  gravidez masculina, 559
Reye, 559
  síndrome de, 559
    causa da, 559
  neonato, 559
    malformações observadas, 559
      intra-uterinos, 559
      perinatais, 559
Bell, 560
  lei de, 560
Magendie, 560
  lei de, 560
gene, 560
  propriedades do, 560
embriaguez alcoólica, 561
  alterações da, 561
    cerebelares, 561
  cromossoma Y, 561
    ausente, 561
  incolumidade corporal, 561
    direito e, 561
  alterações medulares, 561
    congênitas, 561
Mistichelli
  cruzamento de, 121
Mitocondriopatia(s), 436
  avaliação das, 437
    exames úteis na, 437
    complementares, 437
  exteriorizada, 444
    por epilepsia mioclônica, 444
      associada a fibras musculares esgarçadas, 444
Mitologia
  grega, 5
  romana, 26
Mnemotécnica, 506
Mollaret
  meningite de, 328
Monge(s)
  e exercício da medicina, 8
  no século XII, 8
Monóxido
  de carbono, 132
    intoxicação pelo, 132
      como opera a, 132

ÍNDICE REMISSIVO

Morféia, 485
Morte
 súbita, 271
  e epilepsia, 271
   risco de, 271
Mosca
 voando, 195
 sobre o açúcar, 195
 sinal da, 195
Movimento(s)
 espelhados, 189
 oculares, 205, 209
  conjugados, 205
  disjuntivos, 205
  espontâneos, 209
  reflexos, 209
 distúrbios do, 295-321
  tiques, 295
   e menstruação, 295
  anxietas tibiarum, 295
  cegueira legal, 295
  olhos de tigre, 296
   sinal dos, 296
   santo patrono, 296
   blefaroespasmo, 296
   óculos para, 296
  cãibra, 298, 309
   ocupacional, 298
   dos escreventes, 309
  doença de Parkinson, 298,
   301, 302, 305, 319
   diagnóstico da, 298
   marcador indubitável, 301
   mitocondriopatia, 302
   sialorréia da, 302
   diagnóstico de
    co-morbidade, 305
   deficiência cognitiva na,
    319
   anhedonia, 299
   doença de Huntington, 299,
    307
    prevenção da, 299
    diagnóstico *in utero*, 307
   torcicolo, 299, 300
   levedopa, 300, 303
    e melanoma, 300
    barreiras no organismos,
     303
   agonistas, 301, 310, 311
    dopaminérgicos, 301
    dopamínicos, 310
    parciais da levodopa, 311
   paralisia supranuclear, 301
    aspectos patológicos, 301
   doença de Willson, 302, 306,
    314

cobre na, 302
sinal patognomônico da,
 306
tratamento da, 314
dopamina, 303
 metabolismo da, 303
parkinsonismo, 303, 304,
 307, 312, 314, 317, 318
 dos pungilistas, 303
 idiopático, 303
 essência patogênica, 304
 tabagismo e, 304
 e câncer, 307, 312
 e potassemia, 307
 por MPTP, 314
 patogenia do, 317
 terapêutica do, 317
 algodistonia dos, 318
antidepressivos, 305
 inibidores da MAO, 305
mioclonia palatal, 306
pramipexol, 306
 indicações do, 306
hemibalismo, 307
 características do, 307
coréia, 308, 316, 319, 321
 drogas indutoras, 308
 causas freqüentes de, 316
 de Sydenham, 319
 acepção do termo, 321
síndrome de Tourette, 309
 interpretação da, 309
DEN, 309
distonia, 310, 316, 317
 oromandibular, 310
 drogas indutoras, 316
 cervicais, 317
síndrome de Rett, 311
 moldura clínica, 311
tremor, 311, 320
 ortostático, 311
 essencial, 320
Prechtel-Stremmer, 312
 estado coreiforme de, 312
neuroacantocitose, 312
síndrome neuroléptica, 312
 maligna, 312
fenotiazinas, 313
 atividades das, 313
síndrome de
 Steele-Richardson-Olszew
 ski, 313, 320
 aspectos clínicos, 313
 RM do crânio, 320
selegilina, 314
 efeitos adversos da, 314
asterixis, 315

ECP, 315
 e divórcio, 315
 na gravidez, 315
 toxina botulínica, 318
  terapêutica com, 318
PSP, 320
 RM do crânio, 320
 discinesia tardia, 320
  tratamento da, 320
Mulher
 primeira, 83
 e doenças, 83
  relação mitológica, 83
 prolactina nas, 493
  função da, 493
Munchausen
 síndrome de, 502
Músculo(s)
 intrínsecos da mão, 111
  inervados, 111
   pelo nervo radial, 111
  na infecção aidética, 335
 do ouvido, 427
  médio, 427
   piscadelas e, 427
 extra-oculares, 204
 e esqueléticos, 204
 da vaca, 432
  filet mignon, 432
 do frango, 436
  brancos, 436
  vermelhos, 436
 estriados, 437, 444
  e liso, 437
  propriedades dos, 444
   mecânicas, 444
 de contração, 440
  lenta, 440
  brancos, 444
  vermelhos, 444
 atrofia do, 446
 epímero, 446
 hipómero, 446
 na polimiosite, 447
  aspecto microscópico do, 447
 quadríceps, 451
MV
 e neurologia humana, 5
  progresso da, 5
Myerson
 sinal de, 187

N

Narcolepsia, 263
Nariz
 em sela, 485
 por vasculite, 485

ÍNDICE REMISSIVO

Necrose
  neural, 467
    pós-radioterapia, 467
Nervo(s)
  cranianos, 31
  emblemático, 104
    estruturas do, 104
  mediano, 111
    no braço, 111
      ramos do, 111
  radial, 111
    músculos inervados pelo, 111
      intrínsecos da mão, 111
  semiologia dos, 160
    negligência na, 160
  oftálmico, 204
    função, 204
  contaminação dos, 344
    na lepra, 344
  periféricos, 405-430, 481
    história dos, 406
    no diabetes, 407
    para biópsia, 409
    estrutura do, 411
      anatômica, 411
    ação tóxica nos, 412
      agentes predominantes, 412
    paralisia dos ciclistas, 413
    sensitivos, 413
    espessura da mielina, 414
    calibre das fibras, 414
    hormônio tireoideano e, 481
  craniais, 405-430
    abducente, 419
      características do, 419
      neurofibromatose nos, 427
    facial, 422
      funções do, 422
    glossofaríngeo, 428
      funções do, 428
    acessório, 429
      lesão do, 429
        causas extracraniais, 429
    tumores dos, 464
      origem dos, 464
Neuralgia
  trigeminal, 76, 418, 419
    contribuição a, 76
    de Trousseau, 76
    patogenia da, 418
    características da, 419
    e número cinco, 419
  espermática, 405
  do trigêmeo, 419

Neuroacantocitose, 312
Neuroanatomia, 103-121
  Einstein, 103
    cérebro de, 103
    estrutura, 103, 104
    cerebral, 103
      vascularizada, 103
    do nervo emblemático, 104
  ventrículo, 104
    terminal, 104
      quando se oblitera, 104
    comissura, 104
    de Gudden, 104
  heterotaxia, 105
  reflexos cutâneos, 105
    centro anatômico dos, 105
  sura, 106
    significado, 106
  córtex cerebral, 106, 110, 121
    seis camadas do, 106
      ordem de formação, 106
    como repartir, 110
    espessura do, 121
  cerebelo, 106
  hipófise, 106
    medidas da, 106
  glândula pineal, 106
    quem inerva, 106
  sistema nervoso, 107
    autônomo, 107
  LCR, 107, 117
    origem do, 107
    importância do, 117
  forame, 107
    oval, 107
    redondo, 107
  janela, 107
    oval, 107
    redonda, 107
  artéria trigeminal, 108
    primitiva, 108
      persistência da, 108
  giro do cíngulo, 108
    hérnia do, 108
      conseqüências neurológicas da, 108
  His, 109
  Forel, 109
  aracnóide, 109
  hipotálamo, 109, 120
    entendendo o, 109
    limites do, 120
      anatômicos, 120
  SNC, 110, 117
    e periférico, 110
    separação, 110
    formação do, 117

micróglia no, 117
  origem, 117
nervo mediano, 111
  ramos do, 111
    no braço, 111
  músculos intrínsecos, 111
    da mão, 111
      inervados pelo nervo radial, 111
  comissuras, 111
    arquipalidais, 111
    quais são, 111
  áreas corticais, 111
    definição numeral das, 111
    por K. Brodmann, 111
  áreas de Brodmann, 111
    onde se localizam, 111
  lobo parietal, 113
    dominante, 113
    funções do, 1136
  aqueduto de Sylvius, 113
    região anatômica posterior ao, 113
  liquor, 114
    elaboração do, 114
      fonte de suplência na, 114
  aferências, 114
    talâmicas, 114
    principais, 114
  eferências, 114
    talâmicas, 114
    principais, 114
  artéria meníngea, 115
    média, 115
    ramo da, 115
  pulvinar, 115
  hérnia uncal, 116
    conseqüências da, 116
  célula, 116
    significado de, 116
  raquicentese, 116, 192
    exploratória, 116
    riscos na, 116
    lombar, 192
      contra-indicações da, 192
  transporte axonal, 118
    dineína na, 118
    cinesina na, 118
  vermis cerebelar, 118
    lesões do, 118
      diferenciação clínica, 118
  ouvido médio, 118
    endolinfa no, 118
    perilinfa no, 118

ÍNDICE REMISSIVO

neurônios de Golgi, 118
  tipo I, 118
  tipo II, 118
  via, 119
    piramidal, 119
      direta, 119
      corticoespinal, 119
      indireta, 119
  Mistichelli, 121
    cruzamento de, 121
  porencefalia, 121
Neuroangiomatose
  encefalofacial, 235
Neuroborreliose
  diagnóstico da, 325
    critérios, 325
Neurociência(s)
  contribuição para, 14, 109
    de Leonard Wood, 14
    de His, 109
    de Forel, 109
  legados para, 98
    de Wernicke, 98
Neurocisticercose
  tratamento da, 336
  RM na, 341
    vantagens da, 341
Neuroendocrinologia, 493-498
Neurofibromatose
  e nervos cranianos, 427
  de Recklinghausen, *ver NF2*
Neurofisiologia, 123-157
  princípio do tamanho, 123
    o que se entende por, 123
  lei da anfotonia, 123
    exteriorizar a, 123
  rábano silvestre, 123
    peroxidase do, 123
    utilidade da, 123
  parabiose, 124
  sinaptolema, 124
  aferência, 124
    de retorno, 124
  SRA, 125
  efeito halo, 125
  canais de íons, 125
  oxigênio, 126
    malignidade no, 126
    risco oferecidos pelo, 126
  neurônio, 126, 149, 154, 155
    postulados sobre, 126
      de Cajal, 126
    quantas excitações recebe, 149
    simpáticos, 154
      colinérgicos, 154

olfativos, 155
  estímulo do, 155
condução, 127
  e transmissão, 127
reflexos, 127, 138, 140, 146
  do axônio, 127
    como explicar, 127
  coligados, 138
  que interessam à respiração, 138
  timpânico, 140
  autonômicos, 146
    viscerais, 146
penumbra, 128
  isquêmica, 128
micção, 128
  interferência no, 128
    pelo encéfalo, 128
desempenho, 128
  influência no, 128
    do meio, 128
repouso, 128
  potencial de, 128
  áreas frontais, 129
    lesadas, 129
    e síndromes comportamentais, 129
troca cerebelar, 129
neuropilo, 130
prostaglandinas, 130
  onde encontrar, 130
CS, 130
células, 131
  amácrinas, 131
sinapses, 131
  hedonistas, 131
degeneração, 131
  transneurônica, 131
organização cibernética, 131
  do SN, 131
    como opera, 131
receptores, 132, 147, 155
  propriedades dos, 147
    celular, 155
dor, 132
  e demais sensações, 132
    diferença sherringtoniana entre, 132
monóxido de carbono, 132
  intoxicação pelo, 132
    como opera, 132
doença de Charcot, 133
  processo degenerativo da, 133
    por mutação de enzima, 133
hemisfério cerebral, 134

  esquerdo, 134
    dominância do, 134
óxido nítrico, 134
  origem do, 134
hipersensibilidade, 134
  por desnervação, 134
células corticais, 134
  de axônio curto, 134
    significado das, 134
formação reticular, 135
  descoberta da, 135
fibras, 135, 136
  aceleradoras, 135
    na regulação cardíaca, 135
  nervosas, 136
    de condução rápida, 136
sistema, 136, 139, 141, 152
  hipotálamo-hipofisário, 136
    dopamina no, 136
  límbico, 139
    relações principais, 139
  nervoso, 141
    teoria sobre, 141
      de His, 141
      de Forel, 141
  simpático, 152
    estrutura do, 152
  parasimpático, 152
    estrutura do, 152
excitabilidade neuronal, 136
  efeito na, 136
    do pH, 136
via nervosa, 136
  de transmissão lenta, 136
inervação antagônica, 137
segmento neural, 137
  patente a, 137
equilíbrio corporal, 137
  órgãos do, 137
inibição, 138, 139
  recorrente, 138
    exemplo de, 138
  pré-sináptica, 139
  pós-sináptica, 139
cérebro, 139, 152
  circulação pelo, 139
    de sangue, 139
  progesterona no, 152
    ação da, 152
olfação, 140
  fenômeno da, 140
  retardo sináptico, 140
  composição do, 140
neurotransmissão, 141
  colinérgica, 141
  informação, 141

ÍNDICE REMISSIVO

nervosa, 141
  essência da, 141
SNC, 142
  modulador excitatório do, 142
    mais potente, 142
cerebelo, 142
  células do, 142
  fibras do, 142
AAE, 143
  função dos, 143
  patológica, 143
espasticidade, 143, 145
  como entender a, 145
transmissores, 144
  destino dos, 144
interneurônios, 145
  características dos, 145
  funcional, 145
córtex cerebral, 145, 148
  funções das áreas do, 145
    como estudar, 145
  funções básicas do, 148
neurotização, 146
  e maturação, 146
sinapses, 146, 149
  divisão das, 146
  função das, 149
glia, 147
  como funciona, 147
apoptose, 147
pituícitos, 148
spasmus nutans, 148
Dale, 148
  lei de, 148
sensibilidade, 149
  informativa, 149
  protetora, 149
tecido nervoso, 149
  pinocitose no, 1479
    fenômeno da, 149
DA, 149
LCR, 150
  fluido idêntico ao, 150
secretar, 151
segregar, 151
fenômeno lactacional, 151
saliva simpática, 151
Papez, 151
  circuito de, 151
epitálamo, 152
estimulação, 153
  cortical, 153
    resultado da, 153
paladar, 153
  percepção do, 153
núcleos hipotalâmicos, 153

funções dos, 153
transporte, 154
  axoplásmico, 154
  β-bloqueadores, 154
  adrenérgicos, 154
trato, 155
  retino-hipotalâmico, 155
  função do, 155
acetilcolina, 155
  emissão de, 155
  fator necessário, 155
sede, 156
  sensação de, 156
cibernética, 156
formação reticular, 157
Neurologia
  histórias da, 1-102
    e temas conexos, 1-102
  Miguel Couto, 1
    na ANM, 1
  Asclépio, 2, 21, 33
    filhos de, 21
  histeria, 2, 12, 68, 75
    a.C., 2
    e cirurgiões, 12
    fisicalistas e, 68
    segundo Briquet, 75
  Hipócrates, 3
  Império Romano, 3
    medicina no final, 3
  escolas médicas, 5, 23, 24
    Cnidos, 5
    Cós, 5
    de Salerno, 23, 24
  mitologia, 5, 26
    grega, 5
    romana, 26
    humana, 5
    contribuição da MV, 5
  faculdades de medicina, 7
    como nasceram, 7
    mictório da universidade, 7
    utilidade do, 7
  monges, 8
    e exercício da medicina, 8
  conhecimento sobre
    cérebro, 8
    sulcos, 8
    giros, 8
  paciente acamado, 10
    Florence Nightingale e, 10
  Agripino Grieco, 10
  Camões, 11
  médico, 11, 15
    de Hitler, 11

    barbeiros, 15
  esclerose múltipla, 12
    etiologia da, 12
  meningeoma, 13
    conhecimento histórico do, 13
  tumor cerebral, 13
    primeira operação, 13
  Leonard Wood, 14
    contribuição, 14
  polígono de Willis, 16
  cefaléia, 16, 34
    em salvas, 16
      primeira descrição, 16
    classificação no século XVIII, 34
  Olivier Wendell Holmes, 18
  escala de coma de Glasgow, 18
  Asclepeions, 18
  tratado brasileiro de neurologia, 19
    primeiro, 19
  Imhotep, 19
  Alcmeone, 19
  Ruy Barbosa, 20
    e medicina, 20
  Felice Fontana, 21
    e cérebro, 21
  textos médicos antigos, 22
    preservados na Idade Média, 22
  Afrânio Peixoto, 25
  Carlos Chagas, 25, 30
    descoberta de, 25
    e Prêmio Nobel, 30
  médico pues hombre muchos equivalente otros, 25
  Sylvius, 26
    e fissura silviana, 26
  localizações corticais, 26
    pontapé inaugural, 26
  volume cerebral, 26
    e conseqüências, 26
  pequeno cérebro, 29
    evolução do conhecimento, 29
  córtex occipital, 30
    função visual no, 30
  nervos cranianos, 31
    classificação definitiva, 31
  Andréas Vesalius, 32
  Dante, 33
  Machado de Assis, 33
  William T. G. Morton, 33
  Wagner Jaurregg, 36

ÍNDICE REMISSIVO

e Prêmio Nobel, 36
Miguel Pereira, 36
bacilo de Hansen, 36
Armauer Hansen, 36
profissionais das agulhas, 37
   na Inglaterra, 37
especialização médica, 37
   invenção da, 37
substâncias do cérebro, 37
   cinzenta, 37
   branca, 37
medula, 38
   substâncias cinzenta da, 38
les hommes au papier, 39
Robert Bárány, 39
   considerações de, 39
ciúme, 40
   pecado capital, 40
Alois Alzheimer, 41, 42
doença de Alzheimer, 42
experiência única,
   experiência nula, 43
Arnold Chiari, 43
   malformação de, 43
Cruveilhier Cleland Chiari, 43
J. Arnold, 44
H. Chiari, 45
surgimento do homem, 45
   mitologicamente, 45
sobrenatural, 46
   medicina e, 46
Thomas Willis, 46
   contribuições de, 46
Johann J. Wepfer, 48
fissura, 48
   de Rolando, 48
Luigi Rolando, 49
sinal de Romberg, 50
   primeira descrição, 50
   contribuição de Gowers, 50
Joseph Felix Babinski, 52
William S. Halsted, 52
Garioponto de Salerno, 52
Edward Jenner, 53
luvas cirúrgicas, 54
   noiva e, 54
hanseníase, 54
   situação epidemiológica, 54
Charcot, 54, 56, 57
   e estudo da ELA, 56
   exame dos doentes, 57
   cadeira vibratória, 57
hipertonia, 57
Henry Head, 57

Konrad Röntgen, 58, 60
   e mão da esposa, 58
   saudação do jornal Punch, 60
código de Nuremburg, 60
Hoover, 60, 61
   sinal de, 61
Adolf Wallemberg, 61
   síndrome de, 62
reflexos
   cutâneo-abdominais, 63
   primeira descrição, 63
miopatias distróficas, 63
   início do estudo, 63
Von Békésy, 63
Christian Kerner, 65
mesmerismo, 66
Pasteur, 67
neuroquímica, 67
Virchow, 68
doença de Little, 68
   como delinear, 68
Bell, 70
   descrição da paralisia, 70
Duchenne, 70
Ilya Metchinikoff, 72
fagocitose, 72
   peixe-estrela e, 72
Trömner, 73
   e reflexo, 73
pretérita, 73
   obras fundamentais, 73
tabes, 73, 74
   etiologia da, 73
   dorsal, 74
fisiologia do cérebro, 74
   contribuição para, 74
Levi-Montalcini, 75
paralisia geral, 75
   dos insanos, 75
sistema extrapiramidal, 76
neuralgia trigeminal, 76
   contribuição de Trousseau, 76
DM, 77
   etapas do estudo, 77
levadopa, 78
   história da, 78
van Leewenhock, 78
pontos históricos, 79
Egas Moniz, 80
síndrome de Eagle, 81
   evolução histórica, 81
Bechterev, 82
NMO, 82
   evolução histórica, 82

primeira mulher e doenças, 83
   relação mitológica, 83
doença de Devic, 84
arterite de células gigantes, 84
   amaurose por, 84
A. Pick, 85
siringomielia, 86
dinamite, 87
   e Prêmio Nobel, 87
canal de Guyon, 89
   e próstata, 89
frenologia, 89
conhecimento sobre
   aferição, 90
   do pulso, 90
   da temperatura, 90
Phineas Gage, 91
James Parkinson, 95
Lasègue, 95
Von Recklinghausen, 96
Wernicke, 98
coréia de Huntington, 100
serendipidade intelectual, 101
   exemplo de, 101
Horton, 101
e girassol, 202
e doenças sistêmicas, 479-514
Neuromielite
   óptica, 82
   história da, 82
Neurônio(s)
   de Golgi, 111
      classificação dos, 111
   postulados sobre, 126
      de Cajal, 126
   quantas excitações recebe, 149
   simpáticos, 154
      colinérgicos, 154
   olfativos, 155
      estímulo do, 155
Neurooftalmologia, 201-221
   precursores do, 201
   percepção da cor, 201
   hifema, 202
   hipopion, 202
   girassol, 202
      e neurologia, 202
   olhos, 203, 206, 213
      dançantes, 203
         fenômeno do, 203
      estruturas do, 206
         sensíveis à dor, 206
      porção anterior do, 213
      exame da, 213

ÍNDICE REMISSIVO

visão borrada, 203
  causas de, 203
nervo oftálmico, 204
  função, 204
  músculos, 204
    extra-oculares, 204
    esqueléticos, 204
espasmo, 205
  nutans, 205
visão, 205
  escotópica, 205
  embaçada funcional, 205
    manifestação da, 205
  movimentos, 205, 209
    oculares, 205, 209
      conjugados, 205
      disjuntivos, 205
      espontâneos, 209
      reflexos, 209
olhar fixo, 206
  e brilhante, 206
    causas de, 206
aniseiconia, 206
proptose, 207
  exoftalmo, 207
Pulfrich, 207
oftalmodinamometria, 207
função retiniana, 207
  essência da, 207
ambliopia, 209
curiosidades, 210
reflexo corneal, 210
  no coma, 210
Parinaud, 210
roving, 211
fístula carotidocavernosa, 211
seio cavernoso, 211
  tromboflebite do, 211
    retrato clínico da, 211
Brushfield, 212
hipotálamo, 212
  atingido pela luz, 212
exoftalmia, 212
simultagnosia, 214
retina, 214
  mácula na, 214
    densa, 214
    colores, 214
    lútea, 214
avaliação, 214
  no coma, 214
Tolosa-Hunt, 215
daltonismo, 215
pupilas, 216-221
  de girino, 216
  primaveril, 216
  ovalada, 216

tônica, 217
ectópica, 217
de Hutchinson, 217
hippus, 218
reflexo pupilar, 219
  e fadiga, 219
anisocoria, 219
  no ambiente, 219
    escuro, 219
    claro, 219
  valor semiológico, 219
    no coma, 219
aberta, 220
fechada, 220
defeito pupilar, 220
  aferente, 220
fibras pupilodilatadoras, 220
  zona de origem, 220
diagnóstico das, 220
  diferenciais, 220
  e enzima feniletanolamina-*N*-metiltransferase, 221
Neurooncologia, 453-477
Neuroorganogênese
  momentos patológicos da, 466
Neuroparasitose(s)
  mais freqüentes, 338
Neuropatia
  diftérica, 335
  trófica, 408
Neuropatologia
  muscular, 445
Neuropilo, 130
Neuropsiquiatria, 498-514
Neuroquímica, 67
Neurose, 506
Neurossífilis, 345
Neurossíndrome(s)
  paraneoplásicas, 467
  patogênese das, 467
Neurotização
  e maturação, 146
Neurotransmissão
  colinérgica, 141
    funcionamento, 141
NF2 (Neurofibromatose de Recklinghausen), 427
NO (Óxido Nítrico), 134
  e infarto cerebral, 229
  anestesia pelo, 488
    repercussão da, 488
    neurológica, 488
Núcleo(s)
  hipotalâmicos, 153
  funções dos, 153
Nuremburg
  código de, 60
  proposta do, 60

O

Oftalmodinamometria, 207
Olfação, 416
  fenômeno da, 140
Olfatia, 416
Olhar
  fixo, 206
  e brilhante, 206
    causas de, 206
Olho(s)
  dançantes, 203
    fenômeno do, 203
  estruturas do, 206
    sensíveis à dor, 206
  porção anterior do, 213
    exame da, 213
  de tigre, 296
    sinal dos, 296
Oligodendroglioma(s), 456
Olivier Wendell Holmes, 18
Oppenheim, 291
Organização
  cibernética, 131
  do SN, 131
    funcionamento, 131
Otite(s)
  infecciosas, 343
  crianças e, 343
Ouvido
  médio, 118
    endolinfa no, 118
    perilinfa, 118
Oxigênio, 126
  malignidade no, 126
  riscos do, 126

P

Paciente
  em coma, 191
    boas notícias, 191
    exame da pele no, 191
  deprimido, 501
    queixas do, 501
Paladar
  percepção do, 153
Palavra
  e linguagem, 515-520
Palilalia, 519
Panencefalite
  esclerosante subaguda, 337
    etiologia viral da, 337
    comprovação da, 337
Papez
  circuito de, 151
Parabiose, 124

ÍNDICE REMISSIVO — 609

Paracusia
  Willisiana, 184
Paralisia(s)
  de Bell, 70, 345
  geral, 75
  dos ciclistas, 183, 413
    nervos envolvidos, 413
  supranuclear, 301, 320
    aspectos patológicos, 301
    progressiva (PSP), 320
  tropical, 327
    espasmódica, 327
  de Bernhardt, 409
  de Roth, 409
  do radial, 411
  facial, *ver PF*
  periódica, 436, 443
Paraneoplasia(s)
  do SN, 461
Paraplegia
  espástica tropical, 285
  e EM, 285
Parinaud
  síndrome de, 210
Parkinson
  de, 298, 301, 302, 305, 319
    diagnóstico da, 298
    marcador indubitável, 301
    mitocondriopatia, 302
    sialorréia da, 302
    diagnóstico de
      co-morbidade, 305
    deficiência cognitiva na, 319
Parkinsonismo
  dos pungilistas, 303
  idiopático, 303
  essência patogênica, 304
  tabagismo e, 304
  e câncer, 307, 312
  e potassemia, 307
  por MPTP, 314
  patogenia do, 317
    alfa-sinucleína na, 317
    ubiquitina na, 317
  terapêutica do, 317
    fenômeno *yoyoing*, 317
  algodistonia dos, 318
Pasteur, 67
PDIC (Polirradiculoneuropatia
  Demielinizante Inflamatória
  Crônica)
  exteriorização da, 279
  critérios da, 284
Pé
  diabético, 172
  neurológico, 172

Peixe-estrela
  e fagocitose, 72
Pelagra, 487
Pênfigo
  leproso, 486
Penumbra
  isquêmica, 128
Performances
  mentais, 250
    nos idosos, 250
      mais conservadas, 250
      mais comprometidas, 250
Perilinfa
  no ouvido, 118
    médio, 118
Peroxidase
  do rábano silvestre, 123
  utilidade da, 123
PF (Paralisia Facial)
  periférica, 421, 424
    conhecimentos da, 421
  tipo Heller, 424
PGS *(Purple Glove Syndrome)*
  como evitar, 267
Phineas Gage, 91
Pickwick, 490
Pinocitose
  no tecido nervoso, 149
  fenômeno da, 149
Piscadela(s)
  e músculos, 427
  do ouvido médio, 427
Pitiatismo, 504
Pituícitos, 148
Placa
  motora, 431-452
    doenças da, 431-452
    Ach na, 432
    função, 432
Plasmodium
  falciparum, 333
    encefalopatia por, 333
    patogênese da, 333
Plegia(s), 163
Poliesclerose
  surtos da, 290
Poliesclerótico(s)
  exaltação afetiva dos, 277
  categorias, 277
Polígono
  de Willis, 16, 46
  italiana, 16
  inglesa, 16
Polineuropatia(s)
  e beribéri, 488
Pólio
  vírus da, 339, 345

Poliomielite, 325, 340
Poliomiosite(s)
  delimitação da, 445
  e miopatia, 446
    por corpos de exclusão, 446
  músculo na, 447
    aspecto microscópico do, 447
Poliovírus
  hospedeiros do, 343
Ponto(s)
  históricos, 79
    da neurologia, 79
Porencefalia, 121
Pramipexol, 306
Prechtel-Stremmer
  estado de, 312
    coreiforme, 312
Precursor(es)
  da neurooftalmologia, 201
Prêmio
  Nobel, 87
    dinamite e, 87
Progesterona
  ação da, 152
  no cérebro, 152
Prolactina
  função das, 493
  nas mulheres, 493
  regulação da, 494
  e crise epiléptica, 495
Prolapso
  da valva mitral (PVM), 227
  defeito inocente, 227
Proptose
  e exoftalmo, 207
Prosódia, 520
Prosopagnosia, 197
Prosopoplegia
  recuperação da, 423
    peculiaridades na, 423
  periférica, 423
  pot pourri da, 423
Prostaglandinas, 130
Próstata
  canal de Guyon e, 89
Proteína
  básica da mielina (PBM), 283
Protrusão
  da língua, 199
    por reflexo, 199
    faríngeo, 199
    laríngeo, 199
Prova
  dedo-nariz, 164
  técnica, 164

Pseudo-sinal
   de Babinski, 183
Psicanálise, 501
Psitacismo, 517
Psychologia
   miúda do *flirt*, 506
   autor, 506
Puberdade
   precoce, 493
      neurogênica, 493
         manifestações da, 493
Pulfrich
   fenômeno de, 207
Pulso
   aferição do, 90
Pulvinar, 115
Pupila(s), 216-221
   de girino, 216
   primaveril, 216
   ovalada, 216
   tônica, 217
   ectópica, 217
   de Hutchinson, 217
   hippus, 218
   reflexo pupilar, 219
      e fadiga, 219
   anisocoria, 219
      no ambiente, 219
         escuro, 219
         claro, 219
      valor semiológico, 219
      no coma, 219
      aberta, 220
      fechada, 220
      defeito pupilar, 220
         aferente, 220
      fibras pupilodilatadoras, 220
         zona de origem, 220
      diagnóstico das, 220
         diferenciais, 220
      e enzima
         feniletanolamina-*N*-metiltran
         transferase, 221
   prostituta, 417
   de Argyll-Robertson, 417
   de Addie, 417
      perfil da, 417
      semiológico, 417

R

Rábano
   silvestre, 123
      peroxidase do, 123
      utilidade da, 123
Raquicentese
   exploratória, 116
      riscos na, 116

Raquimedular(es)
   síndrome, 184
   de Elsberg, 184
Raynaud
   fenômeno de, 279
   EM e, 279
RE (Encefalite de Rasmussen)
   diagnóstico da, 259
Receptor(es), 132
   propriedades dos, 147
   celular, 155
Reflexo(s)
   cutâneos, 105
      centro anatômico dos, 105
      localização, 105
   do axônio, 127
   coligados, 138
   que interessam à respiração, 138
   timpânico, 140
   autonômicos, 146
      viscerais, 146
   reflexões, 164
   radial, 165
      inversão do, 165
   cutâneo-abdominais (RCA)
      função dos, 166
   tricipital, 167
      paradoxal, 167
   de Galand, 170
   extensores, 172
      função básica dos, 172
   vegetativos viscerais, 174
      simpaticotônicos, 174
   clavicular, 181
   adutor, 181
      do polegar, 181
   de Bezold-Jarish, 182
   oculocardíaco, 186
   de vigilância (RV), 187
   de investigação, 189
   de preensão, 193
      do pé, 193
   de comportamento de
      utilização (RCU), 193
   primitivos (ROP), 194
   glabelar, 195
      importância do, 195
   faríngeo, 199
   laríngeo, 199
   corneal, 210
      no coma, 210
   pupilar, 219
      e fadiga, 219
Região(ões)
   epileptogênica, 271
   do cérebro, 271

principal, 271
plantar, 413
   inervação da, 413
   irrigação da, 413
   encefálicas, 511
   e dependência a drogas, 511
Regra
   dos cinco anos, 280
   na neuropatia, 280
Regulação
   cardíaca, 135
   fibras na, 135
      aceleradoras, 135
Reich
   grânulos de, 414
      localização dos, 414
Reperfusão, 229
   e infarto cerebral, 229
Repouso
   potencial de, 128
Retardo
   sináptico, 140
      composição do, 140
Retina
   mácula na, 214
   densa, 214
   colores, 214
   lútea, 214
Retinoblastoma, 453
   detecção do, 461
   trilateral, 473
Rett
   síndrome de, 311
      moldura clínica, 311
Rigor
   nervorum, 324
Riso
   louco, 196
   prodrômico, 196
RNM (Ressonância Nuclear
   Magnética)
   na epileptologia, 255
   de crânio, 277, 497
      sinal alto, 497
         neuro-hipófise, 497
   da EM, 293
      buracos negros no, 293
   vantagens da, 341
      na neurocisticercose, 341
Robert Bárány, 39
Rolando
   fissura de, 48
Romberg
   sinal de, 50
      primeira descrição, 50
      pesquisa do, 50
         contribuição de Gowers, 50

ÍNDICE REMISSIVO — 611

Roth
  paralisia de, 409
Roubo
  da subclávia, 231
    fenômeno do, 231
  pélvico, 231
    síndrome do, 231
Roving, 211
Rubéola
  trivialidade da, 332
  malformações por, 335
  materna, 339
    e concepto, 339
    repercussão da, 339
Ruído
  do diabo, 179
  cranianos, 196
    ausculta dos, 196
Ruy Barbosa
  e medicina, 20

S

Sal e Pimenta
  sinal de, 169
    na face, 169
Saliva
  simpática, 151, 188
  parassimpática, 188
Sangue
  circulação de, 139
    pelo cérebro, 139
Schirmer
  teste de, 184
Secretar, 151
Sede
  sensação de, 156
Segregar, 151
Seio
  cavernoso, 211, 476
    tromboflebite do, 211
      retrato clínico da, 211
    menigeoma no, 476
Sela
  vazia, 496
Selegilina
  efeitos adversos da, 314
Semiologia, 159-199
  exame, 159
    neurológico, 159
  sintomas, 159
    neurológicos, 159
      interpretação, 159
  sinais, 159, 164, 165, 167, 168, 169, 170, 181-184, 187, 195, 196
    neurológicos, 159
      interpretação, 159
  de Babinsky, 164, 165, 182, 183
    de Hachinski, 164
    espúrio, 165
    sucedâneos do, 166
    origem do, 182
    antes de Babinski, 183
  de Gower, 167
  de Beevor, 167
  de Romberg, 168
    pesquisa do, 168
  de localização, 168
    falsos, 168
  de sal e pimenta, 169
    na face, 169
  de Chaddock, 169
    importância do, 169
  de Abadie, 170
  de Lázaro, 170
  de Elsberg, 184
  de Lasègue, 184
  de Myerson, 187
  da mosca voando, 195
    sobre o açúcar, 195
  do anel do guardanapo, 196
  de Hoffmann, 196
diagnóstico, 160
  médico, 160
dos nervos, 160
  negligencia na, 160
Dix-Hallpike, 161
  teste de, 161
vertigem posicional, 162
  paroxística, 162
    benigna, 162
manobra de churrasco, 162
fundus oculis, 162
  sinal no, 162
    da gravata borboleta, 162
marcha, 162, 165, 179, 180, 192
  na estenose, 162
    de canal lombar, 162
  ignição da, 165, 180
    falência na, 165
  falha na, 180
  escarvante, 179
    característica, 179
  normal no idoso, 192
    normas suecas, 192
plegias, 163
  classificação das, 163
síndrome, 163, 174, 180, 182, 184, 190
  piramidal, 163
    estasticidade na, 163
  sensitivas, 174
    cortiço-subcorticais, 174
  do túnel do carpo, 180
    diagnóstico, 180
  do lobo parietal, 182
    não-dominante, 182
  raquimedulares, 184
    de Elsberg, 184
    de Dèjerine-Roussy, 190
ataxia, 163
dedo-nariz, 164
  prova, 164
  técnica, 164
reflexos, 164, 165, 167, 170, 172, 174, 181, 182, 186, 189, 193-195
  reflexões, 164
  radial, 165
    inversão do, 165
  tricipital, 167
    paradoxal, 167
  de Galand, 170
  extensores, 172
    função básica dos, 172
  vegetativos viscerais, 174
    simpaticotônicos, 174
  clavicular, 181
  adutor, 181
    do polegar, 181
  de Bezold-Jarish, 182
  oculocardíaco, 186
  de investigação, 189
  de preensão, 193
    do pé, 193
  primitivos, 194
  glabelar, 195
    importância do, 195
RCA, 166
  função dos, 166
umbigo, 170
  na distrofia
    fascioescapuloumeral, 170
    importância do, 170
locomoção, 171
  interferência na, 171
fenômenos de Gunn, 171
  e Marin-Amat, 171
manipulação cervical, 172
  contra-indicação da, 172
pé diabético, 172
  neurológico, 172
lesões, 173, 186
  do cone medular, 173
  da cauda eqüina, 173
  trigeminal, 186
    anosmia por, 186
choque espinhal, 1773

ÍNDICE REMISSIVO

irritação meníngea, 174
  sinais de, 174
    exame dos, 174
mão, 177
  descrição da, 177
    por Alajouanine, 177
    por Ackerman, 177
Kols, 177
  teste de, 177
estereoanestesia, 179
  e estereognosia, 179
tono muscular, 179
dermátomo T1, 179
  no tórax, 179
ruído, 179, 196
  do diabo, 179
  cranianos, 196
    ausculta dos, 196
diadococinesia, 180
paralisia, 183
  dos ciclistas, 183
pseudo-sinal, 183
  de Babinski, 183
paracusia, 184
  Willisiana, 184
Schirmer, 184
  teste de, 184
esquinência, 186
acrodínia, 186
indiferença, 187
  estúpida, 187
    fenômeno da, 187
sinreflexia, 187
RV, 187
hemiplegia, 188
  cruciata, 188
saliva, 188
  de origem, 188
    simpática, 188
    parassimpática, 188
Flourens, 188
  lei de, 188
Babinski, 188
tendão, 188, 191
  e ligamento, 191
Bradbent, 189
  lei de, 189
movimentos, 189
  espelhados, 189
Dèjerine, 189
  doenças de, 189
  síndromes de, 189
Jendrassik, 191
  manobra de, 191
coma, 191
  paciente em, 191
    boas notícias, 191

exame da pele no, 191
esclerose múltipla, 192
  diagnóstico de, 192
  paciente com, 192
RCU, 193
ROP, 194
riso louco, 196
  prodrômico, 196
  sensibilidade, 196
    exame da, 196
    e Máfia, 196
prosopagnosia, 197
ataxia cerebelar, 197
  e respiração, 197
apraxia, 197
cefaléia, 198
  paciente com, 198
  exames, 198
protusão da língua, 199
  por reflexo, 199
  faríngeo, 199
  laríngeo, 199
Senescência
  neural, 243
  índice citológico da, 243
Sensação
  gustativa, 425
Sensibilidade
  informativa, 149
  protetora, 149
  exame da, 196
  e Máfia, 196
Serendipidade
  intelectual, 101
    exemplo de, 101
Sexo, 521-539
  pompoar, 529
  olfato, 529
  e testículo, 529
  ato sexual, 529
    por Bertrand Russel, 529
  no passado, 530
  masoquismo, 530
  hipersexualidade, 530
    bases da, 530
      neurológicas, 530
  Camões, 531
    medicina, 531
  inquisição, 531
    sentenças da, 531
    interferência médica nas, 531
  minotauros, 532
    e apetite sexual feminino, 532
  falta de, 532
    crise histérica e, 532

    autoria, 532
  homossexualismo, 533
  transexualismo, 533
hímen, 533
  na mitologia, 533
  Gregory Pincus, 533
  preservativo, 534
    e adolescente, 534
    nos EUA, 534
  parafilias, 534
  esfera sexual, 535
    efeitos na, 535
      farmacológicos, 535
  masturbação, 535
    normalidade, 535
    limite da, 535
  inseminação artificial, 536
  dispareunia, 536
    e vaginismo, 536
  fecundação humana, 537
    pródromos da, 537
  na RM, 537
Sífilis
  origem, 326
  espinhal, 339
    formas da, 339
  espiroquetas da, 341
    pontos de eleição, 341
    anatômicos, 341
Simultagnosia, 214
Sinal(ais)
  de Romberg, 50, 168
    primeira descrição, 50
    pesquisa do, 50, 168
      contribuição de Gowers, 50
  de Hoover, 61
  neurológicos, 159
    interpretação, 159
  da gravata borboleta, 162
    no *fundus oculis*, 162
  de Babinsky, 164, 165, 182, 183
    de Hachinski, 164
    espúrio, 165
    sucedâneos do, 166
    origem do, 182
    antes de Babinski, 183
  de Gower, 167
  de Beevor, 167
  de localização, 168
  falsos, 168
  de sal e pimenta, 169
    na face, 169
  de Chaddock, 169
    importância do, 169
  de Abadie, 170
  de Lázaro, 170

ÍNDICE REMISSIVO

de Elsberg, 184
de Lasègue, 184
de Myerson, 187
da mosca voando, 195
   sobre o açúcar, 195
do anel do guardanapo, 196
de Hoffmann, 196
de Lhermitte, 276
   patognomônico da EM, 276
de Kerning, 347
de Brudzinski, 348
de Lambert, 449
   na síndrome, 449
      de Lambert-Eaton, 449
   de fraqueza muscular, 452
      localizada, 452
         diagnóstico de, 452
de Mannkopf, 504
Sinapse(s), 131, 146, 149
   hedonistas, 131
Sinaptolema, 124
Síncope
   defecatória, 492
Síndrome(s)
   de Wallemberg, 62
   de Eagle, 81
      evolução da, 81
      histórica, 81
   comportamentais, 129
      distintas, 129
         lesão nas áreas frontais e, 129
   piramidal, 163
      estasticidade na, 163
   sensitivas, 174
      cortiço-subcorticais, 174
   do túnel do carpo, ver STC
   do lobo parietal, 182
      não-dominante, 182
   raquimedulares, 184
      de Elsberg, 184
   de Dèjerine-Roussy, 190
   Parinaud, 210
   de Tolosa-Hunt, 215
      tratamento, 215
   do roubo pélvico, 231
   de Korsakoff, 244
   de West, ver SW
   de Lennox-Gastaut, 266, 268
      perfil clínico, 266
      tratamento da, 268
         cirúrgico, 268
   de Guillain-Barré-Stroll, 276, 290
      variantes da, 276
      Campylobacter jejuni na, 290
         papel do, 290

de Devic, 285
   e EM, 285
de Tourette, 309
   interpretação da, 309
de Rett, 311
   moldura clínica, 311
   neuroléptica, 312
      maligna, 312
de Steele-Richardson-Olszewski, 313, 320
   aspectos clínicos, 313
   RM do crânio, 320
de Ramsay Hunt, ver SRH
da pessoa rígida, 431
de Lambert-Eaton, 438, 449, 465
   miastênica, 438
      manifestação da, 438
   sinal de Lambert na, 449
   fisiopatologia da, 465
obesidade-hipoventilação, 490
de Pickwick, 490
de Joe, 490
de Munchausen, 502
de Briquet, 507
   sintomas, 507
de Cotard, 510
Sinreflexia, 187
Sintoma(s)
   neurológicos, 159
Sistema
   extrapiramidal, 76
   hipotálamo-hipofisário, 136
      dopamina no, 136
   límbico, 139
      relações principais, 139
   simpático, 152
      estrutura do, 152
   parasimpático, 152
      estrutura do, 152
SMSI (Síndrome da Morte Súbita Infantil)
   como evitar, 528
SN (Sistema Nervoso)
   autônomo, 107
   a que se destina, 107
   teoria sobre, 141
      de His, 141
      de Forel, 141
   paraneoplasias do, 461
   e deficiência da tireóide, 481
SNC (Sistema Nervoso Central)
   e periférico, 110
      limite entre, 110
   formação do, 117
      como ocorre, 117
   micróglia no, 117

origem da, 117
modulador do, 142
   excitatório, 142
      mais potente, 142
mielina do, 415
tumor do, 458
   dos quatro c's, 458
linfomas do, 458
   primários, 458
hipotermia no, 484
   efeitos da, 484
SNP (Sistema Nervoso Periférico)
   limite do, 110
   doença do, 407
      pseudo-atetose na, 407
   mielina do, 415
Sobrenatural
   e medicina, 46
Sociabilidade
   e doenças, 511
   neurológicas, 511
Sono
   e sexo, 521-539
   fase REM do, 521, 522
      quando ocorre, 521
      alterações na, 522
   perturbações do, 522, 524
      motora, 524
      parassonias, 523
      narcolepsia, 523
         característica, 523
         e HLA, 523
      apnéia do, 524
      elétrico, 524
   fase não-REM do, 524
      motilidade intestinal e, 524
      movimentos oculares do, 525
      e sonho, 525
   insônia prolongada, 525
      manifestações da, 525
      neurológicas, 525
   diurno, 526
      excessivo, 526
         causa de, 526
   hormônios no, 527
      variações sobre, 527
   depressão no, 528
      maior, 528
   REM, 528
      marcador do, 528
         bioquímico, 528
   SMSI, 528
      como evitar, 528
Sopro
   carotídeo, 225
Spasmus
   nutans, 148

ÍNDICE REMISSIVO

SPN (Síndromes Paraneoplásicas)
  qualidade de vida, 456
  impacto do timona na, 456
SRA (Substância Reticular Ativadora)
  função da, 125
SRH (Síndrome de Ramsay Hunt)
  tratamento da, 345
  zoster sine herpete, 425
STC (Síndrome do Túnel do Carpo)
  diagnóstico, 180
  causas, 407
  fenômenos na, 408
    autonômicos, 408
  em grávidas, 415
  cirurgia da, 415
Steele-Richardson-Olszewski
  síndrome de, 313, 320
    aspectos clínicos, 313
    RM do crânio, 320
Steiner
  doença de, 451
    alterações na, 451
      cardíacas, 451
Substância(s)
  do cérebro, 37
    cinzenta, 37
    branca, 37
  da medula, 38
    cinzenta, 38
  reticular ativadora, ver SRA
SUNCT (Short – Lasting Unilateral Neuralgiforme Headache with Conjunctival Injection and Tearing), 375
Sura
  sentido da, 106
Sural
  nervo, 410
    biópsia de, 410
SW (Síndrome de West)
  manifestação, 261
  terapêutica, 263
    prevalente, 263
Sydenham
  coréia de, 319
    atributos da, 319
Sylvius
  e fissura silviana, 26
    quem precedeu, 26
  aqueduto de, 113
    região posterior ao, 113
    anatômica, 113

T

Tabes
  etiologia da, 73
  descoberta da, 73
  dorsal, 74, 333
    ubi patogênico da, 333
TAC's *(Trigeminal-Autonomic Cephalgias)*, 374
Talidomida
  ação da, 470
    no mieloma múltiplo, 470
Tamanho
  princípio do, 123
    o que se entende por, 123
TC (Tomografia Computadorizada)
  na epileptologia, 255
Tecido
  nervoso, 149
    pinocitose no, 149
    fenômeno da, 149
Temperatura
  aferição da, 90
  conhecimento sobre, 90
  evolução do, 90
Tendão
  e ligamento, 191
Teste
  de Dix-Hallpike, 161
  de Schirmer, 184
  do desenho do relógio, 251
    utilidade do, 251
Testículo(s)
  ultra-sonografia dos, 473
Tétano, 323, 330
Texto(s)
  médicos, 22
    antigos, 22
    preservados, 22
Thomas Willis, 46
Tique(s)
  e menstruação, 295
Tireóide
  deficiência da, 481
  e SN, 481
Tolosa-Hunt
  síndrome de, 215
    tratamento, 215
Tono
  muscular, 179
Tórax
  dermátomo no, 179
  T1, 179

Torcicolo, 299, 300
Tourette
  síndrome de, 309
    interpretação da, 309
Toxina
  botulínica, 318
    terapêutica com, 318
Transmissão
  lenta, 136
  via com, 136
  nervosa, 136
Transmissor(es)
  destino dos, 144
Transplante
  renal, 479
    repercussões do, 479
    neurológicas, 479
Transporte, 154
  axonal, 118
    dineína no, 118
    cinesina no, 118
  axoplásmico, 154
Tratado
  brasileiro, 19
  de neurologia, 19
    primeiro, 19
Trato
  retino-hipotalâmico, 155
    função do, 155
  corticoespinal, 238
    lesão do, 238
Tremor
  ortostático, 311
  essencial, 320
Trigeminoalgia
  características da, 418
  essenciais, 418
Troca
  cerebelar, 129
Tromboflebite
  do seio cavernoso, 211
    retrato clínico da, 211
Trombovenose
  venosa, 464
  e carcinoma latente, 464
Trömner
  reflexo de, 73
    equívoco ao caracterizar o, 73
Tronco(s)
  nervosos, 409
    palpação dos, 409
Troponina
  na contração muscular, 434
Trousseau
  contribuição de, 76
  a neuralgia trigeminal, 76

ÍNDICE REMISSIVO

Tubo
  de Eustáquio, 428
    e ampliação do som, 428
  digestivo, 486
    ulcerações do, 486
      causa neural das, 486
Tumor(es)
  cerebral, 13, 459, 468, 470
    primeira operação, 13
    primários, 459
      hemorragias nos, 459
    metastáticos, 459
      hemorragias nos, 459
    edema do, 468
      combate com corticóide ao, 468
    peculiares à gravidez, 470
  na coluna, 331, 463
    vertebral, 331, 463
      progressão do, 463
  da AIDS, 336
    mais freqüente, 336
  na dermatomiosite, 443
    em adultos, 443
  pouco diferenciados, 453
  da dura, 458
  do SNC, 458, 474
    dos quatro c's, 458
    classificação dos, 474
  hipofisários, 459, 460, 472
    hemianopsia por, 459
      bitemporal, 459
    extensão extra-selar dos, 460
      sinais de, 460
      sintomas de, 460
    classificação, 472
      histórica, 472
  diagnóstico do, 460
    dicas morfológicas, 460
  dos nervos, 464
    origem dos, 464
  e facomatoses, 469
  verde, 472
  supratentoriais, 474
  infratentoriais, 474
Túnel
  do carpo, 180
  carpiano, 479
    patologia do, 479
      causas da, 479

U

Umbigo
  na distrofia fascioescapuloumeral, 170
    importância do, 170

V

Vacinação
  anti-rábica, 336
    complicação da, 336
      mais importante, 336
  van Leewenhock, 78
Vasculite
  nariz em sela por, 485
Vasopressina
  origem, 496
  função, 496
Ventrículo
  terminal, 104
Vermis
  cerebelar, 118
    lesões do, 118
      diferenciação clínica, 118
Vertigem, 428
  posicional, 162
    paroxística, 162
      benigna, 162
VHS (Velocidade de Hemossedimentação)
  aumentada, 391
    na arterite temporal, 391
  importância da, 463
    nas lesões solitárias, 463
      da coluna vertebral, 463
Via
  piramidal, 119
    direta, 119
    corticoespinal, 119
    indireta, 119
  nervosa, 136
    com transmissão lenta, 136
Vigabatrim
  tratamento com, 259
    da epilepsia, 259
Vigorexia, 511
Virchow
  agenda de, 68
    no ápice da carreira, 68
Vírus
  herpético, *ver HV-6*
  JC, 324
    origem, 324
  da pólio, 339, 345
  lento, 343
    afecções por, 343
      critérios básicos, 343
    conceito de, 346
Visão
  borrada, 203
    causas de, 203
  escotópica, 205
  embaçada funcional, 205
    manifestação da, 205
Vitamina
  D, 486
    carência da, 486
      repercussões neurológicas da, 486
  B6, 489
Vladimir Kerning
  sinal de, 347
Volume
  cerebral, 26, 501
    e conseqüências, 26
    estresse e, 501
Von Békésy
Von Recklinghausen, 96
Voz
  própria, 517
    reconhecimento da, 517

W

Wagner Jaurregg, 36
Wernicke
  legados de, 98
    para neurociências, 98
Westphal
  variante, 245
    da demência coréica, 245
William Stuart Halsted, 52
William T. G. Morton
  túmulo de, 33
    inscrição no, 33
Willis
  polígono de, 16
    descrição, 16
      italiana, 16
      inglesa, 16
    outras contribuições, 46
Willson
  doença de, 302, 306, 314
    cobre na, 302
    sinal patognomônico da, 306
    tratamento da, 314